U0262866

衷中参西　医药圆融

临床中药创新及实践

主　编　肖小河

科学出版社

北京

内 容 简 介

本书主要分四篇。第一篇医药圆融创新纵论，重在探讨新时期下中医药发展面临的形势与问题、挑战与对策；第二篇中药新安全观及实践，全面展现了主编团队在中药安全性研究方面的认知理论创新、技术方法突破及转化应用成果；第三篇中药大质量观及实践，系统阐述了主编团队在中药质量研究领域的创新思想、关键技术和主要成果；第四篇药性热力学观及实践，重点介绍了主编团队在中药药性研究领域的理论创新、技术创新及转化应用情况。本书可供从事与中医药相关的科研、教学、临床、生产、经营、监管等人员参考使用。

图书在版编目（CIP）数据

临床中药创新及实践：衷中参西　医药圆融 / 肖小河主编 . —北京：科学出版社，2023.3
ISBN 978-7-03-074962-8

Ⅰ.①临… Ⅱ.①肖… Ⅲ.①中药学-研究 Ⅳ.① R28

中国国家版本馆 CIP 数据核字（2023）第 032208 号

责任编辑：高玉婷 / 责任校对：郭瑞芝
责任印制：赵　博 / 封面设计：龙　岩

科 学 出 版 社 出版
北京东黄城根北街 16 号
邮政编码：100717
http://www.sciencep.com

三河市春园印刷有限公司　印刷
科学出版社发行　各地新华书店经销

*

2023 年 3 月第 一 版　开本：787×1092　1/16
2023 年 3 月第一次印刷　印张：22 3/4
字数：536 000

定价：218.00 元
（如有印装质量问题，我社负责调换）

编委会名单

主　　编　肖小河

副 主 编　王伽伯　柏兆方　王睿林

编委会成员（按姓氏笔画排序）

马　骁	马　莉	马永刚	马丽娜	马致洁	王仲霞
王伽伯	王英豪	王智磊	王睿林	牛　明	方志娥
孔维军	石　伟	史志龙	付　强	代春美	匡双玉
邢小燕	师　卓	朱　云	任永申	任璐彤	刘　辉
刘　童	刘文龙	刘红宇	刘红彬	刘振杰	刘婷婷
闫　磊	孙　琴	孙玉琦	纪　冬	苏　寅	李　远
李　强	李丰衣	李会芳	李朋彦	李建宇	李承贤
李春雨	李寒冰	杨永平	杨宏博	杨慧银	肖大可
肖小河	何婷婷	余惠旻	邹　亮	邹正升	沈廷明
宋海波	张　乐	张　宁	张　萍	张　琳	张　璐
张乐乐	张明亮	张定堃	张海珠	陈帅帅	陈媛媛
罗　云	罗　维	金　城	周　超	周永峰	赵　旭
赵　军	赵　佳	赵奎君	赵艳玲	赵海平	郝俊杰
胡艳军	柏兆方	郜　丹	宫　嫚	骆骄阳	秦恩强
袁海龙	徐　广	高　源	高云娟	郭玉明	唐进法
唐健元	浦仕彪	涂　灿	桑秀秀	曹俊岭	崔鹤蓉
章从恩	葛斐林	韩延忠	覃双林	景　婧	湛小燕
温瑞卿	鄢　丹	谭　鹏	熊　吟	潘五九	魏士长

序 一

自古以来，中医、中药不分家，为医者均识药，为药者均晓医。医药结合，医药圆融，医药互鉴，历史地构筑了中医药学的独特优势，也成就了药王孙思邈、药圣李时珍等古代药学大家。然而，当今随着社会和科技的快速发展，学科专业不断分化，在包括中医药学在内的生物医学领域，药学与医学之间的鸿沟不断加深，基础与临床之间的隔膜不断加厚，中药科研与临床脱节的现象越发严重，中药研究成果难以转化为临床应用，同时也使中医药特色和优势在新时期难以充分彰显。

作为一名长期身在医院的中药科技工作者，小河教授对此感受尤深。为此，在多方面的大力支持下，他领衔团队，秉持"衷中参西，医药圆融"的理念，创建中医药科研临床一体化技术平台，以"创好药，用好药"为己任，瞄准尚未满足的临床需求，研制一系列重大疑难肝病治疗中药新药；针对制约临床安全合理用药的瓶颈问题，聚焦中药安全性、品质评价与药性理论等研究，形成了中药新安全观、药性热力学观、中药大质量观、系统辨靶论治等创新思想和研究成果，以科技助力中医药高质量发展。特别是近年来在中草药肝损伤科学评价与风险防控研究方面取得了一系列具有国际影响力的原创性成果，为中药安全性科学正名，保证公众安全用药，为中医药事业和产业健康发展及其国际化提供了"科学护航"。坚持临床问题导向，紧密结合临床实际，注重临床转化应用，是中药事业和产业创新发展的必由之路，也是小河教授中药创新研究屡获突破的重要"秘诀"。

从1990年至今，我与小河教授认识已32年。在这32年里，小河教授从一枚科研"青椒"成长为临床中药学大家，从一介中药学书生成长为我军的专业技术少将，我有幸见证了他的"变"，更感知了他的"不变"。他笃信中医药，笃学中医药知识，笃志中医药研究，直面中医药的难点和热点问题，注重吸收现代科学知识和前沿技术，敏于思考，勇于探索，勤于实践，不仅从战术层面，而且从战略高度，与时俱进地提出新理念、新学说、新思路、新方法，学以致用，创新致用，不断为中医药创新发展贡献智慧和力量，这是十分难能可贵的。

本书汇聚了小河教授团队30多年来的学术思想和研究成果，内容涉及了长期制约中医药和产业发展的诸多关键问题、热点问题和难点问题，对此小河教授团队有的给出了答案，有的给出了思考，或振奋人心，或引人深思。书中的答案无论臧否，思考无论深浅，都是对中医药传承创新发展的有益探索，值得关注和欣慰。

　　在当今中医药发展"天时，地利，人和"的大好时代，希望小河教授作为临床中药学现代研究领域的一杆大纛，在"医药圆融"道路上，踔厉奋发，笃行不怠，为中医药事业发展乃至破解人类健康难题贡献更多的智慧和力量。

　　本人有幸先睹为快，并乐为之序。

教授

中国工程院院士

中国医学科学院药用植物研究所名誉所长

序　二

我与小河教授认识多年。小河教授是解放军总医院第五医学中心（原中国人民解放军第三〇二医院）中西医结合中心主任，现解放军总医院肝病医学部学术主任、全军中医药研究所所长，我们现在是解放军总医院的同事了。作为中国中西医结合学会会长，我对小河教授的敬业精神、创新意识和工作业绩一直十分关注并赞赏有加。小河教授作为一名中药学专家，在以西医为主的综合性医院负责中西医结合学科，这在全国极为少见。他提出"衷中参西，医药圆融"的发展理念，创建中西医结合肝病诊疗与新药一体化技术平台，不仅把中西医结合学科做得有声有色，使之成为军队系统首批国家临床重点建设专科，而且成功走出一条紧密结合临床的中药创新研究之路，成为临床中药学现代研究的主要开拓者和领军人物。

多年来，他坚持问题导向、医药结合，提出并践行"源于临床，证于试验，回归临床"的中医药创新路径，立足医院临床优势，科研主攻方向聚焦于"肝"：一方面，瞄准尚未满足的临床需求，研制开发系列重大疑难肝病治疗中药新药制剂，为广大肝病患者提供了有力的治疗武器；另一方面，针对国内外高度关注的中草药致肝损伤等不良反应/事件，开拓性建立了以药源性肝损伤为代表的中药安全风险评价与防控技术体系，在国际上发现了首个中草药（何首乌）肝损伤易感基因，首次提出并阐明中药免疫特异质肝损伤"三因致毒"机制假说，科学地回答了中药"是否有肝损伤""为何有肝损伤""如何防控肝损伤"三大关键科学问题，为破解中草药肝损伤难题提供了系统化的解决方案。在此基础上，他领衔制定了国际首部中草药肝损伤指南，并先后成为学会—国家—国际标准，为我国赢得了传统药物安全性标准制定的国际话语权。凭借上述突破性的创新研究成果，他以第一完成人获得了中国中西医结合学会科学技术一等奖。无论是肝病中药新药研制，还是中草药肝损伤研究，均体现了小河教授始终以现代科学的精神和高度负责的使命感来看待和发展中医药，既关注和维护中医药事业及产业健康发展，同时也关注和维护公众用药安全及生命健康。

同时作为一名军人，小河教授团队肩负军队中医药"三防"医学使命，积极参与军内外防治重大传染病任务。特别是针对突如其来的新型冠状病毒肺炎，他作为国务院新冠肺炎疫情联防联控机制科研攻关组研发专班专家组核心成员，以及解放军总医院第五医学中心新冠肺炎防治中医药专家组负责人，创新地提出辨病论治、辨证论治和辨靶论治三结合的"系统辨靶论治"模式，并成功用于解放军总医院第五医学中心的新型冠状病毒肺炎患者的救治。"系统辨靶论治"是中西医深度融合的有益探索，也是小河教授"衷中参西，医药圆融"的生动实践。

我与小河教授共事多年，发现他不仅是能打硬仗、解决具体问题的技术型中药学专家，而且是有大格局的战略型中药学专家。多年来，他不仅对与临床用药关联密切的中药安全性、药性理论和品质保证等关键科学问题钻研颇深、建树颇丰，而且对中医药现代化与守正创新发展策略等宏观问题亦有较深入而独到的见解和论述，相关的新观点、新学说、新方法和新标准值得分享。本书可以说是小河教授团队30多年来的科研学术结晶，我相信书中收载的原创性研究成果和新进展，对中医药行业健康发展具有指导和参考意义，同时能激发中医药学人的深入思考，引起社会公众的广泛共鸣。

　　当今，人们日益增长的健康美好生活需求呼唤中医药高质量发展，进一步提升中药安全性和有效性将是中医药学人责无旁贷的历史使命，本书给出了一些初步答案。希望小河教授团队百尺竿头，更进一步，不断聚焦行业关键问题和现代科技前沿，攻坚克难，为我国中医药事业发展及军队卫勤保障贡献更多的智慧和力量。

　　欣悉小河教授大作即将面世，乐为之序。

教授

中国工程院院士

中国中西医结合学会会长

肾脏疾病国家重点实验室主任

国家慢性肾病临床医学研究中心主任

序　三

我与小河教授认识多年，可以说是忘年交了，目前小河教授还是北京中医药大学王琦书院的优秀学员。我们王琦书院主要目的是要培养和造就一批高水平的中医药战略科学家。我认为，战略科学家既是科学家，也是战略家，具有深厚的科学素养，长期奋斗在科研一线，思维活跃，视野开阔，前瞻性判断力、跨学科理解力、大兵团作战组织领导力强。可以说，战略科学家是科学领军人才中的领军人才，是科技人才中的"帅才"。通过我多年的观察和接触，我觉得小河教授正朝这个方向做出积极的努力，这是特别值得我赞赏和钦佩的。

小河教授主要从事临床中药学研究，致力于中药现代化与临床精准用药研究。我认为，中药现代化特别是临床中药现代化面临三大关键问题：一是中药的安全性，这是中药现代化的"焦点"问题；二是中药的品质，这是中药现代化的"重点"问题；三是中药的药性，这是中药的"难点"。多年来，小河教授在这三个"点"方面均开展了卓有成效的研究工作，取得了系列新进展和新突破。

首先，在"焦点"问题——中药安全性研究方面，小河教授率领团队取得了系列突破性成果。他创新中药毒性认知理论和评价模式，创新地提出"中药新安全观"，以中草药相关肝损伤为代表，创建了中药药源性损害"客观诊断-机制解析-精准防控"全链条一体化关键技术体系，在国际上发现首个传统药物肝损伤易感基因，科学揭示何首乌等国内外高度关注的系列传统无毒中药致肝损伤的客观真实性、特异质肝毒性属性及"三因致毒"机制；从易感人群辨识、临床精准用药和中药质量安全性角度，创建了中药药源性损害"人-用-药"精准防控策略并用于临床，领衔制定中草药相关肝损伤诊断与防控"学会/国家/国际"指南，为我国赢得了传统药物安全性标准制定的国际话语权，科学澄清了系列中药安全性问题争议和质疑，否定了"中草药是中国大陆药源性肝损伤的首要原因"之说，为中医药事业健康发展及国际化提供了有利环境。

其次，在"重点"问题——中药品质研究方面，他率先提出了"中药大质量观"，创建了中药质量生物评价与整合控制模式和方法体系，突破了中药质量标准难以关联临床功效和安全性的技术瓶颈，领衔制定了行业学会和国家指南，开拓引领国际中草药质量评控新方向。现在生物评价已写入美国FDA《植物药工业研发指南》。

同时，在"难点"问题——中药药性研究方面，他独辟蹊径，率先从能量代谢角度对药性理论进行探索性研究，首次提出了中医药（药性）热力学观，创建中药寒热药性客观辨识方法，揭示了"寒者热之，热者寒之"的优效性和科学内涵，指导临床实践和新药研发，在说明白、讲清楚中医药治病的科学原理方面做出了独特贡献。

本书是小河教授心血之作，主要汇聚了他及他领衔团队多年来在临床中药现代化特别是上述三"点"方面的创新性思考和探索性成果，新思想、新学说、新观点、新思路、新方法、新进展、新成果跃然全书，不仅展现了小河教授的创新成果，也反映了小河教授的战略思维，对中医药传承精华、守正创新发展具有重要参考和启示。

　　作为北京中医药大学王琦书院院长，我也很期待小河教授能百尺竿头、更进一步，衷中参西、医药圆融，成为王琦书院的学员楷模，成为我国优秀的中医药战略科学家。

王琦

中国工程院院士　国医大师
北京中医药大学王琦书院院长

前　言

中医药是一个伟大的宝库，是中华民族对人类健康守护的馈赠。几千年来，中医药为人类防病治病做出了独特且非凡的贡献。

常言道，药为医所用，医因药而存；为医者当识药，为药者应晓医。可以说，医与药紧密结合是中医药学最显著的特色和优势。然而，进入20世纪，随着西学东渐，中医药在理论、方法与实践方面都受到了不同程度的影响和冲击。其中，滥觞于农业时代文明的"前店后场"（前医后药）中国医药结合模式，也随着大工业时代的到来受到巨大的影响而产生变化。在这样新的时代背景下，自古以来所形成的那种医者从诊疗到配药，进而细致入微照料式地观察用药反应、治疗效果、安全使用各个环节密切配合的医药紧密结合的诊疗模式，已经被现代化的大医院、大科室、大药房各司其职的模式分别取代。这意味着，医与药之间的关系已悄然改变，中药与临床的关系似乎在形式上产生了"距离"。在这种变化中，中医药人需要思索如何顺应时代的发展，深入分析个中利弊，如何在历代医药密不可分的配合中，总结出中医药传统模式中的"正"以"守"之；在现代医药模式的变化中，探索出中医药发展中的"新"以"创"之，从精神内核上实现中药与临床的医药圆融。在此基础上，加上精勤的科研与实践，这是中医药守正创新的基本要求，也是中医药现代化发展的必然途径。

本人在中医药行业浸润40余年，有幸见证并参与中医药现代化进程，致力于临床中药现代化研究，也感知了中医药发展的成就与隐忧。进入东西方高度融合、医药产品极大丰富的全球化新时代，什么是中医药？中医药的根本宗旨是什么？新时期中医药的发展策略是什么？这些问题亟待与时俱进地加以深度审视。进一步，如何创好药、用好药，解决尚未满足的临床需要与健康诉求，将是中医药学人特别是中药科技工作者必须回答的现实问题。我们认为，秉持"衷中参西，医药圆融"理念，践行"源于临床，证于试验，回归临床"中医药研发之路，既是我们团队中药科学研究屡获进展甚至突破的重要"秘诀"，也是中医药现代化发展的必由之路，更是新时期中医药守正创新发展的重要范式。

临床中药学是中医学与中药学的交叉和融合，也是临床中药现代化研究的重要载体，从某种意义上讲更是医药圆融的重要产物和具体体现。我领衔团队立足医院，紧密结合临床，探索医药圆融式中药创新发展之路是我们的平台优势，更是我们责无旁贷的使命。作为医院药学工作者，下面三大关键科学问题是不容回避且必须很好地加以解决的。

问题一："药材好，药才好"，这是中医药行业的广泛共识，中药质量是中药临床有效性的基本保证。那么，好中药的品质内涵是什么？如何建立关联临床功效的中药质量评价方法和标准，并以之推动中医药高质量发展及其临床疗效提升？

问题二："寒者热之，热者寒之"，这是中医药临床治病的核心法则，寒热药性是中药的首要药性，寒热辨治是中医药首要的治则大法。那么，中药药性（寒热）的科学内涵是什么？如何建立中药药性（寒热）的辨识方法，并以之指导临床更加精准辨证用药？

问题三："传统无毒药，今朝有风险"？近年来传统"无毒"中药频频曝出安全性问题，颠覆了人们对中药安全性的传统认知乃至信任。那么，如何科学认识中药安全性的形势和问题？如何建立符合中医药特点的中药安全性评价与风险防控技术体系，并以之指导临床安全精准用药？

常言道，"形而上者谓之道，形而下者谓之器"。我们认为，破解中医药传承创新发展的难题，既需要先进的技术方法和仪器设备，更需要在认识观念和研究策略方面有突破创新。为此，多年来本人领衔团队不断思考、不断探索、不断实践，针对上述关键科学问题，找到了一些初步答案，获得了一些感悟，形成了以中药新安全观、中药大质量观、药性热力学观、系统辨靶论治等学术思想及成果，有效化解中药安全性等国内外高度关注的中医药难点和热点问题。本书收录了本团队近20年来的主要思考和答案。第一篇"医药圆融创新纵论"，重在探讨新时期中医药的概念内涵、使命宗旨、发展策略等；第二篇"中药新安全观及实践"，主要回答如何破解中药安全用药与风险防控面临的新问题和新挑战；第三篇"中药大质量观及实践"，主要回答如何破解中药标准化与高质量发展的瓶颈问题；第四篇"药性热力学观及实践"，力图回答如何解码中药药性理论与中医寒热辨治的科学性。

可以说，本书是本人学术专著《中药现代研究策论》（科学出版社，2011）的"升级版"。《中药现代研究策论》主要收录2011年前团队有关中药现代研究与开发的一些思考、探索与实践。本书主要收录2011年后团队有关临床中药创新发展的一些思考、探索与感悟，特别是紧密结合临床，聚焦于解决制约中药安全合理用药的关键科学问题，且经过较系统的梳理与整合，图文兼备，可读性更好。

本书所涉及的内容大多数为当今中医中药发展的重点问题、热点问题和难点问题，现阶段尚未有"标准"答案，且仁者见仁、智者见智。再加上由于本人及团队学识水平有限，书中亦肯定存在诸多不足和缺憾，期待广大同仁不吝赐教、批评指导。同时，本书不同篇章既相对独立，又彼此联系，为了保持各章节内容的完整性、可读性和易读性，不同章节在内容、图文等方面难免有交叉甚至重叠地方，也请广大读者谅解。

本书主编　肖小河

2023年2月

目　录

第一篇　医药圆融创新纵论

第二篇　中药新安全观及实践

第三篇　中药大质量观及实践

第四篇　药性热力学观及实践

第一篇
医药圆融创新纵论

【本篇导读】

中医药是数千年来我国防病治病的重要武器，也是体现中华五千年文明的重要载体。党和国家十分重视中医药事业发展，特别是在当今，中医药传承创新发展已被纳入国家发展战略，"传承精华，守正创新"已成为中医药发展遵循的基本原则。

当今人们已步入社会经济全球化和科技发展日新月异的新时代，在医疗产品和健康服务极大丰富且多样化的新时代，让传统中医药焕发更大的活力，保持长盛不衰，实现高质量发展，为解决我国医疗卫生难题贡献更多的智慧和力量，同时为破解世界未来健康医学难题提供"中国方案"，这是中医药创新发展的永恒主题。

那么，在中医药走向全球化与科学昌明的新时代，如何认知和定义中（医）药的概念、内涵和范畴？如何认知和发扬中医药的特色与优势？中医药发展有"天时""地利""人和"，还缺什么？中医药发展守正创新之"正"在何方？何以为"新"？这是每一位中医药学人必须思考且认真回答的。

——传统中医药是以朴素唯物论为主要理论指导、主要使用天然药物及其加工品治病防病的医药体系，也是世界上诊疗体系相当完备且持续活跃至今的传统医药。

——根据生产加工与科学认知的深度，中药可分为传统中药、近现代中药、现代中药和后现代中药。"粗、大、黑"（如原药材或粗提物入药）是中药，"半粗、半黑"（中草药有效部位）也是中药，"不粗、不黑"（中草药有效成分及其半合成甚至全合成药物）还是中药。

——中医药创新发展三大方向和任务：①解决尚未被满足的临床需要与健康诉求（特别是要填补临床治疗的空白）；②实现中医药高质量发展（更高的安全性，更高的有效性，更高的可控性，更好的可及性）；③科学解码中医药疗效原理（不仅要知其然，还要知其所以然）。

——中医药守正创新发展"六要六更要"：①要重视行业发展，更要关注初心使命；②要做铁杆中医，更要做科学中医药人；③要重视保健作用，更要突出治疗价值；④要关注有效性，更要关注安全性；⑤要外化式发展，更要内涵性建设；⑥要国家政策扶持，更要自信自强。

——中医药创新发展"范式"主要有两大类：①解构式创新，即用还原论诠释和验证中医药，"源于古人云，证于古人云"，也就是今人证明古人很有智慧；②建构式创新，即以系统观整合中西医之长，"源于古人云，超越古人云"，也就是证明今人比古人更有智慧。

——从某种程度上讲，在防治重大慢性疾病、新发传染病、恶性肿瘤、罕见疾病等重大疑难疾病方面，中西医处于同一起跑线上，西医学在不断地探索更好的治疗方法，中医药也要充分发挥自身的特色和优势，在防治这四大疾病方面花大力气，求大突破。

——未来中医诊疗范式将是系统辨靶论治（target-combined holistic treatment），即在中医整体观指导下，运用各种药物对复杂疾病关键靶标网络进行多途径多环节的系统干预。根据不同应用场景，系统辨靶论治可分为：①系统辨靶诊断；②系统辨靶治疗；③系统辨靶用药；④系统辨靶创药等。

——临床导向的中药新药发现与研发策略主要有：①基于临床经验的复方中药新药研发策略；②基于系列方同步转化的创新中药研发与注册策略；③基于临床疗效物质的组分中药研发策略；④基于系统辨靶论治的创新中药研发策略；⑤基于间接调控作用的创新中药发现策略。

——临床中药创新发展的3个关键科学问题：①"药材好，药才好"，即如何保证中药的高品质，进一步提升中医临床用药的有效性。②"寒者热之，热者寒之"，即如何解码中药寒热药性的科学内涵，进一步提高临床用药的合理性。③"传统无毒药，今朝有风险？"即如何破解中药安全性评价与风险防控难题，保证临床用药的安全性。对此，我们的初步答案是：①大质量观辨品质；②热力学观辨药性；③新安全观辨风险。

第1章

中医药守正创新：六要六更要

经过几十年的发展，我国已逐步建成了覆盖城乡的中医药医疗服务体系，形成了较为完善的中药现代产业化体系，中医药产品和服务日益丰富，为提高防病治病水平、促进社会经济发展做出了巨大贡献。当今我国社会发展已进入新的历史时期，人们日益增长的健康美好生活需求呼唤更加安全、有效、优质和便利化的中医药服务和产品，这给我国中医药发展带来了重大机遇和挑战，是中医药发展的重要转折点和调整期。

为了促进中医药健康持续发展，让患者有更多的获得感和满意度，要让中医药在我国医疗卫生事业中有更大的贡献度和显示度，本团队主要从药学角度，多维分析中医药发展的迫切形势、存在问题及其深层次原因，探寻对中医药科学发展的基本理念和思路对策。

一、当今中医药发展的历史机遇

近年来，我国中医药事业发展得到了多方面的高度关注和极大重视，人们认为中医药可谓迎来了天时、地利、人和的大好发展机遇。但究竟何为"天时"？何为"地利"？何为"人和"？不同人有不同的认识和解读。本团队仅从学者角度谈谈个人的一些看法。

（一）中医药发展的"天时"

中医药发展的"天时"体现在人们对于自然的追求和中医药超前的医学理念。人类返璞归真、回归自然的热潮持续升温，使得来源于天然的中药，颇受人们的青睐。当今国际医学发展日新月异，整合医学、精准医学、健康医学等新理念和新模式不断问世。从某种意义上，这些现代医学新理念、新模式，与中医药学的系统平衡观、辨证论治、治未病等理念和模式一脉相通或殊途同归。从医学理念和模式上讲，中医药虽然古朴，但并不代表落后，甚至在有些方面是超前的，顺应和代表未来健康医学发展趋势，这是中医药发展最重要的"天时"。

此外，大灾大疫对人们健康和生命安全带来了巨大的打击，对医学的发展既是巨大的挑战，也是巨大的机遇，正所谓"大疫出大医""大疫出良药"。可以说防治传染病成就了中医药学发展史上一座又一座高峰，中医药四大经典著作《黄帝内经》《神农本草经》《伤寒论》《温病条辨》中，后两部为临床经典，且均因以防治传染病而彪炳史册。2020年暴发的新型冠状病毒肺炎疫情，中医药在第一时间参与救治和防控，取得了令人瞩目的成就，成功推出了"三方三药"，中医药抗疫成果得到社会各界广泛认可，彰显了中医药的发展潜力和生命力。

（二）中医药发展的"地利"

中医药发展的"地利"体现在中医药发展具备优厚的国内外政策支持和软环境。中医药来源于中华民族，植根于中华大地，为中华民族防病治病和繁衍生息做出了不可磨灭的历史贡献，现在受到越来越多海内外人士的信任和喜爱。

更主要的是，党和国家历来重视中医药事业发展。特别是党的十八大以来，中医药事业得到了党中央和国务院前所未有的高度重视，《中华人民共和国中医药法》作为国家大法于2017年7月1日正式实施。特别是，2019年10月《中共中央国务院关于促进中医药传承创新发展的意见》正式出台，中医药发展正式上升为国家战略，中医药事业和产业发展迎来了前所未有的大好发展机遇。

2019年，WHO首次将起源于古代中国且当前在中国、日本、韩国和其他国家普遍使用的传统医学病证纳入《国际疾病分类第十一次修订本》（ICD-11），《自然》（Nature）杂志对此发表了题为"为什么中医药能够走向世界"的专题文章。可以说，中医药发展具备了很好的"地利"优势。

（三）中医药发展的"人和"

上下同心，一起把中医药做大做强，这已成为业内外、海内外华人共同的心愿。特别是抗疟药物青蒿素、白血病治疗药物亚砷酸注射液等一系列源自中医药的研究成果相继获得国际上的高度认可，给广大关心、热爱和支持中医药发展的海内外华人增添更大信心和动力，甚至一些业外知名人士也纷纷为中医药发展积极地鼓与呼。

但是，在"人和"方面还有很多值得我们反思和努力的方面。中医药人对生命医学的认知不尽统一，各执一词，甚至形成不同的医学流派，这一方面体现了中医药学术百家争鸣，但另一方面也容易导致中医药共性认知和成就不足，影响其广泛传播和推广应用。更值得关注的是，长期以来，中医药与西医药之间缺少足够的相互认可和欣赏，面对外界的质疑和批判，中医药往往缺少足够包容性。

二、当今中医药发展面临的严峻挑战

当今，我国中医药发展的机遇很"丰满"，但现实显得很"骨感"。《中华人民共和国中医药法》等重大利好政策出台后，人们普遍期待的中医药春天似乎一直没有出现，甚至出现了"乍暖还寒"的局面。下面列举一些与中药行业发展相关的问题和现象。

（一）中医药的传统特色和优势面临新的挑战

多少年来，中医药素以"简便验廉"等特色和优势著称于世。但是，随着现代科技的快速发展和普及，西医在治疗很多疾病上也显示了较好的"简便验廉"的优势。与此同时，由于中药材价格不断上涨、质量日趋下降，再加上人们追求现代快节奏生活，一部分中医药治疗产品和服务的"简便验廉"优势似乎不甚突出。

但从另一方面看，西医药发展虽然日新月异，但其一些固有优势领域也不断暴露出新问题和新挑战，如恶性肿瘤治疗问题，细菌和病毒耐药问题等。对于这些亟待解决的重大棘手问题，西医药往往也缺乏有效的应对策略和治疗手段，这无疑给中医药留下了新的发展空间和机遇。如何守住中医药特色及优势诊疗领域，与时俱进地拓展中医药新的发展空间，这是应当加以解决的重大课题。

（二）中成药在临床治疗中的地位显著下降

尽管中医药发展已经上升为国家发展战略，但近年来中药在临床治疗的地位不升反降。如一些中成药被定位为辅助用药，不少中药注射剂被列为重点监控药品，一些三甲医院甚至拒中成药于采购大门之外，近2年中成药销售额出现断崖式下跌。据中华人民共和国工业和信息化部的数据显示，2017年和2018年中成药主营业务收入累计下跌高达37.7%；中成药工业主营业务收入占医药工业占比也逐年下滑，比重从2013年的23.63%下滑到2017年的19.23%。这与《中医药发展战略规划纲要》中提出的"在2020年中药产业占医药行业产业的比重达到30%"的目标越来越远。最近国家有关部委联合发文要求西医医师需要经适当培训才能开具中成药处方，这对促进中成药合理使用和医保控费是有帮助的，但短期内可能会导致中药特别是中成药的临床使用率进一步缩减。

造成上述局面的原因是多方面的，其根本原因正如WHO荣誉总干事陈冯富珍女士所说："传统医学满足了人们很多需求，但临床有效性和安全性的证据欠缺。"正因为缺少普遍公认的临床证据，中医药产品的安全性、有效性及卫生经济学价值遭到质疑；仍频繁发生的中药质量和安全性事件，更是影响中医药的声誉。

（三）申请上市的中药新药少之又少

2012～2016年批准上市的中药新药分别为21个、15个、11个、7个和2个。2017年批准上市的394个药品中，中药仅有2个（其中1个是中药新药，1个是中药仿制药）。究其原因，一是近年来申请临床试验和上市的中药新药均明显减少，可审可批的中药新药不多；二是我国药品注册审批政策趋严，要求更高。在新申报的中药新药中，存在治疗特色不明显、临床疗效不确切、安全性欠佳等现象。事实上，当今临床上是既缺药又不缺药，缺的是疗效确切、安全性好且特色突出的好中药，特别是在一些重大疾病、疑难疾病、罕见疾病、新突发疾病等治疗方面，亟待有临床价值的中药新药问世。

值得深思的是，多年来中药新药研发把一些重要"富矿"给"撂荒"了。如毒药、鲜药、大剂量用药等是中医临床治疗的重要"杀手锏"，也是孕育重磅新药的独特宝库。如治疗白血病药物——亚砷酸注射液出自剧毒中药砒霜；抗疟疾药物——青蒿素得益于鲜药治疗经验的启示；本团队所在医院首创"凉血活血重用赤芍法"治疗重度淤胆型肝病，疗效显著。但是，出于安全性等因素考虑，当今中药新药研发对毒药、鲜药、大剂量等药物或用法用量大多"敬而远之"，这是十分遗憾的。

（四）中药质量和安全性问题时有发生

当今仍频发的中药安全性和质量问题/事件不断引发社会关注和质疑。如2014年中国香港刊发的"中国内地中草药肝损伤"问题、2017年美国刊发的"马兜铃酸与肝癌的相关性"问题等相继引爆了舆论热潮。外来有害物质污染、人为掺杂使伪、种植加工不规范等现象屡屡被人诟病，影响中药的临床疗效和信誉。那么，如何看待当前中药安全性和质量的形势？本团队认为，当今中药安全性和质量确实存在一些问题，但总体形势是稳定可控的，向上向好的，应以辩证和发展的观点来看待。

一是科技监管助力中药问题发现。随着大众对药品安全性和质量认识水平的不断提升，检测手段的不断发展，监管体系的不断完善，以及社会媒体的广泛传播，药品安全性和质量问题比以前任何时期更易发现、披露和处置。近年来包括中药在内的药品不良反应/事件不断增加，并不一定代表中药安全性和质量形势越来越糟，相反从一个侧面反映出我国药品监管水平的进步。对于当前中药安全性和质量存在的问题，既不要轻视，也不要夸大。

二是新时代呼唤安全高效的优质中药。当今我国不再是缺医少药的时代，人民日益增加的健康美好生活需求呼唤品质更高、安全性更好的医药产品，药品食品安全监管已进入"四个最严"时代（最严谨的标准、最严格的监管、最严厉的处罚、最严肃的问责），中药产品的安全性和有效性应该有更高的标准和要求，否则会有被市场淘汰的风险。正因为如此，一些质量安全性难以保证或获益风险平衡欠佳的中药相继被限制使用，甚至被淘汰出市场。如我国第一个中药注射剂——柴胡注射液，不良反应报道较多，对于儿童来说获益风险比欠佳，2018年被国家药品监督管理局发文通报4岁以下儿童禁用。

三、影响中医药科学发展的因素分析

影响中医药科学发展的因素有很多，既有历史的，也有当下的；既有外部的，也有内部的；既有客观的，也有主观的；既有管理方面的，也有执业方面的；既存在传承不足，也存在创新乏力，既存在开放包容不足，也存在代谢更新乏力。本团队认为，在中医药行业，以人民健康为中心的发展理念和模式尚未全面构建和实施，这可能是影响中医药科学发展的根本原因。

（一）中医药事业发展的重心过多地放在了产业

产业化是推动中医药事业发展的重要抓手之一，但应牢记防病治病、增进人们健康福祉是医药卫生事业特别是中医药事业发展永远的初心和使命，也是"安身立命"的根本所在。进入新世纪以来，国家及地方政府相继出台了一系列有利于中医药事业特别是产业发展的政策和措施，对促进地方经济发展、增加人员就业乃至扶贫等发挥了一定作用。特别是近年来，中医药"五大资源"的优势（独特的卫生资源、潜力巨大的经济资源、具原创优势的科技资源、优秀的文化资源、重要的生态资源）得到高度重视。应该说，中医药本身具有多方面的发展潜力。在"五种资源"中，"独特的卫生资源"是中医药的核心功能和价值，其他4种资源优势是衍生和拓展出来的。

所以，我们必须牢牢地把"独特的卫生资源"，更准确地说是"独特的医疗卫生资源"做实做强，把中医药发展的主要力量和目标锚定在"治病"主战场上，解决尚未被满足的临床需求，特别是要在治疗"四大疾病"（重大慢性疾病、新发突发传染病、恶性肿瘤、罕见疾病）上花大力气，下真功夫。如果中医药的临床价值和医疗地位得不到应有的认可，其他4种资源优势就无从谈起，中医药大健康产业也难以成为可持续发展的产业。

（二）中医药企业发展的重心过多地放在了经济效益

中医药企业把中医药发展的重心放在规模和效益上无可厚非，但大部分企业对其产品的安全性和有效性重视不够，对自主创新提质增效、转型升级等投入不足。

面对日新月异的现代医药产品和服务，以及日益增长的人们健康生活需求，长期停留于粗放式发展的不少中医药企业，特别是中成药企业，现在到了生死存亡的关键时期。面对人们对中药有效性的质疑，总是缺少高质量的临床医学证据；面对中药安全性问题，缺少切实可行的应对之策，不良反应信息总是"尚不明确"。

（三）中医药科研的重心没有聚焦于解决关键问题

受国内科技评价和人才评价体系的影响，"四唯"现象（论文、奖项、学历、职称）在中医药领域也普遍存在。当今，中医药人发表的论文尤其是SCI论文巨多，但以临床为导向、聚焦解决制约中医药发展的关键科技问题的研究不多，成果偏少，中医药的科学基础特别是有效性和安全性夯得不实，严重制约了中医药的发展壮大。

当今，中医药和西医药共同为我国人民提供医疗卫生保障服务。对于西医药，东方不亮西方亮；对于中医药，中国不亮全球黑。中医药只有靠中国人自己拯救、振兴和发展。因此，传承、创新和发展好中医药是中医药学人责无旁贷的使命；紧密结合临床，突出关键问题导向，是中医药科研应有之为。否则，传承了数千年的祖国医药学宝库，就有可能毁在我们这一代。

四、中医药守正创新发展之我见

"守正创新"已成为新时代下中医药传承创新发展最响亮的主题。那么何为"守正"，何为"创新"？目前这个问题无论是在业内还是在业外，均无统一或标准的答案。绝大多数人认为，"守正"就是把老祖宗留下的好方好药传承下去，并利用好；"创新"就是用现代科学和技术把中医药治病的原理讲清楚，这肯定是对的。

但本团队认为，"守正"应有3个层面的涵义：第一就是要坚持以人为本、生命至上的宗旨，治病救人，医者仁心，摒弃狭隘的行业发展乃至个人利益驱动；第二是秉持开放、包容、创新的精神，试想如果古人没有开放、包容、创新之心，中医药学哪会有如此博大精深的理论体系、丰富多样治疗手段、成千上万的良方妙药；第三才是要传承中医药的好理论、好方法、好药物等，试想如果没有守好前两个"正"，眼睛和内心一旦被利益蒙住，再好的理论、方法、药物也无法得到采用，更谈不上传承。

本团队还认为，"创新"应包括2个层面的含义：一是解构式创新，即用西医的还原论思想解释和验证中医药的理论及疗效，源于古人云，止于古人云，今人证明古人很有智慧。二是建构式创新，即用中医的整体观和系统观统合中医西医之所长，创造出高于中医西医的新医学，源于古人云，超越古人云，证明今人比古人更有智慧。

基于上述分析，本团队认为，中医药守正创新发展首要问题就是要牢固树立以人民健康为中心的发展理念，同时进一步突出以临床价值为导向、以科学证据为基础的中医药传承创新发展，为此提出中医药守正创新发展"六要六更要"之管见。

（一）要重视行业发展，更要不忘初心使命

发展壮大中医药行业，争取行业规模和效益最大化，对中医药从业人员来说无可厚非。但是，发展中医药事业必须不忘初心，其核心使命就是要坚持以人民健康为中心，要让患者有更多的获益感，让中医药在我国医疗卫生事业中有更大的贡献度。如果"宁可架上药生尘，但愿世上人无病"的苍生大医情怀徜徉在中医药行业，那亦将是我国人民的福音。

1978年以来，随着我国市场经济的发展，中医药也迅速走向了产业化发展之路，在解决中医药产品和服务的可及性等方面发挥了突出作用。但是，作为中医药人，我们应该始终清醒地认识到，防病治病、增进人类健康福祉是中医药人永恒的初心和使命。特别是进入新时代，中医药供给侧结构性改革呼唤更安全、更高效、更优质的中医药产品和服务，我们也应更加注重发现和提升中医药产品和服务的临床医学价值，让百姓有更多的获得感和满意度，为解决中国医疗卫生难题做出更大的贡献。同时期望在构建未来人类健康医学体系中，能够创造性地、建设性地贡献中医药的智慧和力量，为解决世界医疗卫生难题提供"中国方案"。

（二）要做铁杆中医，更要做科学中医药人

当今，自信不足或过度自信禁锢了中医药发展的内生动力。正由于此，中医往往缺乏自我批判、反求诸己的精神和勇气。面对外界的质疑和批评，往往缺少科学理性的分析和反思，甚至出现"甩锅"给外界和他人的现象。打铁必须自身硬，中医药更是如此。自身功底不硬和（或）不讲科学道理的"铁杆"中医不是真正的铁杆中医。中医药拒绝被黑，也不惧被黑，也无须被粉，客观理性地看待中医药优势和不足，新时代呼唤科学铁杆中医。以临床价值和科学内核为基础的中医药传承与创新才是中医药科学发展的真正要义。

（三）要重视保健作用，更要突出治疗价值

中医药具有疾病预防作用，同时常被认为是天然的，无毒副作用，具有一定的养生保健功能，但不可片面夸大或泛化，否则会弱化中医药在治病这一"主战场"中的作用和地位。我们应进一步提升中医药"治病"的核心作用和地位，特别是要在防治"四大疾病"（重大慢性疾病、新发传染病、恶性肿瘤、罕见疾病）方面下足功夫。长期实践表明，无论是对感冒发热、风湿骨病等为代表的常见病、多发病，还是对以恶性肿瘤、艾滋病为代表的重大疑难疾病，或是对甲型流感、SARS、新型冠状病毒感染等为代表的新发突发疾病，中医药均具有良好的防治效果或应用前景，与西医治疗具有广泛的互

补性，有些阶段或环节甚至优于西医治疗。目前中西医结合治疗SARS和H1N9甲型流感、中国针灸的临床疗效等已得到国际认可。

（四）要关注有效性，更要关注安全性

安全性是药品的第一属性，安全性好也是中医药的巨大优势之一。一般来说，国内外的西医专家不怀疑中医药有治疗作用，但认为目前有相当一部分中医药治疗方法和产品尚缺少高质量的循证医学证据和基础研究数据支持，需要深化研究明确其临床疗效优势和特色。但对中医药的安全性问题则不同，无论国外还是国内均有为数不少且较确切的安全性问题/事件报道，但不少中医药人士难以科学理性地认知和正确看待，甚至盲目否认；同时对中药安全性问题缺少深入的科学研究和有效的防控对策，一旦出现问题，总是处于仓促应对、被动应付、应对乏力的局面，甚至导致一些中药产品遭遇封杀撤市的结局。因此，应与时俱进地加强中药安全性研究与建设。

（五）要外化式发展，更要内涵性建设

外化式发展包括标准化、产业化、现代化、国际化、自动化、智能化等，这对做大做强中药产业来说无疑是有益的。多年来，中医药现代化发展取得了令人瞩目的成就，但是对中医药临床及核心理论研究重视不够，安全性、有效性和科学性的内涵和基础夯得不实，外界一掀质疑风暴，中医药行业发展大厦就有"山动地摇"之感。中医药内涵建设重点就是要把中医药的临床定位、适应证（症）、剂量、疗程、安全性、有效性，以及相关的特色和优势等搞清楚，同时采用现代科学的理论和技术方法加以适当的阐释。否则，过度的外化式发展可能会导致中医药"空心化"，甚至成为不堪一击的"沙雕艺术"。

其中，现代化要有"术"的创新，更要有"道"的创新。古语云："形而上者谓之道，形而下者谓之器"。大家都很清楚，最先进的计算机和手机，中国有；最先进的诊断仪器，中国也有；最先进的科研仪器，中国都有；但最先进的科学理念和创新思维，中国有吗？有多少？可以说是少得可怜！"道"之创新在于思想变革，思想决定高度，远见决定未来。没有新思想、新理论、新策略、新思路，只在新仪器、新技术上兜圈子，终难有实质性的创新和突破。"一流的思想，加二、三流的仪器设备，还能出一流成果；二、三流的思想，加一流的仪器设备，不可能出一流的成果"。当今现代科学技术发展日新月异，中医药发展不仅要重视"术"的创新，更要重视"道"的创新。

此外，中医药国际化首先要做到中医药国民化。作为能够造福人类健康，同时又具有非常浓厚的中国传统特色的医药技术产品和服务，中医药如果在国内都未能得到包括西医药专家在内的一致认可和好评的话，那么其国际化发展之路就可想有多艰难了。本团队认为，中药国际化发展应该分三步走：首先是中国文化的国际化，其次是中医理论的国际化，最后是中药产品的国际化，但目前中药国际化路径似乎有点倒着走。

（六）要国家政策支持，更要自强自立

1949年以来，党和国家一直十分重视中医药事业发展，传承创新中医药已成为我

国重要"国策"，并先后出台一系列促进中医药传承创新发展的重大利好政策，包括科技立项、经费支持，人才培养、学科发展、平台建设、医保政策、产业发展等。但我总觉得，中医药人在"真研究问题"和"研究真问题"方面做得还很不够。特别是在"解决尚未被满足的临床需求""中医药高质量发展""科学解码中医药疗效原理""未来健康医学模式的创新与贡献"等方面做得还很不够。在竞争日趋激烈的国际生物医学领域，西医药发展"东方不亮，西方照亮"；中医药发展"中国不亮，世界全黑"。所以，我国中医药人要有高度的使命感和责任感，要有时不我待、只争朝夕的紧迫感和危机感，真正勠力同心发展中医药，实现创新性发展和创造性转化；功成不必在我，功成必定有我！

五、中医药守正创新发展的四大基本问题

我国政府一直重视中医药科技发展，先后部署了一系列重要计划或专项，取得了一系列科研成果。但迄今为止，具有重大创新价值和转化效益的中医药成果尚不多见。本团队认为，今后中医药科技发展应进一步突出问题导向，紧密结合临床，克服"四重四轻"（重药、轻医，重产业、轻临床，重立项、轻执行，重全面开花、轻重点突破）的现象，全面提升中医药防病治病的能力和水平，促进中西医药相互补充、协调发展。下面本团队就自己在中医药行业几十年的浸染和熏陶，提出自己的一点见解与思考，即中医药科研应更聚焦于"新四性"研究（安全性，有效性，可控性，可及性）。

（一）中药的安全性问题

中医药安全性研究的首要问题是：一是要提高认识，转变观念，科学理性对待中医药安全性问题，既不要避讳，不要夸大，更不要炒作；二是要与时俱进地加强中药安全性研究与合理用药。研究重点应包括但不限于以下3点。

1.重视真实世界，建立中医药临床安全性评价方法和标准，科学评价中药不良事件的客观性、严重性，并阐明成因，避免误诊和误判。

2.重视个体差异，开展并加强中药特异质毒性研究，推动中药安全性问题解决由"从药找毒"尽快向"因人避毒"的安全精准用药转变。

3.打通信息孤岛，建立中药安全风险"发现-评价-防控"一体化响应机制和技术平台，推动中药安全风险防控从被动走向主动。

（二）中药的有效性问题

中医药有效性研究的首要问题是：一是建立符合中医药特点且为国际认可的临床疗效评价方法和标准，彰显中医药疗效的客观性及特色和优势，期待今年新成立的中国中医药循证医学研究中心在这方面有所突破；二是进一步提高中医药临床诊疗技术水平，精准定位中医药治疗的优势病种及最佳适应证（症）。研究重点应包括但不限于以下6点。

1.中医药特色诊疗技术的疗效和优势再评价。

2.名优中成药的疗效评价与精准用药。

3.重大慢病中医药诊疗技术及新药开发。

4.恶性肿瘤中医药诊疗技术及新药研发。

5.新突发传染病中西医结合诊治与防控。

6.中药降低细菌、病毒和肿瘤耐药问题。

（三）中药的高品质问题

标准化、高质量发展是当今中医药产业化发展的重心之一。中药标准化研究已经进入平台期和瓶颈期，其最大的痛点是质量标准与安全性、有效性和一致性关联不密切，亟需从理念、策略、方法和标准对中药标准化进行反思和创新，以推动中药产业高质量发展。研究重点应包括但不限于以下3点。

1.在质控方法指标选用方面　首先是要关联临床功效和安全性，其次是应针对物质基础的复杂程度和技术方法的可及性，分别采用不同的评控方法和指标，不要过于倚重化学成分检测，要因药制宜。未来中药复方制剂的质控模式和方法应是化学检测与生物评价相结合。

2.在质量标准管理策略方面　本团队认为，应对《中国药典》一部（中药）定位和体系进行必要的改革，药典中药标准不一定都要定为国家强制性标准，关键的、保底的指标应纳入强制性标准。可考虑将品种真伪、杂质、安全性指标等纳入强制性标准，品质优良指标如药材性状、指标性成分含量、道地产区等列为推荐性标准。

3.在产品优质优价政策方面　科技产业界应加紧制定中药优质性评价方法和标准，政府管理部门应尽快研究并建立优质优价的政策出口，推动中药产品优质优价发展进入良性循环。

（四）中药的可及性问题

1978年以来，我国已建立了覆盖城乡的中医药医疗服务体系，近年来国家又出台多种政策包括支持组建多种医联体、国家区域医疗中心，初步解决了中医优质临床资源及特色临床诊疗技术的可及性问题。当今临床治疗不乏中药品种，但确有疗效和特色的精品中药较少。进一步解决中药可及性问题的重点包括但不限于以下2点。

一是疗效佳且有治疗特色的高临床价值中药新药的研发与审批。中医药在防治一些重大疑难疾病如重大慢病、恶性肿瘤、新突发传染病等方面有较大潜力和互补优势，中药新药研发在这方面最值得探索和突破。

二是珍稀濒危野生中药资源和高品质中药材的可持续利用。珍稀濒危野生药用植物资源问题已得到初步解决，今后亟须协调有关国际保护公约及组织，突破繁育技术限制等，开展并加强珍稀濒危野生药用动物资源保护与可持续利用研究。加强道地药材与生态种植技术研究，实现高品质中药材可持续利用。

六、结　　语

综上，在中医药发展的新时代新征程中，要充分认清中医药发展的严峻形势和存在的问题，准确找到影响中医药科学发展的深层次原因，充分利用"天时""地利""人和"的大好机遇，进一步强化和践行以人民健康为中心的中医药发展理念，坚持中医药守正创新，精准聚焦制约中医药发展的关键问题，同心合力，攻坚克难，只有这样中医药发展的明天才一定会更好，中医药发展的春天也一定不会远。

最后，必要时可成立跨学科、跨专业、跨行业乃至跨国别的国家中医药科学发展高端智库，吸纳来自不同角度、高度和广度的意见和建议，进一步促进我国中医药事业发展决策科学化。

参 考 文 献

肖小河. 中药现代研究策论［M］. 北京：科学出版社，2011
肖小河. 中医药科学发展：新时代，新策略［J］. 中国中药杂志，2019，44（18）：3837-3841

第2章

中西医融合创新：系统辨靶论治

中医药是古代朴素唯物论指导下形成的独具特色的医学理论和实践体系，也是中华民族同疾病斗争实践的经验和知识集成。然而，近年来中医药临床和基础研究拟合度较差，疗效和安全性缺乏高质量循证医学证据支持，导致临床定位不够精准，安全性问题时有发生。与此同时，西方现代医学则迅猛发展并逐渐占据临床的主导地位。中西医各有优势和局限，本团队认为中医药应加速与西方现代医学融合发展。为此，本文提出中西医融合创新新策略——系统辨靶论治（target-combined holistic treatment，THT）理论和方法，即在中医药整体观和系统观的优势指导下，充分吸纳中医药和现代生物医学研究成果，以宏微结合、靶证结合、内外共司为主要融合策略，建立辨病-辨证-辨靶三者相结合的临床诊疗模式，利用药物成分/组分实现对疾病的多靶点、多环节的系统整体干预，建立中医药系统辨靶论治和研发策略，从而提高中医药治疗的针对性，以提高中药临床疗效及安全性，实现临床精准用药。2020年，本团队将系统辨靶论治理论和相关方法用于新型冠状病毒肺炎的救治，取得了满意的临床疗效。

一、中医药主要是基于朴素唯物论指导的
医学理论和实践体系

中医药一直伴随着中华民族文明的发展，是中华民族同疾病斗争的经验和实践积累，也是古代朴素唯物论指导下形成的独具特色的医学理论和实践体系。中医药以整体观为指导，以脏腑经络、气血津液为基础，从整体上系统把握人体变化特征及规律，更加重视病理与生理的交互影响，主张整体关联，阴阳平衡，气血流通；在治疗上，以辨证论治为主要原则进行个体化诊疗，重视个体差异和疾病的动态演变，并根据中药的性味归经，综合运用炮制配伍等中医药手段制定方剂进行疾病的防治，这些理论和方法与现代医学发展的理念和方向高度契合。随着中医药现代化发展战略的推进，中医药的有效性和先进性不断得到彰显，这也是为何在西方现代医学迅猛发展的今天，中医药仍在世界范围内被广泛应用和研究的根本原因，其已成为世界传统医学发展的典范。

但是，随着生命科学的迅猛发展，以及西方现代医学临床常用药物疗效和适应证明确、作用机制相对清楚，安全性风险往往进行了预警，西方现代医学逐渐占据主导地位。中医药基础研究相对滞后，且与现代生物医学之间存在语义障碍，药效物质及作用机制不清楚，安全性和质量稳定一致性难以得到有效保障，导致其临床疗效缺乏足够的现代医学证据，使得中医药在疗效和安全性方面受到诸多争议和挑战。

与此同时，中医药创新大多停留在"解构式创新"，即用西医药理论和方法去诠释和验证中医药理论和经验，"源于古人云，止于古人云"，今人证明古人很有智慧。在现代生物医学发展日新月异的新时代，中医药传承创新、守正发展更需要"建构式创新"，即融合中西医之长，创造引领国际生物医学发展潮流的新医学，"源于古人云，超越古人云"，证明今人比古人更有智慧。博采中医之道和西医之术，实现中西医融合创新发展，这是实现中医药"建构式创新"的关键，也是中医药现代化发展的源驱动力。

二、在传承基础上加速与现代医学融合已成为中医药创新发展的重要方向

中医主要应用中药、针灸、推拿等方式进行疾病防治，其中中药和针灸是中医临床最为常用的治疗方式。近年来，基于现代生物医学研究手段，针灸学研究已经取得长足发展，获得了国际的广泛认可，目前针灸已经在世界180多个国家推广应用，针灸国际化也使得中医进入了一个新的发展阶段。尽管中药也是中医最为常用的治疗手段，近年来中药学研究亦取得系列成果，但是中药在临床治疗中仍然存在功效定位宽泛，主治病证不明确，安全性事件频发等问题，导致中医药难以获得国际认可，甚至在国内也面临诸多非议，使得中医药生存空间逐渐被西方现代医学挤压。本团队认为其根本原因在于，中医理论体系与现代医学理论体系不同，导致采用现代生物医学技术的研究成果难以与传统中医理论体系拟合，使得中医药研究一直停留在药效物质发现、机制验证和解说的初级阶段，难以有效阐释中药在实际临床应用中的作用机制。因此，中医药现代化不能简单套用西方医学的理论和方法体系，应在传承传统中医理论和方法基础上，实现与西方现代医学的融合发展。

中药的科学本质是在中医理论指导下利用药味配伍形成的药效物质群进行预防和治疗疾病。中药发挥药效的基础是化学物质，但是与西药不同，中药主要是利用药味之间化合物的协同、补充和调节作用实现疾病防治，其途径是在中医理论指导下通过动态把握机体和疾病的运行规律和特点，并结合药物性味归经，通过辨证论治和组方用药实现的。虽然中医药不是基于现代生物医学对疾病病理及药物作用机制的认识进行疾病防治，但是其本质上也是基于药效物质与靶标之间的相互作用来实现的。随着中医药现代化的发展，中药药效物质与作用机制不断被阐释，但是目前多数中药药效物质及其作用靶标仍然不清楚，药味间药效物质的相互作用规律研究更是少之又少，导致研究结果与临床实际应用的组方形式和药味功效存在差距，难以指导临床用药，使得中医药在面对西方医学快速发展的情形下逐渐缺乏竞争力。

事实上，为突破中医药现代化和国际化发展的瓶颈，早在21世纪初，王永炎院士和张伯礼院士在主持承担我国中医药领域第一个"973"计划项目中已提出以"组分配伍"研制现代中药即"组分中药"的理念和研究思路，即在坚持中医药理论指导基础上，引进现代科学研究方法，以中药有效组分配伍研制现代中药的理论方法和技术体系。组分中药是在病证结合、方证对应和理法方药一致的条件下，通过融合多组分在靶点层面的互补、协同和调节等效应实现疾病治疗，这是在传统中药理论指导下，基于药

效物质和作用机制研制的现代中药新剂型,具有临床适应证和疗效明确,物质基础及作用机制相对清楚,质量安全稳定可控的优势,因此被认为是未来中药现代化发展的重要方向之一。近年来,中药的化学、生物学研究为中医药现代化发展与组分中药研制提供了新的思路和丰富的"原料药"。

三、系统辨靶论治是中西医融合创新发展的重要途径和抓手

与中医药整体观和系统论不同,西方现代医学主要是通过选择与疾病发生发展相关的信号通路或与其生物学活动、行为等密切相关的基因、蛋白、细胞等作为治疗靶标,利用小分子药物或抗体进行干预,从而达到治疗疾病的目的。随着基因组学、蛋白质组学、生物信息学等现代生物技术的发展,精确寻找疾病发生的病因和治疗靶标变得更为便捷和快速,也成了复杂难治性疾病治疗寻求突破的关键着力点。目前针对疾病单靶标进行治疗和药物开发已经在肿瘤等复杂难治性疾病的治疗中彰显出优势,但是其安全性和高昂的费用使得临床应用受限,尤其是用药后一旦疾病进展,单靶标治疗往往疗效较差,原发性和继发性耐药问题也极大限制了其临床疗效发挥,因此针对多靶标的联合治疗已经成为临床肿瘤治疗的趋势和方向。

随着疾病潜在治疗靶标不断被发现,联合治疗在临床凸显出疗效优势,如艾滋病鸡尾酒疗法,以及针对丙型肝炎病毒3个非结构蛋白靶点NS3/4A、NS5A和NS5B建立的联合治疗方法等均在临床取得巨大成功,成为复杂难治性疾病寻求治疗突破的重要方向。事实上,西医药多靶标联合治疗的科学理念与中医药是一致的,均是利用不同成分之间的协同效应治疗疾病,差别在于西医药多靶标联合治疗是建立在对疾病致病机制认识基础上,而中医药则是建立在对疾病和人的宏观规律认识基础上。此外,西医药多靶标联合治疗的综合效应和作用机制基本清晰,而中医药综合作用机制还不够明确,同时中医药治疗疾病并非仅针对疾病本身,还针对患者机体状态和心理进行综合调控。

尽管多成分多靶标协同作用是中药的特色和优势,但是目前对中药治疗疾病的特点及作用机制研究和认识还不够充分,导致中药临床应用形式和效应差异较大,亟须深入发掘和明确中医药治疗疾病的科学内涵和优势病种,揭示其多成分多靶标的综合作用效应和机制,从而指导建立优化中医药治疗方案。据此,我们提出了系统辨靶论治理论和方法,即在中医药整体观和系统观指导下,充分吸纳现代中医药和生物医学研究成果,以宏微结合、靶证结合、内外共司为主要策略,建立辨病-辨证-辨靶三者相结合的临床诊疗模式,利用药物成分/组分实现对疾病的多靶点、多环节的系统整体干预,建立中医药系统辨靶论治和研发策略,从而提高中医药治疗的针对性以提高疗效、安全性,实现临床精准用药。系统辨靶论治理论和方法不仅可用于指导临床诊断与治疗,还可用于指导中药创新药物开发。根据应用场景的不同,系统辨靶论治可分为系统辨靶诊疗、系统辨靶用药、系统辨靶创药等(图1-2-1)。

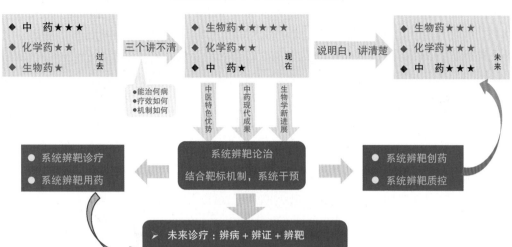

图1-2-1　中西医融合式发展新探：系统辨靶论治

四、系统辨靶论治的科学内涵及优势特点

传统中医药注重"司外揣内"，其强调"有诸内者，必形诸外"，但事实是一些病症在早期并未有明显的外在表现；此外，"司外揣内"主要是受限于传统中医药缺少足够的手段直接进行疾病内在病理本质探索，即无法直接"司内"。当下现代医学高度发展，我们有了很多直接甄别疾病内在病理本质的评价指标参数，使直接"司内"成为可能。但因为现代医学手段直接"司内"在整体观、系统观等方面尚有欠缺，尚不能完全取代"司外揣内"，因此系统辨靶论治应注重靶证结合、表里合参、内外共司，通过辨靶与辨证相结合，实现精准诊疗。"内外共司"是目前疾病诊疗的更优模式，也是系统辨靶论治的核心思想和特色优势之一。

系统辨靶用药则是在中医系统观、整体观指导下，通过系统分析疾病发生、发展的靶点通路和根据药物对靶点通路的作用网络，优化定制治疗和预防（"治未病"）方案。相比于传统单纯的中医药辨证论治，系统辨靶用药最大的优点在于能够"把理讲清"，用现代医学可以解释的理论开展疾病的诊断和治疗方案的定制、预测潜在的疗效和可能的作用机制，可极大提高临床功效精准定位，有助于中医药现代化和国际化；其最大的特点在于"辨靶提效"，基于疾病的发生、发展靶点通路网络，有针对性地进行组方，在精准医学层面提升中医药的疗效。

系统辨靶创药则是基于中医药多组分对单一或多个靶标的叠加、补充或调节效应，利用中药活性成分、组分、提取物或药味及其组合研制药物。其中，基于传统中药理论和方法进行药物开发是系统辨靶创药的重要出发点，在对传统方剂开展药效物质和作用机制研究的基础上，基于靶标效应进行配比组合，其临床定位和质量控制将更加精准，临床疗效也将更有保障。该模式借鉴了现代生命医学研究成果，发挥传统中医理论和临床实践优势，在一定程度上遵循传统中医理论研制的创新中药和治疗手段，其最大程度地降低了非有效成分/组分等对药效物质的干扰，同时提高了临床定位的精准度，并具有更高的安全性和质量稳定一致性。此外，亦可基于靶标的补充、叠加和调节效应开发基于药效物质配比的组合创新药物，该模式脱离了传统中药理论和用药经验，突破了传统化药单成分的局限性，并可实现从多角度综合防治疾病，尤其是在复杂性难治性疾病的防治中具有其独特优势。

参 考 文 献

柏兆方，覃双林，赵旭，等. 中西医融合创新：系统辨靶论治［J］. 科学通报，2021，66（36）：4601-4607

肖小河. 中药现代研究策论［M］. 北京：科学出版社，2011

第3章

创好药：临床导向的中药新药研发

高水平创新中药是衡量中医药创新能力的重要指标，也是中医药服务人民健康事业及中医药国际化推广的重要载体，更是中医药国家战略的重大需求。那么，如何又好又快地研制开发中药新药？如何研制开发出高水平创新中药？这是中药新药研发工作者面临的重大挑战。本团队认为，首先我们要思考3个问题。

问题一：临床上缺药品吗？

本团队认为又缺又不缺！说不缺药，是因为几乎所有疾病均有治疗药物；说缺药，是因为许多疾病还没有很有效的治疗药物，如癌症、艾滋病等缺少特效药，一些罕见疾病至今还没有研制出专门的治疗药物。

问题二：临床上缺中药吗？

本团队认为也是又缺又不缺！说不缺药，因为现在的中草药种类已多达16 000种，其中常用中药材在530种以上，中成药在10 000种以上，几乎所有常见疾病均有中成药；说缺药，是因为临床一线可用的中成药较少，大部分是作为临床辅助用药。

问题三：什么是"好中药"？

本团队认为"好中药"的内涵应体现在两大方面：一是临床价值高（如安全性，有效性，创新性，经济性，可及性等），二是新药类别高（如所谓一类、二类新药等）。遗憾的是，在相当长的时间里，新药类别多似乎成了"好中药"最重要的标志，也成为中药新药研发追逐的重要方向。事实上，无论是临床医生还是患者，他们最关注的是临床价值，而不是新药类别。

为此，结合本团队既往的中药新药研发基础和工作体会，本文提出了以临床为导向的5种中药新药发现与研发策略：一是基于临床经验的复方中药新药研发策略；二是基于系列方同步转化的创新中药研发与注册策略；三是基于临床疗效物质的组分中药研发策略；四是基于系统辨靶论治的创新中药研发策略；五是基于间接调控作用的创新中药发现策略。希望为我国中药新药发现与研发探索一些新的启示和参考，真正走出一条或多条符合中医药特点的新药研发之路，敬请同行指正。

一、基于临床经验的复方中药新药研发策略

多年来，本团队坚持以临床为导向，发挥其所在医院临床治疗特色和优势，针对不同类型重大疑难肝病及传染病，研制开发了一系列创新中药，获得国家新药证书3个，国家新药临床批文6个，探索走出了一条"源于临床，证于试验，回归临床"的医院自主高效研发新药之路。

（一）基于民间中医经验方的中药新药研发

以本团队所在医院自主研制的复方鳖甲软肝片为例。复方鳖甲软肝片是医院老、中、青三代中西医肝病临床专家和药学专家历经30余年的临床应用验证及新药科技攻关，于1999年成功研制开发的国家三类新药，也是我国首个治疗肝纤维化和早期肝硬化的国家新药，现已成为我国肝纤维化临床一线首选药物，入选国家医保品种目录，被我国10部肝病诊治指南或专家共识收录。

复方鳖甲软肝片的原处方来源于我国陕西民间医生的肝病治疗经验方，属于中药大复方，制备工艺简单（名贵药打粉，普通药水煮，然后混合制粒、压片），但其以临床价值为核心的科技含量很高：一是临床定位精准，治疗特色鲜明，主要针对肝纤维化和早期肝硬化，当时国内外均无治疗药物，市场开发前景广阔。二是临床疗效确切，证据力强。在新药临床试验中，通过对228例患者2次肝组织穿刺病理活检，证实该药对阻断肝纤维化、逆转早期肝硬化确有疗效，且安全性好。当时一般的中药复方三类新药证书转让价格为150万～300万元，而复方鳖甲软肝片转让价格高达2000万元，堪称"天价"。

近年来，我院杨永平教授在国家重大传染病防控科技专项的支持下，通过全国多中心随机对照试验，以高质量的循证医学证据证实，复方鳖甲软肝片联合恩替卡韦可有效阻断肝纤维化和早期肝硬化，研究成果发表在著名的美国感染病学会会刊 *Journal of Infectious Diseases*。进一步地，杨永平教授与纪冬教授联手，发现并证实复方鳖甲软肝片还可防止慢性乙肝向肝癌方向发展，研究成果发表在国际肝病领域顶级杂志 *Journal of Hepatology*，这也为国际"炎—癌"转化学说及药物干预作用提供了支持依据。

可见，高临床价值是中药新药最硬核的科技含量，民间中医的治疗经验及有效方药是中药新药发现与研发的重要源头和宝库。其实，砒霜治疗白血病也是基于民间医生经验方筛选而获得的；屠呦呦教授发明青蒿素治疗疟疾，主要得益于《肘后备急方》记载"青蒿一握，以水二升渍，绞取汁，尽服之"（即鲜采鲜用）的启示。根据2017年我国颁布实施的《中华人民共和国中医药法》对民间中医药的支持和鼓励，以及2022年国家药品监督管理局药审中心《基于人用经验的中药复方制剂新药临床研发指导原则（试行）》和《基于"三结合"注册审评证据体系下的沟通交流指导原则（试行）》的颁布实施，基于民间中医经验方的中药新药筛选与研发之策有望获得更大的发展机遇。

（二）基于临床创新疗法的中药新药研发

以本团队所在医院自主研制的赤丹退黄颗粒为例。赤丹退黄颗粒是在本团队所在医院著名中西医结合肝病专家汪承柏教授首创的"凉血活血重用赤芍治疗重症淤胆型肝炎"疗法基础上，按照《药品注册管理办法》要求，于2003年成功研制而成的国家级新药。该药也是国内外首个专门治疗重症淤胆型黄疸肝炎的药物。

肝病发黄，以清热利湿法，茵陈蒿汤为治，这是历代医家的共识。但汪老在多年的临床诊疗实践中，发现有一类黄疸发黄的肝病患者，应用茵陈蒿汤治疗总是难以取效，对此汪老百思不得其解。为了攻克这一难题，他查阅多部中医典籍，发现《伤寒论》中用茵陈蒿汤治疗黄疸肝病，其适应证很明确："①头汗出，身无汗，剂颈而还；②小便不利；③渴饮水浆"。而应用茵陈蒿汤治疗难以取效的黄疸肝病患者，其临床表现与湿热黄疸肝炎虽然十分相似，但是没有"小便不利"之证候。之后他从《伤寒类证活人书》找到重要线索："发黄与淤血，外证及脉俱相似，但小便不利为湿热，小便自利为瘀血"，即血瘀发黄。受瘀血发黄之说启示，首创了"凉血活血重用赤芍治疗重症淤胆型肝炎"的疗法，创建赤丹退黄方（赤芍、丹参、瓜蒌、葛根），突破了千余年"茵陈治黄"历史传统疗法。特别值得一提的是，他在赤丹退黄方中，重用芍药一般高达200～300g，而《中国药典》规定，芍药用量为9～15g。故在中医药界，一度流传"南有焦大黄，北有汪赤芍"之佳话。

在国家"六五"至"八五"科研攻关计划的连续支持下，汪老首创的"凉血活血重用赤芍治疗重症淤胆型肝炎"疗法取得重大突破，总有效率达89.7%，荣获国家卫生和计划生育委员会（现国家卫生健康委员会）、国家科学技术委员会、财政部联合颁发的国家"八五"科技攻关重大科技成果证书。"中医药攻克退黄难题"被评为1995年中国医药科技十大新闻。从病证诊断、治疗方法和用药剂量的精细化程度看，本团队认为，汪老首创的"凉血活血重用赤芍治疗重症淤胆型肝炎"的疗法，堪称中医药精准医疗之典范。近年来，我们结合多组学方法，对"凉血活血重用赤芍"这一特色创新疗法进行了较系统的研究，初步阐明了其药效物质基础及突出的量效关系，为该创新疗法的建立提供了新的科学证据支持，也为赤丹退黄颗粒的临床应用提供更多的实验依据。

（三）基于临床偶然发现的中药新药研发

以基于五味子的系列新药研发为例。在20世纪60年代，本团队所在医院专家陈菊梅教授在肝病临床治疗中，偶然发现一种治疗失眠的中药制剂具有很好的保肝降酶作用，并确定了五味子为保肝降酶的有效中药，开创了国内外以五味子及其制剂治疗肝炎的新篇章。1967年本团队所在医院通过协定组方，反复筛选，成功研制出以五味子为主药的医院制剂"肝得宁丸"，40多年来一直是本团队所在医院抗肝炎的首选中药制剂。

为了更好地服务广大肝炎患者，同时顺应中医药现代化发展趋势，1998年起本团队根据《药品注册管理办法》的要求，结合临床治疗的关键病机和创新技术，对"肝得宁丸"进行处方再优化、工艺改进、质量提升、药理毒理和临床试验等一系列研究，2006年成功研制出国家级新药"六味五灵片"，现在六味五灵片已成为我国慢性肝病临床的一线首选中成药，被纳入国家医保目录，近千万肝病患者得到了有效治疗。近年来，我们进一步研究发现，六味五灵片不仅具有广谱保肝作用，还可用于治疗病毒性肝病、酒精性肝病、代谢相关脂肪性肝病、药物性肝病等，而且对肝纤维化也有较好的防治作用。基于六味五灵片的抗肝纤维化组分中药正在研制中。值得注意的是，在防治病毒性肝病（HBV）方面，我们团队最新研究证明六味五灵片有潜在的促进HBV功能性治愈的作用。

同时，在1980～2001年，中国医学科学院药物研究所刘耕陶院士基于五味子保肝降酶作用成分——五味子丙素，通过化学合成方式先后成功研制出了2个抗肝炎国家一类新药——联苯双酯和双环醇，成为保肝治疗方面的重要首选药物，将五味子相关药物研发推上了新的高峰。

事实上，基于临床医生或现实生活中的偶然发现而成功研制出的新药不在少数，西药更是如此。限于篇幅，不展开介绍。

二、系列方同步转化的创新中药研发与注册策略

自从我国《药品注册管理办法》实施以来，中药注册分类在满足公众健康需求、指导中医药科研成果转化及传承创新上发挥了重要作用。30余年间，中药新药创制均基于"一方一药"的注册转化模式。该模式借鉴了现代药品的研发注册制度，虽然贴近中医临床中的"守方守法"用药，但难以体现中医辨证求因的序贯治疗思想和多措并举的综合治疗手段。2017年，《关于深化审评审批制度改革鼓励药品医疗器械创新的意见》指出，要"建立完善符合中药特点的注册管理制度和技术评价体系，处理好保持中药传统优势与现代药品研发要求的关系"。因此，现阶段中药研发的技术要求和注册制度需要在遵循中医药发展规律，符合中医药理论特点基础上进一步解放思想，更多地基于临床思维去思考设计。该意见结合我国中药注册监管情形和现代药物研发模式转变，分析当前"一方一药"研发注册模式的局限和不足，并尝试提出一种更加切合中医临证思维、还原中医临床实景的"系列方药"同步转化的研发注册新模式，希望有助于中医药产业的传承创新和高质量发展。

（一）我国现有中药新药研发注册模式

1985年《中华人民共和国药品管理法》颁布实施，卫生部（现国家卫生健康委员会）成立卫生部药品审评委员会，下设药品审评办公室，主要对新药进行技术审评。1998年，为保障我国药品审批监管工作有效进行，国家药品监督管理局正式成立，结合我国国情和国际通用标准，首次将现代药物研发理念引入中药新药开发，并提出药品注册概念，加强我国新药上市审评审批制度和市场准入机制建设。在中药注册分类中，中药复方新药一直是中药新药研发主流。1999年《新药审批办法》将中药复方新药分属第3类，2002年、2005年和2007年《药品注册管理办法》均将其归入第6类，但对中药复方新药的细化小类进行了调整。2020年《药品注册管理办法》改变了以往基于药学物质基础的分类设计，将2007年公布的《药品注册管理办法》中九大类中药注册分类缩减为中药创新药、中药改良型新药、古代经典名方中药复方制剂和同名同方药等，去繁就简的新分类模糊了中药复方新药的具体界限，更加符合"临床急需、临床价值和临床可及"的政策导向。

历版法规就中药复方新药的分类及细则有不同调整（表1-3-1），但普遍坚持"一方一药"的注册管理思路。"一方一药"模式指在中药新药研发注册中，均按照一首方剂转化为一个药品的形式进行注册管理，并就其安全性、有效性和质量可控性开展相关研究。基于"一方一药"的研发注册管理模式，不乏许多中药复方新药满足了"病、药、效"三者的一一对应，为患者带来了疗愈希望。如用于治疗急性早幼粒细胞白血病的复方黄黛片，各项研究既从现代分子水平阐述了APL的多靶点作用机制，也通过大型临床研究证实了其临床疗效和安全性。中药新药为满足我国公众用药需求和人民卫生健康事业做出了重要贡献，尤其是在SARS、禽流感及新型冠状病毒肺炎疫情等重大公共卫生

事件中，中医药的抗疫作用已被广泛认可。连花清瘟胶囊、血必净注射液和金花清感颗粒作为"三药三方"中的"三药"代表入选《新型冠状病毒肺炎诊疗方案（试行第八版修订版）》，而"三方"中的清肺排毒颗粒、化湿败毒颗粒和宣肺败毒颗粒，已被国家药品监督管理局批准上市，为新型冠状病毒肺炎的治疗提供更多选择。

表1-3-1　我国历版药品注册管理规定对中药复方新药分类

年份	项目	中药复方新药分类
1999年	《新药审批办法》（局令第2号）	①新的中药复方制剂；②以中药疗效为主的中药和化学药品的复方制剂；③从国外引种或引进养殖的习用进口药材及其制剂
2002年	《药品注册管理办法》（试行）（局令第35号）	未在国内上市销售的由中药、天然药物制成的复方制剂，包括：①传统中药复方制剂；②现代中药复方制剂；③天然药物复方制剂
2005年	《药品注册管理办法》（局令第17号）	未在国内上市销售的中药、天然药物复方制剂，包括：①传统中药复方制剂；②现代中药复方制剂；③天然药物复方制剂；④中药、天然药物和化学药品组成的复方制剂
2007年	《药品注册管理办法》（局令第28号）	未在国内上市销售的中药、天然药物复方制剂，包括：①中药复方制剂；②天然药物复方制剂；③中药、天然药物和化学药品组成的复方制剂
2020年	《药品注册管理办法》（局令第27号）	中药创新药、中药改良型新药、古代经典名方中药复方制剂、同名同方药

2010年我国中成药制造工业总产值同比增长26.1%，占医药工业整体产值的20.4%，仅次于化学药品制剂制造工业（占比28.3%）。但随着时间推移，中药产业逐渐脱离高速发展期，截至2020年上半年，中成药生产收入同比下降8.9%，占比15.7%，而同期化学药品制剂制造工业占比30.8%。中药产业增速转慢也暴露了当前中药研发高质量不足、市场疲软、竞争力下滑等一系列问题。面对持续30余年的中药研发注册传统模式，如何在新时期发展下走出困境打开新局面这一历史命题，更应该通过回归中医临证特点去思考和总结中药新药研制规律，从而进一步丰富和发展中药创制的研发新模式。

（二）现代药物研发模式的逐步转变

20世纪以来，随着有机化学、实验技术的蓬勃发展，化学合成药的诞生突破了药物创造转化的壁垒，将用药来源从早期的天然产物扩充到自主合成，新物质创造激发了药物探索的无限可能，药物品种更新、治疗方式升级也为健康事业提供了有力保障。目前，全球销售额排名前200的药物中，化学合成类占比近2/3，但在化药版图不断扩围的同时，药物和疾病间的相互博弈却没有结束。近百年间，人类疾病谱已发生重大转变，既往由细菌、病毒、寄生虫等单因素引发的感染病和寄生虫病发病率下降，取而代之的是由环境、行为、心理等多因素导致的复杂慢性疾病。随着患者需求的个体化，传统化学合成药在世界各地的广泛应用中逐渐暴露出局限性，一方面是单药长期使用引发的耐药性和毒副作用，另一方面是单一靶点导致的疗效局限和连锁反应。面对这一缺陷，现代药物研发试图通过多成分、多靶点的协同手段进行弥补。1996年，"鸡尾酒疗法"被正式提出，数个抗病毒药物的联合使用实现了对艾滋病的长期控制，医药界逐渐意识到复方制剂相较于单体化药的疗愈优势。近20年来，多个复方化学药物陆续被美国食品药品监督管理局（Food and Drug Administration，FDA）批准上市，如抗高血压病药Micardis HCT（替米沙坦/氢氯噻嗪）、Prestalia（氨氯地平/培哚普利），降血糖药Prandimet（瑞格列奈/二甲双胍）、Juvisync（西格列汀/辛伐他汀）等。

除了多个药物间联合使用，传统小分子药物也涌现了新兴研发技术。抗体药物偶联物（antibody-drug conjugate，ADC）的设想源于100多年前Paul Ehrlich提出的"魔术子弹"（magic bullet）理论，通过偶联链将单克隆抗体和细胞毒药物结合，同时满足了抗体的高靶向性和细胞毒的高活性，具有疗效好、毒副作用低的特点。目前ADC类药物主要应用在肿瘤、移植排斥、自身免疫性疾病等领域，如治疗霍奇金淋巴瘤的Adcetris、针对晚期乳腺癌的Kadcyla及用于白血病的Besponsa等。2021年6月，我国首个原创性ADC新药爱地希获得国家药品监督管理局上市批准，为局部晚期或转移性胃癌患者提供了新的治疗选择。

尽管复方化学药物、ADC和中药复方在概念和标准上存在较大差异，多成分药物及复方制剂无疑已成为现代药物研发的共性趋势。如果将"一方一药"转化模式视为中医临证时的单一药品，那么"系列方同步转化"才能实现中医综合治疗或序贯治疗的目的。

（三）系列方同步转化的中药创新研发注册新模式

1.理论基础与依据　中药和中医相辅相成，中药的确切疗效得益于中医理论指导下的辨证处方和序贯用药，两者的发展不能截然分开。中医临证治疗中，往往有"守方"和"变方"两种用药模式。"守方"有3层含义，一是指长期坚持同一处方用药施治，多用于慢性病调理，因其起病缓慢、迁延日久，病势相对稳定且基本证型未变，故用药不求速效而以缓图为功；二是指在紧急情况下为挽救患者生命，不加辨证而直接使用单方验方，如"凉开三宝"之于高热昏厥，金疮药之于外伤出血；三是发生重大公共卫生事件出现大疫之时，防疫治疫的快速响应非常关键，此时当以一方主之无须个体化用药。"变方"则是根据患者的病情变化采取不同方药治疗，以求方证切合、用药准确。在临床实际中，不同人群有体质差异，同一疾病在不同阶段也存在证型改变，因此多采用组合用药的方式予以多层次非线性的治疗。目前，《药品注册管理办法》仅适用于"守方"用药，即治疗全程仅用一首方药，难以体现中医临证的"变方"优势。由于现有注册监管尚不支持多首方药同时转化，故部分中药新药的安全性和有效性与中医临床实际情况存在偏差。

不仅是中医药，民族医药同样也多采用序贯治疗或综合治疗手段，如藏医药结合天文历算，采用"内外时轮""依时用药"理论，分早、中、晚三时组合给药以治疗疾病，同时根据病情严重程度，对慢性顽固性疾病采取内调外治方略，除了药物内服，还结合熏敷、药浴、涂擦等外治疗法。另外，蒙医药善于将多种复方制剂组合，构成一天的用药方案，每天可使用3～6种制剂，而傣医药一般采用外用内治相结合的理论，将内服药和磨药、睡药、泡药、坐药等联合使用，达到"未病先解、先解后治、同解同治"的目的。因为药物的使用是建立在"理、法、方、药"证据链上的重要一环，"理法既立、方药乃成"，因此中药和民族药之效不仅在于"药"，更在于"法"。现阶段"一药一方"的研发注册模式重视单方单药的药效毒理，忽视传统医学施治体系的整体性，由于对疾病的全貌认识和规律归纳不够完整，易造成用药不得法、疗效弱化等问题。

近现代名医名家针对某一疾病的学术思想和临证经验往往体现在遣方用药中。如国医大师邓铁涛治疗高血压病以阴阳为要，前期肝肾阴虚方选莲椹汤，中期肝阳上亢拟用石决牡蛎汤，后期肾阳不足补以附桂十味汤，末期阴阳两虚取以肝肾双补汤。国医大师夏桂成将崩漏分为行经期、经后期、经间排卵期和经前期，因势利导予以分期治疗，分别用五味调经汤祛瘀生新、二甲地黄汤滋阴养血、补肾促排卵汤补肾助阳和毓麟珠调摄冲任，帮助患者重建月经周期，杜绝崩漏再发。国医大师张大宁采用内外合治法治疗慢性肾衰竭，一方面以炭药内服吸附毒素，另一方面以"肾衰灌肠液"外用灌肠促排体内毒素。国医大师李济仁"推崇数方并用，主张定时分服"，以早服健脾丸、晚服桂附八味丸治疗脾肾两亏之腹泻，又以早晚分服麻子仁丸，上、下午分服补中益气汤治疗老年虚秘。名家经验不止体现在某一首方剂，更是体现在包含有对疾病整体治疗思路的多首方剂的完整治疗方案上，而当前"一方一药"的研发转化模式无法满足中医药真正意义上的"传承创新"，这也使得名医名家的完整理论体系和临床经验被碎片化，也难以重现医家原先的临床疗效。

2. 中药创新研发模式调整的可行性 传统的中医临床实践聚焦于患者的主观感受和医者的个人经验，技术方法和临床疗效的可重复性有待进一步总结提高。要走出当前中药研发的困境，就需要更加强调对中医药自身内在规律性的科学总结，让中医药在现代科学技术的帮助下做到传承创新的完美结合。传统中医"理法方药"的认识就是对特定疾病状态下临床有效治疗方案的科学总结，而该治疗方案可能是一种内服加外治的综合治疗，也可能是需要采用不同方药的序贯治疗，如促孕保胎，以及某些急症或外科疾病等。若将这种"多个方药同步转化"的研发模式应用到当前新药研发，将有可能打破目前停滞不前的中药新药研发窘境，在中药新药创制上出现一个全新的研发热点。随着生物医药的发展，成组序贯设计、适应性设计、篮式设计和伞式设计在医药创新领域大量实践和成功运用，中药"系列方同步转化"的技术条件也日趋成熟。目前，无论是对于中药多药联合用药方案的考察还是对于多药分时给药及分阶段给药的临床研究，在方法学上已不是瓶颈和障碍，中药注册路径的优化调整应予以认真思考和评估。从技术角度看，"系列方同步转化"模式和现有"一方一药"转化模式并无本质上的区别，两者都应该对被测试新药开展非临床研究和临床研究，只不过前者的重点是证明由多个药品组成的特定治疗方案的有效性和安全性，而后者只是证明某个药品的有效性和安全性，因此前者若是采用序贯治疗还需明确不同阶段的用药指针。

3. "系列方同步转化"研发要求的初步考虑 疾病的复杂性决定了中医临证往往并非都是一病一方、一方一药的简单对应，而是多方协同作用。在"系列方同步转化"的研发新模式下（图1-3-1），可以基于名医名家的前期临证经验和理论指导，采用2首以上的中药方剂对该治疗方案进行研究和评价。"系列方同步转化"的产品呈现不仅仅是几个药品，而是要将经过严格验证的有效治疗方案在临床上予以推广。基于中医临证思维，重视对疾病全周期治疗的整体评价，而非仅着眼于单方单药，同时该研究模式力求接近中医临床实践，以更好地满足临床治疗需求和实际。

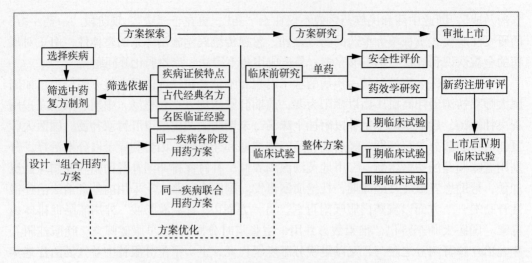

图1-3-1　"系列方同步转化"的研发新模式流程图

（1）关于安全性问题：对于"系列方同步转化"的研发新模式，为保证公众用药安全，加强用药风险管控，研究者除了需对治疗方案整体安全性进行评估外，也可根据具体情况考虑是否需要对治疗方案中的每首方药开展安全性研究，其中单药的安全性研究应结合其在治疗方案中的剂量、疗程去设计相应的急性毒性试验和长期毒性试验。当然，如果是基于更为保守的评价，也可结合具体方药情况去思考有无必要逐一对每个单药开展最长给药周期的长期毒性试验。

（2）关于有效性问题：以临床价值为导向的新药研发，临床疗效是决定药品能否最终批准上市的最重要依据，由于目前中药新药研发是基于"一方一药"的临床研究结果而难以和临床实际完全吻合，方向上的偏差会造成研究结果同现实情况南辕北辙，中医临证疗效难以重现，在一定程度上束缚了中医药产业的自主创新和可持续发展。中医学是一门实践性医学，临床疗效是中医药科研的基础，也是新药创制的立足点，因此在"系列方同步转化"的临床试验设计中，应重点评估所拟治疗方案对于目标人群的有效性。临床研究时，也可以同期比较每个单药疗效和整体给药方案的差异。

（3）关于质量均一和稳定性问题：在"系列方同步转化"的研发新模式下，治疗方案中的系列方药均需要满足药品质量均一稳定。由于中药成分复杂，作用机制不明，若完全按照化学药的质量体系，使用确定参数进行物质基础设计及工艺性能评价，势必会进一步加大从功能代谢的分子层面去阐释疗效作用机制的困难程度，往往历时较长且结果不尽如人意，因此在评价指标的选择上需要有所侧重。《中药新药质量标准研究技术指导原则（试行）》指出，应根据中药新药的处方组成、制备工艺、药用物质的理化性质、制剂的特性和稳定性的特点，有针对性地选择并确定质量标准控制指标。因此，应将中医药理论和人用经验传承引入复方制剂的质量研究中，以临床需求为中心来确定包含制法、性状、浸出物、指纹/特征图谱、规格等质量标准，通过把控药材来源和生产过程来确保单个中药复方新药质量稳定均一。

（4）"系列方同步转化"研发展望：自20世纪末循证医学概念提出，包含流行病学、统计学和信息学等多学科前沿技术的整合，使新药研发评价开始有据可循。几乎同一时期，我国制定了"中药现代化"发展战略，无数中医人尝试用新方法、新技术对中药进行定量、深入、系统发掘，试图摆脱取类比象的逻辑自证。如今中药新药创制和注册监管仍然在探索完善阶段，"系列方同步转化"模式亦可能存在许多新问题等待解决，如对于序贯治疗周期较长的疾患而言就会带来新药研发转化上的困难，目前这一研发路径的思考可能仅限于能在可预期的治疗周期内观察出阳性结果，无论该研发模式未来如何，还是希望工业界和学术界通过不断完善和创新中药研发模式，早日探索出切合中医药特色的科学监管路径，从而真正拥抱中医药发展的春天，促进中医药产业高质量发展以更好地满足公众健康需求。

三、基于临床疗效物质的组分中药研发策略

组分中药新药是当代创新中药研制的重要方向之一，也是中药现代化国际化发展的必然要求。组分中药主要是对确有疗效中药的二次开发和创新提升，"源于传统，优于传统"。尽管组分中药研制在我国是一个新的创举，然而目前尚未形成可供借鉴的研究模式和经验。

现代组分中药研究的难点和重点是如何多快好省地筛选获得具有良好开发潜力的先导组分中药，也就是早期成药性评价的问题。本团队认为，组分中药早期成药性评价关键技术主要表现在三个方面："组什么""如何组"和"组得怎样"。其中，"组什么"和"如何组"是"组效关系"（组分构成和比例与药效的对应关系）的研究；"组得怎样"是评价技术的研究。具体来说，"组什么"就是要建立合适的筛选策略和方法，多快好省地确定原方药的主要药效成分或起协同相关作用的药物组分，获取组分中药的基本素材，即"黄金搭档"；"如何组"就是要建立合适的组合策略和方法，多快好省地确定主要或相关药效成分的"黄金比例"，获得先导组分中药；"组得怎样"就是要建立符合中医药特点的成药性评价策略和方法，综合考察先导组分中药的早期安全性、有效性和药动学行为，为评估先导组分中药的成药性，以及寻找和确定最佳的释药系统及给药途径提供科学依据。

组分中药的研制既可以源于实验室对活性化合物的随机组合，也可源于临床有效方剂的针对性筛选。从研制路径的可行性来看，源于临床的组分中药开发路径可能具有更高的成功率，也更可以体现"源于传统，优于传统"的特色优势（图1-3-2）。

近年来，本团队所在课题组以肝病组分中药研究为方向，以解放军总医院第五医学中心（原中国人民解放军第三〇二医院）强大的临床病例资源优势和丰富的临床标本为依托，以我们自主成功研制的肝病品牌中药为模式药物，重点开展基于临床标本和组学方法的肝病组分中药发现与开发研究。具体来说，在"组什么"方面，重点是建立基于临床标本和组学分析的肝病中药药效组分"黄金搭档"的快速发现模式和方法；在"如何组"方面，重点建立基于成分敲出敲入的中药药效组分"黄金比例"筛选模式与方法；在"组得怎样"方面，重点是要建立符合中医药特点的成药性评价模式和方法，特别是要考察不同组分药动学和药效学行为的一致性、差异性及相互影响。本着"源于传统，优于传统"的原则，从安全性、有效性和质量可控性等方面进行成药性综合评价，逐步建立一套行之有效的基于临床的组分中药研制模式和关键技术，也将为包括化学药

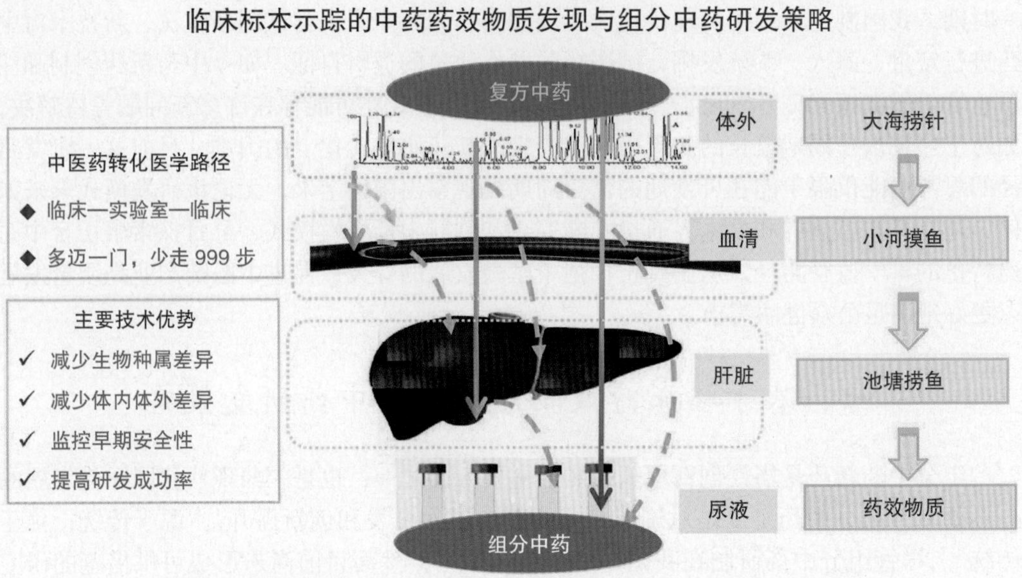

临床标本示踪的中药药效物质发现与组分中药研发策略

图1-3-2　临床生物标本示踪的中药药效物质发现与组分中药研发策略

物在内的其他多组分药物的研制开发提供方法学参考和技术支持。

近年来，我们采用分子药理学及多组学方法，并结合临床生物标本，对"六味五灵片"的药效物质基础及作用机制进行了较系统的研究，筛选发现了"六味五灵片"抗肝纤维化的有效组分，为研制开发六味五灵组分中药打下了一定的工作基础。

四、基于系统辨靶论治的创新中药研发策略

当今，随着分子生物学、分子药理学、生物化学和生物信息学等先进学科的发展及其在中医药研究中的推广应用，中医药作用的化学成分、靶标网络和生物效应不断得到阐释和证实，为中医药系统辨靶论治提供可能性和方法学支持，将推动中医药从辨证论治、病证结合，走向辨证、辨病和辨靶相结合的诊疗策略和格局。与此同时，也为系统辨靶创药提供了可能性和技术支撑。

系统辨靶创药则是基于中医药多组分对单一或者多个靶标的叠加、补充或调节效应，利用中药活性成分、组分、提取物或药味及其组合研制药物。其中，基于传统中药理论和方法进行药物开发是系统辨靶创药的重要形式，在对传统方剂开展药效物质和作用机制研究的基础上，基于靶标效应进行配比组合，其临床定位和质量控制将更加精准，临床疗效也将更有保障。

系统辨靶创药模式可在第一时间，充分吸收生命医学研究的最新成果，发挥传统中医理论和临床实践优势，在一定程度上遵循传统中医理论研制的创新中药和治疗手段，其最大程度降低了非有效成分/组分等对药效物质的干扰，同时提高了临床定位的精准度，并具有更高的安全性和质量稳定一致性。此外，亦可基于靶标的补充、叠加和调节效应开发基于药效物质配比的组合创新药物，该模式脱离了传统中药理论和用药经验，突破了传统化药单成分的局限性，并可实现从多角度综合防治疾病，尤其是在复杂性难

治性疾病的防治中具有其独特优势。

2020年，面对突如其来的新型冠状病毒肺炎，我们首次采用系统辨靶论治方式，成功筛选出了中药"克冠1号"，并用于临床新型冠状病毒肺炎救治，取得了满意的效果。通过前瞻性随机对照临床试验和药理学实验研究，证实了中医药不仅可以改善新型冠状病毒肺炎患者症状，缩短发热时间，而且可显著缓解ARDS，有效降低新型冠状病毒肺炎的转重率。"克冠1号"新药制剂的进一步研发，有望成为"基于系统辨靶论治的创新中药研发"策略的生动实践。

五、基于间接调控作用的创新中药发现策略

近年来，得益于国家在医药研发领域的持续支持，我国生物药、小分子靶向药领域正快速发展，抗体药物、小分子靶向药物、ADC、PROTAC、分子胶水等创新药物的投资快速增加，新药产出能力逐年增长，逐渐向国际先进水平靠近。面对全球人口老龄化带来的衰老与退行性疾病的挑战，以系统论、整体调节为特点的中医药学得到越来越多的重视。2020年新型冠状病毒疫情暴发，中医药在患者救治中发挥了重要作用，是抗疫"中国方案"的重要内容之一，也成为这次疫情防控的亮点。但这些优势如何转化为创新中药研发的能力，是我们应该解决的问题。

基于中医药学方法论的思维本源—系统论（systemism）和调和医学（harmonizing medicine）原理，本文提出从间接调控作用的角度思考中药干预疾病的机制，打破西医对抗医学方法论对中医药研究的束缚，走出间接作用型中药创新发展之路。

（一）现代医学的对抗性治疗与中医药整体调控的思想"冲突"

生物药和化学药领域的"重磅炸弹"新药的研发成功，无不依赖于机制研究的突破。中药创新药物研发，也应在中药药效成分和作用机制上取得突破。中药药效成分和机制的研究，受到还原论（reductionism）和对抗医学（allopathic medicine）理论的深刻影响。百余年来，从中药筛选直接抑制或激动靶标的活性成分，是中药药理学和药效物质基础研究的主要内容，也取得了显著的成就。如被称为现代中药药理学研究创始人的陈克恢，曾于1920年代发现麻黄碱的拟交感神经作用，用于治疗支气管哮喘等疾病；诺贝尔生理学或医学奖获得者屠呦呦，曾于20世纪70年代发现青蒿素的杀灭疟原虫活性；求是杰出科学家奖、未来科学大奖获得者张亭栋，曾于20世纪70年代发现砒霜（As_2O_3）治疗白血病，As_2O_3治疗急性早幼粒细胞白血病的直接作用靶点已被发现。

近年来，大量高质量循证医学证据不断证实中医药（包括针灸）的临床疗效价值。但是，我们还应该看到，有相当多的中药的作用机制难以用直接作用进行解释，甚至是存在很大疑问。如从药物代谢动力学角度来看，很多中药活性成分的生物利用度非常低（如低于1%～5%），在疾病靶器官的组织稳态浓度非常低（如低于μmol/L、nmol/L水平）；但从靶点和机制研究数据来看，这些报道的活性成分在细胞水平起效的浓度时常需要达到μmol/L甚至mmol/L水平，这显然与药代数据是不能相互解释的。换句话说，要么这些报道的活性成分不是中药起效的真正物质基础，要么这些成分不是通过直接抑制疾病靶器官的靶蛋白而发挥作用。如果将中药药代研究文章和中药药理机制研究文章

放到一起，类似的存疑或矛盾的例子则更多。这就成了具有共性的重大问题，如果不能得到有效破解，中药基础研究投入再多经费，也难以得到令人信服的科学结论，这将制约中医药科学机制的阐明，阻碍中药创新。

（二）间接调控作用是中医药领域重要但研究颇少的治疗机制

直接对抗作用解释很多中药的作用机制存在疑问，而临床试验表明这些中药确有疗效，我们怎样思考这个悖论呢？中医药学的方法论主要是系统论与调和医学。中医把患者作为一个整体系统来看，不搞"头疼医头、脚疼医脚"，而是统筹考虑器官（脏腑）之间、子系统之间的相互作用和远程调控。

如多发性硬化（multiple sclerosis，MS）是中枢神经系统常见的免疫介导的炎性脱髓鞘疾病，其发病机制不甚清楚，现代医学缺少有效的治疗药物，对髓鞘再生这一难治环节仍无安全有效的治疗方法；但中医临床实践发现，该病属于中医痿证之"骨痿"，其病位在脑髓，《素问·奇病论》云："肾藏精，充骨而生髓，髓聚而为脑，髓满而脑髓充，精脱而脑髓消"，故提出"补肾生髓充脑"是治疗该病的重要治法。临床实践表明，补肾益髓方对该病具有良好的疗效；机制研究表明，该方中的补肾药诱导骨髓间充质干细胞分泌外泌体miR-128和miR-146a，远程输送通过血脑屏障，调控促进髓鞘再生。有意思的是，"补肾生髓充脑"这一治法，至少包括了3个部位（肾、髓、脑）、2个远程作用（补肾→生髓→充脑）。由此提示，有些中药的作用机制可能并不是基于对抗医学的直接作用，而是通过跨器官（脏腑）、跨系统、远程调控的间接型作用机制。

除了上述"补肾生髓充脑"，中医还有很多类似的间接调控作用机制论述，如"补肾益气生发""健脾益气养肝""从肠治肺"等。其中，"从肠治肺"源于中医理论体系中"肺与大肠相表里"的认识，从西医的角度这似乎很难理解，肠和肺缺少直接的物理空间的联系，如何从肠治肺？但一项日本学者发表于*PNAS*的研究表明，药物改变肠道菌群后，以pro IL-1β和pro IL-18信号为作用媒介，远程调控肺脏免疫细胞功能，使得小鼠能够抵抗或更易被流感病毒感染，阐释了"肺-肠轴"的远程调控机制。

近年来，中药调控肠道菌群的研究发现，不少口服生物利用度低的中药成分，可能调控了肠道菌的代谢物，这些可被吸收进入人体的肠道菌代谢物进一步间接地发挥了调节和治疗疾病的作用。如口服生物利用度很低（＜5%）的小檗碱可促进肠道菌群产生更多的短链脂肪酸（如丁酸），丁酸等短链脂肪酸吸收入血后发挥降低血脂和血糖的作用，提示促进肠道菌产生丁酸，从而发挥间接型治疗作用，可能是小檗碱调节糖脂代谢的重要机制之一。

尽管小檗碱难以透过血脑屏障，但研究表明口服小檗碱可显著改善帕金森病。机制研究发现小檗碱通过促进肠道菌合成四氢生物蝶呤（BH_4），增加以BH_4为辅酶的酪氨酸羟化酶活性，加速肠道细菌产生左旋多巴，后者进入大脑后在脑神经元细胞中转化为多巴胺，从而改善大脑功能，说明基于"肠-脑轴"的中药如小檗碱包含典型的间接调控作用机制。

近20年来，全球首个获批的抗阿尔茨海默病（Alzheimer's disease，AD）新药"GV-971"是另一个值得思辨的案例。研究发现，该药可通过重塑肠道菌群平衡，降低相关代谢产物苯丙氨酸和异亮氨酸的积累，减轻脑内神经炎症，进而改善认知障碍，达到治疗

AD的效果。GV-971是从海藻中提取的甘露寡糖二酸，其糖链由1～9个甘露糖二酸组成，按五糖来算分子量在1000kDa左右，其经肠道吸收、跨过血脑屏障的能力均较差。因此，如果要解释GV-971的临床疗效，通过直接作用模式恐怕不太可行。尽管还需要更多直接证据来证实苯丙氨酸和异亮氨酸作为间接作用媒介的具体可行性（如富含苯丙氨酸和异亮氨酸饲料、缺乏苯丙氨酸和异亮氨酸饲料对AD的影响），但基于"肠-脑轴"的药物可能是一种典型的间接调控作用机制。

还有一些中药可能调控激素的分泌和代谢，进而间接地通过激素调节和治疗疾病。已故学者沈自尹院士在20世纪60～90年代，围绕中医"肾"本质和"补肾"中药进行了深入研究，他基于临床和动物实验研究结果，提出了中医"肾"本质可能是指下丘脑-垂体-肾上腺-性腺等腺体轴的激素分泌和代谢调控功能的新观点，认为中医讲的"肾虚"是指"肾"相关腺体激素分泌和调控能力出现异常，而"补肾"药（如淫羊藿）可提高促肾上腺激素释放激素的释放，来改善下丘脑-垂体-肾上腺-性腺轴的抑制状态，从而治疗肾阳虚证。遗憾的是，近几十年该研究领域一直处于停滞状态。从中药间接调控作用的视角来看，补肾中药通过调控激素分泌和代谢进而治疗疾病的作用值得进一步探讨。

从这些案例来看，间接调控作用可能是中药调节和治疗疾病的一种重要而普遍的作用机制；在作用模式上来看，中药可能与西药是有较大不同的。

（三）中医药间接调控作用的主要表现形式及特点

中药可通过间接调控作用发挥临床疗效的观点虽然在学术界有所提及，但通常是模糊的说理，缺乏明确定义和论证。本团队在总结中药相关研究文献的基础上，首次明确提出中药间接调控作用（indirect action，INDA）的概念，即中药通过中间媒介物质（intermediate substances，IMS）发挥对疾病的治疗作用，而不是通过中药成分及其代谢产物直接对抗疾病靶标。这里所说的IMS，有别于中药的原型成分或其代谢产物，包括人体内的内源性物质（如激素、细胞因子、外泌体等）或源自肠道微生物的代谢物等，其中外泌体可携带多种蛋白质、脂质、非编码RNA（miRNA、lncRNA等）。IMS还可能包括一些内源性气体信号分子（NO、CO、H_2S等）。具体来说，中药间接调控作用可能存在多种表现形式：①表现为跨器官（组织）的远程调控作用，即中药诱导调控IMS的器官与疾病的靶器官不相同，中药通过IMS跨器官、远程发挥调控作用；②表现为疾病靶器官内部的跨细胞类型的作用，即中药诱导调控的IMS跨越了不同细胞类型发挥作用；③表现为疾病靶器官内部的微环境改变，即中药诱导调控的IMS改变了组织微环境，进而影响多种细胞功能而发挥出综合调控作用（图1-3-3）。

中药间接调控作用研究的关键是研究阐明IMS。一些潜在的中药间接调控作用和IMS值得探讨，如前述补肾益髓方通过诱导骨髓间充质干细胞分泌外泌体miR-128和miR-146a，远程输送通过血脑屏障调控促进髓鞘再生，治疗多发性硬化，此时外泌体miRNA可能是间接调控作用的IMS。中药还可能诱导某些腺体分泌激素，通过激素远程递送到疾病靶器官发挥治疗作用，此时激素可能是间接调控作用的IMS。中药还可能调控肠道菌群，改变肠道免疫细胞功能或改变肠道菌群的种类和丰度，进而通过细胞因子、肠道激素或肠道菌代谢物等作为IMS，远程调控多种疾病靶器官发挥治疗作用，可称为"肠-X轴"间接调控作用。中药（包括针灸）可能通过调控神经-内分泌-免疫系

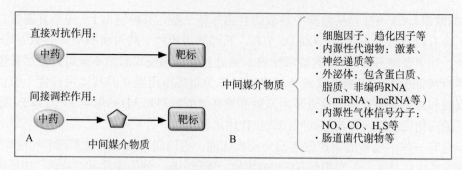

图1-3-3 中药间接调控作用及中间媒介物质
A. 中药的间接调控作用与直接对抗作用的区别；B. 中间媒介物质的主要类型

统，进而对多个靶器官或病位发挥治疗作用。此外，中药间接调控作用可能还与病变组织或器官的特殊微环境有关。病变组织或器官微环境的细胞组成、功能模式与正常组织或器官有显著不同，进而可能导致病变组织或器官与其他正常组织或器官对中药的反应性不同，非病变组织细胞可能更有效地对中药活性成分做出反应（如分泌IMS），进而实施对病变组织微环境的补充、填充、更新或调控，表现为远程的间接调控作用。这种基于组织微环境改变的间接调控作用，可能起效较慢，作用滞后，但可存在更稳定和持久的作用，这或许可以解释中药往往起效缓慢但效应持久，停药后可表现为药物后遗效应（long-term sequelae of drug reaction）。中药的后遗效应还可能与表观遗传修饰等有关，值得深入研究。这些间接作用机制模型可用于指导中药药理学研究，从而更好地解释中药整体有效但成分生物利用度不高、疾病靶器官浓度很低的问题。

其实，不只是药物疗效存在间接型作用，药物毒理也存在间接类型。如2019年国际权威DILI研究学者Hoofnagle和Björnsson在 *the New England Journal of Medicine* 上发表的文章，首次提出了药物性肝损伤的第三种类型——间接型药物性肝损伤（indirect drug-induced liver injury）。这类药物性肝损伤不是因为药物有直接肝毒性或免疫原性，而是由药物的药理作用本身引起的，表现为药物作用改变机体状态，从而诱发肝损伤或使原有肝病加重。如抗癌化疗药在治疗有乙肝背景的肿瘤患者时可能会使乙肝病毒再激活，从而间接地引起急性肝损伤。从中药肝损伤临床研究来看，可能相当部分的中药肝损伤与间接型肝损伤有关。如某些具有增强免疫作用的中药（如淫羊藿）可引起肝天然免疫细胞调控通路激活，产生改变肝免疫微环境的细胞因子、免疫识别分子等IMS，与基础肝病或其他潜在的致病因素发生协同作用，从而间接性地导致肝损伤，有待深入研究。

需要强调的是，如果中药在体内诱导产生或调节表达的活性物质在同一细胞内发挥调控作用，则不宜纳入间接调控作用的范畴，否则会导致定义的泛化。此外，间接与直接作用是相对的，是相对于目标效应（或称治疗终点）而论的，如将黄连的降脂作用定为目标效应，那么黄连对肠道菌群及其代谢物的影响则是降脂作用的中间环节，黄连的作用可认为是间接调控作用；但若将目标效应定位于改善肠道菌群失调，则黄连的作用就是直接作用。上述分析尚有待通过深入的科学研究不断加深认识，从而更为严谨地定义中药间接调控作用的概念。

（四）基于间接调控作用的创新中药研发路径

多数中药活性成分的口服生物利用度和作用于靶器官的稳态浓度偏低，导致对疾病靶标的调控力度不够。按照对抗医学的思路，一方面，我们要继续寻求口服生物利用度更高、调控力度足够大的活性成分，而这种物质很大可能并不存在；另一方面，如果我们以作用于靶器官的活性成分的浓度作为药物筛选条件，就不会命中以间接调控作用为机制的药物。

因此，当前中药创新的短板是由于对中药作用机制特殊性认识不足而造成的。按照对抗医学的思路研究间接调控为特色的中药作用机制就是"削足适履"。回归中药系统调和的思维本源，从间接作用的角度探究中药药效成分和作用机制，破除还原论和对抗医学思想对中医药研究的思维束缚，可以让中药创新柳暗花明。

基于上述关于中药间接调控作用（indirect action，INDA）的论述，本团队进一步提出可将INDA应用于中药新药研究，以提高创新中药的研发能力。顾名思义，所谓间接作用型中药（indirect-acting Chinese medicine，INDACM），是指在中医药理论指导下，以间接调控作用发挥疗效的一类中药。对具体中药而言，间接调控作用和直接作用可能同时存在，只是两者在中药临床疗效的贡献度不同。有的中药可能是以直接作用为主，间接调控作用为辅；有的中药可能是以间接调控作用为主，直接作用为辅。此外，需要特别指出的是，中药间接调控作用一直都存在，本文只是将这类作用专门总结并尝试给予定义，故INDACM并非新创造的中药类型，临床上本来就存在INDACM，只是过去我们没有重视这种重要的作用类型。

为了促进INDACM的研究，本文提议将INDACM研究开发路线分3个阶段。

第一阶段：研究发现中药的间接调控作用，研究阐明IMS及其间接调控的机制。对于以间接调控作用为主发挥疗效的中药，定义为INDACM，以更好地指导药理机制研究和临床合理用药。IMS作为INDACM治疗疾病的真正载体，可用于评价中药的临床疗效，以解决中药临床疗效缺少客观评价指标的难题。IMS所对应的靶标是介导疾病发生发展的病因，故基于IMS可以建立中药临床个体化精准用药的检测指标和方法，揭示中医辨证用药的分子机制，使中药临床用药从基于医生个人经验走向基于客观分子指标的精准医学时代。这可作为1.0版本的INDACM。

第二阶段：对于明确为INDACM的中药，针对其发挥治疗作用的IMS，探索通过体外细胞、组织、器官培养或整体动物作为生物反应器，加载中药或其有效成分进行培养，实现工业化制备IMS，进一步富集和纯化IMS，研制以IMS作为给药形式的创新型中药。这种全新形式的中药，从整体组成来看已经完全有别于原始的中药化学成分群，而更接近于源自生物体的生物制剂；但它又不同于一般的生物制剂，它是基于中药调控生产的生物制剂（Chinese medicine-produced biologics，CMPB），是一种介于传统中药和生物药之间的新型药物类别，这可作为2.0版本的INDACM。

第三阶段：针对IMS生产的CMPB，根据疾病靶器官的特性，采用现代靶向修饰技术对IMS进行靶向性修饰，进一步提高IMS的靶向性、提高疗效，同时降低IMS对非疾病器官的影响作用、减少不良反应等，这可作为3.0版本的INDACM。

INDACM是一种新的中药研究思路和路径，但并非对药物直接作用的否定，因为某些药物可能同时存在直接作用和间接作用两种类型。INDACM的研究需要调动和协同多学科专家，开展系统性攻关研究，逐步建立和完善间接作用型中药的定义、理论和机制模型，通过典型案例探讨，建立适宜的评价模型和研究规范等。包括探索研究间接作用型中药的概念和机制模型；通过代表性的案例进行深入解析，揭示代表性间接作用型中药调控的IMS，如激素、细胞因子、miRNA等；进一步阐明IMS干预疾病的途径和分子机制。在此基础上，探索开展间接作用型创新中药的研发，构建INDACM的筛选模型，总结提出INDACM评价和研究的基本原则，为INDACM创新药物的研发奠定科学基础。

（五）中医药间接调控作用对现代药物研发的启示意义

INDACM概念的提出，不仅可以拓宽创新中药的研究思路，还可能对现代药物研发有启示作用。现代药物研发的模式，主要是基于大规模候选药物分子的筛选，需从约10万个化合物中获得1个上市药物，时间和经济成本都很高。为了提高筛选成功率，研究者通常会预先设置多个关键环节，如物理化学性质、体外药效、体外与体内药动学行为等，大量淘汰成药性差的候选化合物，从而提高研发速度，降低研发成本（称为"Early failure breeds success"）。其中尤其强调药物应具备可浓集于疾病靶部位的良好的药动学性质，因此是否具备良好的ADME行为是现代新药筛选的重要指标之一，如通常认为治疗中枢神经系统疾病的药物应具备较好的脂溶性，能够透过血脑屏障，富集于脑部靶器官。但正如前述所分析，某些药物可能存在不需要药物分子直达脑内，而是通过间接、远程调控治疗脑病的途径。换言之，此类药物可能在脑部浓度很低，甚至检测不到；基于细胞或组织层面的体外药效学实验也证实其疗效不佳，但整体动物和临床药效实验却证实它具备良好的针对脑病的治疗作用；在这种情况下，常规的ADME筛选条件，将原本具有良好活性的间接作用型候选化合物错误排除的可能性就很大。反过来思考，本文所述基于间接作用型药物的研发新模式，就能在很大程度上发现过去被遗漏的具备新颖作用机制的创新药物。

2021年 *Nature* 发表的一篇关于重塑髓系细胞代谢逆转衰老过程中认知能力下降的文章，报道了65岁以上老年人的单核细胞来源巨噬细胞（MDM）中前列腺素 E_2（prostaglandin E_2，PGE_2）合成显著增加，前列腺素 E2 受体（prostaglandin E receptor 2，EP2）显著高表达，PGE_2-EP2信号通路被激活后可显著降低MDM能量代谢水平，并引起大脑认知能力下降；而无论是采用可透过血脑屏障的EP2抑制剂C52，还是采用不能透过血脑屏障的EP2抑制剂PF-0441894822，均可显著改善脑内小胶质细胞或外周单核细胞的能量代谢，并逆转衰老小鼠的大脑认知能力下降。

该研究表明，内源性代谢物 PGE_2 的过度合成可引起大脑衰老，而无论是中枢阻断还是外周阻断EP2均可逆转衰老小鼠的大脑认知能力下降，推测可能是由于外周髓系细胞受 PGE_2-EP2信号通路调控分泌的细胞因子改变，进而影响大脑认知能力。尽管作者尚未弄清外周阻断EP2改善大脑认知能力的确切机制，但这一研究提供了一个探讨间接调控作用的典型案例，提示治疗脑内疾病不一定需要药物必须能够到达脑内，通过外周调控改变致病性的内源性代谢物，同样有可能治疗脑病。由此可见，间接调控作用可能不仅是中药治疗疾病的重要机制之一，对现代药物研发亦有启示意义。

（六）基于间接调控作用的创新中药发现与研发展望

针对中药活性成分的药代数据与药理机制数据存在不一致的问题，国内外学者高度重视，提出了很多新思路和假说。如近年来有学者提出新假说，认为中药所含有的多种低血药浓度的成分（或其代谢产物）可能存在对疾病靶点的叠加作用，推测众多低血药浓度成分的作用叠加，有可能解释低生物利用度中药在整体动物水平的有效性。还有学者提出反向药物动力学（reverse pharmacokinetics），从低生物利用度中药成分的"异常"有效性入手，探索发现中药成分的新靶标（很大可能性是间接调控作用的靶标）。结合近年来国内外学者在低生物利用度中药的作用机制方面探索研究取得的成果，中药间接调控作用已呼之欲出。但是，目前的文献中提及中药的间接调控作用，通常是模糊的说理，缺少精确的作用机制的实据支撑。INDACM的概念和研究方法也未得到充分的论证和研究。这使我们在谈及 INDA 及 INDACM 时，容易流于泛泛而谈，难以获得实质性的科学进步。由于基础研究的滞后，必然导致间接作用型创新中药研发难以实现突破。因此，建议重视并开展 INDM 研究，从战略发展的层面予以布局和推动，促进在中药药效成分和作用机制方面取得理论突破，为高水平创新中药的研发提供坚实的科学基座，为医药市场投资者指出可预期的成功方向，改变当前创新中药研发停滞、市场不认可的现状和困境，推动高水平创新中药研发，最终实现中医药传承创新能力的不断提高。

参 考 文 献

艾彦伶，唐健元，周刚，等. 对"系列方药"同步转化的创新中药研发注册路径的思考［J］. 中国中药杂志，2022，47（4）：1120-1125

王伽伯，肖小河. 中药的间接调控作用与间接作用型中药的创新发展［J］. 中国中药杂志，2021，46（21）：5443-5449

肖小河. 中药现代研究策论［M］. 北京：科学出版社，2011

肖小河，牛明，王伽伯. 精准医学下的中药新药创制与质量评控［J］. 世界科学技术-中医药现代化，2017，19（6）：900-905

肖小河，王伽伯，鄢丹，等. 转化医学：让中药现代化又快又好走进临床［J］. 中草药，2012，43（1）：1-8

第4章

用好药：临床中药创新与精准用药

　　临床中药学是中医学和中药学的交叉学科，也是中药学与临床之间的重要桥梁，主要研究中药的临床用药规律（包括传统的基本理论、现代的治疗原理等），其核心目标是要保证和提高中药临床用药的安全性、有效性及合理性。在全球一体化和科技发展日新月异的今天，如何与时俱进地认识中药的概念和内涵？如何科学构建中药现代化国际化的发展对策？如何科学提升中药安全精准用药水平？针对上述系列问题，本团队提出一些看法，祈望同仁商榷并赐正。

一、中药概念和内涵的创新发展

（一）一些权威著作定义的中药概念和内涵

　　中药目前尚无一个统一的公认的定义。一些权威著作的定义如下。

　　《现代汉语词典》（商务图书馆，1982）：中药是中医所用的药物，其中以植物为最多，也包括动物和矿物。似可涵盖传统中药的中药材、中药饮片、中成药、民间草药、民族药、现代中药、洋中药、植物药、甚至普通的西药（也为中医所用）也可纳入其中。

　　《中药学》（高学敏主编，人民卫生出版社，2001）：中药是在中医理论指导下，用于预防、诊断和治疗疾病及康复保健等方面的物质。可包括传统中药、民间草药、民族药、现代中药、洋中药、保健食品、保健用品，甚至西药中用等。无确切中医理论指导和依据的民族药、民间草药、引自国外传统药物、植物药、洋生药，难以包含于其中。

　　《中药学》（高校教科书，上海科技出版社，2001）：中药是我国传统药物的总称。似可总揽传统中药、民间草药、民族药，但现代中药、保健食品、保健用品、洋中药、植物药似难以纳入。

　　其实，在公元前500年《子华子》就有"医者，理也；药者，瀹也"之说。所谓"理"，就是原因、原理、规律；所谓"瀹"，就是对策、方法、手段。至于自古以来的"中"，本团队认为有多种含义：一是指中国、中华民族、天下之中；二是指中央、中心、不偏不倚；三是指中庸、和谐、守正、平衡；三是按河南话，中就是好、成、对，英语就是Good、Great、OK…。所以说，中医药（Traditional Chinese Medicine）就是好医药（Good Medicine，或Great Medicine）。

　　当今，中医药已走向现代化和全球化的，我们应站在现代科学的高度和全球化视角，来审视和定义中医药的概念和内涵。上述有关中药的概念和内涵，都是很中国化甚至中医化的定义。试想如果西医人、外国人不认可中医理论或经验，那么中药就不存在了？本团队认为，传统中医药是以朴素唯物论为主要理论指导、主要使用天然药物及加工品治病防病的医药体系，也是世界上诊疗体系相当完备且持续活跃至今的传统医药。推动中医药理论认知从朴素唯物论到现代唯物论转变，将是传统中医药在全球化新时代下重铸辉煌并生生不息的关键之策。

（二）中药的概念与内涵应具有开放性和兼容性

中医药是作为一门传统学科，也是一门不断发展和完善的学科。中医药学的理论、方法和概念不能拘泥于传统，应具有开放性和兼容性。中药（广义）应是基于我国传统医学理论或经验的天然药物及其制剂，既包括传统意义上的中药，也包括民族药、草药，甚至部分国外传统药物；既包括复方、单方，也包括不同精制程度的药物组分乃至有效成分结构修饰物。

中医药的传统不是保守，是讲创新，与时俱进。为了发现更多的药物，神农尝百草就是创新；晋代葛洪为了精制提纯药物成分，研创炼丹术就是创新。但是令人不解的是，地奥心血康、绞股蓝总苷、岩白菜素、丁香罗勒油、鸦胆子油、八角茴香油、薄荷脑、西瓜霜、青黛、冰片、苏合香、枫香脂、颠茄叶制剂、当归流浸膏、甘草流浸膏、大黄流浸膏、盐酸黄杨星D等一大批"类西药"已纳入了中药管理，而复方甘草片、莪术油注射液、黄连素类、青蒿素类、莨菪碱类、阿托品类、吗啡类、咖啡因类、水飞蓟素类、甘草酸类、斑蝥素类、七叶皂苷类、苦参素、秋水仙碱、三尖杉碱、喜树碱、鬼臼毒素、石松杉碱、延胡索乙素、芦丁、川芎嗪、穿心莲内酯、薏苡仁内酯、人参皂苷Rg3、熊去氧胆酸、三氧化二砷（砒霜）、丁苯酞等"中药精华素"斥之为西药呢？

中医药的传统也不排外，讲兼容，洋为中用。如西洋参、象牙、玳瑁、乳香、丁香、豆蔻、沉香、槟榔、砂仁、龙脑、苏木、番泻叶、胖大海、藏红花、儿茶、血竭等早已被我们的老祖宗"洋为中用"了。水飞蓟、洋地黄叶、罗布麻叶、长春花、萝芙木、贯叶金丝桃、紫锥菊等当今也"洋为中用"了。

所以，《中国药典》一部收载的不一定都是中药，二部收载的不一定都是西药。在《药品注册审批办法》实施中，按中药办法审批注册的是中药，按化学药办法审批注册的不一定就是西药。如中药新有效成分可以按中药一类新药申报，也可以按化学药一类新药申报。本团队认为，天然有效成分经化学修饰，毒性降低，疗效增加，或采取成本更低、对环境更友好、更利于工业化生产的合成和半合成方式制备的"天然有效成分"，也应可以纳入中药注册管理范畴。

（三）"粗大黑"是中药，"半粗半黑"也是中药，"不粗不黑"还是中药

根据成分复杂性程度，中药可分为传统中药（traditional Chinese medicines）、近现代中药（near-modern Chinese medicines）、现代中药（modern Chinese medicines）和后现代中药（post-modern Chinese medicines）。

（1）传统中药（traditional Chinese medicines）：主要指传统中医药典籍收载的药用植物、动物和矿物及其制剂等。这些制剂主要以生药粉入药，剂型古老，主要为药膏、丹、丸、散等。

（2）近现代中药（near-modern Chinese medicines）：新中国成立以来研制开发的主要以粗提物入药的众多中药制剂，以片剂、胶囊、冲剂、口服液等剂型为主。

（3）现代中药（modern Chinese medicines）：临床疗效确切，药效物质和作用机制基本明确，多为有效成分或有效部位入药。如亚砷酸注射液、绞股蓝总皂苷、地奥心血康、复方丹参滴丸、榄香烯乳注射液、青蒿素、靛玉红、小檗碱、麻黄碱、三尖杉酯碱、长春碱、紫杉醇、石杉碱、芦丁、延胡索乙素、斑蝥素、葛根素、雷公藤甲素、山莨菪碱、灯盏花素、士的宁、水蛭素、熊去氧胆酸、齐墩果酸、甘草甜素、黄芩苷、丁苯酞等。

（4）后现代中药（post-modern Chinese medicines）：由于人为因素，基本属性（形态、结构、性质、成分等）发生明显改变的中药。它可包括：以天然活性成分为先导化合物的合成和半合成化学药物：如二氢青蒿素和蒿甲醚（均以青蒿素为基础的结构改造产品）、联苯双酯（以五味子丙素为先导物的半合成品）、双环醇（联苯双酯的换代改进产品）、甲基斑蝥胺、羟基芦丁、盐酸麻黄碱、淫羊藿素等；以生物技术生产的天然活性物质及其制品：如组培人参毛状根、黄芪毛状根、虫草发酵菌丝、重组水蛭素等，转基因药用动植物；人工化学配制的中药材：如人工牛黄、人工麝香等。

鉴于精制纯化程度的不同，中药不仅包括"粗、大、黑"的传统中药，也包括"半粗、半黑"的所谓现代中药（如中药有效部位制剂），更应包括"不粗、不黑"的基于中草药有效成分的化学药（既包括未经修饰的中草药有效成分及其制剂，也包括经过修饰的中草药有效成分及其制剂，甚至以中草药有效成分为先导化合物的合成和半合成药物也不应被拒之门外）。"不粗、不黑"的中药是中药创新与中药现代化发展的一种新形式、新境界。正如基因、基因组学等新概念新知识，传统西医学教科书中是没有的，现在很自然地被纳入现代医学（西医）范畴之中。同样，中医药学也不应拒绝新的东西，要及时吸纳新的东西，否则中医药学将永远停留于传统和历史，失去可持续发展的源泉和机会。

二、中药现代化国际化发展对策之我见

（一）中药现代化的基本概念

目前中药现代化的定义不多，有称中药科学化的，也有称中药现代科学化的。目前比较权威的定义当属国家科技部和国家中医药管理局等在联合制定的《中药科技现代化发展战略》中的定义，即中药现代化就是将传统中医药的优势、特色与现代科学技术相结合，以适应当代社会发展需求的过程。但是中医药的特色和优势究竟是什么？中医药的特色和优势能否与现代科技结合？如何结合？这是很难明确回答的问题。

本团队认为，中药现代化就是以中医药理论和经验为基础，借鉴国际通行的医药标准和规范，运用现代科学技术研究、开发、生产、经营、使用和监督管理中药。同样，这里的中医药理论和经验是指广义的中医理论，中医药理论和经验在中药现代化的地位和作用既包括严格意义上的理论指导，也包括基于中医药理论和经验的各种启示、提示、借鉴和参考。相关的国际标准和规范包括 GAP、GEP、GLP、GCP、GMP、GUP、GSP，贯穿于中药研究、开发、生产、经营、使用和管理的各个环节。中药现代化既包括行为、过程，也包括结果。

（二）中药现代化的主要模式

目前中药现代化模式主要有3种：一是在中医理论指导下的现代中药模式；二是在西医理论指导下的化学药模式（包括中草药有效成分的结构修饰）；三是在西医理论指导下的植物药（洋中药）模式。在中医药界，普遍认为只有在中医理论指导下并具备传统中医药内涵的现代中药模式才是真正的中药现代化模式，化学药模式和植物药模式都不是中药现代化。

人们不禁要问，中药现代化的内涵和核心是什么？是医学理论体系还是物质基础？是科技含量还是临床疗效？本团队认为也许都应包括，但首先应是临床疗效。因此，中药现代化的模式并不十分重要，临床疗效是检验中药现代化成功与否的最好标准。将中药现代化模式区为现代中药模式、化学药模式和植物药模式，实质上是"惟医学体系论"，夸大了中西医对立性，对新形势下中医药事业的多元化发展、跳跃式发展和可持续发展是很不利的。

本团队认为，实现中药现代化，首先要做到思想观念的现代化。"发展就是硬道理""白猫黑猫捉住老鼠就是好猫"等这些适合国情国事的宏论，也应该同样适合我们抉择中医药现代化的发展方向和目标。也许，化学药模式、植物药模式可能对中医理论发展的直接促进作用不大，但其工艺先进、质量稳定可控，疗效可靠，有市场竞争力，并成为国外发展传统医药和现代医药的成功模式，从某种意义上讲，代表了医药生产力的发展方向，对整个中医药事业及我国国民经济发展有推进作用。因此，对于中药现代化模式的抉择，我们不仅要"古为中用"，而且要"洋为中用"，化学药和植物药模式不应拒绝，应该积极地吸纳进来。中药现代化是建立在中医理论和经验的基础之上，但也离不开包括西医在内的现代科学技术的强大支持。

（三）中医药现代化的主要目标

本团队认为，解决临床尚未满足的临床需求，科学解码中医药疗效原理，实现中医药事业和产业高质量发展，为解决中国医疗卫生难题做出更大的贡献，为解决世界医疗卫生难题贡献中国智慧和力量，将是中医药现代化发展的主要目标。

不少人认为，中药现代化的目标就是国际化。本团队认为中药产品走出国门，走向世界，进入国际医药主流市场，这是一个长远的目标，若作为近期目标，尚不现实。中国国内的医药市场如此巨大，面对入世的挑战，中药产品无论在短期还是在长期，能牢牢把握国内医药市场并辐射到海外华人市场，这就是了不起的胜利和成功。由于历史、文化背景的差异，在相当长的时期内，国外特别是西方国家不可能完全接受中医药，中医药不太可能驰骋于国际主流医药市场。即使有一天，中药产品真的在美国FDA完全通过了，但在浩瀚的、波涛汹涌的国际医药市场搏击，很可能是沧海一粟或昙花一现，缺少真正的国际竞争力。

中药现代化国际化的现实目标应定位在：能与"洋中药"抗衡，敢与国产化学合成药媲美，能与生物制剂比肩；巩固和扩大中药作为食品补充剂或保健品在海外非主流医药市场的占有率，同时逐步闯摸一条出击国际主流医药市场的通道。

再者，美国FDA对化学药和生物制药是有很成熟的审批制度和很丰富的审评经验，但对植物药和中药则不然，美国《植物药新药研究指南》刚刚出笼，他们对植物药和中药新药的审评经验尚不及我国药品审评监管部门。所以，既不能把能否被美国FDA批准作为检验中药科学化现代化的标准，也不能把能否打入美国市场作为中药现代化国际化的标志。

（四）中药现代化发展的"路线图"

中医药既是我国重要的优秀传统文化，也是我国最具有原始创新潜力的科技领域。一方面，我国政府应从建设创新型国家与构建和谐社会的战略高度，大力营造和巩固中医药事业发展的内外环境，进一步加强中医药科技创新，全面推进中药现代化发展战略；另一方面，广大中医药工作者应紧紧围绕"提高中医药疗效，提高中医药安全性，提高中医药科学性"这一首要和核心任务，加强中医药科学技术研究，不断提高中药防病治病能力及其在现代医疗卫生保障中的贡献度和显示度。

开展中医药科学研究，首先既要充分认识中医药特色优势和自身规律，更要把握作为科学研究对象的应有的共有属性。中医药不是纯粹意义上的自然科学，是自然科学与社会科学、哲学相融合的产物，甚至还揉合了巫术迷信的成分。因此中医药科技应坚持"甄别是非，搁置争议，夯实共识，规范应用，创新发展"的基本导向和策略，科学制定具有较强的指导性、前瞻性、目标有限性和可操作性的国家中医药科技发展"线路图"和"时间表"。

首先要明确"有可为，有不可为"，即解决"可能性"的问题，这是中医药科学研究前提条件和基本导向。由于中医药的独特属性，一是应将中医药中的科学成分与非科学成分剥离开来，属于科学的部分可以进行科学研究，属于非科学的部分不可以进行科学研究；二是要将中医药中的自然科学成分与非自然科学成分剥离开来，属于自然科学的部分可以按自然科学研究，属于非自然科学的部分就不可以按自然科学研究。这是中医药主管部门和科技工作者不容忽视和首要明确的问题，否则研究结局难免"水中捞月"。

其次要明确"有所为，有所不为"，这是解决"必要性"和"紧迫性"的问题。与中医药有效性和安全性直接关联的科学问题可以优先立项研究。"古为今用"（着眼现实，规范标准，重在应用）应优先于"今为古用"（立足传统，阐释内涵，重在理论）；"洋为中用"（中药现代化—博采现代科技手段，研发现代中药）应优先于"中为洋用"（中药西化—发掘传统医药宝库，研发天然药物）。

三、用好药：品质辨识、药性辨识、毒性辨识与精准用药

中药现代产业分上游（田间）、中游（车间）和下游（临床）。应该说，多年来中药现代化的重心主要放在了中上游，即中药质量标准化与资源可持续资源利用方面，投入

了大量的人力、物力和财力，也取得不少成绩。但对下游部分即结合临床的中药现代化研究（下游）发力不够，投入不多，进展有限。本团队认为，如果下游不畅，中药现代化这条长河很容易成为"堰塞湖"，中药现代化也会难以行稳致远。

本人团队身在医院，致力于临床中药学研究，特别是针对如何保证和提高中药临床用药的安全性、有效性和合理性等关键科学问题，我们一直在思考、一直在探索。

问题一："药材好，药才好"。这是中医药行业的广泛共识。中药质量是中药临床疗效的根本保证，也是中医药事业和产业健康发展的首要问题之一。多年来，有关中药的质量问题频频曝光，引发了社会各界对中药质量问题的极大关注，甚至出现"中医将毁于中药，中药将毁于质量"的危言。如果说"中药将毁于质量"，本团队认为主要存在两个方面的忧虑：一是不规范化生产或人为掺假使伪等因素，造成了中药质量不断下降；二是中药质量评控方法和标准欠合理而影响甚至误导中药材产业高质量发展，有时会出现"合格的假药"等现象，上演中药里的"三聚氰胺"事件。那么，好中药的品质内涵是什么？如何建立关联临床功效的中药质量评价方法和标准，并以之促进中药高质量发展及其临床疗效提升？

问题二："寒者热之，热者寒之"，这是中医药临床治病的核心法则。中药药性理论是中医药最重要的基本理论之一，是中药学形成与发展的重要基础，是中药区别于植物药和天然药物的显著标志，更是中医临床合理用药最重要的依据之一。中药药性有广义和狭义之分，广义的药性包括四气、五味、归经、升降浮沉、有毒无毒、配伍、禁忌等。狭义的药性包括四气、五味、归经、升降浮沉、有毒无毒，其中四气或称四性（即寒、热、温、凉）是药性理论体系的最核心内容之一。那么，中药药性（寒热）药性是否客观存在？中药寒热药性的科学内涵是什么？能否/如何建立一套客观可量化的中药寒热药性辨识方法，并以之指导临床更加精准辨证用药？

问题三："传统无毒药，今朝有风险？"中药安全性问题，一直是中医药事业和产业发展面临的首要课题之一。当今人类疾病谱、体质谱、健康需求、用药行为等已发生深刻变化，中药安全性领域面临系列新的重大问题和挑战，特别是常用传统认为无毒中药频频曝出肝肾损害等不良反应/事件，大有"明枪易躲，暗箭难防"之势，这不仅阻碍了社会公众"放心吃中药"，而且制约了中医药事业健康发展及其全球化的进程。那么，如何科学认识中药安全性的形势和问题？如何建立符合中医药特点的中药安全性评价与风险防控技术体系，并以之指导临床安全精准用药？

上述3个问题是临床中药现代研究的三大关键问题，三者相互关联、相互依存，密不可分。其中，安全性是药品的第一大属性，中药安全性也是临床（中）药学关注和研究的核心问题；中药品质是中药临床有效性的根本保证，中药药性是中药临床安全合理用药的基本依据。进一步地讲，中药品质是中药物质属性的高度概括，中药药性是中药功能属性的高度概括，毒性也是中药药性的重要组成。中药品质是中药药性发挥的重要物质基础，中药药性是中药品质赋予的重要性能表达；品质为体，药性为用，体用一源。

为此，多年来，我们团队秉持"衷中参西，医药圆融"之理念，聚焦中药安全性、品质评价与药性理论等临床中药关键科学问题研究，大胆思考，小心求证，协同攻关，为破解上述三大关键科学问题交出了初步的答卷；同时自主研制开发系列肝病治疗中药新药，有效解决尚未满足的临床需求，为中医药守正创新与高质量发展贡献了我们的智慧和力量。

参 考 文 献

肖小河，黄璐琦，马小军. 论中药和中药现代化的新内涵及其意义［J］. 中国中药杂志，2003（03）：93-99

肖小河，肖培根，王永炎. 中药科学研究的几个关键问题［J］.中国中药杂志，2009，34（02）：119-123

肖小河. 中药现代研究策论［M］. 北京：科学出版社，2011

本篇附录：综合性专题述评和专著

1. 肖小河. 中药现代发展策略［M］. 北京：科学出版社，2011.

2. 肖小河，王伽伯，刘昌孝. 中药质量生物评价［M］. 北京：人民卫生出版社，2018.

3. 肖小河，黄璐琦. 中药材商品规格标准化研究［M］. 北京：人民卫生出版社，2016.

4. 肖小河，赵艳玲. 药性热力学观及实践［M］. 北京：科学出版社，2015.

5. 肖小河，杨明会. 中国军事本草［M］. 北京：人民军医出版社，2012.

6. 肖小河. 中医药科学发展：新时代，新策略［J］. 中国中药杂志，2019，44（18）：3837-3841.

7. 柏兆方，覃双林，赵旭，等. 中西医融合创新：系统辨靶论治［J］. 科学通报，2021，66（36）：4601-4607.

8. 肖小河，柏兆方，王伽伯，等. 中药安全性评价与药物警戒［J］. 科学通报，2021，66（Z1）：407-414.

9. 张宁，肖小河. 肿瘤免疫治疗时代中西医结合治疗策略及风险防控［J］. 中华中医药杂志，2022，37（01）：57-60.

10. 牛明，王睿林，王仲霞，等. 基于临床经验和分子对接技术的抗新型冠状病毒中医组方快速筛选模式及应用［J］. 中国中药杂志，2020，45（06）：1213-1218.

11. 肖小河，王伽伯，鄢丹，等. 转化医学：让中药现代化又快又好走进临床［J］. 中草药，2012，43（01）：1-8.

12. 肖小河，王伽伯，代春美，等. 面向临床的中药标准化研究［J］. 世界科学技术－中医药现代化，2010，12（04）：617-662.

13. 肖小河，黄璐琦，马小军. 论中药和中药现代化的新内涵及其意义［J］. 中国中药杂志，2003（03）：93-99.

14. 肖小河. 关于中药新药研究的几点看法［J］. 中国中药杂志，2002（01）：8-10.

15. 肖培根，肖小河. 21世纪与中药现代化［J］. 中国中药杂志，2000（02）：3-6.

第二篇
中药新安全观及实践

【本篇导读】

"传统无毒药，今朝有风险"？近年来传统"无毒"中药频频曝出肝损伤、肾损伤等系列安全性问题，颠覆了人们对中药安全性的传统认知乃至信任。那么如何科学认识中药安全性的形势和问题？如何建立符合中医药特点的中药安全性评价与风险防控技术体系，并以之指导临床安全精准用药？经过多年的探索研究，我们亮出了自己的答案。

——首次提出中药新安全观（new outlook on TCM safety），即"一个创新认识；两类评价模式；三因致毒理论；四象风险决策；五级安全证据"。同时指出，应客观理性地看待当今中药安全性形势和问题，不要夸大，也不要轻视；中药安全性评价不仅要关注和研究固有型毒性，更要关注和研究特异质毒性和间接型毒性。

——创建关联临床病证的中药安全性评价新模式和方法——病证毒理学（disease & syndrome-based toxicology），更真实地反映机体在正常和不同病证状态下对中药毒效的应答差异及规律，首次揭示中医药"有故无殒"毒效理论的客观性及其科学内涵，在国际上开创中草药特异质毒性/间接毒性研究新领域。

——首创药源性肝损伤因果关系评价新方法——"整合证据链法"（integrated evidence chain），实现药肝诊断从主观经验评分向客观证据链实证的方向转变，改变了长期以来国内外药源性肝损伤诊断"非西药，即中药"的片面思维。结合国家监测大数据，首次摸清我国药源性肝损伤不良反应的总体情况及动态变化，"改写"了我国药源性肝损伤的药物构成比和年龄构成比。

——在国际上发现首个中草药（何首乌）特异质肝损伤易感基因——人类白细胞抗原HLA-B*35：01。携带HLA-B*35：01基因者，服用何首乌发生肝损伤的风险是非携带者的8倍以上。提示何首乌仅对极少数特异质人群有肝损伤风险，对绝大多数人群来说是安全的。何首乌易感基因已被写入美国肝病研究学会药物性肝损伤指南Practice Guidance on Drug, *Herbal and Dietary Supplement Induced Liver Injury*等国内外多部权威指南。

——首次提出并阐明中药（何首乌）免疫特异质肝损伤"三因致毒"机制

假说（trielement injury hypothesis，又称"柴-油-火星子"假说）。即当机体免疫处于过度活化状态（柴）时，何首乌中免疫促进物质（油）进一步加剧免疫反应，使肝对肝损伤易感物质（火星子）的敏感性增加，出现免疫炎症因子过表达，导致肝实质细胞损伤和炎症因子过表达，从而诱发免疫特异质性肝损伤。"三因致毒"机制假说改变了长期以来中草药安全性评价"唯药物成分论毒性"的国内外传统模式。该假说还在补骨脂、淫羊藿等中药及其相关制剂的肝损伤研究中得到成功验证。

——首次建立基于效应成分靶标互作关系（effect-component-target interaction）的中药复方及中西药联用禁忌与配伍减毒策略和方法。首次发现一个新的中药配伍禁忌"十九反"（在免疫异常活化状态下，补骨脂与淫羊藿配伍可显著增加肝损伤风险），说明中药配伍禁忌，如"十八反""十九畏"是相对的、有条件的和发展的。研究发现抑制NLRP3炎症小体通路活化可能是甘草"调和诸药，解百毒"的共性机制。

——从易感人群识别、药物风险物质和临床精准用药三个方面，首次提出并构建中药临床安全风险"人-药-用"系统防控策略和技术体系。领衔制定中华中医药学会《何首乌安全用药指南》。何首乌肝损伤评价与风险防控研究被誉为我国中药安全科学监管最具代表性的成功范例。

——在国际上首次建立药物性肝损伤慢性化预测模型（BNR-6）及安全有效的激素递减治疗方案（48W-SRR），为反复发作型慢性药物性肝损伤的规范诊疗贡献了可复制、可推广的"中国方案"。相关诊疗方案发表在国际权威《肝病杂志》（Hepatology，2021）和《消化药理与治疗学杂志》（AP&T）。

——建成国际最大的药源性肝损伤数据库，成功研发并上线运行首个安全用药信息查询与共享共创平台"安全药问"（iDS），收录各种中草药、保健品、化学药、生物药等所致肝损伤信息达270万余条，技术支撑我国药品安全全民共享共治。

——开拓性建成了以中草药肝损伤为代表的中药药源性损害"因果关系辨识-成因机制解析-三维系统防控"一体化技术体系，推动中草药肝损伤等严重不良反应从被动应对向主动防控转变。领衔制定国际首部中草药肝损伤诊疗与防控指南，先后成为中华中医药学会团体标准、国家药监局指导原则及国际医学科学组织理事会（WHO-CIOMS）专家共识，一方面为中医药行业内部自我认知与自我完善掌握了主动权，同时为我国赢得了草药和传统药物安全性评价标准制定的国际话语权，也为国际草药和传统药物安全风险防控贡献了"中国方案"。

——上述技术方法和指南标准成功用于何首乌、补骨脂、淫羊藿、白鲜皮、雷公藤、土三七、大黄及含蒽醌类中药、含马兜铃酸类中药、含吡咯里西啶类中药、绿茶提取物等中草药及相关产品，技术辐射至我国约1/4的中成药和保健食品，形成了规模化的示范推广应用效应，为保障公众用药安全、促进中医药事业和产业健康发展及国际化保驾护航，科学提升社会公众及政府管理部门对中药安全性问题/事件的认知水平及应对能力。

——上述相关研究以完成人获得国家科学技术进步奖二等奖（面向临床中药药性与品质评价模式和方法）、中国中西医结合学会科学技术一等奖（以防控药源性肝损伤为代表的中药药物警戒体系创建与技术突破），领衔团队入选首批国家中医药传承创新团队（中药毒性与安全用药）。

第5章

中药安全风险评价与防控新策略：中药新安全观

安全性是药品的第一大属性，中药安全性是中药临床药学关注和研究的首要问题。当今，人类疾病谱、体质谱、健康需求、用药行为等发生了深刻变化，中药安全性领域出现了一系列新的重大问题和挑战，给中医药事业发展及国际化带来严重不利影响，特别是出现了传统无毒中药致肝损伤、肾损伤等安全性新情况、新问题，严重挑战了人们对中药毒性与安全性的传统认识。针对新发现"有毒"中药（emerging toxic herb）的安全性问题，中医药人难以做出科学的回答并制订有针对性的解决方案，面对国际舆论和社会公众质疑时，往往陷入"被动挨批"的窘迫局面。

进入新时代，人们对健康美好生活需求不断增加，呼唤安全性更高、疗效更好、品质更优的中医药产品和服务。在新时代全球化的形势下，如何看待我国中药安全性的形势及问题？如何进一步保证和提高中药安全性水平？如何为人们不断增长的健康美好生活需求提供更加安全、高效的中药产品及服务，让中医药为实现"健康中国"战略乃至解决世界医药卫生难题做出更大的贡献？这是新时代下中医药科技工作者必须认真思考和回答的问题。

一、客观辨证看待中药安全性形势和问题，
不要夸大，也不要小视

进入21世纪，人类"回归自然"热潮持续升温，人类疾病谱悄然改变，以中医药为代表的传统医药在国际上受到越来越广泛的重视和青睐，以抗疟药物——青蒿素、白血病治疗药物——亚砷酸注射液等为代表的源自中医药的研究成果也获得了国际范围内的广泛认可。特别是近年来，党中央和国务院出台了一系列促进中医药事业发展的重大利好政策和措施，标志着我国中医药事业走进了发展机遇前所未有的新时代。

（一）近年来国内外中草药相关安全性问题/事件概述

随着中药在全球范围内的广泛使用，中药安全性问题/事件也逐渐增多。近30年来，许多中药或其所含成分被报道可导致严重不良反应/事件，如龙胆泻肝丸致肾衰竭、小柴胡汤致间质性肺炎、何首乌致肝损伤、马兜铃酸致肝癌、黄连致新生儿黄疸等，引起国内外高度关注。特别是近年来，由于互联网的蓬勃兴起，借助网络自媒体对中药安全性问题进行反复报道甚至夸大炒作的事件也层出不穷。2014年中国香港《凤凰周刊》记者撰文《大陆中草药肝损伤调查》认为，中草药是中国内地药物性肝损伤的

主要原因；2017年10月18日美国《科学·转化医学》杂志刊发了马兜铃酸及其衍生物与肝癌相关性的研究论文，被国内外媒体争相转载甚至大肆炒作。2019年WHO将源自中医药的传统医学纳入《国际疾病分类码》（ICD-11）之后，欧洲科学院科学顾问委员会（EASAC）和欧洲医学科学院联合会（FEAM）出于对中药安全性和有效性的担忧而联合发表声明，强烈质疑甚至反对WHO这一举措；2020年，面对突如其来的新冠肺炎疫情，我国在第一时间将中医中药用于新冠肺炎防治，并取得显著效果，但是 *Nature* 杂志却发文质疑："支持尚未被证明安全有效的中医疗法是危险的"。上述中药安全性问题/事件引发了人们对中药安全性的普遍关注和疑虑，中医药事业的可持续发展及国际化蒙上一层阴影。

还需要值得关注和强调的是，当今仍频频出现的中药安全性问题/事件，有的与传统认为"有毒"中药有关，有的与传统认为"无毒"中药有关，其中后者已逐步成为中药严重不良反应/事件的"主角"，如何首乌肝损伤问题、马兜铃酸肾病问题等，以至于有人惊呼当今中药安全性问题已陷于"明枪易躲，暗箭难防"之困局。

那么，究竟如何看待中药安全性形势和问题？本团队认为，总体来说，中药安全性形势是稳定可控的，且呈现向上向好之势，但是存在的问题和挑战也不少，我们应该客观理性地看待和分析，不要轻视，也不要夸大。

（二）基于我国药品不良反应监测系统数据的分析

我国自1999年建立药物不良反应/事件监测制度和体系以来，历年药品不良反应/事件报告呈逐年明显增加趋势。据国家药品不良反应监测中心统计，2019年收到药品不良反应/事件报告163.5万份，按怀疑药品类别分，化学药占84.9%，中药占12.7%，生物制品占1.6%，无法分类占0.8%。其中，中药按给药途径统计，注射给药占45.5%，口服给药占46.4%，其他途径给药占8.1%。如把中药注射剂这一中西医均存有很大争议的剂型品种不纳入中药统计，中药不良反应/事件报告占比为6.9%。全国性的监测数据分析显示，疑为中药所致的不良反应/事件报告远少于化学药，中药特别是非注射剂类中药的用药安全性形势总体较好。

进一步分析提示，中药安全性问题也不要小视：一是中西药不良反应/事件报告占比不等于其发生率。中药涉及的不良反应/事件报告占比远少于化学药，但全国临床中药使用频次也远低于化学药，因此不能简单地认为中药安全性远比化学药好；二是中药安全风险可控性远不及化学药。现今中成药不良反应绝大多数是"尚未明确"，而化学药不良反应及注意事项等药物警戒信息在其药品说明书中记载得十分翔实，其安全风险通常可预知、可防控；三是药物安全性是相对的，关键看获益风险比。现今一些中药特别是中药注射剂的不良反应/事件占比很高，并且临床获益不佳或难以评判，而化学药获益风险比往往是明确的或良好的，如化疗药虽然存在骨髓抑制等严重不良反应，但在临床治疗中不可或缺。

及时有效地发现和上报药品不良反应，对中药产业并不是一件坏事，有助于全面、客观、准确了解中药安全性风险"家底"，科学制定中药安全性风险防控对策，最大限度地保证临床和患者安全用药，最大限度地规避中药安全性风险，从而使企业在应对中药不良反应/事件时处于更加积极主动的地位。

二、与时俱进地提高中药安全用药水平，
满足人们对健康美好生活需求

药物安全性问题一直是医药卫生领域的全球性挑战。据WHO统计，全球每年发生医药不良问题/事件超过1.3亿次，其中83%是可以预防的。2017年WHO首次提出"药物伤害"（medication without harm）全球安全用药行动，2019年WHO提出将每年9月17日定为"世界患者安全日"。在我国，安全用药情况更复杂，挑战也更大，因为不仅有西医药，还有中医药，而中医药不仅关乎安全用药，还关乎中医药事业和产业的健康发展，乃至中国国际形象和文化自信等问题。因此，我国对中药毒性与安全用药问题应予以更大的重视。

（一）科技发展与科学监管助力药品安全性问题发现

本团队认为，随着科学技术的发展，人们对药物安全性认识不断深化，同时对安全用药问题日益重视，我国已建立了覆盖全国的药品安全性与质量监管体系，加之社会舆论媒体的传播与监督，使得我们面对包括中药在内的药品安全性问题，比以前任何时期更容易发现问题、上报问题、公开问题、处置问题，这一方面反映出我国药品安全监管能力和水平在提升，另一方面也说明我国社会治理水平在进步。

基于我国日趋完善的药品不良反应监测网络体系，近年来包括中药在内的药品不良反应上报频数在增加，但这并不代表中药安全性形势越来越严重。早前有文章和媒体称，中药是我国药源性肝损伤的首要原因，但是近年来研究证实，中药引起的肝损伤仅占全部药物性肝损伤的20%左右，否定了此前一度广为流传的误导性结论。

再拿中药质量安全性来说，历史上由于分类鉴定水平限制，来源于不同科、不同属、不同种的中药常混淆使用，同名异物、异名同物现象严重，加大临床用药安全风险。如导致肾衰竭不良反应事件的龙胆泻肝丸，就是因为错用关木通代替木通，造成了不良反应的发生。另外值得特别指出的是，随着三七产品的热销，近年来由三七的伪品——"土三七"（菊三七）引起的肝损伤病例剧增，甚至一度跃居至引起肝损伤的单味中草药之首，且不良结局发生率高，广大民众和有关机构应予以高度关注。现在形势完全不一样了，不仅科、属、种，乃至亚种、变种都能够实现准确鉴定，而且个别指标的细微差异均能精准地检测辨识。药品安全性监测更是如此，中药有无毒副反应，有怎样的毒副反应，如何发现、如何上报、如何处置、如何防范，在20世纪90年代以前，相关的监测体系和上报渠道是欠缺的、低效的，现在却已大为改善。

但令人遗憾的是，目前临床使用的中成药不少已经生产了十几年、几十年乃至上千年，但其不良反应至今仍为"尚不明确"，导致临床医生和患者在安全风险防控方面无从下手，出现不良反应时也不容易将其与用药关联确证。相比之下，化学药和生物药一上市，其不良反应及注意事项等安全用药警戒信息就十分详尽，有助于临床医生和患者预测或规避药品的不良反应，即使出现严重的毒副反应，也不会引起轩然大波，这种做法值得中药企业好好学习和借鉴。

（二）新时代呼唤更加安全高效的优质中药

1978年以来，我国医药卫生事业取得了巨大发展和进步，我国也已经迈过了缺医少药的年代。1985年《新药审批办法》颁布以来，一大批新药相继上市（其中中药批准文号约4万个），不仅有效地满足了人们的医疗保健需求，同时壮大了我国民族医药产业，从医药产值来看，目前已形成中药、化学药、生物制剂三足鼎立的态势。

当今我国已进入社会主义新时代，人们日益增长的健康美好生活需求呼唤品质更高、安全性更好的医药产品，药品食品安全监管已进入"四个最严"（最严谨的标准、最严格的监管、最严厉的处罚、最严肃的问责）时代，中药产品的安全性和有效性应该有更高的标准和要求，否则会有被市场淘汰的风险。正因为如此，一些质量安全性难以保证或获益风险平衡欠佳的中药相继被限制使用，甚至被淘汰出市场。如诞生在抗日战争时期的我国"功勋"注射剂——柴胡注射液，因不良反应报道较多，相对于现有的可替代药品来说，对儿童的获益风险不够好，最近被国家药监局发文通报，4岁以下儿童禁用。在历史上曾被认为补益药中的上品——紫河车，因为存在病原微生物污染等安全性风险，现在也被"请出"国家药典。

优质中药是临床用药安全的重要保证，但缺少关联临床安全性和有效性的中药质量评控方法和标准一直是中药标准化的最大痛点。可喜的是，中华中医药学会组织全国相关领域知名专家和企业代表，以优质性导向，以生物评价与整合控制为核心手段，2017年制定并颁布了《中药品质评价方法指南》，从安全性、有效性和一致性角度为中药优质性评价提供了方法学指引，亦将为促进中药安全合理用药与优质优价提供技术上支持。

（三）用药目的和方式的改变增加了中药安全性风险

1978年以来，人们生活条件明显改善，生活方式发生了显著变化，人类疾病谱和体质谱已悄然改变，应与时俱进地调整中医药治疗保健策略，否则中药安全性风险亦将增加。特别是当今中国百姓已从食不果腹的物质匮乏时代迈入到丰衣足食的"富营养"时代，人群中痰湿、热性体质及病证增多，如果仍以温阳大热之品盲目进补，不仅难觅预期的治疗保健效果，甚至还会可能出现安全性风险。如何首乌本身无明显毒性，在正常情况下使用是安全的，但用于免疫异常活化或自身免疫性疾病属中医阴虚火旺、热毒内蕴人群时，有可能诱发免疫特异质肝损伤。在规范化炮制基础上，合理用药是可以有效规避何首乌肝损伤风险。

当今人们使用中药的行为和目的已开始从"中病即止"的治疗性用药向"慢病调治"的保健性用药转变。当今人们防病保健意识普遍增强，越来越多的人不仅是在生病时借助中医药进行治疗，在平时的养生防病中也非常青睐用中医的方法、药物。在这个过程中，很多人往往没有通过专业的中医医生对自己的身体体质状况进行准确把握，盲目地将中医养生防病药物用于自身保健，易造成药不对证、超剂量、超疗程等不合理用药机会增多，无疑中药安全性风险亦将增加。建议遵从专业医生建议，不要盲目保健用药，更不要过度治疗。

此外，提取工艺和给药途径的改变也可能会增加中药安全性风险。传统中药多是采用水煎煮，现在多数采用有机溶媒提取，有机溶剂提取会增加化学成分溶出，可能会增加疗效，也可能会增加毒副作用。传统中药以口服剂型为主，改成注射剂后，其安全性风险大增，这已是不争的事实。我们欣慰地看到，即将开展的中药注射剂再评价工作，有望为提高中药注射剂安全性与有效性提供有力依据和手段。

三、破解中药安全性难题"三部曲"：科学识"毒"，精准析"毒"，系统控"毒"

我国是全球中药/植物药最大的资源大国、产业大国、消费大国，中医药也是我国最靓丽的"国际名片"之一。在中医药全球化发展的今天，由于中药本身的复杂性、特殊性，以及中西药联用日益普遍，人们生活方式改变、人类疾病谱变化等因素，中医用药的背景和环境越来越复杂，中药不合理使用等导致安全性风险陡增，使得中药不良反应/事件频繁发生。

为了系统性地解决当今业界所面临的中药安全性难题与挑战，推动实现中药安全性风险管控从被动应对向主动防控的重大转变，确保公众用药安全，同时促进中医药事业和产业健康发展，本团队认为破解中药安全性评价与风险防控难题必须做好"三部曲"：科学识"毒"；精准析"毒"；系统控"毒"。其中，科学识"毒"是基础，精准析"毒"是核心，系统控"毒"是关键。

（一）第一部曲：科学识"毒"

古代和现代对中药"毒"内涵的认知不尽相同，在开展中药安全性评价与风险防控中，既要全面把握古代中药"毒"的多重含义，又要把握现代药物毒性认知变化，这样才能更好地做好中药安全用药风险管控。更重要的是，中药既有传统熟知的固有型毒性，还有鲜有关注但较常见的特异质毒性和间接型毒性。创新和发展中药毒性认知理论，为科学评价与精准防控"有毒"中药安全风险提供重要的理论指导。

（二）第二部曲：精准析"毒"

精准析"毒"包括两个方面：一是中药毒性损害的客观性评价，重点是要回答患者药源性损害与中药之间的关联关系，用事实和证据说话，避免因误诊误判而造成中药安全性问题"冤假错案"，避免夸大或忽视中药安全性问题的严重性；二是中药毒性损害机制的科学解析，重点是要从药物、机体和环境三个方面，系统揭示中药毒性损害的形成原因及生物学机制，从而为建立有针对性的中药安全性风险防控对策提供科学依据和技术支持。

（三）第三部曲：系统控"毒"

系统控"毒"的重点是要根据中药药源性损害成因机制、临床表现等，开展有针对性的科学防控。包括从易感人群识别、易感物质控制和个性化用药方面，建立了中药安全风险"人-药-用"系统防控策略和技术体系，推动中药安全风险管控从被动应对向主动防控方向发展。

四、新时期下中药安全风险防控思想
和方法：中药新安全观

常言道，"形而上者谓之道，形而下者谓之器"。本团队认为，破解中药安全用药与风险防控难题，既需要先进的技术方法和仪器设备，更需要在中药安全性认知理论和评价策略方面有所突破。为此，本团队在多年研究与思考的基础上，结合国际上药物毒性认知理论的创新与风险管理理念的发展，首次提出了中药新安全观（New Outlook on TCM Safety），旨在为科学认识中药安全性新形势，破解中药安全性新老难题，促进中医药事业和产业健康发展提供了新思想、新策略、新方法，同时希冀为国际草药和膳食补充剂（herbal dietary supplement）安全使用与风险防控贡献中国智慧和力量。

中药新安全观（New Outlook on TCM Safety）的主要内涵可概括为：一个创新认识；两类评价模式；三因致毒理论；四象风险决策；五级安全证据体。结合国内外研究现状和进展，以及本团队的研究工作和体会，下面对中药新安全观的主要涵义进行必要的阐释。

1.一个创新认识　传统认为"有毒"中药的毒性主要是指药物本身的固有型毒性或直接毒性。如大毒、有毒、小毒、无毒等毒性等级分类主要是基于对速发的、直接的或固有的药物毒性认知而建立的。由于受当时科技水平的限制，古代医家对具有迟发性、隐匿性、偶发性、特异性、间接性等特点的中药毒性，认知能力与防控对策相对缺乏。如何首乌仅对极少数易感个体引起肝损伤，潜伏期数天至数个月不等；关木通含马兜铃酸类物质（Aristolochic Acids）致肾相关癌症通常发生在服药10年甚至30年后，这些毒性类型在古代是很难被发现和认识到的。

随着生命科学的发展，近年来人们对药物毒性的认知发生了重要变化，认识到除药物本身外，机体、环境等其他因素在部分药物毒副反应发生过程中发挥了更为关键甚至决定性的作用。以肝毒性为例，根据临床表型和主要成因，国际上将药物肝毒性分为三大类型（即三种分型）：固有型毒性（intrinsic toxicity）、特异质型毒性（idiosyncratic toxicity）和间接型毒性（indirect toxicity）。

需要特别指出的是，中药不同于化学药和生物药，具有多成分、多靶点、多功效等特点，不同毒性成分可能属于不同毒性类型。因此，中药除存在固有型毒性、特异质毒性和间接型毒性外，还存在混合型毒性（mixed type toxicity）。也就是说，中药毒性的临床类型可分为4种类型：固有型、特异质型、间接型和混合型。

（1）固有型毒性：药物固有型毒性是指由药物固有毒性物质成分造成的直接损伤，具有剂量依赖、可预测等特点，在正常动物上可以复制其毒性反应。固有毒性中药可剂量依赖的引起毒副反应，传统"有毒"中药往往属于此类型，常表现为急性、亚急性毒副反应，古人在临床上较易发现和总结，目前的传统毒性理论主要是针对固有毒性总结提炼的，如附子、砒霜、雄黄、雷公藤等中药具有固有毒性。对于中药固有毒性问题，严格控制剂量、减少暴露、规范炮制、辨证用药等是其最重要和最有效的减毒方式，正所谓"明枪易躲"。

（2）特异质型毒性：药物特异质型毒性是指药物本身无明显的直接毒性，其发生主要与患者的免疫、代谢及体质等相关的遗传因素相关，仅在极少数易感个体中引起损伤作用，具有剂量依赖关系不明确、个体差异极大、难以预测等特点，在正常动物模型上难以复制其毒性效应。由于特异质毒性是一种高度个体化差异的特殊毒性类型，发生率较低、潜伏期跨度大，在古代以医生个人经验总结为基础的医学发展阶段，很难被认识到。特异质毒性在中药传统毒性理论认知中几乎是一个空白，缺少针对性的减毒理论和方法。本团队在国内外率先开展了中药特异质肝毒性研究，揭示了何首乌致肝损伤的免疫特异质属性，并发现何首乌致特异质肝损伤易感基因 HLA-B*35：01，也是国际上首次发现中草药肝损伤易感基因，从而在国际上开启了传统药物特异质毒性研究新领域。

（3）间接型毒性：关于药物间接型毒性，此前国际上将此类毒性往往划归为特异质毒性范畴。但随着研究的深入，逐渐意识到除了与机体遗传背景相关的特异质毒性外，还有一类毒副反应主要是生物活性物质（药效成分或其代谢产物等）通过药理活性作用引起的，并与第三因素（如基础疾病、病证状态、环境因素、服用另外药物或是酒精、食物等）密切相关，部分有剂量依赖关系，在正常动物模型上通常不可复制，这一类被重新定义为药物间接型毒性。如服用甲硝唑、头孢类等抗生素后饮酒，易出现双硫仑样反应。在中医药界，常有人说"人参杀人无过"，实际上提示了人参可能会产生间接型毒性；还有说"虚不受补"，也就是说在机体非常虚弱状态下不宜服用补益药，这时候补益药可能会造成间接型毒副反应；中药"十八反""十九畏"中的一些配伍禁忌产生毒性或增加毒性属于间接型毒性范畴。目前，针对中药间接毒性的研究较少，随着中药毒性认识和研究的不断深化，未来对中药间接毒性认知也将会不断取得突破。

（4）混合型毒性：中药特别是中药复方及个别西药复方、中西药复方可能会具有混合型毒性（mixed type toxicity）。混合型毒性是指同时含有2种或2种以上不同类型的毒性。如壮骨关节丸、仙灵骨葆胶囊等中成药，监测报道有肝损伤，临床罕见，其所致肝损伤属于免疫特异质型，其中方中的补骨脂具有一定的直接毒性，所含异补骨脂素、补骨脂酚等成分具有一定的直接肝毒性；淫羊藿以间接毒性为主，所含淫羊藿次苷Ⅰ、Ⅱ等成分具有能促进机体免疫反应，加剧肝脏免疫炎症损伤。通过识别免疫易感人群，精准辨证（病），壮骨关节丸、仙灵骨葆胶囊等中成药的肝损伤风险是可以很好地防控。

需要指出的是，上述的药物毒性分类和类型也非截然可分的，有时一种药物可能同时具有多种毒性属性，如百药之长"酒"，应该说，酒精本身具有直接的固有型肝毒性，过量饮用会发生醉酒伤肝；对于乙醛脱氢酶和乙醇脱氢酶缺乏的人群来说，酒精就是具有特异质肝毒性；空腹或饥饿状态下饮酒比平时饮酒更容易发生醉酒伤肝，从某种程度上讲属于间接型肝损伤。

2.两类评价模式　现行的中药毒性评价模式和方法主要是基于固有毒性认知而建立的，且主要采用正常动物模型进行常规毒理学评价（包括急性毒性、亚急性、长期毒性试验等），常规毒理学试验在发现、识别和评价药物固有型毒性方面具有很好的适用性。但是，中药特异质毒性和间接毒性由于受机体特异性体质、遗传背景、基础疾病、病证状态及联合用药或配伍用药等因素的影响较大，常规毒理学试验难以客观真实地反映药物临床安全性，评价结果难以指导其临床安全精准用药。

值得关注和欣慰的是，传统中医用药十分重视个体差异、病证状态对药物疗效和安全性的影响，早在《黄帝内经·素问》就提出了"有故无殒，亦无殒也"的辨证（病）用药控毒思想。为此，本团队传承创新中医药"有故无殒"思想，率先提出并建立了关联临床病证的中药安全性评价模式和方法－病证毒理学（disease-syndrome-based toxicology，DSBT），即基于临床真实世界，或者采用病证结合的动物模型，研究机体在正常状态和不同病证状态下对药物毒效作用的应答差异和规律，从而可以更全面、更真实地考察药物的安全性，并指导制定有针对性的安全风险防控策略。以临床病例为载体，可称之为临床病证毒理学；以动物或离体生物材料为载体，可称之为实验病证毒理学。利用病证毒理学理论和评价方法，可以很好地阐明含固有型毒性药物在不同病（证）状态下的量－时－毒－效关系，从而制定针对不同病证的药物安全治疗窗；利用病证毒理学理论和评价方法，有助于发现药物特异质毒性的易感人群，或找到可产生间接毒性的相关病证或联用/配伍药物。

通过病证毒理学研究，证实了大黄临床"有故无殒"合理应用，可减毒，从而科学解释了大黄"在国内广泛用于慢性肝炎和慢性肾功能不全等，在美欧屡有肝毒性、肾毒性等安全性问题报道"之悖论。研究成果于2011年发表后，国家自然科学基金委员会（NSFC）网站"基金要闻"栏目给予了专题报道，这也是NSFC首次报道中医药研究成果。

通过病证毒理学研究，证实何首乌临床不合理应用，"无故有殒"可致毒。发现并证实何首乌肝损伤为特异质型，主要与机体因素有关，解开了何首乌"千年补益药，今朝肝毒性"之谜。此外，利用病证毒理学模型还系统阐释了仙灵骨葆胶囊、壮骨关节丸、淫羊藿、补骨脂及白鲜皮等系列中药及相关药味诱发免疫特异质肝损伤的客观性及成因机制，为临床精准用药提供了科学证据。

3. 三因致毒理论　　我们研究揭示了何首乌特异质肝损伤是由机体免疫应激状态、免疫促进物质（反式－二苯乙烯苷）和潜在肝损伤物质（顺式－二苯乙烯苷、大黄素葡萄糖苷等）三者协同所致。在此基础上，首次提出了中药免疫特异质肝损伤"三因致毒"机制假说（亦称"柴－油－火星子"）：当机体免疫处于过度活化状态时（柴），中药免疫促进物质（油）能进一步加剧机体免疫反应，使肝脏对肝损伤易感物质（火星子）的敏感性增加，导致肝实质细胞损伤和炎症因子过表达，从而诱发免疫特异质型肝损伤。"三因致毒"机制假说在含何首乌、夜交藤、补骨脂、淫羊藿、山豆根、苦参、白鲜皮等系列相关制剂的肝损伤成因机制研究得到验证。

"三因致毒"机制假说紧密结合中药临床肝损伤的发生特点和风险因素，充分考量了机体因素、药物因素以及用药环境对中药肝损伤易感性的影响，改变了长期以来中草药安全性研究"唯药物成分论毒性"的传统模式，为特异质毒性和间接毒性的评价和机制研究提供新的策略和方法。基于"三因致毒"机制，我们从易感人群识别、个性化精准用药和中药质量安全控制3个方面，探索建立中药药源性损害风险"人－药－用"三维防控技术体系。依托三维防控技术体系，多次协助国家主管部门，科学化解了系列中药安全性问题/事件，技术辐射我国约1/4中成药和保健食品，有效破解了系列中草药致肝肾损害难题，释除了国际上对中药安全性的质疑和担忧。

4. 四象风险决策　　应当注意的是，药物的毒性大小也不等同于药物的安全性。药物的毒性是药物本身的一种自然属性，而药物的安全性是人为的认知和判断，药物安全性是相对的。在衡量和评估药物的安全性时，至少应考量：一是药物本身的毒性大小；二是毒性损害发生的概率；三是损害风险是否可预测和可防控；四是药物使用的风险获益比。

一般来说，西药的直接毒性较大，发生风险的概率较高，但风险基本可预知、可防控；中药则相反，直接毒性较小，发生风险的概率较小，但风险难以预测、难以防控。如肿瘤的化疗药物，往往其毒性很大，损害发生常见，但是损害风险可预测和可防控，且风险获益比较好，所以说化疗药的安全性一般是可控的，甚至是良好的。绝大多数中成药及保健品直接毒性很小，损害发生为罕见甚至极罕见，但不良反应绝大多数属于"尚不明确"，且难以预测和防控，个别产品风险获益比也不明确或不够好。常言道，安全风险不怕一万，只怕万一。所以说，中药毒性不严重，但其安全风险防控难度不能小视。

如何开展药品安全风险获益比分析，这对药品安全科学监管是一大难题。对于中药产品来说，由于其成分复杂，功效多样，同时含量低、起效慢，客观可检识的指标有限，因此其风险获益比分析更加棘手。本文提出四象限法原则进行评估分析。在第一象限，药品产品的安全性和有效性均好，可视为风险获益比最优，可作为重点推荐使用；在第二象限里，药品的有效性好，但安全性不好，可视为风险获益比较好，对于目前尚无可替代的药物治疗的重大疑难疾病和罕见疾病等，可以考虑重点推荐使用，同时建议需要加强安全用药监测。在第三象限里，药品的安全性好，但有效性欠佳可视为风险获益比一般，对于没有可替代的药物治疗的疾病以及特殊人群如孕妇、儿童、老年人等，还是可以考虑推荐使用；在第四象限里，药品的安全性和有效性均欠佳，可视为风险获益不好，建议不推荐，甚至建议撤销或退市。

5.五级证据力体　药物安全性评价方法的证据力依次为（从小到大）：一级为体外试验，二级为动物试验，三级为个案报道，四级为RCT（随机对照试验），五级为RWS（真实世界研究）。

临床医疗实践是发现和证实药物毒性最可靠的途径之一，即使是临床个案报道都是值得高度关注的。特别值得说明的是，随机对照试验在药物有效性试验研究中具有较明显的优势，但在药物安全风险发现和获取方面，临床真实世界研究（RWS）更具有优势。这是因为RCT受制于入组标准、样本量、观察时间及伦理学等因素，难以全面评估药物安全性问题。相比之下，RWS可全面反映真实用药场景，更适合于药物不良反应监测与临床安全性评价。

有人将RWS与RCT的关系可描述为：RCT是在理想状态下钓鱼，如一个鱼塘或者一个网箱，这是个高度控制的人工环境；而RWS是在真实的江河湖泊中钓鱼，是无人工干预的自然环境。显然，RWS不仅适用于发现具有多发性、速发型等特点的药物毒性损害风险，而且适用于发现具有偶发性、隐匿性、迟发性等特点的药物毒性损害风险；不仅适用于发现药物固有型/直接毒性风险，也适用于发现药物特异质/间接毒性风险。

结合上述五级安全性证据体，课题组以药源性肝损伤为代表，创新性建立中药药源性损害因果关系评价策略和方法——"整合证据链"，实现了药源性疾病诊断从主观经验排除向完整证据链确认的重大转变，大大降低了药源性肝损伤特别是中草药肝损伤的误诊率。

以iEC法为核心，主持制定中华中医药学会《中草药相关肝损伤临床诊疗指南》，美国肝病研究学会前主席 Neil Kaplowitz 教授发表专题评述文章，认为该指南为草药和膳食补充剂（HDS）相关肝损伤诊断提供了具有创新性和逻辑性的方案。受邀领衔制定国家药监局《中药药源性肝损伤临床评价技术指导原则》，张伯礼院士、陈香美院士为共同组长的审议专家组认为该指导原则对加强和规范中药安全性监管具有里程碑意义。应国际医学科学组织理事会（CIOMS）邀请，领衔团队参与国际 DILI 指南制定，并负责 HDS 专章，为解决 HDS 所致肝损伤诊断与防控难题贡献了"中国方案"，也为我国赢得了 HDS 安全性标准制定的国际话语权。

五、结语与展望

当今，我国已进入社会主义新时代，人们日益增长的健康美好生活需求呼唤品质更高、安全性更好的医药产品，药品食品安全监管已进入"四个最严"（最严谨的标准、最严格的监管、最严厉的处罚、最严肃的问责）时代，中药产品的安全性和有效性应该有更高的标准和要求，否则会有被市场淘汰的风险。正因为如此，一些质量安全性难以保证或获益风险平衡欠佳的中药相继被限制使用，甚至被淘汰出市场。因此，我们必须树立与时俱进的中药安全性观，与时俱进地看待中药安全性形势和问题，与时俱进地加强中药安全性研究与药物警戒建设。

参 考 文 献

肖小河，柏兆方，王伽伯，等. 中药安全性评价与药物警戒 [J]. 科学通报，2021，66（Z1）：407-414

肖小河."健康中国"战略下的中药安全性研究与思考 [J]. 中国中药杂志，2018，43（05）：857-860

第6章

中药毒性认知创新：固有型，特异质型，间接型

当今，中医药在全球范围的使用越来越广泛，由于中药本身的复杂性、特殊性及中西药联用日益普遍，人们生活方式改变、人类疾病谱变化等因素，中医用药的背景和环境越来越复杂，中药不合理使用等安全性风险陡增，使得中药不良反应/事件频繁发生。特别是出现了传统"无毒"中药致肝损伤、肾损伤等安全性新情况、新问题，严重挑战了人们对中药毒性与安全性的传统认识。针对新发现"有毒"中药（emerging toxic herbs）的安全性问题，中医药学者难以做出科学的回答并制订针对性解决方案，面对国际舆论和社会公众质疑时，往往陷入"被动应对"的窘迫局面。

其实，古代和现代对中药"毒"内涵的认知不尽相同，中药"毒"的概念也随时代发展不断变化。在开展中药安全性评价与风险防控中，既要全面把握古代中药"毒"的多重含义，又要把握现代药物毒性认知变化，这样才能更好地做好中药安全用药风险管控。

（一）传统中药的"毒"有三重含义，不等同于现代药物的毒性

我国历代医家十分重视中药毒性与安全用药问题，并且积累了丰富的经验、理论和方法，如"大毒，有毒，小毒，无毒""有故无殒，亦无殒也"，中医药配伍禁忌"十八反""十九畏"，辨证减毒、配伍减毒、炮制解毒等，这些理论和经验为保证中药临床使用安全有效发挥了不可替代的重要作用。

但必须强调指出的是，传统中医药人认为，中药的"毒"有三重含义：一是"药者，毒也"。在古代，毒与药不分，如《周礼·医师》说："医师聚毒药，以供医事"，将毒与药相提并论。二是指中药的偏性，《说文解字》说："毒，厚也"，此处之"厚"是指药物的偏性强烈、峻猛。三是指中药的毒副作用，与现代医学的毒副作用相当。所以，在开展中药安全性评价与风险防控时，不能将中药"毒"与现代的"毒"混为一谈。现在看来，"有毒中药"的提法不科学、不可取，因此本团队建议将毒副作用大的中药改称为"高风险"或"高警戒"中药（图2-6-1）。

同时，还要注意摒弃对中药毒性的认识"误区"或

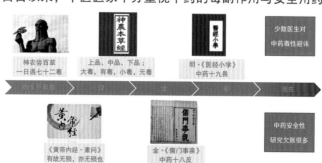

图2-6-1　古代医家十分重视中药的毒副作用与安全用药

偏见。一是一旦某种中药出现了严重不良反应，以偏概全地认为中药整体不安全，或者中西药合并用药一旦出现不良反应，中药往往因为说不清道不明而背上"黑锅"。二是总以为中药是天然的，无毒副作用，即使出现毒副反应，常以"不辨证论治""不合理用药"等为由而盲目否认中药的毒性。这两种"偏见"对中药的健康发展都是不利的，是药三分毒，中西药都一样。此外，中药的"毒"往往具有良好的可调适性。中医药通过独特的炮制减毒、配伍减毒和辨证用药减毒等多种方式，可以实现中药安全风险最小化，可以保证用药安全。

因此，某种中药含毒性成分或试验显示有毒性，并不等于该中药就是有毒中药或高风险中药，更不等于含有该中药的所有复方均有毒性或高风险。但同时应注意，随着中药现代化的发展，中药领域诞生了许多新技术、新制剂、新剂型，传统的安全用药经验是否还适用于现代中药，这些问题均有待系统的科学研究和回答。

（二）药物的毒性不等同于药物的安全性

药物的毒性是药物本身的一种自然属性，而药物的安全性是人为的认知和判断，药物安全性是相对的。在衡量和评估药物的安全性时，至少应考量：一是药物本身的毒性大小；二是毒性损害发生的概率；三是损害风险是否可预测和可防控；四是药物使用的风险获益比（图2-6-2）。

一般来说，西药的直接毒性较大，发生风险的概率较高，但风险基本可预知、可防控；中药则相反，直接毒性较小，发生风险的概率较小，但风险难以预测，也难以

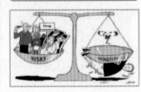

图2-6-2　药物的毒性不等同于药物的安全性

防控。如肿瘤的化疗药物，往往其毒性很大，损害发生常见，但是损害风险可预测和可防控，且风险获益比较好，所以说化疗药的安全性是可控的和良好的。绝大多数中成药及保健品直接毒性很小，损害发生为罕见甚至极罕见，但安全风险绝大多数属于"尚未明确"，且难以预测和防控，个别产品风险获益比也不明确或不够好。常言道，安全风险不怕一万，只怕万一。所以说，中药毒性不严重，但其安全风险防控难度不能小视。

（三）中药毒性可分为固有型，特异质型，间接型

近年来，无论是在国外还是在国内，中药安全性问题/事件出现了新情况、新变化，传统认为"无毒"中药已逐步成为肝损害、肾损害等中药严重不良反应/事件的"主角"，以至于有人认为中药安全性问题已成"明枪易躲，暗箭难防"之势。那么，如何认识和破解中药安全性领域这一困局？

其实，传统认为"有毒"中药的毒性主要是指药物本身的固有型毒性或直接毒性。如大毒、有毒、小毒、无毒等毒性等级分类主要是基于对速发的、直接的或固有的药物毒性认知而建立的。由于受当时科技水平的限制，古代医家对具有迟发性、隐匿性、偶

发性、特异性、间接性等特点的中药毒性，认知能力与防控对策相对缺乏。如何首乌仅对极少数易感个体引起肝损伤，潜伏期数天至数个月不等；关木通含有马兜铃酸类物质（aristolochic acid）致肾相关癌症通常发生在服药10年甚至30年后，这些毒性类型在古代是很难被发现和认识到的。

随着科学技术的发展，近年来人们对药物毒性的认知发生了重要变化，除药物本身外，机体、环境等其他因素在部分药物毒副反应发生中发挥了更为关键甚至决定性作用。根据成因机制和作用特点，药物毒性可分为三大类型（即三种分型），既有传统熟知的固有型毒性（intrinsic toxicity），还有鲜有关注的特异质毒性（idiosyncratic toxicity）和间接型毒性（indirect toxicity）（图2-6-3）。在新的形势下，创新中药毒性认知理论，揭示中药毒性类型，将为"有毒"中药的毒性客观评价与安全风险精准防控等提供重要理论指导。

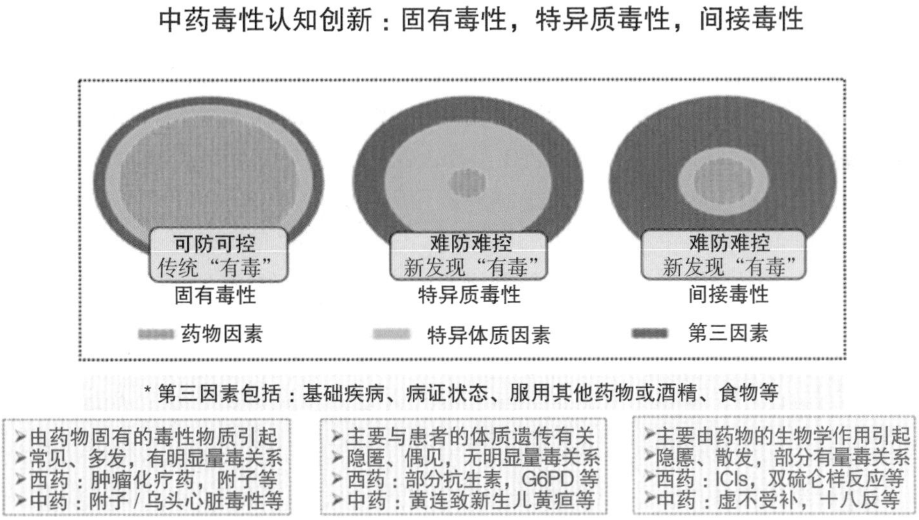

图 2-6-3　中药毒性分类

1.基于固有型毒性的中药安全风险认知　药物固有型毒性是指由药物固有毒性物质成分造成的直接损伤，具有剂量依赖、可预测等特点，在正常动物上可以复制其毒性反应，如对乙酰氨基酚、烟酸、甲氨蝶呤等所致肝损伤属于固有型肝毒性，其中化疗药物甲氨蝶呤、顺铂等诱发固有毒性的机制亦是其药理机制，通过固有毒性杀伤肿瘤细胞以发挥药效作用，但当药物作用于非肿瘤部位时即产生毒性效应。固有型毒性中药可剂量依赖的引起毒副反应，传统"有毒"中药往往属于此类型，常表现为急性、亚急性毒副反应，古人在临床上较易发现和总结，目前的传统毒性理论主要是针对固有毒性总结提炼的，如附子、砒霜、雄黄、雷公藤等中药具有固有毒性。对于中药固有毒性问题，严格控制剂量、减少暴露、规范炮制、辨证用药等是其最重要和最有效的减毒方式，正所谓"明枪易躲"。

需要指出的是，由于中药成分复杂，导致固有毒性的物质既可能是药效物质，也可能是非药效物质。针对非药效物质导致的毒性可通过传统炮制、配伍等手段降低其毒性，但是针对药效物质导致的固有毒性，尤其是毒理机制与药理机制一致时，传统炮制配伍等减毒手段可能导致药物疗效降低。因此制定更加科学合理的安全风险防控手段是提高相关中药临床疗效、降低临床用药风险的关键所在。

2.基于特异质型毒性的中药安全风险认知　药物特异质型毒性是指药物本身无明显的直接毒性，其发生主要与患者的免疫、代谢及体质等相关的遗传因素相关，仅在极少数易感个体中引起损伤作用，具有剂量依赖关系不明确、个体差异极大、难以预测等特点，在正常动物模型上难以复制其毒性效应。目前化学药物致特异质毒性研究已经取得了系列进展，如阿莫西林－克拉维酸、异烟肼等诱发特异质肝损伤问题等。研究表明，药物在肝代谢生成活性代谢物并与蛋白质等体内大分子生成加合物（RM-protein adducts，RMPA），特殊遗传背景的个体（如 *HLA* 基因突变）免疫系统可能异常地识别了 RMPA，进而导致免疫细胞杀伤肝细胞引起特异质型药物性肝损伤。

由于特异质毒性是一种高度个体化差异的特殊毒性类型，发生率较低，潜伏期跨度大，在古代以医生个人经验总结为基础的医学发展阶段，很难被认识到。特异质毒性在中药传统毒性理论认知中几乎是一个空白，缺少针对性的减毒理论和方法。本团队在国内外率先开展了中药特异质肝毒性研究，揭示了何首乌致肝损伤的免疫特异质属性，并发现何首乌致特异质肝损伤易感基因 HLA-B*35:01，也是国际上首次发现中草药肝损伤易感基因，为何首乌致肝损伤成因机制解析和风险防控对策研究奠定了基础。

3.基于间接型毒性的中药安全风险认知　关于药物间接型毒性，此前国际上将此类毒性往往划归为特异质毒性范畴。但随着研究的深入，逐渐意识到除了与机体遗传背景相关的特异质毒性，还有一类毒副反应主要是生物活性物质（药效成分或其代谢产物等）通过药理活性作用引起的，并与第三因素（如基础疾病、病证状态、环境因素、服用另外药物或是酒精、食物等）密切相关，部分有剂量依赖关系，在正常动物模型上通常不可复制，这一类被重新定义为药物间接型毒性。如服用甲硝唑、头孢类等抗生素后饮酒，易出现双硫仑样反应；服用多种西药，如降压药硝苯地平等，同时饮用西柚汁，西柚汁中所含呋喃香豆素等成分能抑制体内代谢酶 CYP3A4 的活性，进而导致其难以及时有效的代谢解毒，致使药物血液、肝浓度显著升高，从而间接地增加上述药物使用的安全风险；化疗药物在治疗有乙肝背景的肿瘤患者时可能会因抑制机体免疫而使乙肝病毒再度激活进而诱发肝损伤。免疫检查点抑制剂（immune checkpoint inhibitor，ICI）是当今临床最常用的新型抗肿瘤药物，但其可能会使机体免疫过度激活，进而诱发皮肤损伤、肺损伤、肝损伤、肾损伤、心肌炎等多种严重不良反应。

在中医药界，常有人说"人参杀人无过"，实际上提示了人参可能会产生间接型毒性；还有说"虚不受补"，也就是说在机体非常虚弱状态下不宜服用补益药，这时候补益药可能会造成间接型毒副反应；中药"十八反""十九畏"中的一些配伍禁忌产生毒性或增加毒性属于间接型毒性范畴。目前，针对中药间接毒性的研究较少，随着中药毒性认识和研究的不断深化，未来对中药间接毒性认知也将会不断取得突破。

近年来本团队研究发现，淫羊藿为补益类中药，历代本草未见毒性记载，但其药性较燥烈，能伤阴助火，临床上相关制剂壮骨关节丸、仙灵骨葆胶囊等出现肝损伤报道，这很可能与淫羊藿伤阴助火之燥烈药性有关。现代研究表明，淫羊藿增强免疫功能的药理作用突出，有中药"免疫检查点抑制剂"之称。本团队研究发现淫羊藿中多种成分可通过特异性增强特定因素诱导的 NLRP3 炎症小体，从而加剧免疫炎症反应诱发肝损伤，且与补骨脂配伍时更为严重，由此发现了一对新的中药配伍禁忌及其产生的病证基础，提出淫羊藿和补骨脂所致肝损伤主要为间接毒性，其毒性产生与特定机体状态及配伍有关，恰当使用可有效实现"毒-效"转化，从而降低临床用药风险，实现精准用药。

随着中西医并重、中西药并/联用的国家政策实施，中医用药的背景和环境日趋复杂，关注和防范中药间接毒性显得更为重要。需要强调的是，上述药物毒性类型不是截然可分的，它们彼此之间也有联系交叉。尤其是中药的化学成分和功效都较为复杂，某一种中药可能同时存在多种不同毒性类型及毒性相关物质，甚至一种成分作用于不同疾病、疾病不同阶段以及机体不同部位既可能是药效也可能是毒性效应，"毒"与"效"存在转化关系。在新形势下，创新和发展中药毒性认知理论，厘清中药毒性损伤类型，将为科学评价与精准防控"有毒"中药安全性风险提供重要的理论指导。

（四）结语与展望

进入新时代，人们对美好健康生活的需求不断增加，呼唤安全性更高、疗效更好、品质更优的中医药产品和个性化服务。在新的形势下，科学认知中药安全性领域出现的新情况、新问题，亟须构建符合现代毒性认知的中药安全风险防控科学对策和技术方案，为中医药事业和产业健康发展及国际化"科学护航"，也为实现 WHO 提出的"药无伤害"的全球安全用药战略目标贡献中国智慧和力量，这将是当前和未来相当长时期内中医药领域亟待解决的重大问题。

本团队提出的中药毒性认知创新理论和策略方法，旨在希望为国内外广泛关注的中药安全性评价难题提供更有针对性的有效解决方案，科学消除国际舆论和社会公众对系列中药安全性问题的疑虑和质疑，科学扭转面对中药安全性问题/事件"被动挨批"的局面，为全面揭示"有毒"中药致毒机制提供基础，也为精准防控"有毒"中药安全风险提供重要的理论指导和方法学支撑。随着对中药毒性认知的不断深入和提升，中药毒性认知还将不断实现创新和突破，这将助力加速实现中医药现代化和国际化发展，促进中医药为维护我国人民乃至世界人民的生命健康做出更大的贡献。

参 考 文 献

柏兆方, 王伽伯, 肖小河. 中药毒性认知创新与安全精准用药 [J]. 中国中药杂志, 2022, 47（10）: 2557-2564

高云娟, 赵旭, 柏兆方, 等. 基于间接毒性认知的中药安全风险防控 [J]. 中国药物警戒, 2021, 18（11）: 1004-1008

Hoofnagle JH, Björnsson ES. Drug-induced liver injury-types and phenotypes [J]. The New England Journal of Medicine, 2019, 381（3）: 264-273

第7章

中药肝损伤因果关系评价方法：整合证据链法

中药药物性肝损伤是指由中药本身和（或）其代谢产物等所导致的肝损伤，属于药物性肝损伤（drug-induced liver injury，DILI）范畴，是中药临床应用中常见的严重不良反应之一。尽管药物性肝损伤的发生率通常较低，但严重者可致急性肝衰竭甚至死亡，是国际上药物研发失败、增加警示和撤市的首要原因之一，受到医药界、制药业、管理部门及公众的高度重视。然而，由于公众对中药存在"天然安全、无毒副作用"的认识误区，研发者和制药企业对中药不良反应亦存在重视不足的现象，在我国由于药物性肝损伤导致中药新药研发失败或上市后警示、撤市的实例亦不鲜见。

阐明药物与疑似药物性损伤之间的因果关系，是药物性损伤评估的关键和前提，也是药物安全性评价的国际难点问题之一。在多种药源性损伤中，药物性肝损伤由于发生率低、影响因素多、缺少特异性诊断指标，其因果关系评价的难度相对更大。而中药因其自身成分复杂、研究基础薄弱、联合用药较普遍等因素，其肝损伤往往较为隐匿，导致中药药物性肝损伤因果关系评价比化学药更为困难，存在较高的误判率和漏判率。而现有的药物性损伤因果关系评价方法，对中药的特点和复杂性关注不多，或是针对临床医生诊断而不是针对新药研发设计，导致在中药新药研发过程中的肝损伤因果关系评价时，存在证据的客观性不足或易受评估者主观性影响等问题。

为此，本文在中华中医药学会《中草药相关肝损伤临床诊疗指南》的基础上，进一步以因果关系评价为目标，结合中药特点，提出基于整合证据链的中药药物性肝损伤因果关系评价新策略和新方法，以期科学厘定患者肝损伤与中药之间的因果关系，提高中药新药研发成功率，为针对性建立中药临床使用风险防控对策提供技术支撑，同时也为肝损伤以外的其他药物性损伤因果关系评价提供研究思路和方法学参考。

一、中药药物性肝损伤因果关系评价的难点和挑战

与临床诊断不同，在中药新药研发过程中，对疑似肝损伤的评价需要尽可能得到明确的因果关系结论，即在明确诊断为药物性肝损伤的基础上，不仅要甄别患者肝损伤是否由中药所致，而且还要甄别是否由所评估的中药所致。然而，由于临床上影响中药药物性肝损伤的因素众多，导致患者肝损伤与中药之间的因果关系难以明确，其难度主要体现在以下几个方面（图2-7-1）。

一是缺少特异性诊断指标。药物性肝损伤临床表型复杂，几乎涵盖已知的所有急性、亚急性、慢性肝损伤表型，其临床症状、生化指标、影像学、肝组织病理改变等尚缺少特异性的指标，临床上主要采取排除性诊断，误诊率和漏诊率高。根据欧洲和美国权威

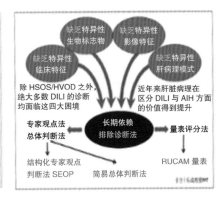

图2-7-1　药物性肝损伤确定诊断是国际性难题的原因

研究团队的数据，药物性肝损伤的误诊率分别达47.1%和28.5%。中药与化学药或生物制剂引起的药物性肝损伤并无特别的差异，尽管有研究发现了中药与化学药肝损伤临床特征的一些区别，但尚不足以作为临床区分诊断的指标和依据。近年来研究显示，谷氨酸脱氢酶（GLDH）、微小核糖核酸122（miR-122）等生物标志物比常规的转氨酶、碱性磷酸酶等生化指标具有更好的敏感性和一定的特异性，但离临床应用尚需要更多研究验证。

二是可预测性往往较低。药物性肝损伤按发病机制不同分为固有型和特异质型两类。其中，固有型肝损伤与药物剂量、疗程等密切相关，往往可以预测，因果关系评价相对较易；特异质型药物性肝损伤与药物剂量、疗程等常无明显的相关性，与免疫、代谢、遗传等机体因素关联密切，个体差异大，可预测性差。已知的损肝药物（包括中药）有很大部分为特异质型，临床表现多样化，与药物暴露量的关系相对不显著，动物实验难以复制，大多数情况下不可预测。

三是混杂因素较难排除。影响中药药物性肝损伤的混杂因素众多，主要包括以下几类。①药名混淆导致误用：由于中药品种繁多、产区广泛，名称不规范，混用现象普遍存在。如五加科三七与菊科土三七，仅一字之差，但土三七具有肝毒性，误作三七用后会导致肝窦阻塞综合征（hepatic sinusoidal obstruction syndrome，HSOS）。②外源性有害物质污染：目前外源性毒物主要包括重金属及有害元素、黄曲霉毒素、二氧化硫、农药、有机染色剂等，如若在药材上残留超标，过量服用后给中药安全带来很大隐患。③药物联用：在我国临床上广泛存在中西药联用及多种中药同时使用的情况，而中西药联用也可能会引起肝损伤，诊断时如果存在"非西药，即中药"的片面思维，时常会使中药或某味中药蒙受不白之冤。

二、药物性损伤因果关系评价方法的国内外研究进展

药物性损伤或药物不良反应因果关系评价是药物安全性评价领域的国际难点和热点问题之一，国内外学者围绕这一问题持续开展方法学创新和改进。据统计，目前世界上已有30多种方法用于评价药物性损伤或药物不良反应因果关系。根据这些方法的属性，可大致分为三类：专家判断法（expert judgement）、评分算法（algorithms）、概率法或

贝叶斯法（probabilistic or Bayesian approach）。

专家判断法是基于临床医生或临床药理学家已有的知识和经验，在没有使用标准化工具的情况下，对药物性损伤因果关系做出定性评价结论。最具代表性的是 WHO Uppsala Monitoring Center 提出的因果关系判断方法。专家判断法使用历史最悠久但同时也存在一些局限性：①专家是基于自身医药学知识和临床经验进行评价，且专家之间也存在分歧，评价结论时常不一致；②受专家知识背景影响，诊断时主观倾向性较严重，临床常存在"非西药，即中药"的思想，即如果不是西药导致不良反应，则推断为中药导致；③很多中药的毒理学研究基础薄弱，专家仅凭已有知识和临床经验很难判断患者服药后出现的损伤与中药之间的因果关系。

评分算法是根据药物与不良反应之间的影响因素，设置一系列有相应分数的特定问题，通过问卷形式回答并计算分数来判断药物性损伤因果关系的可能性。该方法操作规范详细，具有一定结构化、标准化的因果判断评分项，方法简便临床可操作性强，是目前为止药物性损伤因果评价较为常用的一类方法；其局限性在于评价结果高度依赖于各个问题的分值权重，而分值大小由该方法的作者主观设置，其科学性和合理性缺乏客观依据支撑。

概率法是以贝叶斯定理为基础，通过利用个案报告的相关信息，估算药物原因的先验概率和后验概率，进而得出因果关系具有最大可能性原因的定量结论。先验概率是基于流行病学信息及临床数据计算得来；后验概率将这种背景信息与个案中的证据结合起来以得出因果关系的可能性，可能性从0%（与药物无关）到100%（与药物肯定有关）。该方法被视为最具逻辑性的药物性损伤因果判定方法，但其最大的局限性在于它需要精确地量化信息来模拟每个参数的概率分布，涉及大量且复杂的计算，适用于数据库大量数据的建模分析，难以在常规临床评价中使用。

除了上述通用的药物性损伤因果关系评价方法，国内外还发展了一些专门针对药物性肝损伤诊断及因果关系评价的方法，并被相关临床诊疗指南采用，主要有 Roussel Uclaf 评分法（Roussel Uclaf causality assessment method，RUCAM）和结构化专家意见流程法（structured expert opinion process，SEOP），我国学者最近还发展了中草药肝损伤客观诊断整合证据链法（integrated evidence chain，iEC）。

RUCAM 是由国际医学科学组织理事会（the Council for International Organizations of Medical Sciences，CIOMS）在1989年 Roussel Uclaf 制药公司组织的巴黎会议上首次推出，1993年进一步修改完善（称为 Danan 方案），并在科学研究中广泛应用。最近研发者对 RUCAM 又进行了优化，其较完整地归纳了药物性肝损伤诊断和因果关系评价的基本要素，并通过对各诊断要素赋予权重打分值，进而以所有要素打分求和的总分值大小作为因果关系判断可靠性程度分级的依据。由此可见，RUCAM 属于前述对药物不良反应因果关系评价方法分类中的评分算法（Algorithms），类似的方法还有 Maria & Victorino 评分法、Naranjo 评分法等，因此这些方法也具有评分算法的优势和缺点。根据国际上药物性肝损伤的主要研究团队统计，尽管 RUCAM 是目前研究文献中最为常用的药物性肝损伤因果关系评价方法，且优于 Maria & Victorino 评分法和 Naranjo 评分法，但由于 RUCAM 评分量表的复杂性，其在临床实际诊断中的应用率仍不高，并且由于使用者在对各评价要素评分的过程中存在较大的主观差异性，导致 RUCAM 在不同使用者间的重现性还存在不足。

为了弥补 RUCAM 的局限性，美国药物性肝损伤网络（US Drug-induced Liver Injury Network，DILI Network）在其开展的前瞻性研究项目中，专门设计了一种专家判断法，即 SEOP。显然，该方法同样具有专家判断法（expert judgement）的优势和缺点。根据 DILI Network 的对比研究，在良好组织的研究者团队中 SEOP 与 RUCAM 具有总体一致性，且 SEOP 相对于 RUCAM 可以取得更高的因果关系评价可靠性等级。SEOP 最主要的局限性表现在临床可操作性不强。由于 SEOP 的初衷是为前瞻性研究项目而设计的，故其要求 3 个肝病专家对疑似病例进行独立评价，如果评价结果一致则得出因果关系结论；如果评价结果不一致，则再通过该前瞻性研究项目的评价委员会讨论，如果可达成一致则得出因果关系结论，如果仍然不一致，则依据委员会投票取多数人的结果作为因果关系评价结论。在我国基层医疗机构往往难以找到 3 个肝病专家以及评价专家委员会进行因果关系评价，SEOP 法的实际可操作性不足。

既往发布的药物性肝损伤临床诊疗指南主要面向的是医生，目的是指导临床药物性肝损伤病例的诊断和治疗，是以提高对患者的临床处置收益为目标，而是否能够明确判定特定的损肝中药并非必须要求。临床诊疗指南也不包括临床前研发和上市后再评价阶段。针对中药新药研发的需求，中药药物性肝损伤因果关系评价主要面向的是中药新药研发者、生产企业和监管者，是对药品全生命周期（临床前、临床试验、上市后监测）的肝损伤风险的识别和评估，确定肝损伤与所评估中药的因果关系是重点，从而针对性地采取肝损伤风险防控措施，提高中药新药研发成功率，降低上市后肝损伤不良反应发生率。由此可见，中药药物性肝损伤因果关系评价仍然是当前中药新药研发尚未解决的难点问题，亟待建立针对中药特点及结合中药新药研发需求的药物性肝损伤因果关系评价策略和方法。

三、基于整合证据链的中药药物性肝损伤因果关系评价新策略

针对中药新药研发中，肝损伤因果关系评价新策略和新方法的迫切需求，本团队在前期中华中医药学会《中草药相关肝损伤临床诊疗指南》的基础上，进一步以因果关系评价为目标，结合中药的复杂性特点，提出基于整合证据链法（integrated evidence chain，iEC）的中药药物性肝损伤因果关系评价策略和方法（图 2-7-2）。整合证据链法是我国学者针对中药药物性肝损伤的复杂性问题建立的客观诊断新方法，被中华中医药学会《中草药相关肝损伤临床诊疗指南》（以下简称《指南》）推荐。该方法针对中药复杂性特点和临床诊断的需求，更注重加强中药应用史的详细调查，增加了中药溯源排查和特异性指标的实验室检测，形成完整证据链；通过对中西药用药史的甄别，排除中西药联合用药致肝损伤的不明药源诊断，通过溯源排查和生物标志物分析，根据可获取的证据可靠度将诊断结果分为疑似诊断、临床诊断和确定诊断 3 个级别，最大程度地提高中药药源性肝损伤临床诊断的客观性和可行性。但《指南》中推荐的 iEC 诊断流程和方法的出发点仍然是面向医生，以临床诊断为目标，而在中药新药研发、药物上市后评价阶段，对临床肝损伤与中药之间的因果关系评价的要求更高，《指南》中的诊断方法在

首创 DILI 因果关系评价 "整合证据链法" (iEC), 创建三级诊断标准

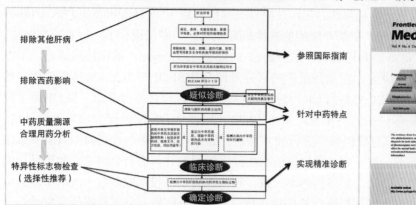
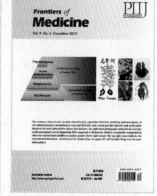

➤ DILI 诊断：从经验排除法向整合证据链转变，避免"非西药，即中药"

➤ 临床应用：iEC 法提高准确性，中草药肝损伤的误诊率下降达 58.0%

图2-7-2　整合证据链法

用于中药新药研发各阶段的因果关系评价时仍存在一些不适用的情况。

考虑到上述中药药物性肝损伤因果关系评价的难点和挑战，若仅凭现有的可疑药物与不良反应之间的因果关系评价方法，难以突出新药研发者和生产企业的作用，常会出现证据力度不足甚至误判的情况。因此，为了更好地适应中药药物性肝损伤的复杂特性，本文根据中药新药研发中对于不良反应因果关系评价的需求，提出四步递进的因果关系判断过程，即"肝损伤→药物→中药→具体中药"，将临床指标、用药史、药物鉴定、生物标志物、再激发等多方面的肝损伤风险信息进行串联整合，形成具有客观性和方向性的证据链条，进而根据可获取的证据链的可靠性程度，将因果关系可靠性分级分为"排除、疑似、可能、很可能、肯定"五级。这种五级划分方式，与WHO及我国药监部门广泛采用的药品不良反应因果关系可靠性级别划分也是一致的，同时又提供了以客观证据链为依据的判断方式，避免了WHO方法作为专家判断法的主观性问题。

具体来说，基于整合证据链的中药药物性肝损伤因果关系评价策略包括以下6点判断内容。

（1）肝功能异常，且可排除非药物性的致肝损伤病因。肝功能异常的判断参考药源性肝损伤的生化学标准，即出现以下任一情况：①转氨酶（ALT）≥5×正常值上限（ULN）；②ALP≥2×ULN，特别是伴有5′-核苷酸酶或GGT升高且排除骨病引起的ALP升高；③ALT≥3×ULN且TBIL≥2×ULN。应注意两种情况：第一，并非所有的药物性或中药肝损伤患者的ALT均＞5×ULN。在中药新药临床试验中，若患者出现ALT≥3×ULN，尤其是伴有TBIL升高、INR升高和（或）明显的临床症状，且肝生化指标异常与服药或停药时序关系合理，并可排除其他非药物性致肝损伤病因时，应考虑药物性肝损伤的可能性。第二，3×ULN≤ALT＜5×ULN时，若未伴有TBIL、INR的异常及乏力、食欲减退等临床表现，则应动态观察ALT水平变化，若能自行恢复正常，则提示为机体对中药的"适应性反应"，而非典型的药物性肝损伤。

（2）患者陈述有可疑损肝中药应用史且时序关系合理，同时可排除其他联合用药与肝损伤的因果关系。应注意患者有时并不会向医生或研究者报告全部的服药情况，特别是非处方药、中草药、验方偏方、保健品等，应仔细询问。用药史调查的时间跨度应从肝损伤发生到之前的6个月及以上。联合用药既要考虑药物种类、用量用法，还要考虑联合用药的起止日期与肝损伤是否有合理的时序关系。推荐使用《中药药源性肝损伤调查报告表》（参见中华中医药学会《中草药相关肝损伤临床诊疗指南》附表1）进行服药史采集。

（3）能够获取并核实可疑损肝中药，同时排除中药质量问题、用药差错等。核实所评估中药及其相关资料，包括患者余留中药及其生产供应商名称、批准文号、生产批号、产品说明书等。中药质量检测包括基原鉴定、质量合格性检测，排除中药混伪品，以及外来有害物质污染、非法化学添加物等。排除用药差错包括处方差错、配方差错、给药差错、监测差错等。

（4）能够从患者生物标本中检测出可疑损肝中药的原型成分和（或）代谢产物。患者生物标本包括血清、尿液、肝组织或毛发等。在中药新药临床试验中，疑似损肝中药为临床试验中药，且可确定受试者按要求服用了所评价临床试验中药时，可免做生物标本中原型成分和（或）代谢产物检测。

（5）获得实验室和临床再评价证据。以肝损伤评价为主要导向，采用毒理学和多种组学等手段，包括关联临床病证的中药安全性评价模型和方法，获取实验室再评价证据；采用前瞻性和回顾性临床研究，结合临床生物标本分析，获得临床再评价证据。

（6）发生再激发反应。药物再激发反应阳性是可靠的药物性肝损伤因果关系评价依据，但再激发反应阴性不能作为排除药物性肝损伤的证据。

依据以上6项评估内容，可将中药药物性肝损伤因果关系评估分为五级：排除、可疑、可能、很可能、肯定，评估标准如下。①可疑：（1）＋（2）；②可能：可疑＋（3）；③很可能：可能＋（4）；④肯定：很可能＋（5）或（6）；可能＋（5）或（6）；⑤以下情况因果关系评估为"排除"：肝损伤的因果关系可归因于明确的非药物性致病因素；肝损伤发生与所评估中药的服药时间顺序关系不合理；肝损伤的因果关系可归因于所评估中药以外的其他药物。

中药药物性肝损伤的因果关系评估报告包括两部分：一是肝损伤诊断结论，如诊断命名、临床类型、病程、严重程度分级等；二是肝损伤与中药的因果关系评估结论，如损肝中药名称及因果关系评估结果等。应准确记录损肝中药名称、组成等信息，如中药材、饮片或配方颗粒应记录名称及用量，中药汤剂应记录药味组成和配比，中成药或相关制剂应记录其产品信息及企业信息。

四、应 用 实 例

为了方便读者应用整合证据链方法评估中药药物性肝损伤的因果关系，本文对近年来中药新药研发中实际发生的肝损伤案例进行分析。某治疗非酒精性脂肪性肝病的含何首乌中药复方制剂（产品名称和研制企业略），在Ⅱ期临床试验中发现大量血清转氨酶异常的病例，经统计在216例受试者中有23例被认为有肝损伤不良反应（血清转氨酶异常等），其中高剂量试验组有10例、低剂量组9例、安慰剂组4例。在该案例中，该临床试验中药含有何首乌，已知何首乌可能引起部分患者发生特异质型药物性肝损伤，故怀疑这些肝损伤不良反应/事件与该中药有关。从总体上来看，试验结束时该中药低、高剂量组的肝功能生化指标异常患者数目（分别为9例和10例）高于安慰剂组（4例），且高剂量组的数目更多，提示肝损伤可能与该药有关。但由于该药所治疗疾病为非酒精性脂肪性肝病，患者本身就存在肝功能异常波动的可能性，故不能仅从试验结束时的肝功能生化指标异常作为肝损伤因果关系评价的依据。

为此，应用上述基于整合证据链的中药药源性肝损伤因果关系评估流程，对该案例进行案例调查，根据前述六点判断内容逐一进行评估，具体评估结果如下。

判断内容（1）：评价所观察到的肝功能生化指标异常是否达到了肝损伤的标准，且是否可排除非药物性的致肝损伤病因。在本案例中，由于非酒精性脂肪性肝病患者本身就存在肝功异常波动的可能性，故在肝损伤因果关系评价中应重点关注。通过评价发现，23例发生肝功能生化指标异常的患者中，有4例是安慰剂组，显然其肝功能生化指标异常与药物无关，因果关系应为"排除"。19例发生肝功能生化指标异常的给药组患者中，其中有15例均是ALT波动<3×ULN，ALP、TBIL亦未达到2×ULN，且在未停药情况下ALT有降低趋势或恢复正常，而且安慰剂组肝功能生化指标异常的4例患者也出现了3×ULN以内的ALT波动，综合提示这15例患者未达到药源性肝损伤相关生化学标准，且不能排除非药物性的致肝损伤因素，ALT波动可能与基础肝病病情波动有关，故因果关系应为"排除"；其他4例给药组患者服药1～3个月后ALT升高均>3×ULN（分别为3.4×ULN、5.3×ULN、10.8×ULN、17.9×ULN），服药结束或停药后ALT呈恢复趋势，且可排除非药物性的致肝损伤因素，故可进入后续因果关系评价流程。

判断内容（2）：该案例为中药新药临床试验，上述4例疑似药源性肝损伤的给药组患者，调查表明均按照临床试验要求服用了所评价中药，且经过病例逐一排查，可排除其他联合用药与肝损伤的因果关系，故可进入后续因果关系评价流程。

判断内容（3）：该案例为中药新药临床试验，调查表明可核实所评价的中药，且可排除中药质量问题、用药差错等，故可进入后续因果关系评价流程。

判断内容（4）：在本案例中疑似损肝中药即为临床试验中药，且调查表明4例出现肝功能生化指标异常的患者均按临床试验要求服用了该中药，免做生物标本中药物成分检测，故因果关系达到"很可能"。

判断内容（5）、（6）：该中药尚未开展实验室和临床再评价研究，且未发生再激发反应/事件。

综上，所评估临床试验中药的23例发生肝功能生化指标异常的患者中，有19例的因果关系为"排除"，有4例的因果关系为"很可能"，高、低剂量组各2例。通过该案例分析，说明上述基于整合证据链的中药药物性肝损伤因果关系评估新方法可以有效地应用于中药药物性肝损伤的临床评价，基于图表化的评价流程，可以方便地指导新药研发人员开展系统评估，将临床指标、用药史、药物鉴定、实验室再评价证据、再激发等多方面的肝损伤风险信息进行串联整合，构建客观证据链条，有效提高因果关系评估的客观性和可操作性，有效降低评估者主观性和专业知识局限性对评估结果的影响。

根据因果关系评估结果，建议研制企业对该中药的肝损伤风险进行实验室再评价研究，充分考察其肝损伤风险信号和指标，紧密结合临床治疗病证，开展病证毒理学研究阐明其量-时-毒-效关系，关注实验动物和临床患者的肝损伤个体差异、种属差异及在不同病证模型上的肝损伤风险差异，结合已知何首乌致特异质肝损伤的相关研究，开展基于易感模型的肝损伤评价研究，全面了解该药的肝损伤类型、损伤机制、易感人群、风险物质及风险因素，从而建立针对性的肝损伤风险防控措施，评估其临床应用的风险获益情况，综合权衡是否继续及如何开展Ⅲ期临床试验研究，降低肝损伤不良反应发生风险，避免新药研发失败。

五、展　　望

我国是全球最大的中药研发、生产和消费大国，发展中医药是实施"健康中国"战略的重要内容，中药安全性问题既是科技和医疗问题，也是社会和经济问题，具有最广泛的利益共同体。然而，我国中药安全性研究，特别是中药药物性肝损伤评价研究起步较晚，近年来虽然取得了长足的进展，但临床误诊率和漏报率高、肝损伤物质及致病机制不清、防控措施缺乏针对性和系统性等现象和问题仍然突出，以肝损伤为代表的中药安全性问题一直困扰着中药新药研发、临床安全用药及产业化发展。

随着中药在全球范围内广泛应用以及药品不良反应监测体系的日趋完善，中药相关不良反应/事件的报道不断增加。特别是近年来，一些传统不认为有毒且被用作补益药的中药（何首乌、补骨脂、淫羊藿等）频有致肝损伤的报道，其引起肝损伤的客观真实性问题引起业内外广泛关注和讨论。一些大众媒体报道认为中草药是导致我国药物性肝损伤的首要原因。还有国外高影响的科学刊物报道马兜铃酸与亚洲（中国）肝癌高发的相关性问题。这些报道引起国内外热点关注，一些媒体肆意延伸、故意夸大中药药物性肝损伤问题，意图抹黑中医药，限制中医药发展。面对外界对中医药的质疑和诋毁，因果关系评价的科学性和可信度是正确认识中药安全性问题的前提和关键。

本文系统回顾分析了国内外药品不良反应因果关系评价的主要方法类型，以及各类方法的适用性和局限性。结合中药的复杂性特点及中药新药研发中肝损伤因果关系评价的需求，在前期《中草药相关肝损伤临床诊疗指南》的基础上，提出建立了基于整合证据链的中药药源性肝损伤因果关系评价新策略和流程，使临床中药药源性肝损伤判断从主观排除法向客观证据链评价模式转变，并以中药新药研制过程的实际案例进行示例分析，解读了该方法的操作性和适用性。所提出的新策略和方法为中药新药研发的相关机构及人员科学评估患者肝损伤与中药的因果关系，避免误判或漏判，及时发现中药药物性肝损伤风险，从而为建立有效的风险防控措施提供了可靠的依据，也为降低中药新药研发的失败率提供技术支撑。同时，通过提高因果关系评价的准确性和客观性，有助于减少相关中药及其制剂被质疑、限制和排斥带来的各种经济损失，促进我国中药产业健康可持续发展。

在今后的研究中，中药药物性肝损伤评价还需要在以下几个方面进一步开展和加强：①建立并完善结合中国国情且符合中药特点的中药药物性肝损伤评价体系。重点将针对中药药物性肝损伤因果关系评估难题，应进一步强化证据意识，寻找和建立具有良好专属性和灵敏度的中药药物性肝损伤生物标志物，科学地厘定患者肝损伤与中药之间的因果关系，最大限度地避免误诊、误判和误导。②尽快建立全国性药物性肝损伤监测与研究专业协作网络，开展我国药物性肝损伤，特别是中药药物性肝损伤的"家底"调查与监测，全面了解中药药物性肝损伤的流行病学趋势及其在全部药物性肝损伤的构成比，及时发布权威的与中药药物性肝损伤相关的安全用药风险信息。③针对肝损伤高风险中药，特别是传统无毒中药的肝损伤问题，采取临床与基础研究相结合的方式，深入系统地开展其肝损伤客观性、毒效物质基础和毒理学机制研究，从易感人群、风险物质、合理用药等方面，系统建立其临床安全用药风险防控策略和措施。④加强中药安全用药宣传和教育，科学理性地看待中药安全性问题，既不要以偏概全、肆意夸大，也不要轻视甚至完全否认，不断提高临床医生和广大消费者的安全用药意识，有效防止中药的滥用和误用。

参 考 文 献

王伽伯，李春雨，朱云，等. 基于整合证据链的中草药肝毒性客观辨识与合理用药：以何首乌为例［J］. 科学通报，2016，61（9）：971-980

王伽伯，张乐，郭玉明，等. 中药药源性肝损伤因果关系的评价策略和方法［J］. 药学学报，2018，53（6）：920-928

第8章

结合病证的中药安全性评价策略：病证毒理学

近年来中医药科技领域取得了一系列令世人瞩目的成果，显示了中医药的巨大临床价值。安全是疗效的前提，有关中药安全性的问题更是不容忽视。随着中草药在全球范围内的广泛应用及药品不良反应监测体系的不断完善，中药相关不良反应/事件的报道呈升高趋势，特别是一些传统不认为有毒的中药也发生了不良反应/事件，如日本柴胡事件、新加坡黄连素事件，以及我国何首乌事件、延胡索事件等，对中药的临床应用造成了一定的负面影响，正所谓"明枪易躲，暗箭难防"，加强传统无毒中药安全性评价成为目前中药现代化战略中重要的研究方向之一。

当今医学正大踏步进入精准医学（precision medicine）时代。从某种程度上来说，中医个体化诊疗是精准医学的先驱，中医辨证用药减毒是古人对精准毒理学的早期实践。但传统中医药学这些个体化用药的思想仍然是较为朴素的，还不是真正意义上的精准医学。此外，尽管当前精准医学倚重的基因测序对提高用药精准性具有重要价值，但临床上疾病的发生不仅局限在基因水平，还与机体状态及组织细胞微环境密切相关。通过对机体状态的辨识即辨证用药，实现减毒增效，是中医药个体化用药的本质和优势所在。就安全性方面而言，辨证用药减毒是中医药精准医学的重要研究内容。但需要指出的是，传统中药与现代化学药在医学理论、用药历史、配伍规律、药理毒理作用特点及安全性评价需求等方面存在明显不同，特别是针对一些传统无毒中药不良反应/事件的安全性评价时，照搬现有化学药安全性评价规范，由于常忽视临床病证、基础疾病、体质和遗传差异等机体因素对药物毒性应答的差异性，还难以解决中药安全性评价的问题。

为此，本文跳出当前化学药临床前安全性评价模式的固有思维，在系统分析中药和化学药在毒性特点、用药规律、评价需求等方面异同的基础上，提出中药病证毒理学（disease & syndrome-based toxicology）思想，构建关联临床病证的中药安全性评价新策略和新方法，以期科学认知和精准评价中药毒性的相对性、易感性及可控性，希冀为提高中药安全性评价水平和保障临床用药安全提供参考思路，促进中医药精准医学发展。

一、当今中药安全性评价的挑战与对策

现代药物临床前安全性评价体系历经数十年发展已形成国际共识性评价规范和定式，对于避免或降低药物临床严重不良反应发生起到重要作用。药物毒性分为固有毒性（intrinsic toxicity）和特异质毒性（idiosyncratic toxicity）两类，前者在临床前安全性评

价阶段通过常规毒理学实验大多可以被发现；而后者往往在临床评价阶段才被发现，是当前药物上市后出现严重不良反应及导致药物退市的主要原因。由于药物特异质毒性往往具有隐匿性、偶发性的特点，与剂量、疗程缺少关联，致使常规安全性评价难以发现。药物特异质毒性评价和预测是极具挑战的国际性难题，尚缺少成熟的评价模式和方法，也是当前该领域国内外研究的前沿热点（图2-8-1）。

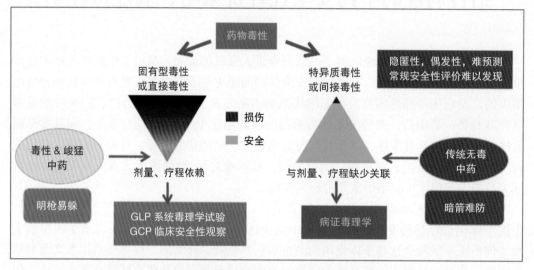

图2-8-1　药物非固有型毒性的发现、识别与防控是个国际性难题

中药（复方）已有数千年的人体应用历史和安全性经验，除小部分毒剧类中药为固有毒性外，大部分传统无毒中药的临床毒副作用与特异质毒性有关，即其发生与临床疾病、证候、机体状态、体质等个体因素密切相关。然而，在以正常健康动物为主要评价载体的常规药物安全性评价体系中，这些病、证相关因素往往难以涉及和评价，造成中药尤其是传统无毒中药安全性实验评价结果与临床实际不一致，难以指导临床精准用药的困境，传统无毒中药安全性评价需要在研究思路和方法学寻求新的突破。

事实上，传统中医药理论特别强调机体病证状态对药物疗效和安全性的影响，即"辨证用药思想"，是指导中药临床应用的基本原则。而这种机体病证状态对药物安全性的影响，早在《黄帝内经·素问》就提出了"有故无殒，亦无殒也"的辨证认识思想，即所谓的"有病则病受之""无病则体受之"，提示在评价中药安全性时，要充分考虑到机体状态或疾病状态的变化。在没有病邪存在的情况下，中药的偏性作用于正常机体，即使是传统认为"无毒"的中药也可能会出现毒性病理学反应；在对症（证）的情况下，即使是被认为是"大毒"的中药，也可以表现为良好的治疗作用，取得治疗收益和风险的良好平衡。如源于砒霜而发现的亚砷酸，对急性早幼粒细胞性白血病疗效显著获得国际认可。但是若把砷制剂用于正常人或不符合适应证的患者很可能会产生严重的毒副作用。又如对于阳厥证患者，使用较大剂量附子"回阳救逆"是恰当的，但若将相同剂量的附子用于正常人或不对证的患者，则可能导致严重的毒副作用甚至死亡。

"有故无殒，亦无殒"出自《素问·六元正纪大论》，原意指有病邪存在，如非峻烈之品不足以去其邪，非邪去不足以安其胎者，虽使用峻烈药物，既不会伤害母体，亦不会伤害胎儿。"有故无殒，亦无殒"强调不必拘泥于妊娠"禁汗、禁利、禁泻"等禁忌，针对具体病情的需要、辨证施治，适度使用峻烈药物，既不伤害母体和胎儿，又能达到病除身安，深刻地体现了辨证施治是保障临床用药安全有效的重要法则。虽然"有故无殒，亦无殒"阐述的是古人对妊娠用药安全的权衡准则，但是对于我们今天审视和研究中药性能功效问题特别是安全性评价具有重要的启示和借鉴意义。

《素问·五常政大论》还曰："人有能耐毒者，有不胜毒者，能毒者以厚药，不胜毒者以薄药"。这也提示机体之间差异对药物毒副作用的反应性或应答程度存在显著差异，评价中药安全性不能割裂中药与机体间的关系，要在其所含化学成分的基础上，研究不同机体状态对中药安全性的影响规律。其中，机体状态包括正常状态、病证状态、体质耐受或不耐受特异状态等。所谓体质耐受或不耐受特异状态，主要指不同年龄、性别、种族和遗传背景的人由于其药物代谢酶系统和免疫遗传多态性差异，进而对药物毒性的敏感性与耐受性表现出显著差别。很多研究证实机体状态差异会在很大程度上影响中药的安全性，如附子对正常大鼠的心脏毒性强于肾阳虚模型和脾阳虚模型大鼠；雷公藤多苷对正常大鼠的肝功能血生化指标的影响大于关节炎模型大鼠。

因此，在进行中药安全性评价时，基于中医"有故无殒"理论，采用证候或疾病动物模型，更能准确反映中药应用于临床患者的真实情况。这种研究思路和模式，即病证毒理学评价模式，可作为传统无毒中药安全性评价的重要模式和方法，对传统无毒中药的安全性风险进行科学评价和有效预警，践行中医药辨证用药减（避）毒理论，促进中医药精准医学发展。

二、基于"有故无殒"思想的中药安全性评价模式和方法：病证毒理学

所谓的病证毒理学（disease-syndrome-based toxicology），系以临床真实世界和"拟临床"的病证模型为评价载体，采用系统毒理学、预测毒理学等评价方法，对比研究药物在不同机体状态（正常、疾病、特异质）模型上的毒性敏感性及耐受性差异规律，从而科学评价和预测中药安全性的研究模式和方法。该研究模式包括两个部分：一是基于病证或疾病模型动物，与正常动物平行对比阐明药物的"证（病）-量-毒-效"关系，发现其适宜的病证和可能的"治疗窗"范围，为临床精准辨证（病）用药提供参考，主要适用于有毒或药性峻猛中药；二是基于易感性和特异质模型评价药物的安全性，评价药物应用于不同特异质患者的安全性风险，揭示易感因素、机制和生物标志物，为临床筛查易感人群和精准用药提供参考，主要适用于传统无毒中药。病证毒理学理念为中药安全性评价提供了重要的原创思维，对科学地认知和精准评价中药毒性的相对性、易感性及可控性提供可资借鉴的新思维和新思路（图2-8-2）。

第一，病证毒理学为中药安全性评价提出了新的研究方向。尽管现代药物安全性评价体系已形成广泛采用的规范和定式，但常规的中药安全性评价主要是针对固有型药物毒性而设置的，中药特异质毒性的评价和预测几乎是一个空白。以药物特异质肝损伤为例，这是一种在临床剂量范围内、仅发生于少数患者（发生率通常介于0.01%～5%），

传承"有故无殒"毒效思想，创建中药安全性研究新模式

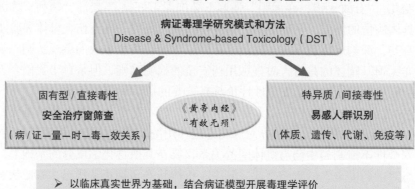

图2-8-2　病证毒理学

与药物的药理效应无关，无明显临床剂量-效应关系的药物不良反应。中药特异质毒性的发生机制主要分为免疫特异质和代谢-免疫特异质两种类型，其中免疫特异质主要与机体自身免疫异常或免疫功能紊乱（如过敏、免疫应激）有关，代谢-免疫特异质主要是与免疫系统和药物代谢酶的基因多态性有关。根据目前较广泛接受的半抗原假说（hapten hypothesis），药物活性代谢产物（半抗原）与内源性蛋白质等共价结合产生具有免疫原性的药物-蛋白质复合物，从而诱发免疫细胞活化，进而产生过度炎症反应和急性损伤。其中免疫系统基因多态性是目前研究发现最多的药物特异质肝损伤机制，主要靶标是人类白细胞抗原（human leukocyte antigen，HLA）基因突变。值得一提的是，对于传统有毒中药，临床应用往往较为注意，不良反应评价和风险控制相对较为容易；而传统无毒中药毒副反应主要和特异质毒性有关，往往具有隐匿性和难以预测性，还缺少系统的科学研究。病证毒理学的核心思想即是重视机体状态差异对中药安全性的影响，也就是主要针对特异质毒性的评价，为中药安全性评价提出了新的研究领域。

第二，病证毒理学为中药安全性评价提供了新的研究理论。尽管传统中医药理论体系强调辨证用药减（避）毒、"有故无殒"等，但这些大多还是一些零散的理念，缺少系统的理论认识，特别是缺少现代科学视角的阐释，导致传统中医药毒性理论研究大多停留在理论思辨、主观推理和个人经验总结的层面，难以开展现代科学机制的研究，也难以被现代医学和科学体系接受。病证毒理学首次从现代毒理科学的视角审视传统中医药辨证用药减（避）毒理论体系，结合系统毒理学、预测毒理学和精准医学理念，系统提出了机体状态差异影响中药安全性的理论认识，这种机体状态差异不仅包括病证、疾病差异，而且包括代谢和免疫状态、体质、遗传多态性差异，而这种差异的生物学基础是基因、酶、代谢物及其共同组成的组织细胞微环境的差异，为从细胞和分子水平探究中医药传统毒性理论的科学机制提供了理论上的系统指导，使中医辨证用药减（避）毒、"有故无殒"等研究从主观思辨向客观评价的转变成为可能。

第三，病证毒理学为中药安全性评价提供了新的研究模式。长期以来，中药安全性评价主要参考和借鉴了化学药安全性评价的研究模式，即主要以正常动物为研究载体进行毒理学评价的模式。由于化学药通常是新化合物没有人体应用，因此采用正常动物评价的模式对于发现药物"量-时-毒"关系、毒性损伤靶器官及各种潜在毒性风险等具有重要参考意义，通常也适用于毒性较大或"量-时-毒"关系明确中药的安全性评价。然而，大多数中药的毒性较小或"量-时-毒"关系不明显，其在临床上的毒副反应往往与特异质毒性有关，采用正常动物评价很难发现特异质毒性，评价结果往往与临床实际需求脱节，因此长期以来限制了中药安全性评价研究的发展。病证毒理学以临床真实世界和"拟临床"的病证模型为评价载体，采用系统毒理学、预测毒理学等评价方法，对比研究药物在不同机体状态（正常、疾病、特异质）模型上的毒性敏感性与耐受性差异规律，更加贴近中药临床实际需求，为中药安全性评价提供了新的研究模式。

三、提出中药免疫特异质肝损伤新机制："三因致毒"假说

传统无毒中药肝毒性问题是业内外热议和争议焦点。由于传统无毒中药肝损伤往往具有隐匿性、个体差异性和难预测性等特点，如何科学评价和揭示传统无毒中药肝损伤易感性及其机制，是当前中药安全性评价研究领域极具挑战的国际性难题，但同时也是研究较少、迫切需要解决的关键科学问题之一。

本团队课题组在前期研究中证实何首乌在部分易感人群较易发生肝损伤，且主要与机体免疫状态具有较大相关性，结合肝免疫因素与药物肝毒性的国际前沿研究发现，以及何首乌自身较强的促进免疫作用和何首乌中个别成分具有潜在的肝损伤作用，提出了中药（何首乌）免疫应激三因致毒假说，并成功建立了免疫应激介导的何首乌肝损伤评价模型，揭示了免疫应激与何首乌肝损伤易感性的关系。所谓中药（何首乌）免疫应激三因致毒假说，是指当机体免疫处于异常活化状态时（易感人群），何首乌中促进免疫物质（如反式二苯乙烯苷）可能会进一步增强机体免疫活化（免疫应激），同时使肝对某些潜在的肝损伤易感物质（如二苯乙烯苷二聚物、顺式二苯乙烯苷等）的易感性增强，出现炎症因子过表达，从而诱发免疫应激性肝损伤。通俗地讲就是"柴-油-火星子"假说，机体免疫处于异常活化状态相当于"柴"，何首乌中促进免疫物质相当于"油"，而潜在的肝损伤易感物质相当于"火星子"，单独一种风险因素不会着火，当3种风险因素同时具备时，一个小小的火星子将引起熊熊大火。本文提出并初步证实的中药"免疫应激三因致毒"假说紧密结合中药临床肝损伤的发生特点和风险因素，充分考量了机体病证状态对药物肝损伤易感性的影响，为认识传统无毒中药的特异质毒性提供了新的视角。

四、基于免疫应激的中药特异质肝毒性评价：
易感人群筛查研究

中药特异质肝毒性是当前安全性研究的重点和难点。近年来，国内外有关传统无毒中药何首乌及其制剂肝损伤不良反应的报道逐渐增多，包括服用生首乌、制首乌、含何首乌的复方、中成药或保健食品等。美国国家医学图书馆发布的LiverTox肝毒性药物数据库对何首乌进行了专题记录。2006年英国、澳大利亚和加拿大药品监督管理部门先后发布了何首乌肝损伤警告信息；2006年、2013年和2014年我国药品监督管理部门也多次发布了含首乌制剂肝损伤警示和监管通告。社会上甚至有"千年何首乌，今朝肝毒性"的耸听危言，何首乌肝毒性的问题引起国内外高度关注。

通过整合证据链方法客观辨识和药物流行病学调查，传统无毒中药何首乌具有较典型的特异质肝损伤特征：①临床上偶见何首乌肝损伤，但未呈明显的剂量、疗程依赖关系，也未见有明显的年龄、性别差异。②何首乌肝损伤病例多见于与免疫异常活化相关疾病，如脱发、白发、白癜风、银屑病、类风湿关节炎等。③单用何首乌或含何首乌复方制剂、生首乌或制首乌均有肝损伤临床病例报道，生首乌多于制首乌。④生药学溯源鉴定和外来有害物质检测表明，何首乌肝损伤典型病例所服何首乌均为正品药材且无农残、重金属和微生物毒素超标，可以排除何首乌肝损伤原因"伪品说"和"黄曲霉毒素说"。⑤根据没食子酸及鞣质类、蒽醌类等成分在食品和中药分布的广泛性和极罕见有肝损伤报道，亦可以排除何首乌肝损伤原因"没食子酸说""鞣质说""蒽醌说"。⑥历代本草已认识到何首乌有一定毒性，故特别强调炮制减毒的重要性，如《本草汇言》云：首乌"制非九次，勿寝其毒"，而目前何首乌几乎没有九蒸九晒炮制品，减毒不充分很可能也是增加何首乌肝损伤风险的重要原因之一。

通过上述分析可以看出，何首乌肝损伤原因是多方面的，与机体特异质状态及易感性密切相关，同时与质量也不无关系。特别是通过对患者机体状态和临床病证分析发现，何首乌肝损伤病例大多为前述免疫异常活化相关疾病，中医辨证属血热伤阴、阴虚阳亢者，往往具有免疫功能活化或炎症因子表达升高，而何首乌本身具有较强的免疫促进作用，可能进一步诱发免疫活化或应激。为此，本团队课题组提出何首乌特异质肝损伤的免疫应激三因致毒假说。该假说经动物模型得到了实验证实，并据此首次建立了基于免疫应激的何首乌特异质肝毒性评价模型，通过考察量-毒和时-毒关系，发现生首乌在临床常用剂量（12g/d）的2倍量时可引起肝损伤，表现为引起TLR4-NF-κB等信号通路活化，炎症细胞分化和激活，以及诱导TNF-α、IL-1β、IL-6、MIP-2、MCP-1等炎症因子和趋化因子释放，组织内环境稳定性破坏，使肝对药物敏感性明显增强而出现药物特异质肝损伤。在免疫应激模型上，何首乌的中毒剂量与临床实际发生肝损伤患者服药剂量基本一致，而何首乌在正常健康动物上即使是临床常用剂量的70倍也未表现出肝损伤作用。该结果表明所建立的评价模型可作为何首乌特异质肝损伤评价、毒性物质基础和科学机制研究的重要模型工具，对指导临床从免疫应激角度筛选何首乌肝损伤易感人群和生物标志物，避免易感人群用药引起的肝损伤风险，解决何首乌肝损伤问题有重要参考价值。

五、中药证（病）-量-毒-效关系评价
与安全治疗窗研究

享有"药中四维"之一的中药大黄，在中国广泛用于治疗肾脏和肝脏疾病。但欧美等国家卫生机构和学者多次报道大黄蒽醌类成分有肝肾毒性甚至致癌性。大黄究竟是肝肾良药还是肝肾毒药？采用病证毒理学研究，揭示了大黄证（病）-量-时-毒-效关系，发现在肝损伤、肾损害等病证状态下，机体对大黄及蒽醌类物质的最大耐受量明显高于正常状态，证实了机体在正常状态对大黄及蒽醌类毒性的易感性更强，对证（症）用药可有效避毒，其机制是大黄可通过干预iNOS、Arginase-1等调控体内炎症和免疫平衡，进而改变机体对大黄毒副作用的应答差异。这一发现，科学阐释了国内外对大黄对肝肾毒效作用的认知差异，首次实证了《黄帝内经》"有故无殒"毒效理论的科学内涵。国家自然科学基金委员会网站"基金要闻"栏目以"有故无殒，亦无殒也？我国学者实验证实中医辨证用药可减毒"为题进行了专题报道。

进一步地，针对大黄用于肝炎、肾衰竭、便秘等不同病证（症），分别从剂量和疗程角度建立了其安全治疗窗，实现中药剂量从"不传之秘"走向科学有据，所提出的系列建议被国家食品药品监督管理部门采纳，使大黄、番泻叶等系列含蒽醌类成分中药及相关制剂在国际市场免遭无辜"封杀"。

基于"有故无殒"思想和病理毒理学的大黄量-效-毒关系研究结果，对大黄临床应用建议如下：①《中国药典》2010年版的最大剂量30g/d仍有提升空间，但鉴于动物实验与临床应用的差距，该结果还有待于进一步结合临床验证，暂定大黄临床日用剂量不宜超过30g。②在准确辨证情况下，临床长期大剂量应用大黄时，宜根据不同病证选用相应炮制品，定期检查患者肝、肾功能。③针对临床上体质有明显差异的老年及妊娠患者等人群，应严格控制用药剂量和疗程，定期做肝、肾功能检查。④大黄在临床应用前应根据蒽醌、鞣质两类主要成分的理化性质差异，选择适宜的提取纯化方式进行炮制，发挥"增效减毒"的作用，使临床疗效尽可能最大化。⑤含有大黄及其主要成分的保健品少量短期服用尚可，长期大剂量服用应有专业人士指导。⑥长期服用大黄及含蒽醌类中药，会引起大肠、结肠黑变病，一旦停药，还容易出现继发性便秘，故临床上应注意服用周期，特别是对于降脂减肥的人群。

六、结语与展望

当前，社会对中药安全性问题的关注度很高，而且某种程度上比对化学药的关注度更高。然而，囿于研究理论、思路和模式的局限，以及中药自身的复杂性，中药安全性研究相对滞后，远远不能满足公众日益增长的对中药安全用药的追求，这已成为当前中药安全性研究的主要矛盾。21世纪是精准医学时代，提高安全性评价的针对性、精准性和可转化性是中药现代化发展的必然要求，也是提高中药安全用药水平的必然要求。中医传统理论的辨证用药、因人施药、"有故无殒"等思想，在某种程度上是精准医学思想的先驱，但这些思想仍是相对朴素的科学理念，还需要现代医学、药学和生物学的科

学阐释与具象化，从而转化为现实可行的、精准可控的技术手段。因此，以中医药辨证用药减（避）毒、"有故无殒"等传统理论为指导，融合系统毒理学、预测毒理学和精准医学思想和方法，提出发展中药病证毒理学，构建关联临床病证的中药安全性评价新策略和方法，将对科学认知和精准评价中药毒性的相对性、易感性和可控性提供可资借鉴的新视角和新思路。

参 考 文 献

柏兆方，王伽伯，肖小河. 中药毒性认知创新与安全精准用药［J］. 中国中药杂志，2022，47（10）：2557-2564

王伽伯，崔鹤蓉，柏兆方，等. 精准医学下的中药安全性评价策略和方法：病证毒理学［J］. 药学学报，2016，51（11）：1681-1688

Wang JB, Shi Z, Xiao XH. Disease-based Toxicology on Safety Assessment Strategy and Application for Herbal and Traditional Medicines［J］. World J Tradit Chin Med，2019，5（3）：139-144

第9章

中药特异质肝损伤的成因机制:"三因致毒"假说

药物性肝损伤是指由药物或其代谢产物导致的肝损伤,是药物研发失败及撤市的重要原因之一。药物性肝损伤可分为固有型和特异质型,固有型由药物或其代谢产物的直接毒性所致,具有可预测性和药物剂量依赖性。而特异质型药物性肝损伤却没有明确定义,其发生具有不可预测性,与药物剂量、时间和服用方式无明确对应关系,但与性别、年龄、基础疾病、基因、免疫炎症及感染等机体状态存在某种或多种对应关系,同时其发生概率极低,仅为19/100 000,且存在再激发现象,另外常伴有皮疹、发热和嗜酸性粒细胞增多等特征,同时多数患者在长期服药情况下仅表现为轻度肝损伤,甚至自我恢复,发展为严重肝损伤的比例较低,表现为临床耐受的特点。由于特异质型药物性肝损伤(idiosyncractic drug-induced liver injury,IDILI)的偶发性且缺乏有效的评价手段,导致多数药物上市前难以发现IDILI,给药物研发和临床用药带来了潜在风险。

从IDILI发生类型来看,主要分为化学药物和中药诱导的IDILI,其中化学药物诱导的IDILI研究较为广泛和深入,形成了多种机制假说,由于中药的复杂性和特殊性,长期以来中药IDILI往往被忽视,但是近年来部分传统"无毒"中药特异质肝损伤问题也逐渐被证实。目前研究表明机体免疫是IDILI发生的主要诱因,形成了半抗原假说、基因多态性假说,危险因子假说、免疫药理效应假说、免疫稳态失衡假说、免疫炎症假说和中药免疫应激"三因致毒"假说等免疫学机制假说,较为全面地揭示了特异质肝损伤的发病特点和机制,为系统阐释机体免疫、药物与IDILI的关系,本文分别对化学药物和中药诱导的IDILI的免疫机制假说进行系统梳理,以期为IDILI的评价与风险防控对策建立提供科学依据(图2-9-1)。

一、化学药物诱导IDILI的免疫学机制假说

目前,抗生素、非甾体抗炎药物和精神类药物等是导致IDILI的主要化学药物,其诱导的IDILI多与药物活性代谢产物和机体免疫相关。针对化学药物诱导的IDILI形成了多种机制假说,主要有半抗原假说、基因多态性假说、危险因子假说、免疫药理效应假说、免疫稳态失衡假说、免疫炎症假说、肝代谢和解毒功能缺损假说等。除肝代谢和解毒功能缺损假说外,其他假说主要是从免疫角度阐释IDILI的发生特点和机制。虽然上述假说尚未全面阐释IDILI的发生特点和机制,但免疫在IDILI中的关键作用已被广泛认可,本文就化学药物诱导的IDILI免疫学机制假说进行综述。

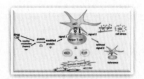

Chem Res Toxicol, 2008

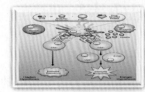

Chem Res Toxicol, 2017

国际权威学说

①半抗原型假说
②免疫炎症假说
③危险因子假说
④基因多态性假说

柏兆方，肖小河．药学学报，2016

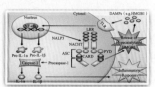

Chem Res Toxicol, 2017

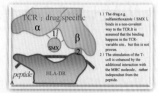

World Allergy Organ J, 2008

➢ 上述假说均难以科学阐释何首乌特异质肝损伤机制
——中药成分复杂，毒性类型交错：固有型 ± 特异质 ± 间接型

图2-9-1　中草药免疫特异质肝损伤的作用机制

（一）半抗原假说

半抗原假说是指药物或其代谢产物不能直接与受体结合产生免疫原性，必须共价不可逆地与机体内的蛋白结合形成药物/代谢产物–蛋白加合物（drug/metabolites-proteinadduct），才能被抗原提呈细胞加工形成药物/代谢产物–多肽加合物，并被T细胞识别，诱发免疫反应。研究已发现多种药物诱导的IDILI与半抗原假说相关。三氟溴氯乙烷（halothane）在肝被代谢为三氟乙酰氯，并与肝蛋白共价结合形成加合物，从而诱发轻微肝损伤，而加合物抗体驱动的自身免疫反应则可能进一步诱发严重肝损伤。尽管动物模型已检测到加合物抗体，但由于缺少有效的评价模型，仍难以证实抗体在IDILI中的作用。三氟溴氯乙烷可导致20%使用者发生轻微肝损伤，而导致严重肝损伤的比例仅为1/6000 ～ 1/30 000，因而三氟溴氯乙烷致肝损伤可能存在个体差异，加合物或其抗体单独难以诱发严重肝损伤，其他机制可能是导致严重肝损伤的另一重要诱因。除此之外，双氯芬酸IDILI患者肝中也检测到了双氯芬酸代谢物–蛋白加合物及其抗体，但其在IDILI中的作用有待研究。除与肝蛋白相结合外，部分药物或其代谢产物可与血清白蛋白等结合，进而诱发T细胞免疫活性，导致肝脏损伤。氟氯西林IDILI患者血清中发现了氟氯西林及其代谢产物5-羟甲基氟氯西林与白蛋白的共价加合物，但药物与非肝蛋白加合物如何引起肝损伤还有待研究。另外，研究发现磺胺甲噁唑（sulfamethoxazole）、哌拉西林（piperacillin）与血清蛋白结合形成加合物，经抗原提呈细胞加工形成新抗原，进而诱发获得性免疫反应。另有研究表明如不给予佐剂，注射加合物仅能致小鼠轻微免疫反应，提示其他因素可能也参与半抗原诱导的获得性免疫反应，从而协同诱发IDILI。

（二）基因多态性假说

基因多态性是指在一个生物群体中，存在两种或多种不连续的变异型或基因型或等位基因。人类基因多态性既来源于基因组中重复序列拷贝数的不同，也来源于单拷贝序列的变异及等位基因的转换或替换。研究证实，单拷贝序列变异是IDILI发生的主要风险因素，*HLA*基因多态性与IDILI发生密切相关。*HLA*基因编码人增殖细胞核抗原受体（major histocompatibility complex，MHC）又分为MHCI（由HLA-A、HLA-B和HLA-C编码）和MHCII（由HLA-DP、HLA-DQ和HLA-DR编码）2个亚型。有研究表明阿巴卡韦（abacavir）、希美加群（ximelagatran）和氟氯西林诱导的IDILI与HLA-B*5701等位基因存在相关性；奈韦拉平诱导的IDILI则与HLA-B*35：05等位基因存在相关性；噻氯匹定诱导的IDILI与HLA-A*33：03存在相关性；拉帕替尼诱导的IDILI与HLA-DQA1*02：01存在相关性；阿莫西林、克拉维酸诱导的IDILI与DRB1*15：01-DRB5*01：01-DQB1*06：02单倍体相关；部分药物诱导的IDILI与HLA多个位点的多态性存在相关性。*HLA*基因多态性与IDILI之间的关系表明，免疫在IDILI中发挥关键作用，但其诱导IDILI的机制还尚不清楚。一般认为点位突变导致HLA结构改变，使得识别抗原的敏感性和能力发生改变，从而诱发免疫反应，导致肝损伤。然而由于药物分子较少，不能单独作为抗原存在，目前仅发现氟氯西林可形成蛋白加合物，其他药物或其代谢产物是否也可形成共价加合物还有待研究。

另外，药物代谢相关酶基因多态性也与部分IDILI存在相关性。肝是药物的主要代谢器官，因此药物代谢酶基因多态性，使得药物代谢速率或代谢产物发生改变，导致药物在特定人群诱发IDILI。研究表明细胞色素P4502C9和P4502C8酶的基因多态性与双氯芬酸诱导的IDILI存在相关性。尿苷二磷酸葡萄糖醛酸转移酶2B7（*UGT2B7*）基因多态性导致双氯芬酸酰基葡萄糖苷产生增加，从而诱发细胞损伤。异烟肼诱导的IDILI不仅与Ⅰ相代谢酶*CYP2E1*基因多态性相关，Ⅱ相代谢酶N-乙酰转移酶2（N-acetyltransferase，*NAT2*）基因多态性导致乙酰化能力下降，也增加了异烟肼肝损伤的风险。另外，曲格列酮诱导的IDILI与Ⅱ相代谢酶谷胱甘肽转移酶基因多态性存在相关性。目前没有Ⅲ相代谢酶与IDILI相关性的报道。尽管药物代谢酶基因多态性与IDILI存在相关性，但是还没有利用药物代谢酶预测IDILI发生的成功案例。基因多态性假说难以解释为何仅有部分IDILI患者的相关基因呈现多态性，这也提示其他机制可能参与诱导IDILI。

（三）危险因子假说

免疫系统对抗原的识别主要通过信号传递来识别损伤细胞或免疫应激细胞释放的自身免疫原和非自身的病原体诱发免疫反应，这一过程中需要T细胞受体（T cell receptor，TCR）介导的MHC-肽段抗原识别通路（第一信号通路）和危险因子介导的抗原提呈细胞（antigen presenting cell，APC）活化信号通路（第二信号通路）共同发挥作用。半抗原和基因多态性假说主要是基于抗原识别信号通路中抗原及其受体差异建立的，然而第一信号通路单独难以诱导有效的免疫反应，只有免疫系统进一步识别到危险信号（第二信号通路），才能诱发强烈免疫反应。危险信号主要是受损或应激细胞释放的危险识别模式分子（danger-associated molecular pattern molecule，DAMP）介导的，DAMP作为刺激因子诱导APC表达CD80、CD86和CD40等共刺激因子，从而协同TCR通路诱发T细胞活性。因此，除了半抗原和*HLA*基因多态性在IDILI中发挥作用外，肝对药物的反应差异导致释放不同的DAMP，进而诱发程度不等的APC共刺激分子表达，可能是诱发IDILI的另一个重要原因。

危险因子假说是指药物或代谢产物及其加合物导致细胞损伤或应激反应，从而诱发高泳动蛋白（high mobility group box protein 1，HMGB1）、ATP、热激蛋白（heat shock protein，HSP）和错误折叠蛋白等DAMP释放，DAMP则激活抗原提呈细胞和免疫反应，诱导IDILI的发生。危险因子假说是半抗原假说和基因多态性假说的有益补充，本团队认为多种机制的协同作用可能是IDILI发生的主要形式，这也较好地解释了单一诱因或机制难以导致严重肝损伤。虽然已有多项研究证实危险因子在肝损伤中的作用，但没有直接证据证实其在IDILI发生中的作用，危险因子是IDILI发生的原动力还是仅为IDILI发生的伴随现象尚有待研究。

（四）免疫药理效应假说

Pichler等首次提出IDILI免疫药理效应机制假说，该假说基于部分药物或代谢产物可与MHC分子或TCR受体非共价结合激活T细胞，或药物通过与肽段结合诱导T细胞活性，从而诱发IDILI。有研究报道，希美加群诱导的IDILI与HLA基因多态性相关，但在IDILI患者中并未检测到希美加群或代谢产物的加合物。体外研究也证实希美加群及其代谢产物不具有细胞毒性，但可以促进T细胞转化，这提示希美加群可能直接与MHC或TCR等分子结合，从而诱发T细胞活性。另外，异烟肼和异烟肼-蛋白加合物也可促进IDILI患者淋巴细胞转化，表明异烟肼或其衍生物的免疫药理活性可能促进IDILI的发生。氟氯西林诱导的IDILI与HLA-B*5701等位基因存在相关性，采用HLA-B*5701等位基因T细胞体外转化实验研究表明，氟氯西林不仅促进正常T细胞增殖，对HLA-B*5701等位基因T细胞的促增殖作用更为显著，这表明HLA-B*5701等位基因增加了氟氯西林对T细胞的亲和力或活性。另有研究证实，在IDILI患者体内氟氯西林代谢产物可与机体蛋白形成加合物并诱导抗体产生，这表明半抗原假说也是氟氯西林诱导IDILI的重要机制。由此认为，氟氯西林在不含HLA-B*5701等位基因个体通过半抗原和药物的免疫药理活性协同诱发IDILI，而含有HLA-B*5701等位基因的个体服用氟氯西林后，产生更为强烈的免疫药理活性，从而诱发严重的IDILI。需要指出的是，药理作用一般不具有器官靶向性，因此以药理效应为主导的IDILI患者可能伴随其他全身性的病症，如过敏、嗜酸性粒细胞增多及皮疹等。

（五）免疫稳态失衡假说

免疫稳态失衡假说是指在机体免疫紊乱导致肝对药物的肝损伤易感性增强，从而诱发IDILI。研究发现阿莫地喹可导致T细胞抑制基因PD-1（programmed death-1）敲除的小鼠发生肝损伤，但持续给药则肝损伤自动缓解，表明T细胞抑制基因敲除后改变了小鼠体内的免疫稳态，增加了阿莫地喹的易感性，导致IDILI的发生，而持续给药时，其他通路的免疫代偿作用导致免疫系统恢复稳态，从而抑制肝脏损伤。在此基础上，该课题组给予PD-1基因敲除小鼠注射CTLA-4（cytotoxic T lymphocyte-associated antigen-4）抗体，从而同时抑制PD-1的表达和CTLA4蛋白活性，再持续给予阿莫地喹，则导致严重的肝损伤。另有研究发现在PD-1和CTLA4双敲除模型中，进一步剔除CD8+T细胞，阿莫地喹则不能诱导肝损伤，由此证实阿莫地喹诱导的IDILI是由CD8+T细胞介导的。

代谢物与机体蛋白的加合物是三氟溴氯乙烷诱发IDILI的重要原因，但研究发现三氟溴氯乙烷诱导的IDILI常伴有皮疹或嗜酸性粒细胞增多，这表明全身性的免疫活化也参与其中。有研究报道Gr1抗体剔除髓源性抑制细胞（myeloid derived suppressor cell，MDSC）导致T细胞活性增强，从而增加肝对三氟溴氯乙烷的易感性，抗体中和实验研究发现三氟溴氯乙烷诱导的IDILI主要由CD4⁺T细胞介导，由此表明MDSC和CD4⁺T细胞维持的免疫平衡对于抑制三氟溴氯乙烷诱导的IDILI至关重要。在该类型药物特异质肝损伤中，机体免疫活化状态是IDILI发生的重要诱因，消除机体免疫活性，使机体恢复免疫平衡，则会降低IDILI的发生率。这也解释了为何仅有极少部分患者发展为严重的IDILI，而多数患者表现为耐受。

免疫调节药物单独或与IDILI药物联用也可能是IDILI发生的重要诱因，有研究证实TNF-α抑制剂英夫利昔单抗用于治疗肠炎或骨关节炎时可导致IDILI。IL-10作为一种免疫抑制因子，主要作用是抑制巨噬细胞和T细胞活性及炎症反应，但有研究发现IL-10基因多态性与双氯芬酸诱导IDILI存在相关性，IL-10基因多态性导致其表达下降，低的IL-10活性增加了肝脏对双氯芬酸的易感性，从而导致IDILI的发生。

药物导致的免疫失衡也是IDILI发生的另一重要诱因。小分子一般不能直接作为抗原激活免疫系统，但多项研究发现小分子可以非共价与MHC蛋白的抗原肽结合区域结合，导致MHC分子的空间结构改变，进而识别自身抗原，诱发自身免疫型IDILI。阿巴卡韦诱导的IDILI与HLA-B*5701相关，并且约50%含有HLA-B*5701基因的个体服用阿巴卡韦可导致IDILI，研究发现阿巴卡韦与HLA-B*5701非共价结合导致HLA-B*5701的抗原提呈能力发生改变，识别自身耐受性抗原肽，从而诱发获得性免疫反应，导致IDILI，由此可见，阿巴卡韦与HLA-B*5701非共价结合导致的抗原识别紊乱也是诱发IDILI的重要诱因。

免疫失衡主要是由患者基础疾病和体质等因素导致，而免疫调节类药物也会影响机体免疫稳态，从而增加IDILI的风险，这提示在服用具有潜在诱发IDILI药物时，要更加注重基础疾病或联合用药对IDILI的影响。因此，从药物和人的角度分别构建药物特异质肝损伤临床风险识别指征，是有效防范和预警IDILI发生的重要途径和策略。

（六）免疫炎症假说

免疫炎症假说最早由Roth等提出，他认为当机体处于免疫炎症状态时，可能会增加肝对部分药物的易感性，从而导致IDILI。免疫炎症在多数疾病中存在，如骨关节炎、肠炎、肝炎和微生物感染等，同时也是IDILI的主要特征之一。但早期多数研究认为免疫炎症仅为IDILI产生的结果。Luyendyk等首次利用非肝毒性剂量LPS模型对雷尼替丁的研究发现，LPS可以增加雷尼替丁的易感性，从而导致肝损伤，但是雷尼替丁单独和其同类药物则不能诱导肝损伤，由此验证了免疫炎症假说。当机体受到感染、肠道微生态或肠道通透性改变或其他基础疾病影响时，LPS在体内的含量增加，过量LPS与其受体TLR4结合，诱导免疫炎症因子表达和氧化自由基的产生，这是机体抵抗外来病原体的有效防御手段，但持续的免疫炎症导致机体稳态改变，从而降低部分药物的肝损伤阈值，诱发IDILI。

另外，药物或其代谢产物可能改变肝对LPS等炎症介质的易感性，从而诱发IDILI。

目前，双氯芬酸、雷尼替丁、氯丙嗪、曲伐沙星和三氟溴氯乙烷等特异质肝损伤药物均可在LPS模型诱发IDILI。同时研究发现药物的剂量、药物与LPS给药时间间隔及动物品系对肝损伤程度均有影响，因此本团队认为，IDILI与用药剂量缺乏明确的对应关系是相对的，即在整个人类群体中IDILI发生与用药剂量缺乏对应关系，但是在特异质人群中IDILI的发生与药物剂量存在相关性，这也部分解释了为何IDILI仅发生在少数患者，这可能是由患者服用药物剂量及患者的免疫炎症状态，甚至基因差异决定的。

此外，Shaw等研究发现曲伐沙星不仅在LPS模型可诱导肝损伤，同时TNF-α取代LPS后仍可以诱发肝损伤，这表明炎症因子在IDILI中发挥重要作用。另有研究发现肽聚糖/胞磷酸壁（TLR2配体）小鼠模型同样可以介导曲伐沙星产生肝损伤，而poly（I：C）（TLR9配体）小鼠模型则可介导三氟溴氯乙烷产生肝损伤。尽管不同的TLR激活剂的结合受体不同，但是下游激活的免疫炎症通路和引起的免疫反应具有诸多共同点，这提示TLR受体家族激活的共同靶标通路或为IDILI的重要机制。

机体的免疫炎症具有时效性，不同个体的免疫炎症程度存在差异，导致服用药物引起的反应不同，这也解释了IDILI与服药时间和剂量不具有明确对应关系的原因。另外，本团队认为免疫炎症不是导致IDILI的唯一原因，由于基因或机体状态差异导致机体对炎症介质的耐受能力不同也会影响IDILI，这也较好阐释了IDILI往往仅在少部分人群发生的原因。然而是否所有的免疫炎症相关疾病均为诱导IDILI的风险因素还有待研究。急性炎症和慢性炎症对IDILI的影响是否一致？此外，由于免疫炎症往往激活抗原提呈细胞，那么免疫炎症是直接介导IDILI，还是通过激活抗原提呈细胞，引起获得性免疫反应发挥作用也有待研究。

二、中药免疫特异质肝损伤成因机制："三因致毒"学说

近年来，部分传统"无毒"中药频频曝出肝损伤等严重不良反应/事件，引起了国内外巨大争议和疑惑。本课题组联合我国多个团队研究发现，国际上高度关注的何首乌、补骨脂、淫羊藿等传统无毒中药及相关制剂确可致肝损伤，与用药剂量、疗程等缺乏明确的关联关系，具有偶发性、隐匿性、个体差异大等特点，免疫过度活化或自身免疫性疾病中医辨证属阴虚火旺、湿热内蕴者为其肝损伤易感人群，具有较明显的免疫特异质肝损伤特征。但是，其免疫特异质肝损伤机制是什么？至今鲜有人问津。

相比主要为单一成分的化学药，中药具有多成分、多靶点、多效应等特点，并且中药在绝大多数情况下是复方用药，不同药味之间、不同成分之间相互作用影响很大。因此，中药的肝毒性类型和分型复杂多样，有的中药可能既有固有毒性又有特异质毒性，有的中药成分可能既有固有毒性又有特异质毒性。上述基于化学药而提出的多种肝损伤学说，对于中药免疫特异质肝损伤机制问题难以做出完整而准确的科学回答。近年来，本团队在何首乌、补骨脂、淫羊藿等中药及其相关肝损伤的客观性及成因机制研究的基础上，首次提出中药免疫特异质肝损伤"三因致毒"机制学说。

（一）何首乌致肝损伤的客观性、毒性类型及成因机制

通过大规模的药物流行病学调查和典型病例分析发现，何首乌等传统无毒中药及部分相关确可致药物性肝损伤，与用药剂量、疗程等缺乏明确的对应关系，具有偶发性、散发性、隐匿性、个体差异大等，免疫过度活化或自身免疫性疾病中医辨证属阴虚火旺、湿热内蕴者为其肝损伤易感人群。病证毒理学试验证实，在正常动物模型上未见明显的肝损伤等严重毒副反应，但在免疫应激动物模型上，2～4倍临床剂量即可出现明显的肝损伤等毒副反应。临床代谢组学表明，MCP-1、VEGF、TNF-α、phenyllacticacid、crotonoyl-CoA、indole-5,6-quinone等为何首乌特异质肝损伤易感人群的免疫代谢标志物；通过药物基因组学研究，首次发现人类白细胞抗原HLA-B*35：01为何首乌肝损伤易感基因物，HLA-B*35：01携带者发生肝损伤的风险是非携带者的8倍以上（图2-9-2）。何首乌肝损伤易感基因论文发表在肝脏病学领域国际顶级杂志*Hepatology*后，国际药物性肝损伤联盟主席Guruprasad Aithal教授对此给予高度评价，并撰写了同刊长篇专题述评，认为这是国际首次发现传统药物肝损伤易感基因，将促进传统药物安全用药迈向精准医学时代。上述研究表明，何首乌肝损伤为免疫介导的特异质肝损伤，仅对极少数免疫异常活化人群有肝损伤风险，但对绝大多数人群是安全的；同时提示，中药安全性评价与风险防控不要"唯药物论毒性"，还要关注机体因素，开展并加强基于易感人群识别的中草药特异质肝损伤风险防控。

采取免疫应激模型和成分敲出敲入法研究发现，何首乌中顺式二苯乙烯苷（cis-SG）是何首乌诱导免疫肝损伤的主要易感成分，主要通过调控PPAR-γ等通路活性诱发肝损伤，反式二苯乙烯苷（trans-SG）则通过增强免疫活性加重cis-SG诱发的肝损伤，从而证实了何首乌肝损伤是机体免疫异常活化状态、何首乌中免疫促进物质和潜在肝损伤易感成分三者协同所致。在此基础上，首次提出中药（何首乌）免疫特异质肝损伤"三因致毒"机制（trielement injury hypothesis）：当机体免疫处于过度活化状态（柴）

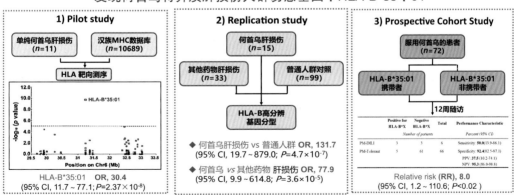

图2-9-2 HLA-B*35：01为何首乌肝损伤易感基因

时，中药免疫促进物质（油）能进一步加剧机体免疫反应，使肝对肝损伤易感物质（火星子）的敏感性增加，导致肝实质细胞损伤和炎症因子过表达，从而诱发免疫特异质性肝损伤（图2-9-3）。

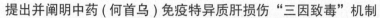

提出并阐明中药（何首乌）免疫特异质肝损伤"三因致毒"机制

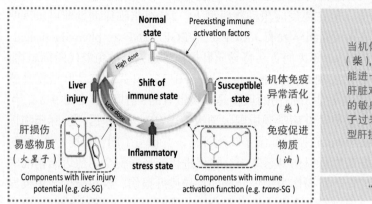

当机体免疫处于过度活化状态时（柴），中药的免疫促进物质（油）能进一步加剧机体免疫反应，使肝脏对肝损伤易感物质（火星子）的敏感性增加，出现免疫炎症因子过表达，从而诱发免疫特异质型肝损伤。

"柴—油—火星子"假说

➤ "三因致毒"：机体免疫异常活化状态 + 中药免疫促进物质 + 肝损伤易感物质

➤ 改变了长期以来国际中草药安全性研究"唯药物论毒性"的惯性思维

图2-9-3　"三因致毒"机制

（二）补骨脂联用淫羊藿致肝损伤的客观性、毒性类型及成因机制

淫羊藿和补骨脂被认为是传统"无毒"补益类中药，但近年来相关制剂致肝损伤现象屡见报道，引起了广泛关注。国家药品不良反应监测中心多次通报了含淫羊藿和补骨脂的制剂壮骨关节丸、仙灵骨葆胶囊等中成药的肝损伤不良反应。前期课题组通过药物流行病学、整合证据链法和病证毒理学研究，同样证实了壮骨关节丸、仙灵骨葆胶囊等本身无明显的肝毒性等不良反应，但在免疫应激状态下可产生特异质型药物性肝损伤。"三因致毒"机制学说在补骨脂、淫羊藿等中药及其相关制剂肝损伤研究中得到验证（图2-9-4）。

研究显示，补骨脂及其所含多个活性成分如补骨脂定、补骨脂酚、异补骨脂素等能够通过直接毒性作用导致磷脂等代谢通路紊乱诱导肝损伤，而淫羊藿及其所含多个活性成分如淫羊藿次苷Ⅰ、淫羊藿次苷Ⅱ和朝藿定B等可通过调控天然免疫信号通路NLRP3炎症小体活性诱发肝损伤。两者联合使用较单独使用时的肝毒性明显增加，由此提出"淫羊藿与补骨脂"为一对新的中药配伍禁忌。研究还提示，中药"十八反""十九畏"等配伍禁忌是相对的和有条件的，随着现代生物医学的发展及人们对中药安全性认识的不断深化，中药配伍禁忌理论的外延和内涵将不断地丰富和发展。

基于"三因致毒"学说，进一步研究提出并阐明了补骨脂与淫羊藿联用致免疫特异质肝损伤的作用机制，也就是：当机体免疫处于应激状态（柴）如NLRP3炎症小体

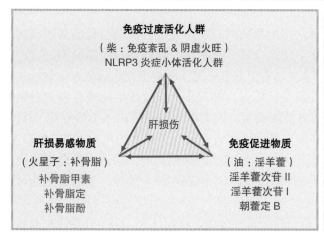

"三因致毒"机制假说在国家药监局通报的系列中成药中得到验证

免疫过度活化人群 （柴：免疫紊乱 & 阴虚火旺） NLRP3 炎症小体活化人群 **肝损伤** **肝损易感物质**　　　　　**免疫促进物质** （火星子：补骨脂）　（油：淫羊藿） 补骨脂甲素　　　　　　淫羊藿次苷 II 补骨脂定　　　　　　　淫羊藿次苷 I 补骨脂酚　　　　　　　朝藿定 B	◆ 含何首乌、夜交藤相关制剂： 首乌丸（片）、润燥止痒胶囊， 养血生发胶囊、首乌延寿片 （颗粒），精乌胶囊、七宝美 髯丹、心元胶囊等 ◆ 含补骨脂、淫羊藿相关制剂： 壮骨关节丸、仙灵骨葆胶囊、 白蚀丸、骨康胶囊等 ◆ 提示：精准对证用药很关键！

图2-9-4　"三因致毒"机制

活化状态时，淫羊藿（油）中的免疫促进物质如靶向增强NLRP3炎症小体活性的成分，如淫羊藿次苷 I、淫羊藿次苷 II 和朝藿定 B 等，能与补骨脂（火星子）中的肝损伤易感物质如补骨脂定、补骨脂酚、异补骨脂素等协同增强NLRP3炎症小体活化及免疫级联反应，从而诱发广泛免疫炎症反应和肝实质细胞损伤，最终导致特异质肝损伤产生。

"三因致毒"学说又称为"柴-油-火星子"学说，改变了中药毒理学研究"唯毒性成分论毒"的国际国内惯性思维，创新了中药毒性的认知模式、理论和方法，同时在国际上开创了中草药特异质肝毒性研究新领域。

（三）绿茶提取物致肝损伤：毒性类型、成因机制与防控对策

2021年美国胃肠病学会（American College of Gastroenterology，ACG）发布最新版《特异性药物性肝损伤诊断和管理指南》，该指南指出绿茶提取物（green tea extract，GTE）可致特异质肝损伤，HLA-B*35：01为易感基因。我们认为，GTE肝毒性主要属于节食或禁食后机体饥饿状态介导的间接型药物性肝损伤，同时携带HLA-B*35：01易感基因者更容易发生肝损伤。

GTE是一种风靡美欧国家的减肥用膳食补充剂，含有多种多酚类黄酮醇和儿茶素，其中表没食子儿茶素没食子酸酯（epigallocatechin gallate，EGCG）含量最多，该成分本身具有一定的肝毒性。结合本团队的研究和文献分析，本团队认为，食用GTE的节食减重者往往处于低食物摄取甚至禁食的状态，胃肠道消化吸收负担小，所服用的EGCG易被充分吸收；同时，由于减肥人群过度控制热量摄取，易造成机体能量供应不足，肝脏药物代谢酶活性减弱，代谢解毒能力下降，EGCG及其代谢产物在肝脏蓄积增加；此外，长期口服EGCG也可造成其代谢酶饱和或钝化，导致EGCG的体内暴露量不断增加。以上多种原因均可导致EGCG在肝蓄积增加，难以及时有效地被清除，从而放大了EGCG所致的肝损伤风险。肝一旦应激受损，释放的抗原物质可能被表达HLA-B*35：01的抗原呈递细胞识别并呈递，进而造成免疫反应激活，使肝出现免疫特异质损伤。可见，GTE所致的肝损伤主要是由于机体饥饿状态所介导的药物性肝损伤，并且这种药物

性肝损伤存在较明显的个体差异，节食减重者如携带 HLA-B*35：01 易感基因，其肝损伤风险会进一步增加。

近年来本团队研究发现，我国常用中草药何首乌所致的肝损伤与易感基因高度相关。多年来，何首乌肝损伤问题在中国及全球广受关注。我们通过实验研究证实，何首乌在正常动物模型中是安全的，未显示有肝毒性；基于大规模临床病例和生物标本研究发现，何首乌肝损伤具有显著的偶发性特点，多发于免疫过度活化或存在自身免疫性疾病的人群，与剂量和疗程无明显关联关系，人类白细胞抗原 HLA-B*35：01 为何首乌肝损伤人群易感基因，携带该基因人群服用何首乌发生肝损伤的风险增加 8 倍以上。尽管 GTE 肝损伤人群与何首乌肝损伤人群的易感基因是相同的，均为人类白细胞抗原 HLA-B*35：01，但两者在肝损伤类型和临床特点方面存在较大差异，基因易感性可能并非 GTE 肝损伤的唯一风险因素。

根据 Hoofnagle Jay 等建立的最新药物肝毒性分类，我们认为，GTE 肝毒性主要属于节食或禁食后机体饥饿状态介导的间接型肝损伤，同时携带 HLA-B*35：01 易感基因者更容易发生肝损伤。正如饮酒可以伤肝一样，酒精本身具有直接肝毒性，过量饮用会发生醉酒。在空腹或饥饿状态下，酒精可被更加快速地吸收，同时短时间内大量吸收的酒精也难以被及时代谢，因此人在饥饿空腹状态下饮酒更容易发生醉酒。如果空腹饮酒者还同时缺少乙醛脱氢酶，则会进一步增加醉酒风险，甚至造成严重的酒精中毒。

上述分析说明，节食减重与高 EGCG 摄入量是 GTE 诱发肝损伤的两大关键因素，为此我们建议：①节食减重人群应慎用绿茶相关产品，在服用富含 EGCG 产品时，注意补充营养和能量，维持肝正常的代谢解毒能力。②GTE 产品应控制用量，避免长期使用，减少 EGCG 在体内特别是肝的暴露，降低肝损伤风险。③服用 GTE 产品有肝损伤风险不等于饮用绿茶会发生肝损伤。一般人每天饮用绿茶约 10g，EGCG 摄入量约 70mg/d，远低于节食减重者使用 GTE 的摄入量（125～900mg/d）。中国作为绿茶饮用大国，至今尚未有绿茶致肝损伤的病例报道。

三、展　望

除免疫因素外，环境和机体其他因素也是 IDILI 的重要诱因，如肝代谢、解毒异常、线粒体损伤和氧化应激等，但这些因素很难解释 IDILI 发生的特点，同时肝作为一个类免疫器官，最终肝脏免疫系统会识别环境和机体因素诱导的肝损伤，形成更为严重的 IDILI。IDILI 是个综合复杂的过程，是药物或其代谢产物及机体和环境共同作用的结果，在特异质肝损伤研究中应综合考虑多种因素的影响。

目前多数机制假说仅从某一方面阐释了药物特异质肝损伤的特点和机制，临床中特异质肝损伤可能更多的是 2 种或多种因素协同所致的。中药特异质肝损伤免疫应激"三因致毒"假说，从机体免疫、免疫药理及肝损伤易感物质 3 个方面阐释了中药特异质肝损伤发生的机制和特点，对于其他中药特异质肝损伤评价具有重要参考价值，创新和发展了中药毒性理论。

从临床角度构建特异质肝损伤客观诊断与辨识体系，对于探索特异质肝损伤发病机制及制定临床风险防控对策具有重要的意义。美国胃肠病学会于 2014 首次基于不同质量的循证证据，并结合相关专家的诊治经验和观点制定并发布了《特异质型肝损伤的诊断和管理》，该指南主要用于化学药物IDILI的临床诊断。由于中药的多成分、多靶点效应及组方用药的特点，以及中药同时受药物质量因素和联合用药等因素的影响，导致中药特异质肝损伤的客观诊断更为困难，为此中华中医药学会于2016年制定和颁布《中草药相关肝损伤临床诊疗指南》。该指南可用于固有型和特异质型中药草肝损伤的客观辨识与诊断，有效避免了中草药相关肝损伤的漏诊误诊，提高了诊断的准确率。中草药肝损伤的客观辨识与诊断，为基于临床药物流行病学和代谢组学、基因组学、蛋白组学和转录组学等系统生物学手段筛查药物特异质肝损伤易感因素和标志物筛查提供了基础，对建立药物特异质肝损伤临床客观辨识体系和临床风险识别指征具有重要意义。

尽管目前已形成了多种免疫相关IDILI评价模型，如TNF-α模型、LPS模型、PD-1敲除联合CTLA4抗体中和小鼠模型等，为阐释IDILI的发病机制提供了有效评价模型，但是单因素模型往往难以完全模拟临床特异质肝损伤的特点，因此模型中可见特异质肝损伤现象，但并不意味着临床患者发生特异质肝损伤的免疫学诱因与模型一致，因此基于临床的免疫易感因素或机制建立特异性模型是科学评价特异质肝损伤的关键。虽然多数特异质肝损伤药物还没有建立有效的体内外评价模型，但随着人们对特异质型药物性肝损伤研究的深入，必将有更多的评价模型用于特异质型药物性肝损伤的研究。

参 考 文 献

柏兆方，高源，王伽伯，等. 中药特异质肝损伤评价及风险防控对策研究［J］. 药学进展，2020，44（10）：724-729

柏兆方，高源，左晓彬，等. 免疫调控与特异质型药物性肝损伤发生机制研究进展［J］. 药学学报，2017，52（7）：1019-1026

柏兆方，孟雅坤，贺兰芝，等. 传统无毒中药诱导的免疫特异质型肝损伤及其机制假说［J］. 中国药学杂志，2017，52（13）：1105-1109

第10章

中药复方配伍控毒新策略：效应成分靶标互作

近30年来，部分传统认为"无毒"的中药频频曝出严重的不良反应/事件，不仅给公众安全用药带来挑战，而且制约了中医药事业和产业健康发展及其全球化进程。近年来研究表明，传统"无毒"中药或称新发现"有毒"中药所致安全性问题，多为特异质毒性或间接毒性所致，而非传统的固有毒性所致。药物固有型毒性主要与其剂量和疗程等因素有关，其控毒可以通过合理控制剂量和疗程加以实现。但特异质毒性或间接毒性主要与机体先天因素或后天因素有关，与剂量和疗程往往无明显依赖关系，通过控制剂量和疗程等很难以实现减毒控毒、安全用药。

众所周知，复方用药是中医药临床用药的主要形式，复方配伍也是中医临床上最便捷、最有效的控毒减毒对策和途径之一。那么，单味中药可致特异质肝损伤，其复方用药安全风险如何？在复方体系乃至临床真实世界中，如何认知和评价中药特异质肝毒性在多因素协同作用下的变化规律及风险程度，并实现其肝损伤风险最小化，是中药安全性领域亟待解决的新的重大课题。

为此，近年来我们团队以何首乌为代表，在单味中药特异质肝毒性研究取得突破的基础上，开展其复方用药安全性研究，重点是揭示在机体易感性、药物本身及复方用药环境等多因素交互作用下中药特异质肝毒性的协变规律及作用机制，建立有针对性的安全风险防控对策，创新发展中药安全用药理论和方法。

一、特异质型药物性肝损伤已成为威胁人类健康的"隐形杀手"，也是中医药安全性领域的"隐形杀手"

近30年来，极少数传统观点认为无毒中药被频频曝出可致药物性肝损伤（DILI）等严重不良反应，不仅给公众安全用药带来隐患，而且制约了中医药事业和产业健康发展及其全球化进程。一项大规模药物性肝损伤流行病学研究显示，在我国引起肝损伤的主要药物类别中，中草药和保健品占26.81%。研究表明，部分传统无毒中药所致药物性肝损伤主要为特异质型药物性肝损伤（IDILI），而非普遍熟悉的固有型肝损伤（intrinsic drug-induced liver injury）。特异质型肝损伤具有隐匿性、偶发性、潜伏期较长、个体差异大等特点，导致漏诊率和误诊率高，防控难度大。药物性肝损伤已成为临床最常见的严重药物不良反应之一，可以说是威胁人类健康的"隐形杀手"。

二、以何首乌为代表的单味中药致特异质肝损伤研究已取得突破性进展，但其复方用药的安全风险认知、评价与防控尚无有效对策，亟待加以研究解决

针对中草药引起的特异质肝损伤研究，国内外有一些关注，但鲜有实质性研究。近年来，在国家自然科学基金委员会、国家中医药管理局、中华人民共和国科学技术部和国家药品监督管理局等有关方面的支持下，本课题组与国内外多个临床、科研和监管团队合作，以国内外高度关注的何首乌（*Polygonum multiflorum* Thunb.）肝损伤问题为代表，对中草药肝损伤的客观真实性、IDILI 的成因机制及风险防控对策进行了多学科探索研究，取得一些重要进展和突破。通过大规模临床病例与实验研究，证实何首乌本身确实可致特异质肝损伤，与剂量和疗程无明显依赖关系，与机体免疫异常活化状态密切相关。进一步研究发现，类风湿关节炎、严重的皮炎湿疹、系统性红斑狼疮、白癜风、银屑病、脂溢性脱发、斑秃、白发等机体免疫异常活化或自身免疫性疾病伴有阴虚火旺、湿热内蕴证者，为何首乌肝损伤的主要易感人群，并找到了何首乌特异质肝损伤易感人群的生物标志物，特别是首次发现人类白细胞抗原 HLA-B*35：01 为何首乌致肝损伤的易感基因，携带该易感基因人群服用何首乌发生肝损伤的风险是非携带者的 8 倍以上。何首乌肝损伤易感基因的发现也得到了北京大学第一医院王贵强教授团队、深圳市第三人民医院陈军教授团队等第三方的独立重复和验证。

课题组进一步研究，发现了何首乌致免疫特异质肝损伤的易感物质（免疫促进物质与潜在肝损伤物质），提出并阐明了中药（何首乌）免疫特异质肝损伤"三因致毒"机制假说（又称"柴-油-火星子"学说）：当机体免疫处于异常活化状态时（易感人群），何首乌中的免疫促进物质如反式二苯乙烯苷能进一步激发机体免疫反应，导致肝对何首乌中潜在的肝损伤易感物质，如顺式二苯乙烯苷等的敏感性增强，诱发肝实质性细胞损伤及免疫炎症因子过表达，从而形成免疫特异质性肝损伤。可以说，针对何首乌致肝损伤的客观真实性、肝损伤属性、成因机制等关键问题，基本上已找到了科学答案，相关研究成果，如何首乌易感基因已被写入《2022 AASLD 实践指南：药物、草药以及膳食补充剂诱导的肝损伤》等国内外多部指南，标志着针对单味中药的 IDILI 研究取得了突破性进展。

但是，需要指出的是，筛查易感基因、甄别易感人群，是防范中药 IDILI 发生的重要手段，然而至今为止，绝大多数中药特异质肝毒性均还没有找到易感基因，即使找到了易感基因，也不一定代表携带易感基因者服用该中药就会发生 IDILI。此外，IDILI 的发生往往与用药剂量、疗程无明显关联，导致难以通过控制用量用法进行防控。因此，何首乌临床使用实践中，在识别易感人群、规范炮制加工、规范用量用法等的基础上，亟须建立更加具有针对性、可及性和有效性的 IDILI 风险防控对策和方法。

众所周知，中医临床用药是以复方为主要形式，其中复方配伍控毒也是中医临床上针对性、可及性、灵活性和有效性好的常用控毒手段。目前已批准上市的含有何首

乌的复方制剂（包括中成药和保健食品）达500余种，这些何首乌复方制剂致肝损伤风险究竟如何？继续使用是否安全放心？哪些何首乌复方制剂可能存在IDILI高风险？如何科学认知和评价药物因素、机体因素及环境因素对何首乌复方诱发IDILI的协同作用及规律？在今后临床诊疗与新药研发实践中，何首乌复方用药如何通过科学组方以规避或减少其特异质肝损伤风险？这一系列问题亟待加以深入研究、科学回答和有效解决。

三、现行的主要基于固有型毒性认知的中药配伍关系与控毒研究模式，对于不含或含极少固有毒性物质的特异质毒性中药及复方来说，具有很大的局限性

目前中药安全性研究特别是复方配伍减毒研究主要是基于固有型毒性认知并围绕直接毒性成分开展，重点考察中药复方制剂不同配伍组合毒性成分溶出和转化、体内行为差异等，通过改变毒性成分暴露形式、暴露时间、暴露量和暴露部位实现减毒的目的。然而，针对新发现的含特异质毒性中药的复方制剂，往往没有或难以找到明确的直接毒性物质，有时甚至毒性相关物质即是药效物质。因此，单从化学成分层面进行研究，往往难以找到风险明确的配伍增毒或减毒的相关药味及规律，中药复方配伍关系研究无论是理论认知还是方法学层面，均需创新与发展，以便科学精准地揭示中药毒效转化关系及规律，并制定有针对性的干预对策。

针对含特异质毒性药味的复方制剂来说，其安全风险的主要关注点无疑是含有特异质毒性的药味本身，但是其安全风险的发生与否及其频次和程度往往还受机体因素（体质、遗传、基础疾病等）、用药环境因素（复方组成、联合用药、饮食、保健品等）的影响。此外，不同药味配伍亦可能通过影响机体因素，或通过间接药理活性作用，导致机体产生特异质毒性或间接毒性。以何首乌为例，课题组前期研究发现并证实其IDILI的发生是由机体免疫易感性、何首乌中的易感物质（包括免疫促进物质、潜在的肝损伤物质）协同作用所致。

但需要指出的是，在复方用药中，其他药味既可能会通过增强机体免疫易感性而增加肝损伤风险，也可能会通过协同增强何首乌免疫活性而增加肝损伤风险。除复方本身外，复方用药环境中其他因素如联用的化学药、生物药、中草药、保健食品、酒精、膳食等对何首乌复方诱发的IDILI协同作用和影响不容忽视。已知全球有1100多种上市药物具有潜在的肝毒性，如抗肿瘤的化疗药、抗结核药、解热镇痛药、抗风湿和痛风药、抗精神病药、激素类药、免疫抑制剂、降血脂药、抗真菌药、抗病毒药等。民间所说的"发物"或可引起机体"上火"的食物和中草药，也有触发药物性肝损伤的风险。因此，可以预知何首乌致特异质肝损伤"三因致毒"机制在复方用药的复杂环境下呈现的规律及形式更为复杂多样。令人欣慰的是，课题组前期研究显示，"三因致毒"机制假说在壮骨关节丸、仙灵骨葆胶囊等复方制剂特异质肝损伤的客观性及成因机制研究中也得到很好的重现与印证，提示其对复方用药环境下中药IDILI风险预测与防控具有指导意义。

四、首次提出建立基于效应/成分/靶标互作关系的中药配伍控毒研究策略和方法，不仅适合具有固有型毒性的中药及复方，而且特别适合具有特异质型毒性的中药及复方

为系统揭示机体因素、药物因素和环境因素对"有毒"中药在复方用药环境下特异质肝毒性的协变规律、呈现形式及作用机制，寻找科学精准的复方配伍控毒方法和配伍药味，我们首次提出了基于效应成分靶标互作（effect-component-target interaction）的"有毒"中药配伍减毒策略和方法。强调中药配伍减毒既关注和研究直接毒性物质，又关注特异质或间接毒性物质；既关注配伍中药成分互作对毒性相关物质体内外暴露的影响，更关注配伍中药的效应成分靶标互作对药效和毒性效应的影响，特别是针对诱发损害的靶标通路进行直接干预，可阻断毒性反应发生，是更为有效和科学的配伍减毒手段和方法。

值得指出的是，随着中药"毒性"认知理论的创新和突破，中药毒性研究已不再主要局限于固有型毒性认知或围绕直接毒性物质展开研究。相比于固有型毒性，诱导特异质毒性和间接毒性的中药物质往往没有明确的直接毒性物质，为此我们提出了毒性相关物质（toxicity-related substances，TRS）新概念，即中药导致不良反应的物质不仅包括固有毒性物质成分，也包括可与内源性大分子形成加合物从而诱发特异质毒性的物质成分，以及可诱发间接毒性的生物活性物质成分等。

效应成分靶标互作是实现"有毒"中药配伍减毒的最佳策略之一，但针对不同"有毒"中药，其减毒配伍策略有所不同。①针对TRS相对清楚且为非主要药效物质的中药，可通过成分互作降低TRS溶出或暴露方式实现配伍减毒；②针对毒性靶标机制相对清楚且毒性机制为非药理机制的中药，可通过直接抑制损伤通路或靶标建立靶标互作配伍减毒策略和方法，从而阻断毒性效应发生；③针对直接毒性中药，可以通过抑制毒性物质介导的氧化应激、凋亡或者坏死等直接毒性通路建立靶标互作配伍减毒策略；④针对特异质毒性中药，可通过抑制上游活性代谢物-蛋白质加合物（RM-protein adduct，RMPA）形成及其介导损害相关靶标或通路活性建立配伍减毒策略和方法；⑤针对间接毒性中药，可通过靶向阻断天然和（或）获得性免疫、药物代谢等第三因素相关的靶标或通路建立配伍减毒策略和方法（图2-10-1）。

此外，无论何种毒性类型，最终均诱发细胞损伤和死亡，因此靶向促进损伤后修复亦可有效降低用药风险，也是配伍减毒的重要形式和共性环节。但是基于损伤修复的配伍减毒并非真正抑制损伤发生，而是促进损伤后的修复甚至可能掩盖药物实际对人体造成的伤害，不能作为配伍减毒的最佳选择，但作为一种效应互作配伍减毒方式，可作为中药配伍减毒的第二道防线，补充成分互作和靶标互作减毒策略和方法的不足，从而更加精准全面地防控临床用药毒副反应的发生。

以何首乌为例，针对肝毒性易感物质和作用靶标都不明确的配伍组合，重点考察其生物效应互作关系及其对何首乌致IDILI的影响；针对肝毒性易感物质基本明确但作用靶标不明确的配伍组合，重点考察肝毒性易感物质互作关系及其对何首乌致IDILI的影

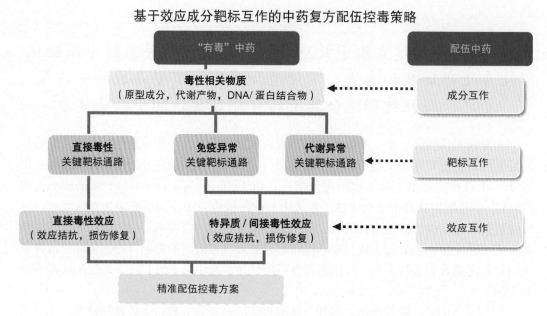

图2-10-1　基于效应/成分/靶标互作的中药复方配伍关系与控毒研究策略

响；针对肝毒性易感物质和作用靶标都基本明确的配伍组合，重点考察其靶标互作关系及其对何首乌致特异质肝损伤的影响。

其中，免疫特异质肝毒性易感物质，既包括免疫促进物质，也包括潜在的肝损伤物质；既包括药物原型成分，也包括药物代谢产物，还包括与蛋白、多肽或DNA形成的加合物；既包括何首乌中的肝毒性易感物质，也包括复方中的肝毒性易感物质，还包括联用药品或食品中可能存在的肝毒性易感物质。化学成分互作研究主要考察配伍/联用后对肝毒性易感物质在体内的暴露形式、暴露时间和暴露量及诱发肝损伤风险的影响。

课题组前期研究发现，具有清热、凉血、解毒、利湿等功效的中药如甘草、白芍、茯苓、丹参等，能分别通过靶向抑制天然免疫NLRP3炎症小体、NF-κB等信号通路而降低何首乌诱发免疫特异质肝损伤风险；具有温阳、助火、补气等功效的中药如补骨脂、淫羊藿、人参等，能通过靶向活化天然免疫NLRP3炎症小体、NF-κB等信号通路而增加何首乌诱发免疫特异质性肝损伤风险（图2-10-2）。但是，上述配伍仅局限于"一对一"组合研究，复方用药往往是何首乌与多药味配伍组合，"一对一"配伍效应及规律能否在"一对多"组合中重现？何时出现毒-效转换与配伍作用拐点效应？此外，在何首乌配伍增毒/减毒的同时，其药效是增还是减？如何实现配伍减毒而不减效？这问题还值得深入研究。

基于效应成分靶标互作的何首乌配伍控毒策略

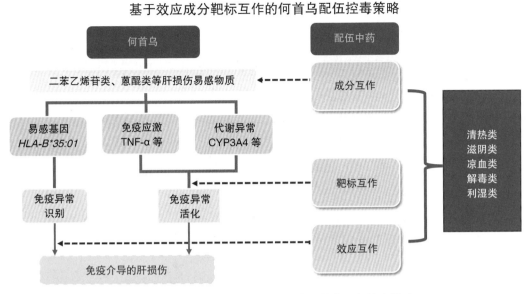

图2-10-2　基于成分靶标效应互作的何首乌配伍控毒策略

五、探索建立复方用药环境下中药免疫特异质肝毒性风险综合防控对策，有望形成可复制、可推广的新发现"有毒"中药安全风险防控模式和技术方案

中药复方应用在临床中选择和使用较为灵活和便捷，可依据不同机体或疾病状态进行调整，但药物的安全性是相对的，尤其在使用含有免疫特异质肝毒性的中药时，遗传（如HLA-B*35：01）、体质（如阴虚火旺）、易感病证（如自身免疫性疾病）、保健品（如滋补强壮类、减肥健美类等）、生物制剂（如疫苗、抗体药物）等因素水平波动皆有可能影响复方中药的安全性。构建能够预测含"有毒"中药，特别是含免疫特异质肝毒性中药的复方用药安全风险预测模型，将有助于实现其安全用药风险可预测、可防控。针对药物性肝损伤慢性化早期诊断与预测难题，课题组基于大样本临床病例数据，创建了一种简单易行、无创列线图模型（BNR-6），可准确预测慢性DILI患者的预后情况。基于国际公认的免疫特异质肝损伤易感基因HLA突变位点（如HLA-B*35：01、HLA-B*57：01等），课题组正在构建中草药及小分子化合物的免疫特异质肝毒性预测模型（图2-10-3）。

为了推动"三因致毒"机制更好地回归临床、转化应用，我们还基于药物、机体和环境多因素相互作用关系，积极探索在临床真实世界中何首乌免疫特异质肝毒性的协变规律、呈现形式及风险大小的预测模式，应用人工神经网络（artificial neural network，ANN）和深度学习（deep learning，DL）等方法，结合临床病例和实验研究进行验证，建立多维、动态、可量化的中医药免疫特异质肝损伤风险预测模型，提出安全精准用药对策，即复方用药环境下中药免疫特异质肝毒性风险"三因洽配"（tri-element friendly

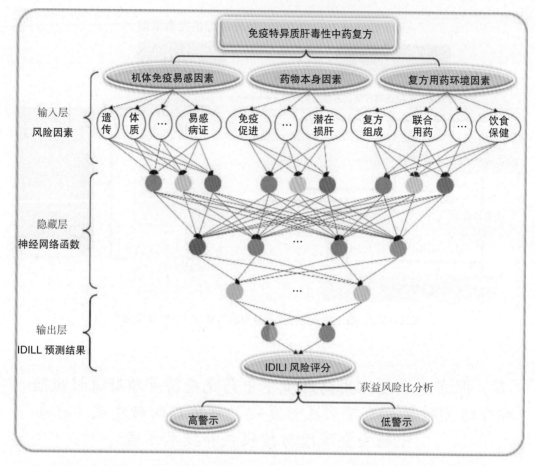

图 2-10-3　基因"三因致毒"机制的复方体系中药免疫特异质肝损伤风险预测模型图

conjugation）防控对策和模式。

六、基于效应成分靶标互作关系的何首乌复方配伍控毒研究

综上，本团队以效应成分靶标互作策略为指引，以何首乌为代表，在中医药"有故无殒"毒效思想指导下，结合"三因致毒"机制（"柴-油-火星子"学说），从机体免疫易感性、复方免疫调控物质、复方潜在肝损伤物质 3 个维度，综合刻画含何首乌的 500 余种复方制剂（中成药和保健食品）致免疫特异质性肝损伤的风险程度，发现潜在的高风险/低风险复方品种，利用国家药品不良反应监测系统上报数据，利用国家药品监督管理局相关通报及多个药物性肝损伤专业网站数据进行检索查验；采用整合证据链法和病证毒理模型，对疑有肝损伤毒副反应的高风险复方品种进行因果关系再评价和确认；根据报告比值比和成分敲出/敲入法，寻找与何首乌配伍能增加或降低其肝损伤风险的药味及组合；根据效应成分靶标互作关系，从免疫应激调控角度揭示其增毒与减毒配伍的协变规律、呈现形式及作用机制。进一步地，应用 ANN 和 DL 等方法，构建复方

用药环境下中药免疫特异质性肝损伤风险预测模型，提出何首乌复方用药安全风险精准防控策略。研究成果为传统无毒中药及其复方所致的安全性问题提供可资借鉴的解决方案和成功范例，创新发展中药安全性评价与风险防控的理论和方法，科学防范和消除中医药安全性领域的"隐形杀手"。

七、结语与展望

目前，针对传统无毒中药所致安全性问题，特别是特异质毒性和间接毒性问题，不仅关注和研究不多，防控对策和措施更是十分有限。通常，传统"有毒"中药所致的药源性损害多为直接毒性物质介导的固有毒性，对于含固有毒性中药，如附子等，中医临床应用时较为谨慎，并建立了较为严格的适用范围、用量用法等规定及炮制减毒技术规范，可以有效防控其安全风险，正所谓"明枪易躲"。但是，对于新发现的特异质毒性或间接毒性中药，采用控制用量、规范炮制等手段，难以获得理想的减毒效果，尤其是针对药效物质介导的特异质毒性和间接毒性，采用炮制或质量控制手段亦可导致药效降低，正所谓"暗箭难防"。

本团队认为针对含有不同毒性类型的中药，其安全性评价及风险防控研究的重点应有所不同，识别易感人群、辨证用药、复方配伍等将是防控中药特异质毒性或间接毒性发生的有效途径和抓手。因此，开展"有毒"中药研究，既要采用现代研究手段对其安全性风险的科学内涵进行诠释性和验证性的解析，更要建立符合中医药特点且被国内外认可的减毒策略和评价技术体系，切实解决国内外高度关注的中药安全性新情况、新问题，以彰显中医药理论，特别是配伍减毒理论的科学生命力和重大现实意义。

参 考 文 献

柏兆方，王伽伯，肖小河. 中药毒性认知创新与安全精准用药［J］. 中国中药杂志，2022，47（10）：2557-2564

高云娟，赵旭，柏兆方，等. 基于间接毒性认知的中药安全风险防控［J］. 中国药物警戒，2021，18（11）：1004-1008

第11章

中药药源性损害风险管理："人–药–用"系统防控

当今我国社会发展已进入新时代，人们日益增长的健康美好生活需求呼唤更加安全、有效、优质和便利化的中医药产品及服务。安全性好一直是中医药的突出优势。然而，近年来有关中药的安全性问题/事件频发，不仅增加了临床用药风险和患者的负担，同时也对中医药事业健康发展和国际声誉带来了很大挑战。为此，2019年10月正式出台《中共中央国务院关于促进中医药传承创新发展的意见》，并强调指出要加强中药质量和安全监管。在新形势下，我们不仅要科学理性地看待中药安全性形势和问题，更要与时俱进地加强中药安全性研究与监管，特别是要转变观念，加快建立符合中药特点的药物警戒体系，推动并实现中药安全风险管理从被动应对向主动防控转变。

一、中药安全性的基本形势与问题

随着中药在全球的广泛使用，中药安全性问题/事件也逐渐增多。特别是近年来，一些中药或其所含成分被报道可导致严重不良反应/事件，如龙胆泻肝丸致肾衰竭、小柴胡汤致间质性肺炎、何首乌致肝损伤、马兜铃酸致肝癌等，引起国内外高度关注。2019年，WHO将源自中国的传统药物纳入 *International Classification of Diseases*（第11版）（ICD-11）之后，欧洲一些知名科学组织如EASAC和FEAM更是联名发表声明，公开质疑中医药安全性和有效性，使得中药安全性问题成为国内外关注的热点，严重影响中医药事业的健康可持续发展及国际化进程。那么中药安全性形势和问题究竟如何？我们应客观理性地对待中药安全性问题，不可夸大，但也不可轻视，更不要避讳。

我国自1999年建立药物不良反应/事件监测制度和体系以来，历年药品不良反应/事件报告呈逐年明显增加趋势。据国家药品不良反应监测中心统计，2019年收到药品不良反应/事件报告163.5万份，按怀疑药品类别分，化学药占84.9%，中药占12.7%，生物制品占1.6%，无法分类占0.8%。其中，中药按给药途径统计，注射给药占45.5%，口服给药46.4%，其他途径给药占8.1%。如不把中药注射剂这一中西医均存有很大争议的剂型品种纳入中药统计，中药不良反应/事件报告占比为6.9%。全国性的监测数据分析显示，疑为中药所致的不良反应/事件报告远少于化学药，中药特别是非注射剂类中药的用药安全性形势总体较好。

进一步分析提示，中药安全性问题也不可轻视：一是中西药不良反应/事件报告占比不等于其发生率。中药涉及的不良反应/事件报告占比远少于化学药，但全国临床中药使用频次也远低于西药，因此不能简单地认为中药安全性远比西药好；二是中药安全风险可控性远不及西药。现今中成药不良反应绝大多数是"尚未明确"，而西药不良反应及注意事项等药物警戒信息在其药品说明书中记载得十分翔实，其安全风险通常可预知、可防控；三是药物安全性是相对的，关键看获益风险比。现今一些中药特别是中药注射剂的不良反应/事件报告占比很高，并且临床获益不佳或者难以评判，而西药获益风险比往往是明确的或良好的，如西药虽然存在骨髓抑制等严重不良反应，但在临床治疗中不可或缺。

当然，中药不良反应/事件报告不断增加，并不一定代表着中药安全性形势越来越差。因为随着人们对中药安全性问题认识的不断深化、检测手段的不断发展、药品监管体系的不断完善及社会舆论媒体对中药安全问题的广泛关注，中药安全性问题比以往任何时期更易被发现、披露和处理，从另一个方面反映出我国药品安全监管能力和水平在提升，也说明我国社会治理水平在进步。

二、中药安全风险防控的主要挑战与对策

（一）中药安全用药意识较为薄弱，风险防控措施不够充分

中药在我国使用了数千年，1978 年以后我国又研制开发了数万个中成药和以中药为主要原料的保健食品，但令人遗憾的是至今绝大多数中药的不良反应还是"尚不明确"。其实中药在安全性方面是具有天然优势的，但现在反而面临越来越严重的安全用药挑战。本团队认为，中药安全使用面临的最大问题主要表现在两个方面：一是缺少安全风险防范意识。长期以来人们对中药安全性认识存在许多误区。如中药"纯天然、无毒副作用"及"有病治病，无病保健"等错误观念根深蒂固。特别是随着人们对健康美好生活需求的日益增长，中药非治疗用途的应用越来越普遍，不合理用药现象如超剂量、超疗程、超适应证、不合理药物联用等情况时有发生。二是缺少安全风险防范对策。虽然我国历代医家对中药安全性较为重视，提出了"十八反""十九畏"，以及辨证减毒、配伍减毒、炮制解毒等安全用药经验和理论，但过于抽象和笼统，尚缺乏充分的现代医学科学证据支持，特别是针对当今中药安全性出现的新情况和新问题，这些传统经验往往难以做出科学合理的回答并制订具有针对性和可操作性的解决方案。

由此可见，为了从根本上破解新形势下中药安全使用的难题，本团队认为，一是要加大科普宣传教育，树立中药安全用药意识；二是要加大中药安全性研究力度，实现中药不良反应从尚不明确到基本明确；三是加强中药安全风险防控体系的建设，实现中药不良反应可知、可防、可控。

（二）现代药物警戒理念对破解中药安全性难题的启示

针对药物安全风险防控的问题，法国科学家 Begaud 首次提出药物警戒（pharmacovigilance，PV）思想，受到 WHO 高度重视和认可，逐步在全球范围推广并建立了药物警戒相关法规。药物警戒是指发现、评价、理解和预防不良反应或其他任何可能与药物有关问题的科学与活动，其核心思想是通过借鉴风险管理的理念和方法，以实现患者用药最佳获益风险比，从而达到保障患者用药安全和维护公共卫生安全的目的。药物警戒不等同于药物不良反应监测，药物警戒的范围更广、内涵更丰富，不仅包括合格药品在

正常用法下出现不良反应监测，还包括对药品质量问题、药物滥用及用药错用等监测；既包括药品上市前与安全性相关的毒理学研究和临床试验，也包括上市后的药品不良反应监测与安全性再评价。概言之，药物警戒涵盖了药品全生命周期安全风险的发现、评估、警示与管控。

我国一直十分重视药物警戒建设。1999年颁布了《药品不良反应监测管理办法（试行）》，现已建成了由国家药品不良反应监测中心、省级药品不良反应监测中心、地市级监测机构及报告单位组成的四级监测体系，该体系在我国药物警戒方面发挥了核心和关键作用。但是，该系统为政府主管部门主导建设的自发上报数据库，不可避免地存在药物不良反应监测漏报率高等局限性，并且目前数据库尚未对外开放和共享利用。

可喜的是，2019年最新修订发布的《中华人民共和国药品管理法》首次提出"风险管理、全程管控、社会共治"的药品监管理念，并明确提出要建立国家药物警戒制度，将从国家层面进一步加强对药品不良反应及其他与用药有关的有害反应进行监测、识别、评估和控制。近年来国家药物不良反应监测中心负责人多次提出，要大力加强药品不良反应数据的开放共享，有望使全球覆盖人口最多、药品种类最广的中国国家药品不良反应数据库变成最丰富、最宝贵的药物警戒"信息源""资源库"。

由于中药本身的复杂性及我国中西药联用的普遍性，我国加快构建符合中国国情和中药特点的药物警戒技术体系，将是新时代我国药物警戒体系建设的重要目标和方向。开展并加强中药安全风险防控与药物警戒，实现中药安全风险防控从被动应对向主动防控转变，也是破解中药安全性难题的必然之举。

三、中药药物警戒的主要特点和任务

（一）中药药物警戒的特点及难点

由于中药本身的复杂性和中国国情的特殊性，西方国家的药物警戒模式不完全适合我国中药产品的安全性监管。此外，相对于化学药和生物药，中药药物警戒起步晚、底子薄、难度大、任务重。在中药药物警戒建设中，对这些因素应予以特别重视和考虑。

1. 中药安全风险点多面广，风险防控具有高复杂性　中药品种众多，成分复杂，中药安全性研究基础薄弱。我国药用植物、动物和矿物达12 807种。经国家药品监督管理部门批准的中成药文号有60 000个，绝大多数中成药均为多味中药组成的复方制剂。无论是单味中药，还是复方制剂，其化学背景往往复杂不清，有效成分（群）或毒性成分（群）难以确定，且中药的毒性作用往往相对和缓，具有迟发性和隐匿性，增加了中药安全性评价与研究的难度。

同时，中药主要来源于大自然，从田间到临床，每个环节均可能存在质量安全性风险。在上游，有土地污染、品种混乱、加工炮制不当、人为掺假使伪、外来有害物质如农药残留和微生物污染等造成质量安全风险；在中游，有提取、精制、浓缩、干燥、成型和包装等可变因素众多，中药安全风险防控难度大。如民间常有人误将菊科菊三七 [*Gynura japonica* (Thunb.) Juel.] 的根当作正品三七使用，常造成肝窦阻塞综合征。更不用说，造成肾衰竭的龙胆泻肝丸主要是因为误用了关木通（ *Aristolochia manshuriensi*

Kom.)。

2. 中西药联用及自我医疗现象普遍，中药安全风险防控难度大　在我国，中药不仅品种复杂多样，应用目的和方式也多种多样。中药有医用，也有非医用，其中以中药为主要原料的保健食品上万种；有处方用药，有非处方用药，据不完全统计，我国非处方药品种总数约4500个，其中中成药品种3500种以上；还有自行采集、加工和使用的中草药（如泡制药酒）。如果脱离临床医师、药师或中医药理论指导，中药使用的安全风险无疑将会增加。

同时，在我国，中西药联用现象十分普遍，有中药西药联用，也有中药与中药联用，既有汤剂与成药联用，也有成药与成药联用等，这使中药药源性损害因果关系评价更为困难，中药安全风险防控更为棘手。

3. 中药的"毒"不等同于毒副作用，具有丰富的可调适性　传统中医学认为中药的"毒"有三重含义：一是"药者，毒也"。在古代，毒与药不分，如《周礼·医师》说："医师聚毒药，以供医事"，将毒与药相提并论。二是指中药的偏性，《说文解字》说"毒，厚也"，此处之"厚"是指药物的偏性强烈、峻猛。三是指中药的毒副作用，与现代医学的毒副作用相当。所以，在开展中药安全性与药物警戒时，不能将中药"毒"与现代的"毒"混为一谈。现在看来，"有毒中药"的提法不科学、不可取，因此本团队建议将毒副作用大的中药改称为"高风险"或"高警戒"中药。

中药的"毒"往往具有良好的可调适性。中医药通过独特的炮制减毒、配伍减毒和辨证用药减毒等多种方式，可以实现中药安全风险最小化，可以保证用药安全。因此，某种中药含毒性成分或试验显示有毒性，并不等于该中药就是有毒中药或高风险中药，更不等于含有该中药的所有复方均有毒性或高风险。但同时应注意，随着中药现代化的发展，中药领域诞生了许多新技术、新制剂、新剂型，传统的安全用药经验是否还适用于现代中药，这些问题均有待系统的科学研究和回答。

4. 对传统"有毒"中药的安全性关注多，对传统"无毒"中药关注少　传统"有毒"中药，如古代文献记载的"大毒"中药，其毒性往往为具有明显的量-时-毒关系，临床上一般可预测、可防控，如附子、雷公藤。但是，近年来多次曝出安全性问题/事件的中药往往不是传统"有毒"中药，而是传统"无毒"中药，如何首乌（*Polygonum multiflorum* Thunb.）、补骨脂（*Psoralea corylifolia* L.）、淫羊藿（*Epimedium brevicornu* Maxim.）等中药的相关肝毒性问题。目前传统"无毒"中药安全性缺乏研究，一旦出现问题往往难以有效应对，容易引起患者及公众误解甚至恐慌，还有可能被媒体肆意炒作。因此，对于传统"无毒"中药在临床上或实验室出现安全性风险信号，应该予以足够的重视并加以研究。

2019年，Hoofnagle等在 *The New England Journal of Medicine* 提出，根据发病机制，药物性肝损伤通常分为直接肝毒性（direct hepatotoxicity）和特异质肝毒性（idiosyncratic hepatotoxicity）两类，但是随着新药的上市后安全性监测加强，以及对特殊人群发生DILI的研究，逐步认识到了第三类肝毒性——间接肝毒性（indirect hepatotoxicity）。

直接肝毒性由对肝存在固有毒性的药物引起。这种肝损伤常见，潜伏期一般较短，通常在摄入较大治疗剂量或超治疗剂量（故意或意外用药过量）后1～5日发病，可预测，具有剂量依赖性，且可在动物模型中复制。引起特异质肝毒性的药物只有极小的固有毒性或并无固有毒性，并且仅在极少数情况下引起肝损伤，通常不可预测，不具有剂量依赖性，并且难以在动物模型上复制。

间接肝毒性由药物的药理作用本身引起，而不是因药物的固有肝毒性或免疫原性导致。此类DILI通常发生在有基础疾病（包括肝病）或易感性的特殊人群中，表现为药物作用改变机体状态，从而诱发肝损伤或使原有肝病加重。例如，抗癌化疗药在治疗有乙型肝炎背景的肿瘤患者时可能会使乙型肝炎病毒再激活，抗反转录病毒药物在治疗艾滋病患者时可能导致免疫重建而使丙肝加重，从而间接引起急性肝损伤。此外，以肿瘤坏死因子拮抗剂及免疫检查点抑制剂等为代表的免疫调控药物，可引起免疫介导的肝损伤，是间接肝毒性的重要类型。

传统无毒中药曝出安全性问题/事件的原因是多方面的，有的是因为中药本身具有一定的潜在毒性，有的是由于药不对证、超剂量、超疗程等不合理用药因素，有的主要是与机体遗传代谢或体质状态有关。研究表明，何首乌、补骨脂、淫羊藿等中药具有很强的免疫促进作用，本身无明显的固有毒性，其相关肝损伤主要是特异质毒性或间接毒性所致。中药配伍禁忌"十八反""十九畏"中，一些中药单独使用无明显毒性，但合用后反而会产生毒性反应或副作用，实质上就是间接毒性所致。间接毒性有的是由机体因素介导的，有的是由药物因素介导的，有的是由机体和药物因素共同介导。令人遗憾的是，目前在中医药领域对特异质毒性或间接毒性的关注和研究甚少，应予以高度重视。

（二）中药药物警戒的主要任务

相比欧美发达国家，我国药物警戒在制度、技术方面发展都较为缓慢，其中的一个重要问题在于专业技术人才的缺乏及相关研究支持力度不足，这导致中药药物警戒建设尤显薄弱，因此加大中药安全风险防控与药物警戒相关专业人才培养和研究支持力度，从根本上推动解决中药药物警戒体系建设相对滞后的问题。建设具有中国特色和中药特点的药物警戒体系，首先是要参照国际标准，完善相关法律法规、改进体制机制，建立覆盖药品全生命周期的药物警戒制度，上市许可持有人主体责任进一步加强；进一步完善国家、省、市、县四级监测评价机构建设，做好公众宣传，初步形成社会共治、全民普及的格局；主动监测与被动监测并重，建立统一的主动监测数据管理平台。

更为重要的是，要结合中药本身特点及安全风险防控要求，围绕"是否有害""为何有害""如何控害"这三大关键科学问题，加快构建以"精准评价—科学析因—系统防控"一体化应对的中药药物警戒技术体系；加强对高风险药中药（如中药注射剂）、对重要脏器（如肝、肾、心脏）有损害风险的中药，以及儿童、老年人、妊娠期女性等特殊人群使用中药的药物警戒研究，建立有针对性的全生命周期药物警戒制度和措施。力争在今后10年，实现常用中药品种的不良反应从"尚不明确"到基本明确、高风险常用中药的不良反应从"尚不明确"到可防、可控。

四、以防控药物性肝损伤为代表的中药药物警戒技术体系的商建

当今，药物性肝损伤（DILI）不仅是国际肝病领域关注的热点，也是全球安全用药关注的热点问题。近年来，本团队以防控药物性肝损伤为代表，开创性地建立以"客观辨识-科学析因-精准防控"一体化响应机制及其系列关键技术和标准为核心的中药药物警戒技术体系，成功地解决了国际普遍关注的何首乌等系列中药致肝损伤难题，推动中药安全风险防控从被动应对向主动防控转变（图2-11-1）。

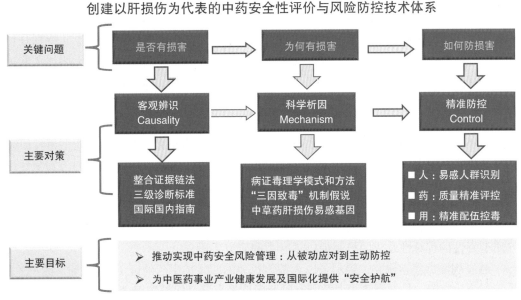

图2-11-1　以肝损伤为代表的中药安全风险评控技术体系

（一）药源性损害因果关系精准评价策略和方法：整合证据链法

科学评价药源性损害的因果关系，是中药安全风险客观辨识和评价的关键，也是中药药物警戒建设的基石。由于缺少特异性检测指标，众多严重的药源性损害，如肝损伤、肾损害乃至休克、死亡等客观辨识与评价一直是国际性难题。在我国，受品种混乱、成分复杂、加工炮制不规范、不对证（症）用药、中西药联用不合理及研究基础薄弱等因素影响，中药药源性损害因果关系评价与诊断比化学药物更为困难，极易出现误诊误判，因此亟须创建一套符合中药特点的药源性损害因果关系评价策略、方法和标准，以期科学揭示中药药源性损害的客观真实性，科学地澄清业内外及国内外对中药安全性问题/事件的诸多争议和偏见。

针对中草药相关肝损伤，本课题组创建了药源性肝损伤因果关系评价整合证据链法（integrated evidence chain，iEC），并首次建立中草药相关肝损伤"疑似诊断、临床诊断、

确定诊断"三级诊断及其标准，实现了中草药相关肝损伤诊断从主观经验排除向客观证据链的重大转变，临床应用和研究显示可有效降低中草药相关肝损伤的误诊和误判，科学地澄清国内外重点关注的何首乌等系列中药相关肝损伤问题。以整合证据链为技术核心，本团队先后领衔研究制定中华中医药学会《中草药相关肝损伤临床诊疗指南》指南、国家药品监督管理局《中药药源性肝损伤临床评价技术指导原则》、WHO 国际医学科学组织理事会（CIMOS）[*Drug-induced liver injury（DILI）: Current status and future directions for drug development and the post-market setting*]之草药和膳食补充（HDS）章节，有效解决了中草药肝损伤客观评价与临床诊断难题，赢得了药物性肝损伤诊断与防控标准制定的国际话语权。

（二）关联临床病证的中药安全性评价模式和方法：病证毒理学

揭示药源性损害的成因及机制是科学防范中药安全风险的基础，也是制订中药药物警戒策略和措施的关键依据。近20～30年，中药不良反应/事件频频发生，特别是传统认为"无毒"的中药接连曝出安全性问题，且大多与用药剂量、疗效等无明显关联关系，个体差异大，临床偶见或罕见。对此，常规的毒理学评价难以做出科学的回答并提出有效的解决方案。

事实上，大多数传统"无毒"中药引起的药源性损害并非中药本身固有的毒性，主要与机体因素特别是基础病证关联密切，多数属于特异质型毒性，而特异质型毒性研究在中药领域几乎是一个空白。为此，本团队提出并建立了关联临床病证的中药安全性评价模式和方法——病证毒理学（disease-syndrome-based toxicology），即通过比较研究机体在正常状态和病证状态下对药物毒性的易感性及差异，进而评价和预测中药的临床安全性，从而发现和锁定对中药毒性的易感人群及其病证基础。病证毒理学为揭示中药特异质型毒性的客观性及成因机制提供了有力的研究手段。

通过病证毒理学研究，揭示了以大黄为代表的峻猛类中药的证（病）-量-毒-效关系与安全治疗窗，科学澄清了大黄既有肝肾毒性又有肝肾保护作用之"悖论"，在国际上首次证实《黄帝内经》"有故无殒"即辨证用药减毒的客观性和科学性。在国际上发现首个中草药特异质损伤人群的易感基因——何首乌肝损伤易感基因 *HLA-B*35: 01*，科学揭示了何首乌等系列中药致肝损伤的免疫特异质属性及成因机制。首次提出并证实中药免疫特异质肝损伤"三因致毒"机制假说，丰富发展了中药毒理学理论和毒性认知模式。

（三）中药药源性肝损伤风险"人-药-用"三维系统防控技术体系

中药含毒性成分或有毒副作用，不一定就是不安全了。中药安全风险是相对的，有条件的，具有较强的可调适性，合理使用可以有效避免安全性风险。针对中药药源性损害的特点和机制，本课题组从易感人群、易感物质和量-毒关系角度，提出并建立了中药安全风险"人-药-用"三维系统防控技术体系，推动中药安全风险防控从"以药找毒"向结合"因人避毒"方向转变。

具体来说，从"人"角度，创建了基于病-证-生物标志物筛查的中药特异质肝损伤易感人群识别策略和方法，技术支持中药辨证用药减毒。从"用"角度，一是建立了基于证（病）-量-毒-效关系的中药精准用药减毒策略和方法，促进中药剂量从"不传之秘"向科学有据转变；二是建立基于成分-靶标-效应互作的中药相互作用评价与控毒方法；从"药"角度，建立基于易感物质和（或）作用机制的中药质量精准评控策略和方法，确保中药质量安全性。

　　基于"人-药-用"的系统防控技术体系，本团队研究提出了何首乌安全用药系列建议和措施，并被国家药品监督管理部门及中医药主管部门采纳，此后何首乌相关肝损伤的不良反应/事件报告呈现连续下降之势（图2-11-2）。最近团队领衔制定的首个中药安全用药团体标准《何首乌安全用药指南》，已由中华中医药学会发布实施，为何首乌及其制剂安全合理用药提供了重要参考。

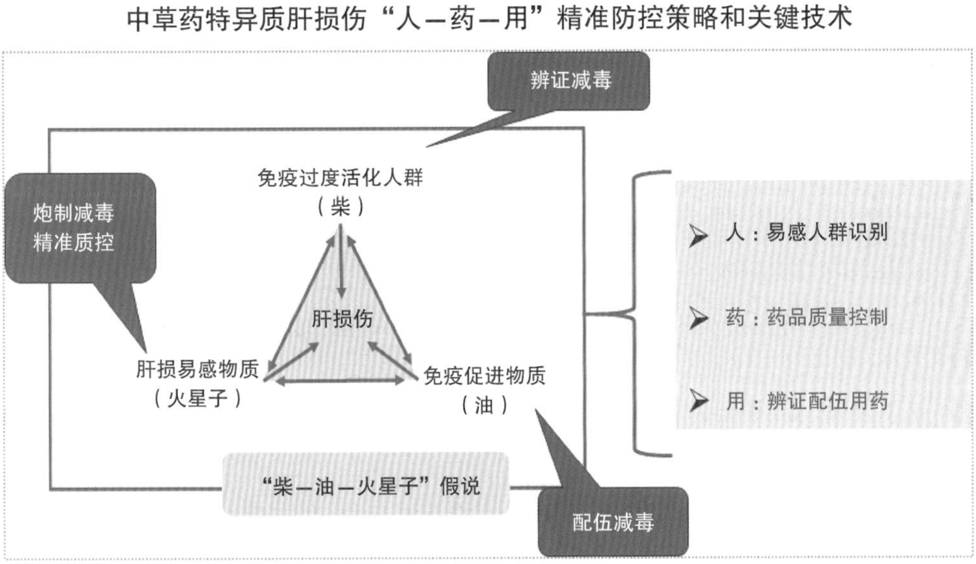

图2-11-2　药物本身vs"人—药—用"

（四）首个安全用药信息查询网络共享共创平台：安全药问

　　面向社会公众，成功研发并上线运行首个安全用药信息查询网络共享共创平台"安全药问"（inquiring drug safety，iDS），实现中药药源性肝损伤损害"临床监测—科学评价—风险防控"一体化响应机制的转化落地。"安全药问"平台收录各种中草药、保健品、化学药、生物药等所致肝损伤信息达270万余条，旨在为公众提供开放的安全用药信息查询及个性化互动咨询服务，与我国现行的药物不良反应上报系统形成行政监管与公众共创相融合的社会共治防控平台，形成全民共享共治的中药安全性评价与风险防控新模式。

五、结语与展望

　　随着源于中医药的传统医药被WHO正式纳入 *International Classification of Diseases*

（第11次修订版）（ICD-11），以及中国加入人用药物注册技术要求国际协调会，中药安全性问题在国际上受到更加广泛的关注和重视。我国是中药资源大国、生产大国、消费大国、出口大国，中药安全性评价与风险防控，不仅关系人们用药安全，还攸关中医药事业健康可持续发展；不仅仅是医疗和科技的问题，还是社会和经济的问题。因此，我们必须科学理性地看待中药安全性形势和问题，与时俱进地加强中药药物警戒建设。本团队相信，只要我们把中药药物警戒这一功课做足做好，独特而优秀的中医药宝库必将为人类健康贡献更具创造性和建设性的智慧和力量。

参 考 文 献

柏兆方，王伽伯，肖小河. 中药毒性认知创新与安全精准用药［J］. 中国中药杂志，2022，47（10）：2557-2564

肖小河，柏兆方，王伽伯，等. 中药安全性评价与药物警戒［J］. 科学通报，2021，66（Z1）：407-414

第12章

中国药源性肝损伤调查：药物谱，人群谱，地域谱

药物性肝损伤（DILI）是临床上最常见的严重药物不良反应之一，也是导致新药研发失败，上市药品撤市或采取风险警示、修订说明书等监管措施的主要原因之一。尽管药物上市前已开展过较系统的安全性评价，但由于临床试验纳入标准严格、样本量小、观察时间和指标有限等原因，药物性肝损伤特别是偶发的特异质型或间接型肝损伤往往难以发现。令人欣慰的是，我国高度重视人民用药安全，建成了覆盖全国的药品不良反应监测网络，为保障我国公众用药安全、促进医药产业健康发展提供了有力的基础数据支撑。2021年全国药品不良反应监测网络收到《药品不良反应/事件报告表》196.2万份，全国98.0%的县级地区报告了药品不良反应/事件。1999～2021年，全国药品不良反应监测网络累计收到《药品不良反应/事件报告表》1883万份。

为了解我国药物肝损伤相关不良反应（DILI-related ADR）的发生特点和规律，为我国DILI防控及药品安全科学监管提供数据支撑，在国家科学技术部重大新药创制科技专项等课题支持下，解放军总医院第五医学中心、首都医科大学等单位与国家药品不良反应监测中心合作，利用信息技术构建数据字典，实现数据标准化及智能匹配校对，结合WHO-UMC ADR因果关系评价结果，从2012～2016年600余万份ADR数据中筛选出了DILI-related ADR报告94593份，建立了国际最大的DILI-related ADR专业数据库，首次开展并完成了我国DILI-related ADR调查，基本摸清了我国DILI-related ADR "家底"，主要研究结果如下（图2-12-1）。

1.我国药物性肝损伤相关不良反应的总体流行趋势　调查分析显示，2012～2016年DILI-related ADR上报数呈现快速增长的态势，5年间增长了62%。同时新发现近400种药品具有潜在的肝损伤风险。这一方面提示我国日趋完善的药品不良反应监测体系有助于发现和收集DILI等药品安全风险信号；另一方面提示随着人民健康医疗需求和临床用药数量的增长，导致DILI发生的风险也在不断增加。

2.我国药物性肝损伤相关不良反应的人口学特点　调查分析显示，在2012～2016年DILI-related ADR报告中，按性别计算，男性人群占比约60%，女性人群占比约40%。按年龄计算，18岁以下人群占5.32%，18～39岁人群占28.63%，40～59岁人群占38.00%，60岁以上人群占28.06%，这与国内外文献报道的DILI年龄构成比基本一致，似乎中青年是DILI的高危人群。但经全人群人口校正后发现，不同年龄人群的DILI-related ADR报告数与年龄之间呈明显的正相关，即人群年龄越大，报告数越高，尤以老年人群为甚，这主要可能与老年人的肝代谢解毒能力下降有很大关系。本研究 "改写"了国际DILI发生风险的年龄构成比，提示老年、男性是发生DILI的独立风险因素，从人口学角度为防控DILI发生风险提供了重要依据。

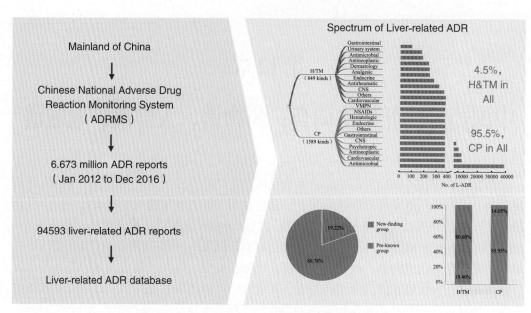

图2-12-1　我国药源性肝损伤不良反应调查报告

3.我国药物性肝损伤相关不良反应的药物构成特点　调查分析显示，在2012～2016年DILI-related ADR报告中，化学药占94.5%，中草药占4.5%，生物药占0.8%，其他占0.2%；DILI-related ADR报告频次前50名的怀疑药物均为化学药和生物药。在化学药中，抗生素、心血管药物、抗肿瘤药位居前三位，其中抗生素以抗结核药为主，抗结核药的DILI-related ADR以欠发达地区为主。

调查分析提示，中草药不是我国DILI的主要原因，对中草药肝损伤问题的严重性不能夸大，但也不能小视。虽然中草药DILI-related ADR报告数占比很低，且DILI-related ADR报告频次前50名可疑损肝药物中没有中草药品种，但中药在临床的使用率远低于化学药和生物药（约为20%），并且疑有肝损伤的中草药及相关制剂品种多且分散，绝大多数在药品说明书没有肝损伤相关警示，还有的患者只是为了养生保健服用某些中草药产品而发生了DILI，其风险获益比是不合理的；而化学药DILI-related ADR占比虽然接近95%，但绝大多数在药品说明书中均有警示，且风险获益比是较明确的。此外，中草药肝损伤问题，不仅影响公众用药安全，而且影响中医药事业和产业健康发展。因此，从风险可预测性、风险获益比及风险影响面看，中草药肝损伤防控难度和挑战更甚于化学药。

另值得一提的是，本文调查发现中草药在我国DILI-related ADR中的占比为4.5%，而茅益民教授等报道中草药和保健食品在我国DILI中的占比为26.81%，两者看上去相去甚远，其主要原因可能是前者以DILI-related ADR报告计算，后者是以符合临床诊断标准的DILI病例计算。因此，中草药肝损伤风险防控应当关口前移，实现早发现、早诊断、早干预，最大限度地减少DILI-related ADR向DILI的发展。

4.我国不同社会发展地区药物性相关不良反应的药物构成特点　根据国际通用的社会人口发展指数（socio-demographic index，SDI）五级分层，我国涉及中低、中、高

3个层级，SDI低层级地区抗生素占比高，SDI高层级地区心血管药和抗肿瘤药占比高。提示不同社会发展程度的地区防控DILI的侧重点应有所不同，这为我国加强药品安全监管、指导药源性损害精准防控提供了重要参考。

　　该论文已在线发表于*Acta Pharmaceutica Sinica B*。解放军总医院第五医学中心肖小河教授和国家药品不良反应监测中心沈传勇主任为共同通信作者，首都医科大学中医药学院王伽伯教授、国家药品不良反应监测中心宋海波主任药师和解放军总医院第五医学中心、北京中医药大学博士生葛斐林为共同第一作者。

参 考 文 献

Wang JB，Song Hb，Ge FL. Landscape of DILI-related ADR in China Mainland. Acta Pharma Sin B-2022，2022，12（12）：4424-4431

第13章

何首乌肝损伤的客观性及成因机制：特异质毒性

长期以来，党和国家高度重视中医药事业的发展。《中共中央 国务院关于促进中医药传承创新发展的意见》提出"坚持中西医并重、打造中医药和西医药相互补充协调发展的中国特色卫生健康发展模式"，要求"建立健全符合中医药特点的中药安全、疗效评价方法和技术标准"。本文剖析了中药安全用药的特点及风险防控的关键环节，并以中药何首乌使用的安全风险评价与控制为例，介绍了我国在中药监管科学研究方面所取得的部分进展。

（一）中药安全风险评价的主要范畴

中药既涉及固有风险，与其自身成分有关；也涉及人为风险，如质量缺陷、标识错误、不合理使用、辨证失误等导致的风险。严重风险可能导致风险获益比失衡，影响中药在临床的治疗地位及应用价值。与其他药品类似，中药的风险评价主要针对严重风险，内容包括评估一个已知严重风险与用药的关系；评估严重风险信号与用药的关系；当已有数据提示潜在的严重风险时，识别这种非预期的严重风险。

1. 严重不良反应风险　严重不良反应一旦发生可能导致严重后果，甚至危及患者生命，是药品上市后研究的重点内容。近年来，涉及中药注射剂的过敏反应、口服中成药的药源性重要脏器损伤的报道较多。一方面是社会更加关注中药的安全使用；另一方面也体现出中医药在临床应用的规模日益增长，涉及的不良反应/不良事件（ADR/AE）数量会有所增加。

（1）过敏及类过敏反应：药物过敏反应或类过敏反应发生及进展多比较迅速，临床表现复杂，可出现局部皮损、脏器损害或全身性损害，症状多较严重。ADR监测数据显示，注射剂ADR/AE报告总体以过敏反应为主，严重报告占比相对较高，累及器官系统排名前5位的是皮肤及其附件损害（32.2%）、胃肠损害（18.4%）、全身性损害（13.2%）、神经系统损害（7.7%）、心血管系统损害（4.7%）。

国家药品监督管理局发布的77期《药品不良反应信息通报》中，10期涉中药注射剂的用药风险，均涉及严重过敏反应等表现。

（2）重要脏器损伤：近年来，随着中药在临床中的广泛应用，个别中药涉及的重要脏器损伤逐渐凸显。如雷公藤的肝损伤及生殖系统损害、山豆根神经系统损害、香加皮超剂量或长期服用时的心血管损害（心律失常）。某些历史记载认为"安全"的中药也可能涉及不同程度的安全性问题，如何首乌、补骨脂、淫羊藿等中药的肝损伤风险或风险信号。

2. 与组方配伍及相互作用有关的风险　中药的历史上就有"七情和合""君臣佐使"

等配伍理论，提出"诸药有相制使例"，通过合理炮制、配伍可"减毒存效"，辨证施治可"有故无殒"，"十八反""十九畏"指的就是中药方剂配伍时的禁忌。

中药多为复方制剂，临床常与其他药品联合使用；部分中药为"药食两用"或可用于保健食品。与化学药比较，中药涉及的药物-药物相互作用（DID）、食物-药物相互作用（FID）更为复杂，引发的安全性问题值得关注。

3.特殊人群的用药风险　近年来，65岁以上老年人的ADR/AE报告占比呈持续增长趋势。2011年65岁以上老年人的ADR/AE报告占14.3%，2015年占21.5%，2019年已增长至29.1%。仙灵骨葆口服制剂肝损伤病例数据的分析结果显示，老年患者可能是该药致肝损伤的易感人群。

2019年涉及儿童用药的ADR/AE报告中，注射剂占77.6%，口服制剂占16.4%。提示儿童作为特殊用药人群，受脏器发育尚未完全等因素影响，对注射剂的耐受性可能较差。

老年人、儿童、妊娠期及哺乳期妇女等处于特殊病理生理状况，肝、肾功能不全影响患者药品代谢，其用药风险值得关注。

4.不合理使用的风险　目前，国家药监局已发布77期《药品不良反应信息通报》，其中40期涉及注射剂的用药风险，27期提示注射剂在临床使用存在不合理使用现象。中药注射剂涉及的不合理现象主要表现为超剂量、超适应证、超适用人群用药；静脉给药浓度过高、滴速过快；联合用药不当、配伍禁忌用药等。

第61期《药品不良反应信息通报》提示关注口服何首乌及其成方制剂引起的肝损伤风险，涉及风险的不合理用药现象包括"超剂量、长期连续用药，联合使用其他可导致肝损伤的药品"等。

（二）中药安全风险评价与风险管理的关键环节

《中华人民共和国药品管理法》第三条规定："药品管理应当以人民健康为中心，坚持风险管理、全程管控、社会共治的原则"。药品的风险管理是一系列药物警戒行动和干预，旨在识别、预防和减少药品相关风险，是对药品整个生命周期全面和持续降低风险的过程，旨在实现风险最小化。

中药临床应用较广泛，安全性涉及多种复杂因素。中药多为复方制剂，组方及成分复杂；中医讲究辨证施治、随证加减，个体间用药差异亦较大；中药多作用和缓，临床多需联合用药，药物相互作用对安全性亦有影响。如何早期发现、科学评价、及时防控，成为中药风险评价与风险管理的关键环节。

1.中药安全风险信号的检测　目前常用的信号检测方法多数基于化学药品ADR的研究结果。依据非均衡性测量法的理论，通过构建四格表，寻找药物-事件组合的非均衡性分布，发现值得关注的药品风险信号（药物-事件组合），分析可疑药物与不良事件可能存在的关联性。常用方法包括报告比值比法（reporting odds ratio，ROR）、信成比例报告比值法（proportional ADR reporting ratio）、综合标准法MHRA、贝叶斯判别可信区间递进神经网络模型（bayesian confidence propagation neural network method，BCPNN）算法等。上述信号检测方法，在检测中药风险信号方面存在如下不足，影响中药风险信号的检出。

（1）安全风险信号强度弱：2019年，全国药品不良反应监测网络中，怀疑药品为中药的ADR/AEAE报告数为西药的15%，怀疑药品为中药的ADR/AE严重报告数占比为仅为西药的7.8%。在国家药品监督管理局药品基础数据库中，中药的批准文号数约为化学药品的60%，中药非处方药的品种数约为化学药品的3.5倍。单个中药品种涉及的ADR/AEAE报告数量往往较少，信号强度较弱，利用现有信号检测方法，难以检出信号。

（2）难以分析关联性：化学药品多为单一成分，通过其通用名称一般可识别其成分。如检测出现值得关注的药品风险信号（药物-事件组合），分析可疑药物与ADR/AE可能存在关联性，进而判断出可能与ADR/AE有关的具体成分。

中药多为复方制剂，一般由数味甚至数十味药材组成，单凭名称无法识别中药处方组成。故基于化学药品ADR/AE特点建立风险信号检测算法存在局限性，难以有效发现ADR/AE与中药组方药味或成分的关联性。

2.中药安全风险的客观评价　中药多数已有长期人用经验，由于历史原因，仍有部分中药缺乏系统的上市后研究。随着社会对中医药治病、防病的需求日益增加，以及现代化技术在中药制药领域的广泛应用，中药的临床用途、治疗的疾病及人群更为宽泛，采用的用药途径、剂型也更为复杂，涉及的用药风险也与传统用药方法有所不同，既往开展的临床研究结果有时不能客观反映中药临床用药的安全性，仍需开展进一步研究，增强对其安全性的客观认知。

目前药品安全性的评价方法是基于化学药成分单一、批间变异小的特性，采用数批样品对其安全性进行评价，研究结果与结论一般可以外推。中药成分复杂，批间有时存在一定变异。建立健全符合中药特点的风险评价体系，仍是客观认识中药安全有效固有属性，科学防控中药风险的关键途径。

（1）效力、效果、效益：药物无效也是严重风险的表现。随机对照试验（RCT）评价的是药品的效力（efficacy），是指理想条件下药品所能达到的最大预期治疗作用。效果（effectiveness）常用于真实世界研究，是指临床常规使用时多大程度上可以达到其预期效果。效益（efficiency）反映了实际投入与所带来的利益之间的关系，常被用于卫生经济学评价。

中药疗效常表现为多成分、多途径、多靶点、多效应的综合作用，评价时除考虑效力外，还应考虑其在预防疾病、缓解病情、提高患者生存质量方面的优势（效果与效益）。

（2）毒性、不良反应、风险：毒性（toxicity）是指特定物质（药品）损害生物体所需剂量的量度。不良反应（adverse reaction）是指合格药品在正常用法用量下出现的与用药目的无关的有害反应。药品的风险（risk）是人们使用药品后，产生能引起人体生理与生化功能紊乱等有害反应的可能性，以及损害发生的严重性的结合。

需要客观认识中药的毒性、不良反应、风险，不能简单划等号。有毒性的中药，如果采取了有效的风险管理措施，也可达到风险最小化的目标；无毒中药，如果不合理使用，也可能导致治疗无效或其他风险。

3.安全信息的有效传播　药品具有治疗疾病的作用，但也存在一定毒副作用，如果药物治疗对特定人群带来的获益大于可预见的风险，则通常认为这个药品是安全的。

　　绝大多数医务人员均能正确认识中药的安全性。但是也存在对中药的安全性过度乐观的现象，无视个别中药用于某些患者也有导致严重风险发生的可能性；同时也有因担心引起严重ADR，不敢使用中药的现象。如何科学有效的传播中药的安全信息，引导公众客观认识中药的安全性，是保障中药传承发展的重要环节之一。

（三）何首乌相关肝损伤的客观性及成因机制研究

　　近年来，一些传统认为"无毒"的中药（何首乌、补骨脂、淫羊藿等）也出现了安全性问题，其中以何首乌较为突出，其肝损伤报道涉及生何首乌、制何首乌、含何首乌的复方、中成药或保健食品等，也是目前临床导致肝损伤最常见的中药单品种之一。国外对何首乌肝损伤问题报道较早且较多。至今国际上已有美国、韩国和日本等30多个国家和地区报道了何首乌及其制剂的肝损伤问题，美国国立卫生研究院（NIH）发布的LiverTox肝毒性药物数据库对何首乌进行了专题记录。2006年英国、澳大利亚和加拿大药监部门先后发布了何首乌肝损伤警告信息。在中国，国家药品不良反应监测中心收到的有关何首乌及部分相关制剂的不良反应报告例次位居中药类别前列，多数以肝损伤为主。国家食品药品监督管理部门对何首乌安全性问题亦给了高度重视，先后多次发出肝损伤不良反应风险通报、修订药品说明书和加强监管的通告，包括精乌胶囊、七宝美髯丸、心元胶囊、养血生发胶囊、首乌丸、首乌片和首乌延寿片／颗粒等。因此，如何科学地认知何首乌等传统"无毒"中药肝损伤的因果关系评估及可能的成因机制，并制定其风险控制措施，给TCM/HDS的安全性评价和监管带来严重挑战（图2-13-1）。

　　1.基于整合证据链法的何首乌相关肝损伤的客观辨识

　　步骤一：如果患者出现肝功异常达到iSAEC建议的药物性肝损伤生化学标准，发病前有可疑肝损伤药物（何首乌）应用史，符合判据①。进一步全面筛查可能导致肝损

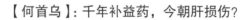
【何首乌】：千年补益药，今朝肝损伤？

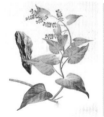 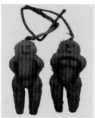

● 何首乌应用 >1300 年，补肝肾，益精血，无毒
● 超过 30 个国家和地区有何首乌致肝损伤的报道
● 国家 ADR 中心：疑似肝损伤报告数最多的中药
● 含何首乌及首乌藤中成药和保健食品超过600 种

何首乌 *Polygonum multiflorum* （人型药材图来自网络）

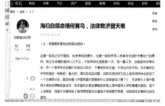 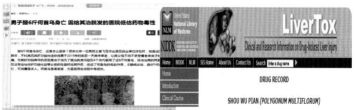

图2-13-1　何首乌安全问题引关注

伤的原因，判断患者既往无特殊疾病史，入院后实验室检查可排除病毒、免疫、遗传代谢、血管等因素导致的肝损伤，无饮酒史可排除酒精性肝损伤的可能，故可排除其他导致肝损伤的原因，符合判据②。RUCAM评分＞3分，符合判据③。综上，符合上述判据①＋②＋③，达到中草药何首乌相关肝损伤疑似诊断。

本团队前期研究收集了解放军总医院第五医学中心2002～2013年肝功能异常患者12 307例，且排除其他导致肝损伤原因（如遗传、代谢、病毒、酒精、免疫等）DILI确诊患者2391例，肝功异常前有何首乌及其制剂应用史，排除联合用药史、单独使用何首乌，其中40例为可疑何首乌致肝损伤（图2-13-2）。何首乌相关肝损伤病例中生化指标中位数ALT为711.2（28～2055），ALP为153.28（50～330），TBIL为123.45（3.2～304.6），依据RUCAM评分诊断后，上述可疑何首乌致肝损伤的病例仅22.5%（9/40）可能与何首乌高度相关（RUCAM评分≥8分），有9例与何首乌肝损伤很可能相关（RUCAM评分为6～8分），有13例与何首乌可能相关（RUCAM评分为3～5分），仅依靠RUCAM评分高低判断其与中草药相关肝损伤诊断的相关性，证据力显然不足。

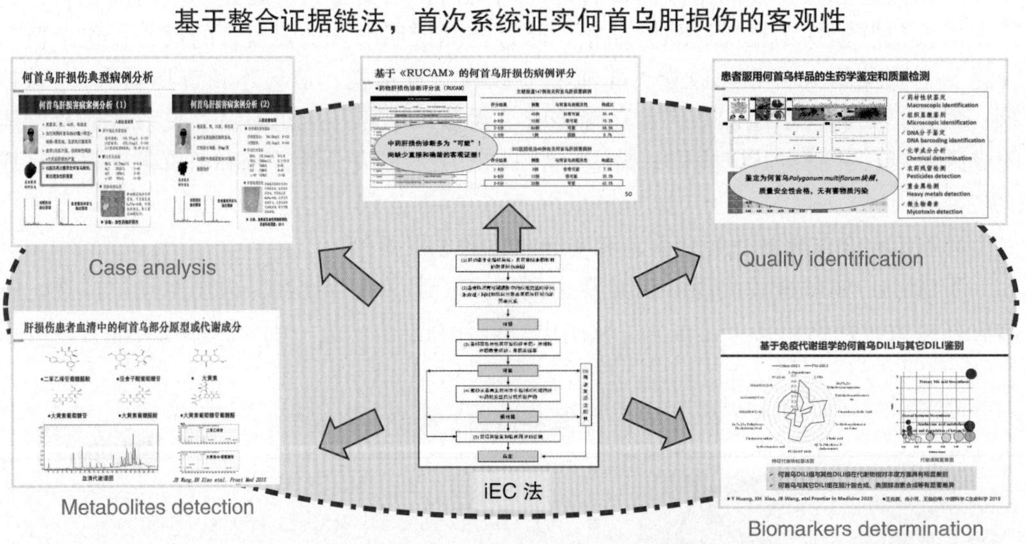

基于整合证据链法，首次系统证实何首乌肝损伤的客观性

图2-13-2　何首乌肝损伤

步骤二：患者仅服用了何首乌一种药物，可排除与其他损肝药物联合应用，达到判据④。进一步收集患者剩余药物何首乌，药品包装标记、产地、批号，送检实验室进行生药学检测，经鉴定基原准确、符合药典质量标准，且排除了中草药混伪品及有害物质污染，符合判据⑤和⑥。检测患者样本中含有何首乌特征指纹图谱（二苯乙烯苷等），符合判据⑦；综上，符合上述判据①＋②＋③④＋⑤/⑥/⑦，达到中草药何首乌相关肝损伤临床诊断。

课题组前期采用生药学方法对从疑似何首乌肝损伤患者剩下采集的6批药材进行鉴别，其中5批为正品何首乌，1批为伪品。该服用伪品患者可排除何首乌肝损伤因果关系。通过DNA条形码技术、显微技术和液相色谱-质谱技术进一步鉴定正宗的何首乌样品为三批生药材和两批炮制药材。粗制和加工的何首乌都产生3种不同的特征成分：TSG、大黄素8-O-葡萄糖苷和大黄素。此外，对临床患者采集的何首乌药材样品进行重金属、霉菌毒素和农药的测定，未发现超过《中国药典》和欧盟标准安全限量的化合物。排除了毒素污染引起肝损伤的可能性。

对部分患者的血浆和尿液样本进行了检测。最常检测到的代谢物是TSG的葡萄糖醛酸结合的Ⅱ期代谢物（[M-H]-M/z=581），以及大黄素葡萄糖醛酸苷（[M-H]-M/z=445）。当药物以未知配方和成分的粉末混合物形式给药时，代谢物的鉴定为确认患者对何首乌的消化提供了关键信息。考虑到蒽醌代谢物也与大黄和其他草药有关，就何首乌肝损伤的体内植物化学鉴定而言，TSG葡萄糖醛酸苷比其他代谢物更具信息性。

步骤三：患者既往曾服用含何首乌制剂后发生药物性肝损伤，此次再次服用单味制首乌出现肝损伤，再激发事件阳性。符合判据⑧；检测到患者何首乌特异质肝损伤易感人群的免疫代谢标志物。符合判据⑨；符合上述判据 ①+②+③ ④+⑤/⑥/⑦+⑧/⑨，达到中草药何首乌相关肝损伤确定诊断。

一般情况下，对于正在发生或既往发生DILI的患者，最好避免再次应用可疑肝毒性药物。临床研究显示部分患者服用何首乌导致肝损伤后，出院后再次服用何首乌后再次出现肝损伤。采用药物基因组学方法，首次发现人类白细胞抗原HLA-B*35：01是何首乌肝损伤易感人群的重要基因标志物。采用免疫代谢组学，发现MCP-1、VEGF、TNF-α、phenyllactic acid、crotonoyl-CoA、indole-5,6-quinone等为何首乌特异质肝损伤易感人群的免疫代谢标志物。

2.何首乌致肝损伤的毒性类型及成因机制解析 针对何首乌致肝损伤的作用机制研究的难点，通过大规模的临床回顾性和前瞻性病例分析，首次证实何首乌肝损伤临床罕见，且与服用剂量、疗程等无明显依赖关系，提示为特异质型而非固有型。

进一步研究发现，何首乌所致肝损伤与机体的免疫状态、遗传背景等因素密切有关，机体免疫异常活化或自身免疫性疾病中医辨证属阴虚火旺、湿热内蕴者为何首乌肝损伤易感人群的主要病证基础。采用免疫代谢组方法，发现MCP-1、VEGF、TNF-α、phenyllactic acid、crotonoyl-CoA、indole-5,6-quinone等为何首乌特异质肝损伤易感人群的免疫代谢标志物。采用药物基因组学方法，首次发现人类白细胞抗原HLA-B*35：01是何首乌肝损伤易感人群的重要基因标志物。

易感人群特征及其生物标志物研究表明，何首乌仅对极少数特异质人群有肝损伤风险，对绝大多数人群来说是安全的。这一研究成果为有针对性地制订何首乌及其相关制剂肝损伤风险综合防控对策奠定了较坚实的科学依据；

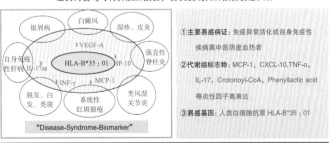

图2-13-3 何首乌特异质肝损伤辨识策略

推动中医药安全合理用药迈上精准医学的新台阶。该文被 *Hepatology* 选为亮点文章重点推介，并配发了国际药物性肝损伤联盟主席 Guru P.Aithal 教授撰写的长篇专题评，认为该研究在国际上首次找到了传统药物特异质毒性易感人群的基因标志物，是一个成功的转化医学研究范例。何首乌肝损伤易感基因研究成果被写入美国肝病研究学会、亚太肝病研究会等国际权威学术机构的药物性肝损伤指南。

在上述研究基础上，采用病证相关的药物特异质肝损伤评价模型，结合首创的成分"敲出敲入"毒效物质辨识策略和方法，阐明了何首乌特异质肝损伤的易感物质及条件致毒机制。研究发现，顺式-二苯乙烯苷和大黄素-8-*O*-*β*-*D*-葡萄糖苷为何首乌免疫特异质肝损伤的主要风险物质，具有免疫促进作用的反式-二苯乙烯苷成分可进一步协同加剧肝损伤程度。在此基础上，首次提出了中药（何首乌）免疫特异质肝损伤"三因致毒"机制假说（亦称"柴-油-火星子"学说），科学揭示了机体免疫活化状态、何首乌免疫促进物质和肝损伤风险物质协同诱发何首乌免疫特异质肝损伤的生物学机制。即当机体处于免疫应激状态时，何首乌中免疫促进物质（如反式二苯乙烯苷）进一步加剧免疫炎症反应，使肝脏对肝损伤易感物质（如顺式二苯乙烯苷，大黄素-8-*O*-*β*-*D*-葡萄糖苷）的敏感性增加，出现免疫炎症因子过表达，从而诱发免疫特异质型肝损伤。

此外，"三因致毒"假说还成功用于补骨脂、淫羊藿等其他中药肝损伤评价，揭示了靶向活化 NLRP3 炎症小体是淫羊藿、补骨脂及多种化药诱发免疫特异质肝损伤的共性机制。上述研究丰富和发展了传统药物毒理学理论和毒性认知模式，为科学防控 HILI 提供新的思路和依据。

（四）何首乌及相关致肝损伤的风险评价与风险管理

1.符合中药特点的信号检测方法　何首乌按炮制方法不同可分为生何首乌和制何首乌，我国上市的含何首乌中成药和保健食品超过500种。其中极个别品种涉及多例肝损伤报告，少量品种涉及肝损伤个例报告。采用传统信号检测方法，仅有养血生发胶囊检出肝损伤风险信号，亦无法分析肝损伤与何首乌的关联性。

本团队结合何首乌肝损伤的研究，针对中药安全性涉及的炮制、制备、配伍等因素，研究建立了符合中药特点的信号检测方法，并申请了发明专利。利用该方法产生的中间数据及预定的信号检测算法，可以检测出中药药材，以及涉及的炮制及制备等因素与不良反应的关系。采用这一技术，检测出何首乌口服制剂致肝损伤的风险信号。

表2-13-1　何首乌口服制剂致肝损伤的风险信号

	计算值	95%可信区间（95%CI）	信号判断标准
PRR	16.95	10.63 ～ 27.04	95%CI-L ＞ 1
ROR	45.87	24.91 ～ 84.46	a值≥3；95%CI-L ＞ 1

注：a值.涉及何首乌的肝损伤报告数；95%CI-L.95%可信区间下限。

2.以风险为导向的评价思路　通过对中医药古籍中历代对何首乌安全性、有效性的记载进行了系统梳理，发现种植、炮制、配伍等因素可能影响何首乌的安全性，铁器、莱菔可能影响其疗效。国内外学者通过药物流行病学调研、临床观察与实验研究等相继证实，何首乌确可导致药物性肝损伤，但为特异质型肝损伤，并首次发现何首乌特异质肝损伤易感人群基因标志物HLA-B*35：01，这是国际首个传统药物找到了特异质肝损伤易感基因。近年来，何首乌安全性评价及机制研究取得的突破性进展，基于上述研究成果，2019年由肖小河研究员团队编制《何首乌安全用药指南》，经中华中医药学发布实施，为何首乌及其制剂的合理用药和安全风险防控提供了重要指导性建议。何首乌安全性评价与风险管理开启了中药特异质肝损伤研究，为中药相关肝损伤特别是传统无毒中药所致肝损伤的客观评价、成因机制解析与风险防控提供新的策略，对中药监管科学研究也是一次有益的尝试和推动。

3. 符合社会共治原则的风险防控　何首乌是传统认为"安全无毒"的中药，列入《可用于保健食品的物品名单》。监测数据分析显示，2011年后，涉及何首乌的肝损伤病例呈明显增长趋势。基于监测评价结果，国家药监局先后采取了修订说明书安全性信息、将部分非处方药转换为处方药、发布《药品不良反应信息通报》等措施防控何首乌的肝损伤风险。

何首乌肝损伤风险的评价及防控方法研究得到社会广泛参与。2014年起，国家药品监督管理局药品评价中心、解放军总医院第五医学中心、中国医学科学院药用植物研究所、中国食品药品检定研究院、北京大学第一医院牵头或参与的"何首乌肝毒性相关机制研究""广泛的药物性肝损伤及何首乌肝损伤致病基因研究""基于临床的中药肝毒性生物标志物研究""基于临床的何首乌肝损害易感人群筛查及防控对策研究"等课题先后得到国家药品监督管理局、国家自然科学基金委、国家科学技术部及国家中医药管理局的立项支持。

基于肝损伤风险的精准评价与防控需求，解放军总医院第五医学中心的肖小河研究员团队建立了以药物性肝损伤因果关系评价"整合证据链法"为核心的中草药肝损伤诊断方法和标准，并先后应用于中华中医药学会《中草药相关肝损伤临床诊疗指南》（2016年）、国家药品监督管理局《中药药源性肝损伤临床评价技术指导原则》（2018年）和国际医学科学组织理事会（CIMOS）《药物性肝损伤国际共识》（2020年），克服了主要基于"排他法"的药物性肝损伤因果关系评价的不足，同时为传统药物风险防控提供了"中国方案"（图2-13-4）。

监管、科研、医疗等机构的共同参与提升了人们对何首乌肝损伤风险的认识，强化了社会对风险的科学防控能力。2016年后，何首乌的肝损伤报告数量明显下降，显示何首乌肝损伤风险管理措施已取得一定效果。

4. 持续管控风险的长效措施　药品的风险管理

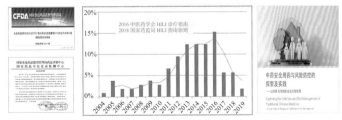

何首乌肝损伤风险防控建议被国家药品监督管理局采纳

➤ 指南颁布实施后，何首乌肝损伤不良反应上报数较峰值降低了75%
➤ 何首乌肝损伤风险防控是中药安全性研究具有代表性的成功范例

图2-13-4　何首乌及相关制剂安全用药建议被国家药品监督管理部门采纳

贯穿药品的全生命周期，包括对上市药品的风险评价，保持获益基础上的风险防控，风险防控措施的定期后效评估，基于后效评估结果进一步优化防控措施，4个环节循环演进，达到风险最小化的目标。2018年，根据论证和审定结果，国家药品监督管理局又对个别含何首乌及首乌藤的中成药品种采取了调出非处方药目录、由乙类非处方药调整为甲类非处方药、修订说明书安全性信息等措施。

（五）小结

中药组方成分复杂，临床需辨证使用，与其他药品相比，中药风险涉及的因素更为复杂，防控也存在一定难点。

国外研究显示，大多数ADR/AE是可预防的。预防风险的前提是通过科学研究客观评价、充分认知风险，进而制订有效措施防控风险。何首乌的肝损伤，从建立针对中药特点的信号检测方法，古今传承、以风险为导向的评价思路，到符合社会共治原则、监测检验机构、高校、医疗机构广泛参与的风险防控，以及持续监测并及时处置风险的长效措施，最终何首乌的肝损伤风险得到了有效控制。

何首乌的案例，体现了中药安全用药与风险防控方面的有益探索及实践。近年来，涉及中药的ADR/AE报告数占比、严重ADR/AE报告数的占比呈逐年下降趋势，明显低于化学药的同期数据，显示中药安全状况总体向好，说明我国在中药安全科学监管方面已取得一定进展。

参 考 文 献

宋海波，沈传勇. 中药安全用药与风险防控的探索及实践——以何首乌为例的安全风险管理［J］. 中国食品药品监管，2020，（12）：12-18

肖小河，郭玉明，王伽伯，等. 中草药相关肝损伤的科学评价与防控——以何首乌为例［J］. 中西医结合肝病杂志，2021，31（3）：193-196

第14章
循证医学：马兜铃酸类中药致肝癌之说难成立

马兜铃酸（aristolochic acid，AA）是一类植物次生代谢产物，存在于马兜铃属和细辛属植物中，其中含量较多的是马兜铃酸Ⅰ（aristolochic acid Ⅰ，AAⅠ）和马兜铃酸Ⅱ（aristolochic acid Ⅱ，AAⅡ）。早在20世纪60年代，我国吴松寒教授已经报道了因服用大剂量木通导致急性肾衰竭的2例患者，但是未引起足够重视。1993年比利时医生在 the Lancet 首次披露了9位女性因服用中草药广防己制剂而患有急性进行性肾间质性纤维化，进而进展成肾衰竭的病例报告。多项研究发现该病的临床特点与欧洲巴尔干地区性肾病较为相似，后被证实两者均是AA诱导所致，现被统称为马兜铃酸肾病（aristolochic acid nephropathy，AAN）。随后研究发现被确诊为AAN的患者陆续发生膀胱和上尿路上皮细胞癌（upper tract urothelial cancer，UTUC）病变，由此引起了世界范围内的广泛关注，导致加拿大、英国、美国、澳大利亚等多个欧美国家对含有和疑似含有 AA 的药材和制剂禁售、禁用，日本及我国大陆和台湾地区也适时发布了用药警戒和风险防控措施。2002年国际癌症研究中心（IARC）将 AA 列为第一类致癌物。针对 AA 诱发泌尿系统肿瘤的研究已取得系列进展，为全面防控AA肾病及相关泌尿系统肿瘤提供了科学依据。

而2017年10月18日美国 Science Translational Medicine 杂志（《科学·转化医学》）则发表了AA广泛关联亚洲肝癌发生的研究论文，一时间被国内外媒体广泛报道和解读，再次引起人们对中药安全性问题的高度关注，甚至挑战人们对我国人群肝癌发生的认知，同时为中药安全监管带来巨大挑战。马兜铃酸致肝癌之说到底是否成立？含有马兜铃酸中药临床使用是否安全？对含马兜铃酸相关中药的安全风险如何进行科学管控？这是中药安全性研究与监管领域亟须解决的国际性难题。

一、马兜铃酸致癌性研究概述

（一）马兜铃酸及其衍生物的"致癌谱"分析

20世纪90年代初，Cosyns 等和 Vanherweghem 等分别报道1例 AAN 伴泌尿系统肿瘤患者，随后 Cosyns 等对10例 AAN 患者的肾脏和泌尿系统组织病理检查发现，4例患者诱发泌尿系统肿瘤。Nortier 等则对39例终末期 AAN 患者预防性肾-输尿管切除术后组织病理检查发现，18例患者诱发尿路上皮癌（urothelial cell carcinoma，UCC），剩余19例患者则呈不同程度的不典型增生，2例未见异常，且2/3服用防己超过200g的患者发生 UCC，而服用低于200g的患者仅有1/3发生 UCC。我国一项针对86例含关木通制剂甘露消毒丸诱发的 AAN 的调查分析发现，86 例 AAN 患者中有 11 例合并 UCC，其中 8 例为膀胱癌。2002 年山东省毓璜顶医院报道的 31 例 AAN 患者中有 1 例发生了膀胱癌；我国台湾地区 UTUC 发病率位居世界首位，2003 年的一项研究发现我国台湾地区 39.3% 的 UTUC 患者服用的处方中含有 AA 相关中草药；2004 年陈文等对中日友好医院 102 例 AAN 患者的回顾性分析中发现了 4 例 UCC 患者；2011 年王一飞等则对中日友好医院 15 例长期服用含 AA 中药疑似 UCC 患者的组织病理分析发现，15 例均确诊为 UCC，其中 11 例为多发或多中心肿瘤，因此建议 AAN 患者出现血尿时应高度怀疑 UCC 的可能性。

为明确 AA 诱发肿瘤的直接作用，国内外开展了系列基础研究。早在 1983 年 Mengs 等研究发现，AA 可诱导 Wistar 大鼠前胃肿瘤。1988 年 Mengs 等研究发现，AA 对小鼠也具有强烈致癌作用，给予小鼠 AA［5.0mg/（kg·d）］灌胃 3 周，持续观察 1 年，结果给予 AA 组所有小鼠均发生鳞状上皮癌，同时还发现部分小鼠发生了肾皮质囊性乳突状腺癌、恶性淋巴瘤、肺癌和子宫血管瘤，而对照组均未发现上述病变。Cosyns 等采用连续给予大鼠 3 个月的低剂量［0.15mg/（kg·d）］和高剂量 AA［10mg/（kg·d）］并观察 11 个月，分析 AA 对大鼠成瘤和肾脏纤维化的影响，结果表明 AA 可诱发前胃乳头状瘤（10/12）和鳞状细胞癌（3/12），以及小肠（7/12）、肾脏（4/12）、膀胱部恶性病变（3/12），同时还可引起雄性大鼠前列腺良性（6/6）和恶性增生（6/6），而给予含低剂量 AA［相当于 0.15mg/（kg·d）］减肥片组仅发现部分大鼠诱发前胃乳头状瘤（3/8）和鳞状细胞癌（2/8），以及前列腺良性（4/4）和恶性增生（4/4），但是两组均未发现肾间质纤维化病变，这与临床 AA 首要诱发 AAN 不一致，AA 在啮齿类动物和人类之间诱发疾病的主要形式是否存在差异有待研究。

我国学者李春英等研究发现，连续给予大鼠关木通提取物［剂量相当于或超过 5.0mg/（kg·d）AA］10 ～ 15 周，可 100% 诱发胃癌前病变，而给予 20 周后可使多数动物诱发胃癌。高艳丽等针对关木通致癌性研究发现，关木通可引起大鼠前胃肿瘤和膀胱癌，其他部位尤其是常接触药物的腺胃则未见异常。由此可见，AA 在啮齿类动物诱发肿瘤具有时间依赖性和器官靶向性，常发生于前胃及泌尿系统。目前临床较为常见 AA 相关肾癌、膀胱癌等泌尿系统肿瘤，AA 是否可以诱发其他类型肿瘤还缺乏临床数据的支持。

（二）马兜铃酸及其衍生物致癌的机制分析

AA 诱导肾病的确切机制尚不完全清楚，但目前研究认为 AA 主要是通过诱导基因突变诱发泌尿系统肿瘤。AA 导致基因突变的主要成分为 AAI 和 AAII，两者经代谢形成马兜铃酸内酰胺氮离子，可与 DNA 碱基环外氨基结合，形成相应 DNA 加合物（AA-DNA 加合物），而最近研究发现诱导 P4501A1 和 P4501A2 可以抑制 AA-DNA 加合物形成，为降低 AA 致癌性提供了可能。

多项针对 AAN 相关 UTUC 的研究发现，在患者肾脏或输尿管组织中不仅可检查到马兜铃酸衍生物即 AA-DNA 加合物，同时发现了抑癌基因 TP53 的特定位点突变。Schmeiser 等针对 7 例 AAN 相关 UTUC 患者的研究发现，6 例患者体内可检测到 AA-DNA 加合物并且存在碱基对 A∶T 到 T∶A 异位特征突变，有 1 例患者存在 TP53 基因突变；而一项针对67例巴尔干地区泌尿系统肿瘤患者的研究发现，47例患者的肾皮质中检测到AA-DNA加合物，在获取的63个肿瘤组织中，16个检测到 A→T 碱基对突变且有25个检测到 *TP53* 基因突变，另一项研究则发现8例巴尔干地区慢性肾病患者中，有5例患者基因谱含有AA特征突变。我国台湾地区一项以AA-DNA加合物和TP53特征突变为标志物的 UTUC研究中发现，AA主要是诱导TP53的A：T到T：A的异位特征突变，同时该特征突变还发生于 *FGFR3* 和 *HRAS* 等基因，且在83%含有TP53特征突变患者的肾组织中检测到AA-DNA加合物。一项针对我国台湾地区19例AAN相关 UTUC患者的全基因组测序研究发现，72%的患者存在A：T到T：A的异位特征突变并且突变存在于 *TP53* 等基因的特定结构序列中。另一项针对我国台湾地区9例 AAN相关UTUC患者的基因测序研究也发现，AA特征突变为A：T到T：A的异位突变及其特定结构序列，同时发现 *TP53*、*KDM6A*、*ARID1A* 等基因含有AA特征突变；体外实验研究表明，AA可以诱导 *HK2* 细胞基因发生以A：T到T：A为主的异位特征突变，从而直接证实了AA及其衍生物诱导基因突变的作用及其突变特征。

为进一步明确AA致突变的直接作用，多个课题组采用沙门菌（Salomonella typhiumurium）回复突变试验研究表明，AA I 和AA II 均可直接诱导多种菌株发生突变且AA诱导突变需硝基还原酶的代谢活化，而关木通也可剂量依赖性增加细菌回复突变数且致突变剂量与其所含AA量相关。基于哺乳动物细胞研究发现，AA不仅可诱导小鼠原代细胞的基因突变，还可诱导人淋巴细胞基因突变、姐妹染色体交换和染色体畸变，增加小鼠细胞、人淋巴细胞和人肝癌细胞系 HepG2 的微核率，从而证实AA对啮齿类和人类基因的致突变作用。利用Lambda/lac Z转基因小鼠研究发现，灌胃AA组小鼠前胃、肾脏和膀胱部位lac Z和lac II基因突变率高于其他部位及对照组，从而在动物整体水平证实了AA致突变作用。另有研究也发现，AA可诱导大鼠和小鼠RAS等原癌基因发生A：T到T：A的异位特征突变，从而诱发肿瘤，这与UTUC患者的突变特征一致，从而直接证实了马兜铃酸诱导基因突变和肿瘤发生的客观事实。

二、马兜铃酸致肝癌的客观性及相关研究

（一）马兜铃酸及其衍生物与肝癌发生的关联性分析

目前临床研究表明，AA相关肿瘤主要发生于泌尿系统，且肿瘤发生不会因为停止服用含AA药物而消失，AA-DNA加合物可以长期残存体内并诱发泌尿系统肿瘤，即便预防性双侧肾-输尿管切除后，仍可发生膀胱癌等泌尿系统肿瘤，但是除泌尿系统肿瘤及其转移瘤外，目前还未有AA诱发其他类型肿瘤的临床报道。早前一项基于比格犬的研究表明，AA可以诱导肝急性炎症损伤，并可诱发肿瘤祖细胞形成，同时该课题组进一步研究发现AA可以导致胚胎干细胞衍生肝样组织癌前病变，从而首次证实AA或可诱导肝癌癌前病变，但由于该研究动物整体评价时间仅为12天，且细胞模型并非肝实质细胞，因此AA是否诱导肝实质细胞癌变有待进一步研究。2013年美国 *Science Translational Medicine* 杂志先后发表了AA 相关UTUC基因测序结果，从全基因组或外显子角度证实AA 特征突变为A：T到T：A的异位突变且存在于特定突变序列，其中一

篇研究还对89例肝癌患者的组织样本进行了分析，但是未明确AA特征突变与肝癌的相关性。

2017年10月18日美国 *Science Translational Medicine* 杂志在线刊发的AA广泛关联亚洲肝癌发生的文章，首次提出了AA是肝癌发生的风险因素并提出应采取一级预防措施。该研究通过98例我国台湾地区肝癌患者的全外显子测序发现，78%的患者存在AA相关特征突变。通过对世界范围内其他国家和地区约1400例肝癌患者的进一步比较研究发现，我国（除台湾地区外）89例肝癌患者样本中，47%患者存在AA相关基因特征突变，东南亚（除越南外）为56%（5/9），韩国为13%（29/231），日本为2.7%（13/477），北美为4.8%（10/209），欧洲为1.7%（4/230），同时初步分析排除感染性疾病等因素影响，从而提出AA广泛关联我国台湾及亚洲国家肝癌发生的结论。该研究首次发现AA可能是肝癌发生的重要风险因素，引起了舆论的广泛关注，为中药安全性防控带来新的挑战，为此中国药学会临床中药学专业委员会组织专家对文章进行了解读，并对文章中存在的问题进行了梳理。

1.缺乏直接证据证实患者曾服用过含AA的制剂。该研究并未检测患者肿瘤或其他组织中的AA-DNA加合物，尚无直接证据证实纳入患者尤其是含有特征突变患者是否服用过含AA制剂，没有开展药物流行病学研究明确患者服用药物种类、AA含量及服用剂量和疗程等情况。

2.特征位点突变是否具有AA专属性有待验证。已知AA可以导致特定位点突变，但是该特定位点突变并不必然是由AA导致的，其他可能诱导肝癌因素与该特定位点突变关系缺乏研究；AA致突变机制是否与其他因素的致突变机制有交叉也有待研究，因此特征突变是否具有AA专属性有待证实。

3.研究未完全排除乙肝等混杂因素的影响。2017年9月中国临床肿瘤学会（CSCO）年会上公布的《中国原发性肝癌临床登记调查》，针对我国5411例原发性肝癌的研究表明，感染性肝病（乙型肝炎、丙型肝炎及乙型肝炎合并丙型肝炎感染）诱因总占比达84.99%，酒精肝和脂肪肝占比为0.09%，而未知诱因占比为2.63%，由此可见感染性肝病是我国肝癌发生的主要诱因，未知诱因肝癌占比较低。如果AA是导致肝癌的诱因，那么我国应该有大量未知诱因的肝癌，另外按照文中的突变比例，中国大陆、台湾地区和香港及澳门地区主要致肝癌的因素已然成为AA，这显然与实际不相符合；尽管文中已初步开展了乙肝、丙肝等因素排除性研究，但是我国（除台湾地区以外）总体病例数仅为89例，其中非感染相关肝癌仅为10例，无法完全排除乙肝等因素影响。

4.该研究的关键病例数较少，肝癌样本的代表性不足，难以反映不同国家和地区肝癌发生的客观真实性。该研究虽然纳入了1400多例患者，但是高突变国家和地区的病例数较少，中国台湾地区仅98例，东南亚（除越南外）仅为9例，中国（除台湾地区外）仅为89例，且已知88例来源于中国香港，缺乏中国内地病例，难以反映不同国家和地区肝癌发生的客观真实性。

5.研究设计及对照不够严谨，证据链不完整。该研究仅做了肝癌临床样本分析，但是缺乏正常人或其他类型肝病患者相关临床样本的分析比较；同时缺乏服用和未服用含AA的相关制剂人群的特征突变谱的数据比较，难以证实突变与肝癌发生的相关关系。

6.同属AA高暴露国家日本的突变比例远低于其他国家和地区的原因有待考证。除中国大陆和台湾地区、东南亚外，日本也是服用中草药的主要国家，2000年后日本禁止含AA的药材和制剂，而对于同属马兜铃科的细辛则认为其根茎部不含AA，可以继续使用，但是日本肝癌患者存在AA特定突变位点的比例仅为2.7%，远低于亚洲其他国家和地区，甚至低于北美的4.8%，其病例选择是否存在偏移也有待考证。

7.尚需药物流行病学数据确证中国台湾地区2003年禁售含AA制剂前后肝癌患者的特征突变比例无差异的原因。中国台湾地区2003年已经禁止销售含AA制剂，但是该论文比较了2003年前后含有AA相关特征突变肝癌患者的比例并无差异，尽管文中指出存在尚未完全禁止销售的可能性，或肝癌发生相对AA暴露滞后，但是尚缺乏药物流行病学数据支持。

8.临床尚无AAN或AAN伴泌尿系统肿瘤患者并发原发性肝癌的报道。AA诱发泌尿系统肿瘤已获得大量临床与基础研究数据和文献支持，也获得了医学界的广泛共识。目前认为AA主要引起AAN，部分患者可伴发泌尿系统肿瘤，但是至今尚无AAN或AAN伴泌尿系统肿瘤患者并发原发性肝癌的临床报道，因此AA是否可以诱导肝癌还有待大规模临床系统研究。

9.缺失基础研究数据支持AA-DNA加合物、特征突变与肝癌发生三者之间的直接关系。目前尚无AA诱导肝实质细胞基因突变的研究，无法明确AA-DNA加合物与肝脏细胞基因突变的关系；动物整体水平研究发现AA可以诱导前胃、泌尿系统肿瘤为主，少数研究发现可以诱导淋巴和肺部肿瘤，但是尚无诱导肝癌的报道，因此有待细胞和动物整体水平系统阐明AA-DNA加合物、特征突变与肝癌发生的直接关系。

（二）马兜铃酸及其衍生物与肝癌发生的关联性研究新进展

AA是否致肝癌的热点问题迫切需要进行客观、真实的全面系统研究。针对AA是否致肝癌这一国际高度关注的热点和难点问题，近年来国内外多个研究团队从临床和实验角度进行了较系统的研究。

1.韩泽广教授团队的研究进展　2012年，韩泽广教授团队首次发现10例中国乙型肝炎病毒相关肝细胞癌标本中有4例A＞T转换显著富集，结合2017年美国 *Science Translational Medicine* 杂志在线刊发的AA广泛关联亚洲肝癌发生的文章，证明AA暴露与人类肝癌发生之间有统计学意义，然而仍缺乏AA暴露致肝癌的直接证据。为此，韩泽广团队采用临床病例分析进一步系统揭示了AA Ⅰ 与临床肝癌发生的相关性，并结合马兜铃提取物中AA混合物的主要成分AA Ⅰ 小鼠模型，探究AA是否能直接诱发肝癌，研究论文于2019年发表在 *Hepatology* 杂志。主要研究结果结论如下。

（1）AA Ⅰ 诱导小鼠肝癌呈剂量依赖性，同时肝损伤状态下（CCl_4诱导）AA更容易诱发肝癌。对其中11例AA Ⅰ 诱导的HCC和8例非肿瘤肝组织进行浅层全基因组测序表明，AA Ⅰ 能在体内形成DNA加合物并造成基因层面的特征突变（signature 22）。

（2）对全球范围内HCC患者临床样本的加合物及突变特征分析结果表明，亚洲HCC患者的AA特征突变检出率高于非亚洲患者。与AA相关的突变特征主要与人类肝癌有关，尤其是来自中国的肝癌。此外，韩泽广课题组在随机抽取的中国肝癌患者的副瘤肝组织中发现了25.8%（16/62）的AA Ⅰ -DNA加合物，一些标本中的加合物丰度甚至高于AAⅠ处理的小鼠肝。这些数据有力地支持了部分中国HCC可能是AA暴露的结果。同时发现在AA影响的人肝癌中，肿瘤蛋白TP53和JAK1的突变明显富集，为AA诱导的肝癌在恶性克隆进化过程中的突变过程提供了文献证据。

2.王红阳院士团队的研究进展　在国家重大新药创制重大专项项目支持下，王红阳院士领衔开展《马兜铃酸及其主要代谢物诱发肝癌的风险评估、分子机制及其监管防控》，聚焦肝肿瘤基础和转化研究，展开大样本人群的流行病学调查和多中心肝癌样本全基因组突变分析。2021年由王红阳院士团队牵头，多家机构联合完成的研究成果于2021年发表在 *Acta Pharmaceutica Sinica B* 杂志。本团队有幸参与其中。该文指出AA暴露不是我国地区肝癌或HBV相关肝癌发生的主要原因，主要研究结论如下。

（1）我国多中心肝癌样本dA-ALI阳性率较低且AA的暴露水平不会增加HCC的风险。在随机抽取的1256份肝癌样本中，仅有5.10%患者（64/1256）检测为dA-ALI阳性；同时，在中国电子健康档案中随机抽取的，由浙江宁波鄞州地区27例HCC患者和9850例非HCC患者组成的子队列中发现HBV是肝癌发生的重要危险因素。

（2）HCC中AA突变征的比例相对较低且在HBV阳性和阴性患者之间没有明显差异。在AA-DNA加合物与AA突变信号间的相关性研究中显示，107例患者中有41例出现signature 22。然而，仅有9例患者在肿瘤中表现出signature 22优势。

（3）通过系统的动物实验研究，证实小剂量AAⅠ虽可引起肝细胞轻度损伤，但长期内不会引起肝肿瘤的发生。即小剂量AAⅠ对成年小鼠长期无致肝肿瘤作用，同时肾纤维化的严重程度随着AAⅠ剂量的增加而增加；而在幼年小鼠中，AAⅠ具有诱发肝癌的作用且AAⅠ对HBV转基因小鼠肝肿瘤的发生无加性作用。

王红阳院士团队经大样本、多中心的流行病学调查，综合基础研究表明，AA暴露不是HCC发生的主要风险因素，我国HCC的主要危险因素仍然是HBV。

3.肖小河研究员团队的研究进展　肖小河科研团队从临床和实验角度都进行了系列探索性研究，明确提出并证实AA致肝癌之说难以成立；发现机体在不同年龄阶段，其肝、肾对AA毒性的应答方式和损害程度存在明显差异，据此首次提出AA毒性时空异质性假说，深化了对AA毒性损害的科学认知，为含AA类中药安全性评价与风险防控提供新的视角和依据。研究成果如下。

（1）基于大规模AA肾病队列的AA与肝癌相关性的再评价：肖小河团队与北京大学第一医院杨莉教授团队合作，利用全球最大规模的AA肾病研究队列，开展了AA致肝癌的客观性研究。该研究共纳入337例确诊的AAN患者，男性118例，女性219例，平均年龄（55.47±11.01）岁，摄入AA的中位累积折算预估剂量为1404.0mg。随访期从服用AA中药及制剂1年后到随访结束。首先观察主要结局事件肝肿瘤发生率，在整个随访期间未发现1例肝肿瘤患者。其次观察次要结局事件泌尿系肿瘤发生率，截至随访终点，337例AAN患者共观察到39例肿瘤，共观察到泌尿系肿瘤34例（87.17%），主要包括膀胱癌，上尿路上皮细胞癌，还有5例患者分别被诊断为甲状腺癌、肺癌、骨癌、淋巴癌和乳腺癌。该结果与国内外其他团队报告情况基本一致，说明本队列数据没有明显偏移。经统计分析，包括膀胱癌和（或）上尿路上皮癌的泌尿系癌随着暴露年限的增加而逐渐增加，并在20年之后达到峰值（图2-14-1）。

经过反复核查，无论是在门诊收治、住院治疗还是出院随访过程中，始终没有观察到1例AAN患者确诊为肝癌。首次以AA肾病队列研究证实了AA致肝癌之说难成立。

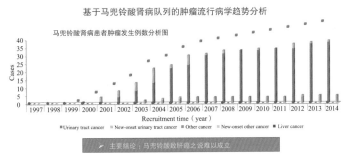

图2-14-1　马兜铃酸肾病患者肿瘤发生例数分析
与北京大学第一医院杨莉教授团队合作

（2）基于超百万人群区域医疗大数据的AA与肝癌相关性的再评价：课题组采用2009年1月至2018年12月浙江省宁波市鄞州区百万人群的大健康数据，开展回顾性队列研究。以含AA中药及制剂服药史为暴露因素，分为AA服用组和未服用组，两组患者的肝癌发生率分别是$104.99/10^5$和$169.21/10^5$（$P > 0.05$），再次说明含AA致肝癌之说难以成立。研究论文于2022年发表在 *Chinese Herbal Medicines* 杂志。

进一步亚组分析，其中HBV组服用细辛患者2901（5.86%），non-HBV组服用细辛患者5042例（3.79%）。结果发现是否服用细辛制剂的HBV患者，其肝癌患病率无明显差异（$P > 0.05$），两组人群中药物暴露量的风险比（hazard ratio，HR）均未显示细辛制剂暴露增加肝癌发生的风险。说明HBV/non-HBV患者服用含细辛制剂与肝癌发生风险间无潜在相关性，进一步佐证了AA致肝癌之说难以成立的观点，同时也表明目前临床细辛使用是安全的。

（3）不同年龄动物暴露于AA的肝肾毒性损害差异：本课题组采用不同月龄小鼠考察AA Ⅰ诱发的肝肾损害特点及差异。急性暴露后，持续观察52周结果表明，AA Ⅰ可引发乳鼠肝囊肿，病理组织切片则提示乳鼠（2周龄）发生了严重的肝损伤，而成鼠（8周龄）肝未见明显损害；同时在乳鼠肾组织中没有观察到明显的肾损伤，而在成鼠组，AA Ⅰ高剂量组因肾小管坏死死亡，低剂量组致成鼠肾小管和间质显著扩张，肾小管上皮细胞坏死和脱落。动物实验结果表明，小鼠在不同年龄阶段（时间），其肝和肾等不同靶器官（空间）对AA毒性的应答存在明显的差异性。研究论文于2022年发表在 *Frontiers in Genetics* 杂志。

（4）AA肝肾毒性时空异质性假说的提出：综合国外报道及近年来国内研究成果，本团队首次提AA肝肾毒性的时空异质性假说，即机体在不同年龄阶段（时间），其肝、肾等靶器官（空间）对AA毒性的应答存在明显的时空异质性，也就是说"马兜铃酸对幼年个体主要造成肝损害，对成年个体主要造成肾脏损害"。我们推测其可能的机制如下（图2-14-2）。

一是肝是药物在体内的主要代谢与解毒场所，在幼年阶段机体肝的代谢能力较弱，暴露于AA原型或代谢物后，较易出现损伤性应答而导致肝损害。而成年阶段机体的代谢功能比较完善，可通过产生适应性应答而避免肝害的发生。

二是肾是药物在体内的重要清除与排毒器官，也是AA代谢物即马兜铃内酰胺加合物的蓄积场所，机体在幼年阶段免疫系统发育不全，对AA代谢加合物的免疫识别与应答水平较弱，对肾损害不明显；但机体在成年阶段免疫系统功能发育完善，对AA加合物的识别与应答水平较强，持续的损伤性应答可使肾出现损害，随着炎-癌转化进展，再加上泌尿系统内皮细胞不断分化，蓄积的加合物整合到细胞核并诱导DNA突变，进而诱发肾癌、膀胱癌、尿道上皮癌等。

靶器官	幼年	成年	机制
肝	++ 可见明显损害 肝囊肿、肝癌	± 未见明显损害	与肝代谢解毒能力有关？
肾	− 未见明显损害	+++ 可见明显损害 ●急性肾衰竭 ●泌尿系统癌	与免疫炎症和细胞分有关？

■ 结合本课题组开展的临床病例、区域医疗大数据分析和动物实验结果
■ 结合海军军医大学王红阳院士课题组、上海交通大学韩泽广教授课题组研究成果

图2-14-2　马兜铃酸肝肾毒性损害的时空异质性假说

诚然，AA肝肾毒性损害的时空异质性机制理论还处于假说阶段，有待进一步的临床和实验证实。

三、含马兜铃酸中药安全风险防控应对措施

AA毒性问题已经不是一个新话题，但近年来国内外关注的热度未曾降低。有学者认为AA毒性问题已然是鸡肋，没有必要继续研究，或者说再研究也仅是对马兜铃酸进行"鞭尸"。与此同时，也有学者认为值得深入研究。究竟如何看待呢？本团队认为，AA毒性问题有必要深入研究，而且针对现有研究结果及意义的解读更值得推究。

（一）AA及其衍生物与肝癌相关性再研究的几个科学问题

首先，就毒性靶点和靶器官角度而言，AA具有肾毒性和致基因突变作用，可诱发肾衰竭和泌尿系统肿瘤，已获得充分证明，但AA是否诱导人产生肝癌尚缺乏直接证据。

其次，就化学成分角度而言，AA是一类结构相似化合物的总称，一般认为AAⅠ及其代谢产物是主要致损害物质，但AA类多种类似物及体内代谢产物是否均具有相同或相似毒性还有待研究阐明，这对系列中药制剂的安全风险防控对策的制订具有重大意义，对保障人民生命健康也具有重大意义，研究迫在眉睫。

最后，就药物品种角度而言，含AA类成分的中草药或中成药有数十种，至今尚未对全部品种的安全性风险进行过系统评估，亟须药品监督管理部门支持相关机构开展研究，并提出有效的防控方案和对策。

（二）AA及其衍生物与肝癌相关性再研究的科学及现实意义

1.深入开展AA致肝癌的客观性研究，有助于指导我国肝癌防治策略的制订。已有多篇研究论文报道了AA与肝癌之间的相关性，但至今尚缺少直接和确凿的证据，不同团队的研究结论之间还存在相悖的现象，难以得出AA是临床肝癌发生诱因的结论。众所周知，感染性肝病一直是我国乃至全球肝癌发生的主要诱因，我国以乙型肝炎相关肝癌为主，如果一旦研究证实AA为我国肝癌发生的另一重要诱因，这将极大改变人们对中国乃至国际肝癌诱因的传统认知，同时也可能促使我国的肝癌防治策略和重心发生重大调整。如果经过深入系统的研究，否定了AA致肝癌的客观性，这不仅仅是为AA

及相关中药洗脱了一大罪状，更重要的是能有效避免误导我国肝癌防治策略和措施的制定。

2.深入开展AA类成分相关毒性的研究，有助于提高我国对相关中药及食品的科学监管水平。AA可诱发肾病和泌尿系统肿瘤已获得证实，因此无论AA是否诱导肝癌，从临床用药和科学监管角度来说，均应严格管控。但是也需要指出，AA是一类结构相似化合物的总称，这类化合物是否均具有致突变、致癌作用，还有待研究。此外，AA广泛存在于马兜铃属和细辛属中药材原植物中，原国家食品药品监督管理总局公布的收载于《中国药典》、部颁标准和地方药材标准的马兜铃科药材共24种，其中马兜铃属药材共14种，细辛属药材共10种，亟须明确这些药材（尤其是药用部位）及其相关中成药是否含有致突变、致癌性的AA成分及其潜在风险。另外，鱼腥草作为药食两用品种，不仅是临床用药，也是常用蔬菜；文献报道其含有多种AA内酰胺类似物，这些类似物是否也具有致突变、致癌作用有待研究。加强AA致肝癌的研究，将为AA相关药品和食品的科学监管提供新的重要依据。

3.深入开展AA毒理学及相关研究，有助于推动毒理学学科的发展。科学探索无止境，AA研究亦如此。特别是从分子和基因水平深入开展AA靶器官毒性及机制研究，有助于进一步深化对AA相关毒性的科学认识。同时，往事不可追，来者犹可谏，正如史学家对历史事件和人物进行穷经皓首地探究一样。AA毒性无论是作为药源性疾病研究范例，还是作为毒理学研究范例，亦或是药品安全监管范例，均具有代表性和里程碑意义，也将有力推动毒理学学科的创新发展。

4.开展致突变和致癌AA的成分研究，明确含有致突变和致癌AA的中草药和中成药品种，建立安全性质量控制方法和限度标准。AA是一类结构相似化合物的总称，这类化合物是否均具有致突变和致癌作用有待研究；AA广泛存在于马兜铃属和细辛属中药材中，原国家食品药品监督管理总局公布的收载于《中华人民共和国药典》、部颁标准和地方药材标准的马兜铃科药材有24种，其中马兜铃属药材14种，细辛属药材10种，亟须明确这些药材及其相关中成药是否含有致突变和致癌AA成分及其可能的风险；鱼腥草（Houttuyniae Herba）作为药食两用品种，不仅应用于临床也是常用蔬菜，文献报道其含有多种AA内酰胺类似物，这些类似物是否具有致突变和致癌性有待研究。针对含致突变和致癌性AA成分且临床不可替代或获益大于风险的中药材和中成药，建立基于生物评价和化学评价的安全性质量控制限度标准，降低临床用药风险。

（三）含马兜铃酸中药及制剂的风险防控应对对策

1.关于含AA含量较高的中成药品种：目前AA诱导泌尿系肿瘤已经获得广泛共识，无论是否可以诱导肝癌，均应对含AA药品从严监管。鉴于朱砂莲和马兜铃中AA含量较高，相关中成药的潜在风险亦因此相对较高，亟须针对上市或已获审批的药品进行上市后再评价，明确风险收益比，淘汰高风险品种。

2.关于含AA含量较低的中成药品种：尽管AA与肝癌发生的相关性缺乏直接证据，但至少提示了AA是诱发肝癌的强烈风险信号。鉴于相关药品用药风险相对较小，对于含细辛、大青木香、天仙藤、寻骨风和木香马兜铃的中成药开展上市后在评价，继续开展标准研究，制定中成药中AA控制限量，应低于10ppm；针对市场上的产品进行专项检查，并加强抽检，查处AA质量限度要求不合格的产品。

3.关于特殊人群用药风险防控措施：目前多项研究证实AAⅠ在幼鼠中可诱发肝癌，并考虑药物透过胎盘屏障，发生母婴"垂直传播"，故针对含有AAⅠ的品种在儿童和孕妇高危人群中实施禁令，禁止使用所有含马兜铃酸的中药及中成药；有研究报道AAⅠ暴露后在体内肾代谢发生蓄积，形成的AL-DNA加合物在体内蓄积长达10年，针对前列腺患者、肾病患者等泌尿系疾病患者也应禁用含AA的中药及中成药；目前对市场上广泛流通的可用于孕妇的定坤丹，用于儿童的猴枣牛黄散、儿童清肺丸、小儿保安丸、小儿肺闭宁片等品种开展监管监测和上市后再评价研究，应对中成药说明书修改，醒目提示此类特殊人群的用药安全风险。

<h2 style="text-align:center">参 考 文 献</h2>

柏兆方，王春宇，王伽伯，等. 马兜铃酸与肝癌相关性的研究及思考［J］. 世界科学技术－中医药现代化，2019，21（7）：1275-1279

柏兆方，徐广，王伽伯，等. 马兜铃酸及其衍生物致癌性研究进展及应对措施［J］. 药学进展，2018，42（3）：164-169

高月，肖小河，朱晓新，等. 马兜铃酸的毒性研究及思考［J］. 中国中药杂志，2017，42（21）：4049-4053

Chen SZ, Dong YP, Qi XM, et al. Aristolochic acids exposure was not the main cause of liver tumorigenesis in adulthood［J］. Acta pharmaceutica Sinica. B, 2021, 12（5）：2252-2267

Feng ZE, Guo YM, Wang ZL et al. Asari radix et rhizoma consumption lacks relevance for hepatocellular carcinoma in patients：A retrospective cohort study［J］. Chinese Herbal Medicines, 2022, 14（3）：470-475

Feng ZE, Wang CY, Niu M, et al. Integration of Transcriptomic and Metabolomic Data to Compare the Hepatotoxicity of Neonatal and Adult Mice Exposed to Aristolochic Acid I［J］. Frontiers in genetics, 2022, 13: 840961

Lu ZN, Luo Q, Zhao LN, et al. The Mutational Features of Aristolochic Acid-Induced Mouse and Human Liver Cancers［J］. Hepatology, 2020, 71（3），929-942

Wang JB, Bai ZF, Xiao XH. Letter to the Editor：Is Aristolochic Acid the Major Cause of Liver Cancer in China and Asia?［J］. Hepatology, 2020, 71（3）：1130

第15章

中药与免疫检查点抑制剂联用：效应互作有风险

据世界卫生组织国际癌症研究机构（International Agency for Research on Cancer, IARC）发布的数据显示，2020年我国新发癌症457万人，占全球新发癌症总人数的23.7%；癌症死亡人数300万，占癌症死亡总人数的30%，肿瘤严重威胁着人类的健康。目前，随着诊疗技术的不断进步，与常规直接去除或诱导肿瘤凋亡坏死的方法如外科切除、射频消融、放疗、化疗、分子靶向治疗等的不同，肿瘤免疫疗法在肿瘤治疗中的地位与日俱增，以免疫检查点抑制剂（immune checkpoint inhibitor, ICI）及嵌合抗原受体T细胞（chimeric antigen receptor T cell, CAR-T）治疗为代表的肿瘤免疫疗法飞速发展，已成为继细胞毒性药物、分子靶向治疗之后肿瘤药物治疗史上又一座里程碑，其机制为通过释放更多有活性或靶向肿瘤的T细胞来抗肿瘤。但由此引发的免疫激活相关不良事件（immune-related adverse event, irAE）和获得性耐药（陈娇）也备受关注，有些irAE对患者甚至是致命性的打击。中医药抗肿瘤的治疗原则为"祛邪解毒、扶正固本"，且调控免疫是中医药的优势与特色，大量实验研究也证实中药能够通过调控免疫功能，改善免疫逃逸状态，发挥较大程度的抗肿瘤作用，同时也能减轻副作用。那么，在irAE逐渐增多和单一药物治疗无法攻克肿瘤、联合治疗成为未来肿瘤治疗发展趋势的背景下，将中医药与肿瘤免疫疗法联合会给肿瘤患者的治疗带来怎样的获益与风险？怎样联合才能实现增强免疫疗效、减轻免疫毒性的效果？因此，本文旨在阐述和讨论中医药联合肿瘤免疫疗法抗肿瘤的优势、治疗策略及可能的风险等，以期为中医药联合肿瘤免疫疗法的临床应用和开展相关研究提供借鉴。

一、肿瘤免疫治疗的原理及现状

（一）肿瘤免疫治疗的原理

肿瘤免疫治疗是指应用免疫学原理和方法，通过调控免疫调节和免疫激活机制来"促进"免疫激活，以提高抗肿瘤免疫应答的数量和质量，强机体抗肿瘤免疫应答，特异性地清除肿瘤微小残留病灶、抑制肿瘤生长，打破免疫耐受的治疗方法，区别于外科切除、射频消融、分子靶向治疗等直接去除或诱导肿瘤凋亡坏死的方法，被称为继手术、放疗和化疗之后的第四大肿瘤治疗技术（ref），这种新型疗法现在已成为肿瘤治疗研究领域中一大热点。正常情况下，机体抗肿瘤免疫包括三步：第一步，免疫系统中抗原提呈细胞如DC识别、处理肿瘤抗原并呈递给T细胞；第二步，T细胞在淋巴结等外周免疫器官中被DC激活（为T细胞活化提供双信号）；第三步，效应性T细胞进入肿瘤微环境，并杀死癌细胞。肿瘤细胞会在每个环节设置障碍，从而防止被免疫细胞识别和清除，以达到免疫逃逸的目的。肿瘤免疫治疗的策略是阻止肿瘤细胞的免疫逃逸。针对第一步，提高 DC 细胞的抗原呈递效率（如过继细胞免疫治疗）；针对第二步，增强 T 细胞对肿瘤抗原的识别能力，同时弱化 Treg 细胞对 T 细胞的抑制作用（如肿瘤疫苗、过继细胞免疫治疗）；针对第三步，解决癌细胞对 T 细胞的免疫抑制（如免疫检查点抑制剂）。因此，有效的抗肿瘤免疫应答必须建立在正常启动一系列免疫应答事件并保证这些事件能够持续进行的基础上，即启动"肿瘤 - 免疫"循环，促使机体恢复正常的抗肿瘤免疫反应。临床试验已经证实这一疗法在一些肿瘤治疗中取得较好的疗效，被美国 FDA 批准用于血液系统肿瘤与肾癌、肺癌及肝癌等实体瘤的治疗。

（二）肿瘤免疫治疗的现状

　　肿瘤免疫治疗可以广义地分为非特异性和肿瘤抗原特异性两大类。非特异性的手段包括非特异性免疫刺激和免疫检查点阻断（PD-1/L1 等）；而肿瘤抗原特异性的方法主要是各种肿瘤疫苗（provenge，cimavax 等）和过继性免疫细胞治疗（CAR-T 等）。临床上肿瘤免疫治疗的应用极大提高了恶性程度高的肿瘤的治疗效率，这些进步的取得主要是靠 CAR-T 细胞治疗和免疫检查点抑制剂（immune checkpoint inhibitor，ICI）的应用。目前 ICI 主要包括程序性死亡受体 -1（programmed cell death protein-1，PD-1）/程序性死亡受体配体 -1（programmed cell death protein ligand-1，PD-L1）抑制剂和细胞毒性 T 淋巴细胞相关抗原 -4（cytotoxic T lymphocyte associated antigen-4，CTLA-4）抑制剂。免疫检查点抑制剂具有显著的抗肿瘤作用，如目前公认的晚期 HCC 一线治疗方案是阿替利珠单抗联合贝伐珠单抗。但同时免疫治疗作为一种全身治疗，治疗过程产生的问题复杂多变，尤其是对于肺纤维化、心功能不好、自身免疫系统存在缺陷的患者，可能会出现严重的毒性，临床研究显示仍然有超过 50% 的患者不能从中获益，部分患者接受靶向 PD-1/PD-L1 免疫治疗后短短 2 个月会导致肿瘤生长速率（tumor growth rate，TGR）增加至少 2 倍，即出现疾病超进展（HPD），并产生严重的不良后果（ref），因此该方法并不是对所有患者都有效。另外，由于肿瘤细胞和正常细胞存在类似的抗原，PD-1/PD-L1 抑制剂和 CTLA-4 抑制剂再次激活免疫抑制、恢复免疫系统的免疫监视功能的同时会破坏机体免疫耐受平衡，从而引起全身各系统的免疫相关的不良反应（immune-related adverse effect，irAE），如肝炎、心肌炎、肺炎、关节炎、甲状腺功能紊乱、皮肌炎、神经毒性等，有些严重不良反应甚至可对患者造成致命性打击。通过分析全球药物不良反应数据库（Vigilyze-Vigibase）中 31059 例 ICI 相关病例 irAE 发生情况发现，有 613 例发生致命性 irAE，主要是心肌炎、肺炎、肝炎、结肠炎、神经毒性等。随着免疫疗法越来越广泛的应用，针对多靶点的联合用药是肿瘤免疫治疗的临床推进方向，但双免疫检查点抑制剂联合治疗时出现危重 irAE 的概率更高。如 Ipilimumab 和 Nivolumab（PD-1 抗体）强强联合后抗肿瘤效果大增。然而，40% ～ 50% 的患者会产生 3 ～ 4 级严重的副作用，从而限制了抗 CTLA-4 抗体的研发与应用；已获批应用于既往接受过索拉非尼治疗的晚期 HCC 患者联合纳武利尤单抗和伊匹木单抗，客观缓解率达 32%，中位 OS 最长，达 22.8 个月，30 个月 OS 率为 44%，但较高剂量的伊匹木单抗导致免疫介导事件发生率增高。随着新型免疫药物和联合疗法的出现，临床实践中面临的 irAE 会越来越多。对此，国内外已经有一系列关于 irAE 管理的指南和共识可供使用，一般轻度 irAE 患者（1～2级）和大部分 3～4 级的 irAE 患者经过早期类固醇激素的治疗后可控制良好，部分患者可再次接受 ICI 治疗，但仍有一小部分 irAE 患者临床表现严重或不能通过类固醇有效控制，属于危重或难治类型，患者后续可能因 irAE 未控制、类固醇使用继发的不良反应或原发肿瘤进展等原因危及生命。此外，肿瘤免疫治疗的耐药机制也有待于进一步研究。因此，现阶段肿瘤免疫疗法在有显著疗效的同时也存在如何早期识别和管理 irAE、耐药等现实的问题，未来选取更合理、更有效、更安全的治疗方案是肿瘤免疫治疗发展面临的切实挑战。

二、中医药联合肿瘤免疫疗法抗肿瘤的策略分析及风险防控

（一）中医药联合肿瘤免疫疗法抗肿瘤的优势

近年来，人们逐渐意识到单一药物和治疗方法仍然无法攻克肿瘤这一顽疾，抗肿瘤联合治疗已成为趋势，在联用治疗方面各种各样的组合研究层出不穷，上千个联合治疗临床试验正在进行，但新开发的治疗策略尚处于临床前研究或早期试验阶段，距离临床应用尚需时间。相比较而言，中医药作为中华民族几千年的文化瑰宝，已形成了自己独特的理论体系和诊疗体系，作为补充与替代医学的重要组成部分，中西医结合治疗肿瘤是我国肿瘤诊治的一大特色。中医药是以整体的、动态的观念看待疾病，重视自然和社会对人体的影响，将"未病先防""既病防变""瘥后防复"的思想贯穿始终，以及具有简、便、廉、验和多成分、多靶点等特点，使用多味中药组合，针对不同肿瘤在不同分期病因病机进行辨证论治，能够对肿瘤患者免疫系统产生多方面的立体调控作用。从临床数据来看，中药联合含有 ICI 方案治疗晚期恶性肿瘤的患者临床获益率高，不仅能够预防肿瘤的发生，也能使肿瘤缩小或稳定，减少肿瘤复发和转移而延缓肿瘤进展；同时通过辨证论治全程介入以纠偏机体功能失衡，可降低文献报道的各类型 irAE 的发生率及毒性等级，延长不良反应发生中位时间，提示中医药联合肿瘤免疫疗法，可为晚期恶性患者争取治疗时间，起到良好的减毒、增效作用，有效改善患者生存质量、延长生存时间。从实验分析来看，大量研究发现中药复方或单体可以通过作用于耐药相关信号通路、药物外排泵的表达、DNA 损伤修复及重塑肠道菌群等增强肿瘤细胞对化疗药物的敏感性；通过调控免疫检查点的表达水平，或对免疫系统重编程，解除肿瘤微环境的免疫抑制状态，增强免疫检查点抑制剂的抗肿瘤疗效。所以，无论是从中医药本身特征的客观角度还是从现代医学相关机制研究及获得的疗效事实来看，肿瘤免疫疗法与中医药有效联合或可成为肿瘤免疫治疗更有效、更安全的治疗策略。

（二）中医药联合肿瘤免疫疗法抗肿瘤的策略分析

中医学对肿瘤的诊治强调的是"以人为本"及各种作用于人体本身的可能致病因素，然而现在肿瘤治疗可供选择的手段和药物众多，同一患者自身情况千变万化，不同患者、不同肿瘤、甚至同一肿瘤不同阶段致病因素更是纷繁复杂，对此，临床医生如何确定"以人为本"的个体化精准治疗方案？目前尚缺乏公认的指导思想。本团队认为

确定中医药联合肿瘤免疫疗法抗肿瘤治疗方案获得最佳免疫调节效果对于联合治疗的发展至关重要，在满足治疗效应的同时也可以最小化相关安全性事件的风险，其具体制订应根据不同患者的体质、肿瘤的发病特点、临床症状、中医证候及演变特征、是否发生irAE等具体信息，结合中医药抗肿瘤的主要治则来确定整体的治疗思路及主要治法，最终选定合理的组方进行中西医综合防治。

具体来看，中医学认为正气是肿瘤发病的根本，正气先虚，癌毒侵袭，客邪留滞，气滞血瘀，邪毒积聚成块，恶性肿瘤的基本病机为"邪毒蕴结、正气亏虚"，治疗原则为"祛邪解毒、扶正固本"。在整体治则的指导下，针对接受肿瘤免疫疗法尚未出现irAE的患者，中药联合治法应以调体质、增效为主。即术前或在癌前病变阶段或肿瘤早期的患者，由于机体正气未损，结合现代医学的干预手段，主要是扶正或重用解毒散结等药物，增加手术的切除率以及改善患者的一般营养状况有利于手术的进行；术后的患者免疫低下，主要联合使用益气、活血、解毒，增强机体免疫，降低术后复发率、促进康复，并减轻免疫检查点抑制剂的毒副反应，提高肿瘤的近期和远期疗效；而对肿瘤中晚期阶段或不能手术切除患者，中药除了可以增强放化疗敏感性、减少不良反应，还可提高患者免疫力，增强自身抗肿瘤能力，从而改善患者的长期生存结局。针对接受肿瘤免疫疗法伴有出现irAE的患者，中药联合治法应以调证候、减毒为主，准确辨识irAE的病因病机并进行分型分期论治处理，即通过辨病 - 辨证 - 减毒使机体恢复到相对较好的状态。对此选择的药物除了能抗不同类型的肿瘤，还需要兼顾对irAE的功效。既往研究表明，中药大黄、黄芩、金银花等，中药复方/中成药血必净注射液、黄连解毒汤、甘露消毒丹等所包含的有效成分可降低肿瘤坏死因子-α（tumor necrosis factor-α，TNF-α）、白细胞介素（interleukin，IL）-1、IL-6、IL-10、IL-8等细胞因子的表达，抑制免疫细胞的过度活化，控制细胞因子风暴的发生、发展，因此对于irAE的患者用药，可选用此类药物进行联合来拮抗肿瘤免疫治疗相关的免疫毒性。总之，中医药联合肿瘤免疫疗法抗肿瘤的治疗策略既要准确的辨证（包括肿瘤和irAE），也要掌握尤其当同时伴有irAE时的治疗原则，还应在中医总治则的指导下，精准实施具体应用的治法，这样才能真正达到临床救治的需求。

（三）中医药联合肿瘤免疫疗法抗肿瘤的风险防控

一般来说，随着联合药物数量的增加，不良反应发生的风险也会增加，临床医生需要对联合方案中的药物不良反应有充分认识和处理经验。"扶正抗癌"是中医治疗肿瘤的主要治则，其机制为刺激机体免疫，从而达到抗肿瘤的作用，这与研究提示的肿瘤患者正气亏虚明显者机体处于免疫抑制状态，以及机体正气虚的程度与肿瘤恶性程度呈正相关，即气虚程度越重，细胞分化程度越低，肿瘤恶性程度越高，预后越差的病因病机相一致。鉴于目前免疫检查点抑制剂强强联合后会产生严重的irAE，而中药抗肿瘤与肿瘤免疫治疗存在相似的功效，那么中西医"强 - 强"联合是否也会产生类似的风险？尽管目前尚未见联合后产生irAE的报道，也缺乏以大样本、多中心、随机、双盲等为原则的高质量临床试验数据分析支持，但防患于未然，建议当中药与肿瘤免疫疗法联用也应警惕造成机体产生过激的免疫反应，呈现高炎症反应状态而诱发的免疫相关不良事件。因此，临床上中药与肿瘤免疫治疗联合应用时，应严格考量结合策略，针对患者的免疫功能、炎症等状况须进行早定位、早发现、早调节，避免免疫过激，同时建立相应的风险识别模式，从而精准、有效、安全地指导临床合理用药。

对于中医药联合肿瘤免疫疗法抗肿瘤风险识别模式的制定，首先要明确对于不同肿瘤及其不同分期哪些中药可以联合，以及如何联合既可协同增效又可减少或避免免疫毒性，而哪些中药联用可能会增加免疫毒性，引起严重后果，甚至加重原患疾病。这些科学问题一方面可以通过开展临床前研究和临床实验研究来解决，如通过开发多种动物模型（如使用PD-1敲除鼠等）探索常用抗肿瘤中药与主要的肿瘤免疫治法之间作用机制的关联性及毒性试验，既有助于联合治疗策略风险的识别，也可帮助确定联合时的疗效、安全性、作用机制及最佳的治疗顺序。另一方面还可以利用主动监测等模式收集的真实世界海量多来源的电子健康数据，检索同时使用中药（包括中成药、中药饮片等）的患者的疗效及免疫毒性发生的程度、中药的类别、名称、使用时间、使用剂量，以及中药干预与免疫毒性的产生或缓解是否存在关联，然后基于数据挖掘、人工智能等技术建立风险筛查、分析决策等系统，来进行联合用药风险药物信息的识别和评估。但有研究提示irAE可能会在免疫治疗后几个月才会有所表现，因此，分析时要注意时间上的关联性。对分析存在免疫毒性事件的潜在风险药物，将相应的中药及患者血清样本进行分析，找出可能的中药代谢分子及产生免疫毒性的细胞因子，并通过体内外实验进一步证实，从而实现联合用药中风险药物的确证。其次关注常见irAE发生相关的临床症状和体征、实验室检查（包括生化学和血液学指标）、生命体征等，以及基于临床前研究或同类药物相关文献报道提示需要特别关注的内容。此外，还应充分结合医护人员的专业知识和临床经验加以分析和判断。

综上所述，中西药联用，中西医优势互补，是我国肿瘤治疗领域的特色，精准、合理治疗方案的制订可提高肿瘤患者生活质量，延长生存时限，获得更好的抗肿瘤效应及临床获益。但是目前肿瘤免疫疗法的有效联合和联合需求仍未被满足，中医药联合肿瘤免疫疗法在抗肿瘤治疗中发挥的作用仍有许多未知之处，通过联合应用持续在临床中进行有效性和安全性验证分析，以探索最佳的中西医结合方案，采取综合的"辨病－辨证－辨靶"模式，建立肿瘤免疫疗法联合中医药最佳抗肿瘤方案是必要的。

参 考 文 献

张宁，肖小河. 肿瘤免疫治疗时代中西医结合治疗策略及风险防控［J］. 中华中医药杂志，2022，37（1）：57-60

Zhang N，Xiao HX. Integrative medicine in the era of cancer immunotherapy：Challenges and opportunities［J］. Journal of Integrative Medicine，2021，19（4）：291-294

第16章

绿茶提取物致肝损伤：客观性及成因机制辨析

——与美国最新版药物性肝损伤指南商榷

绿茶是历史最悠久的传统饮料之一，至今仍在全球范围内广受欢迎。近年来，绿茶提取物（green tea extract，GTE）更因其增加脂肪燃烧、抑制脂肪生成等功效，成为一种风靡美欧的减肥用膳食补充剂（dietary supplements，HDS）。近年来在欧美地区屡见GTE使用后患者出现肝损伤的报道，引起了社会公众的广泛关注。随着研究的深入，国外有学者提出：GTE致肝损伤为特异质性，并且发现HLA-B*35：01为其易感基因，该研究结论被写入美国胃肠病学会（ACG）发布的最新版《特异性药物性肝损伤诊断和管理指南》（*Diagnosis and Management of Idiosyncratic Drug-Induced Liver Injury*）和美国肝病研究学会（AASLD）发布的最新版《药物、草药和膳食补充剂诱导的肝损伤实践指南》（*Practice Guidance on Drug, Herbal and Dietary Supplement Induced Liver Injury*）。

然而，中国作为茶叶的生产和消费大国。至今尚未见有确切的绿茶或绿茶提取物致肝损伤不良反应病例报道，这与欧美的情况大相径庭。那么，究竟GTE是否会致肝损伤？肝损伤类型如何？如何防控其肝损伤风险？本文将结合课题组相关研究工作，对此进行简要分析与探讨。

一、绿茶提取物相关产品简述

绿茶来源于山茶科茶树（Camellia sinensis）的干燥叶，是目前世界上消费最广泛的饮料之一。其制作无需发酵，是新鲜采摘的成熟叶片经过杀青、干热或蒸煮等工艺加工而成的饮品，保存了鲜茶叶中大部分的天然物质。据报道，目前已从绿茶中分离鉴定出了茶多酚、儿茶素、氨基酸、多糖等多种活性成分。关于其药用价值，早在5000年前人们就已发现，如古籍《神农本草经》《新修本草》《本草拾遗》等都有相关的记载，其中《本草拾遗》中对茶的功效记载是"久食令人瘦"，即有助于减肥。现代研究显示绿茶具有多种药理活性，如抗氧化剂，抗癌，降脂减肥等。在毒理学方面，作为茶饮大国，国内未见因常规饮用绿茶致临床毒性的报告，国外迄今仅2篇letter报道，但文中未详细分析绿茶质量等因素的影响，故具体相关性不详。

GTE则是用各种提取技术，提取溶剂及制备工艺制成的提取物，这对提取效率和提取成分将有不同的影响。有些绿茶粉或干提物是用浓缩过的再进行二次加工。有研究显示GTE随提取工艺的不同会有很大差异，如提取溶剂、原材料来源（干燥或新鲜绿茶叶）、提取条件（比如粉碎度、浓度比、温度、持续时间和搅拌时间）及在分馏过程中浓缩等，都会对提取物产量及提取物质组成有不同的影响。GTE的化学成分包括多种多酚类黄酮醇和儿茶素类，且与传统的绿茶饮品相比，经不同的工艺提取后得到的GTE中儿茶素的浓度比绿茶中含量高。

二、绿茶提取物致肝损伤的客观性分析

流行病学调查表明，大多数关于肝脏毒性的报告都涉及GTE的片剂或胶囊，而不是将其作为饮料摄入［GT-35：01］。GTE中含量最丰、活性最强的成分是表没食子儿茶素没食子酸酯（Epigallocatechin gallate，EGCG），该成分本身具有一定的肝毒性。自1999年首例报道服用绿茶提取物导致肝损伤的案例后，全球监管机构收到很多个案案例报告。2003年，一款含绿茶成分的减肥产品Exolise更是因造成13例肝损伤病例而退市。

鉴于GTE造成的广泛性肝损伤问题，美国药典膳食补充剂信息专家委员会、欧洲食品安全局等机构自2007年起陆续开展了GTE的安全性审查。多方审查结论认为，GTE与肝脏毒性的风险之间存在关联，并发布了相关警示性声明或限制性建议。欧洲食品安全局进一步针对GTE主要成分EGCG发表题为"绿茶儿茶素的安全性科学观点"的专题文章，指出每日摄取800mg或以上EGCG可能会直接导致血液转氨酶浓度升高。

然而值得注意的是，在我国市面上同样有多款浓缩绿茶多酚产品销售，但很少有人将其作为减脂减肥的保健食品使用。我们检索国内中文文献，尚未见有服用绿茶相关产品出现肝损伤的案例报道。此外，本团队所在医院作为全国最大的肝病专科医院，也一直未收到GTE致肝损伤的临床就诊病例。可见，GTE在国内和国外的使用情况及其相关安全风险均不尽一致。

三、绿茶提取物致肝损伤类型的探讨

目前国际上针对GTE的肝损伤成因机制尚不完全明确。Hoofnagle等研究认为，GTE肝损伤为特异质型，HLA-B*35：01为其易感基因。但是，美国药典膳食补充剂信息专家委员会（Dietary Supplements Information Expert Committee，DSI EC）通过审查个例报告、动物数据和临床数据等后指出，GTE引起的肝毒性风险与产品中儿茶素浓度、使用剂量、禁食情况以及遗传易感性和（或）肝脏基础疾病等有关。从审查报告看出，该专家委员会认为，GTE肝毒性风险首先与"儿茶素浓度、使用剂量"有关，也就是说GTE肝毒性存在较明显的剂量依赖关系，这提示了GTE肝损伤具有固有型毒性特点。其次，该委员会也提及"遗传易感性"的影响，这又提示GTE肝损伤可能属于特异质型肝毒性。此外，"禁食情况、肝脏基础疾病"等机体特殊状态也与GTE肝损伤相关，进一步提示其肝损伤具有间接型肝毒性特征。

通常，药物特异质肝损伤的发生与剂量、疗程无明显的依赖关系。我们课题组研究发现，常用中药——何首乌所致肝损伤未见明显的剂量和疗程依赖关系，临床罕见，

为免疫介导的特异质型肝损伤，机体免疫异常活化或自身免疫性疾病中医属阴虚火旺、湿热内蕴为其主要的易感人群，人类白细胞抗原HLA-B*35：01为何首乌特异质肝损伤的重要易感基因，携带HLA-B*35：01者服用何首乌发生肝损伤的风险会增加8倍以上。HLA-B*35：01易感基因的发现得到国际药物性肝损伤联盟（iDILIC）主席Guru P. Aithal教授的高度评价，他撰写长篇专题评述文章称，何首乌肝损伤易感基因的发现在全球传统药物肝损伤研究领域尚属首次，将促进传统药物安全风险防控迈入个性化精准医学时代。该易感基因还分别得到北京大学第一医院王贵强教授团队、深圳市第三人民医院陈军教授的独立重复和验证。可见，尽管GTE肝损伤人群与何首乌肝损伤人群的易感基因相同，均为人类白细胞抗原HLA-B*35：01，但二者在肝损伤的临床表现与分型具有很大的不同，提示GTE肝损伤并非典型的特异质肝毒性。

本课题组前期在节食动物上评价了EGCG致肝损伤的情况，实验证实节食可增加EGCG肝损伤，提示节食是EGCG导致肝损伤的重要风险因素之一。结合我们的研究和文献分析，我们认为，食用GTE的节食减肥者往往处于低食物摄取甚至禁食的状态，胃肠道消化吸收负担小，所服用的EGCG易被充分吸收；同时，由于减肥人群过度控制热量摄取，易造成机体能量供应不足，肝脏药物代谢酶活性减弱，代谢解毒能力下降，EGCG及其代谢产物在肝脏蓄积增加；此外，长期口服EGCG也可造成其代谢酶饱和或钝化，导致EGCG的体内暴露量不断增加。以上多种原因均可导致EGCG在肝脏蓄积增加，难以及时有效地被清除，从而放大了EGCG的肝脏损伤风险。肝脏一旦应激受

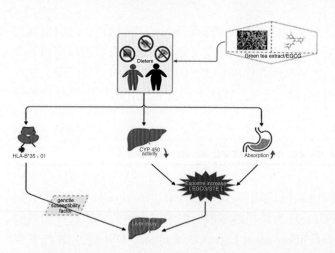

损，释放的抗原物质可能被表达HLA-B*35：01的抗原呈递细胞识别并呈递，进而造成免疫反应激活，使肝脏出现免疫特异质损伤。可见，GTE所致肝损伤主要是由于机体饥饿状态所介导的药物性肝损伤，并且这种药物性肝损伤存在较明显的个体差异，节食减肥者如携带HLA-B*35：01易感基因，其肝损伤风险会进一步增加（见图）。

综合上述分析，我们提出：根据Hoofnagle Jay等建立的最新药物肝毒性分类，GTE肝毒性主要属于节食或禁食后机体饥饿状态介导的间接型肝损伤，但发生的频度和严重程度可能与特异体质、肝脏健康状况等因素有关，如同时携带HLA-B*35：01易感基因者可能更容易发生肝损伤。正如饮酒可以伤肝一样，应该说，酒精本身具有直接的固有型肝毒性，过量饮用会发生醉酒伤肝；对于乙醇脱氢酶和乙醛脱氢酶缺乏的人群来说，酒精就是具有特异质肝毒性；对于乙醇脱氢酶和乙醛脱氢酶不缺乏但在空腹或饥饿状态饮酒的人群来说，由于酒精在体内吸收更快、更充分，同时短时间内难以被代谢分解，因此比平时饮酒更容易发生醉酒伤肝。如果空腹饮酒者又缺乏乙醇脱氢酶和乙醛脱氢酶，则会进一步增加醉酒伤肝风险，甚至造成严重的酒精中毒。

四、绿茶提取物相关产品的使用建议

上述分析说明，节食/饥饿状态与高EGCG摄入量是GTE诱发肝损伤的两大主要因素，为此我们建议如下。

1.减肥节食人群应慎用GTE相关产品，在服用富含EGCG产品时，注意补充营养和能量，维持肝脏正常的代谢解毒能力。

2. GTE产品应控制用量，避免长期使用，减少EGCG在体内特别是肝脏的暴露，降低肝损伤风险。

3.有肝病史、活动性肝病或不明原因血氨基转移酶持续升高的人群，应慎用GTE相关产品。

4.服用GTE产品有肝损伤风险不等于饮用绿茶会发生肝损伤。中国人一般每日饮用绿茶3～5g，根据美国农业部（USDA）的黄酮类化合物数据库，每克绿茶平均含EGCG 77.8mg，从绿茶中摄入的EGCG含量（约300mg/d）低于欧洲食品安全局警示的EGCG致肝损伤摄取量（800mg/d）。作为绿茶饮用大国，我们至今也未见有绿茶致肝损伤的病例报道。建议不要将GTE相关产品与中国绿茶混为一谈。

参 考 文 献

高云娟，赵旭，柏兆方，等. 绿茶提取物可致特异质型肝损伤——与美国最新版药物性肝损伤指南商榷［J］. 临床肝胆病杂志，2023，39（2）：101

第17章

重剂起沉疴，药专而力宏：量-效-毒关系

"剂量是中医的不传之秘"，在科学技术高度发达、社会日益昌明开放的现代社会，中药剂量问题理应从"不传之秘"走向"科学有据"。同时，面对越来越强大的西医西药，如何进一步提高中医药的临床疗效，不断壮大中医药事业和产业。本团队认为，提高中医诊断水平、提升中药质量固然对提高中医药临床疗效会有一些帮助，但提升的空间是十分有限的。为此，本文提出在阐明中药量-效（毒）关系和保证安全性的基础上，突破传统中药用量局限，合理增加中药用量，可能是提高中医药临床疗效的重大乃至根本性举措。

一、中医药临床疗效现状的多面观

中华民族繁衍生息几千年，得益于中医药。从总体上来讲，中医药的疗效是毋庸置疑的。但是，为何中医药屡屡受到诟病，关键还是中医药的疗效评价方面存在问题。如何看待中医药的疗效，本团队认为，应有客观的、发展的、辩证的眼光。

1.大多数中药的疗效是客观存在的，但有相当一部分中药疗效平平也是客观存在的，甚至还有一部分中药没有确切的疗效。

2.相对于日新月异的现代医学而言，中医药与时俱进不够，总体发展步伐迟缓，对当今人们医疗保障的贡献度及其显示度均相对偏弱。

3.对于现代快节奏的生活方式和普遍浮躁的社会心态，"立竿见影"的现代医学诊治效果比"慢条斯理"的中医诊治效果更具有"可见性"和"现实感"。

二、提高中医药临床疗效的根本出路

提高中医药临床疗效是一个系统工程，环节多，举措也有很多，归纳起来有以下三大方面。

1.进一步提高中医诊断水平　这主要是医家的职责。但本团队认为，在当今情况下，提高中医诊断水平对于进一步提高中医药临床疗效的作用有限，或贡献度不会很显著。这是因为在继承中医传统的基础上，更有一系列现代仪器设备辅助诊断，即在西医辨病的基础上再进行中医辨证，病证结合，可以说当下中医师的总体诊治水平不比从前单纯依靠辨证而论治的先辈中医师们的水平低下。

2.进一步提高中药质量　这主要是药师的职责。但本团队认为，从提高中药的质量角度进一步提高中医药临床疗效的空间也是十分有限的。不可否认，长期以来，部分中药材质量有下降的趋势，但是总的来说，中药质量保证措施在增加，如GAP种植、GMP生产、

现代理化检测手段应用，中药质量保证水平在提高，应该说中药质量比从前更有保证。

3. 进一步增加中药用量 这是需要医家和药师共同完成的职责。也许这是一个很突兀且大胆的提法，但本团队认为中药传统用量一直偏低，在保证安全性的前提下，突破传统中药用量规定束缚，增加中药用量，这可能将是从根本上改善中医药临床疗效的重大举措。理由有三。

（1）从西药的临床剂量设定反观中药，中药传统用量设定是欠严谨和科学的。西药临床用量一般是几毫克到几百毫克，也就是说不同西药用量通常是几十到几百倍的差异。而中药一般是 6～9g 或 5～15g，也就是说不同中药用量通常只有 1～3 倍的差异。这种用量规定设置，几乎是抹杀了中药的量效关系，或者说默许了绝大多数中药的有效剂量是近同的，更何以体现"剂量是中医不传之秘"？

在中医临床实践过程中，医生在处方遣药过程中，无论是药味的选择还是药量的设置，都存在一定的主观性；罗亮荣等调查统计某医院1000份门诊处方，发现在 3～15g 剂量范围内，出现频率最高的为 10g，没有出现 7g、8g、11g、13g、14g 等剂量，人为地减少这几个剂量的选择。如此看来，在一定范围内，中药剂量已经人为地形成了 3 或 5 的倍数值。

在中药调剂过程中，药物的称量和调配是粗放的，均一性和准确性较差。并且同一中药不同品种、不同产地来源的药效成分含量往往相差悬殊，但其用量设置却未有区别。如黄连有味连、雅连、云连 3 个品种中，其主要有效成分小檗碱含量占比在 3%～15%，不同产地味连的小檗碱含量差异可达 5 倍以上，不同生长年份的黄连也相差很大；中药大黄有唐古特大黄、掌叶大黄、药用大黄 3 个品种，其有效组分总蒽醌含量占比分别约为 1%、3%、4%，不同产地大黄的总蒽醌含量相差可高达 4 倍。加工炮制因素也会显著改变中药有效物质的含量。

（2）从中药或天然药物制得的有效成分药物的有效剂量看，中药传统用量往往难以达到有效剂量范围。举例如下（用量均按成人每日量均值计算）。

青蒿素治疗疟疾，口服 1000mg/d 有效，青蒿中青蒿素含量占比约为 0.5%，折算为药材用量约为 200g/d，而《中国药典》规定青蒿用量为 4.5～9g。

葛根素治疗心血管疾病，静脉滴注，每次 600mg/d，葛根中葛根素含量占比约为 2.0%，折算为药材用量为 30g，现行版《中国药典》规定葛根用量为 9～15g。

麝香酮舌下含服每次约 30mg 可缓解心绞痛，麝香中麝香酮含量占比约 2.0%，折算为药材用量为每次 1.5g，而《中国药典》规定麝香用量为 0.03～0.1g。

氧化苦参碱治疗慢性肝炎，口服 600mg/d 有效，山豆根中氧化苦参碱含量约为 0.40%，折算为药材用量为 150g/d，而《中国药典》规定山豆根用量为 3～9g。

齐墩果酸治疗慢性肝炎，口服 200mg/d 有效，女贞子中齐墩果酸含量占比约为 0.5%，折算为药材用量为 40g/d，而《中国药典》规定女贞子用量为 6～12g。

黄芩苷治疗慢性肝炎，口服 1500mg/d 有效，黄芩中黄芩苷含量占比约为 5%，折算为药材用量为 30g/d，而《中国药典》规定黄芩用量为 3～9g。

麻黄碱预防血压下降，口服 150mg/d 有效，麻黄中麻黄碱含量占比约为 0.5%，折算为药材用量为 30g/d，而《中国药典》规定麻黄用量为 1.5～9g。

喜树碱治疗恶性肿瘤，口服 10mg 有效，喜树中喜树碱含量占比约为 0.01%，折算为药材用量为100g，而《中药大辞典》记载喜树（根皮）用量为9～15g。

紫杉醇治疗恶性肿瘤，静脉滴注300mg有效，紫杉树皮中紫杉醇含量占比约为0.01%，折算为药材用量3000g，而《中药大辞典》记载紫杉（小枝）用量为9～15g。

诚然，绝大多数中药可能是多成分多靶点的综合作用，但这种综合作用，可能是多成分多靶点的协同作用效果，也可能只是多成分多靶点效应的简单加和，甚至还很有可能是多成分、多靶点的拮抗作用效果。所以，从有效成分的有效剂量推测中药的剂量，虽然难免有失偏颇，但还是可以折射出中药传统剂量规定的局限性。

（3）中药大剂量应用在中医临床上往往有上佳表现：中医历来重视中药的剂量，并且也有重用剂量的经验和习惯。中药大剂量应用是指中药的处方剂量超过了该药公认的或法定的权威规定剂量上限范围，一般以《中国药典》、统编教材《中药学》《中药大辞典》中的剂量规定为依据。

在传统文献记载中，中药大剂量应用屡见不鲜。如《中国药典》中规定黄芩的每日剂量为3～9g，川芎为3～9g，而《千金翼方》中以单味黄芩治疗淋病、下血诸症，黄芩的剂量为每日4两，折合公制为57.68g，显然已极大超出黄芩权威规定剂量的上限；《小品方》中以单味川芎治疗妇人崩漏，每日剂量用至8两，折合公制为115.36g，也明显是属于超大剂量应用。补阳还五汤重用黄芪，黄芪用量达60g；当归补血汤，重用黄芪，黄芪用量达60g；小承气汤重用大黄，大黄用量可达120g。《伤寒论》的白虎汤，石膏用量达1斤，知母用量为6两。

现代医家甚至有大剂量应用中药的趋势，并往往收到意想不到的治疗效果。如著名中西医结合肝病专家汪承柏教授采用凉血活血法重用赤芍治疗淤胆型肝炎取得显著疗效，其中赤芍用量达120g，并借此研制开发出我国首个专门治疗淤胆型肝炎的中成药"赤丹退黄颗粒"。现代名医方药中教授治疗病毒性肝炎时，擅长大剂量应用升麻，取其解毒之功，日用量达45g，疗效好且未见毒副作用，而《中国药典》规定升麻的用量为3～9g。还有一些医家对剧毒药也大剂量应用，如云南已故名医喜用附子，用量一般为30～60g，最大用量曾达450g/d，使用安全而有良效。

上述大剂量用药往往是常规用量的好几倍甚至几十倍以上，却取得了奇效，并且未发现明显毒副反应，这对传统中药用量规定是一种挑战，是否也提示目前中药用量普遍偏小，难以达到有效浓度阈值而致目前中医药临床疗效不够快速和显著？至少说明现有中药用量规定存在局限和不足。

诚然，在一定剂量范围内，随着剂量的增加，疗效会相应提高，但是当剂量超过一定的限度，不仅疗效不会提高，而且会出现毒副反应，有的疗效反而下降，甚至产生不同的药效作用，如半夏1两降逆止呕，2两安神催眠；红花小剂量活血，大剂量破血；黄连小剂量健胃助消化，大剂量则清热泻火；大黄小剂量苦味健胃，大剂量通腑泻下；甘草小剂量调合诸药，大剂量解毒。

三、中药传统用量偏低的几大渊薮

中药传统用量一直偏低，原因是多方面的，本团队认为主要受以下几个因素的影响而形成的。

　　1."中庸思想局限论"　中庸和谐是中国传统文化的重要精髓，作为中国传统文化的重要组成部分，中医药无论是其学术理论还是临床实践，无不浸润和洋溢着"中庸和谐"之道。"整体观念""阴阳平衡""以平为期""以和为重"等既是中国传统文化之要义，也是中医药诊治疾病之要诀。中医药学不是单纯针对人的组织结构病变，不是采用以清除组织病灶、抑制致病菌毒为基本特征的对抗性治疗，而是强调自我调节、发掘人体正气潜能，因而处方遣药就不可能太峻，药量也就不可能太大，以免矫枉过正而破坏机体本身的自组织、自调节的功能系统。然而，现代医学主张对抗治疗，药物在机体需要达到最低有效浓度阈值方可发挥作用，如果用量太少，达不到有效剂量，就难以发挥对抗治疗的效果。

　　2."砂锅容积局限论"　自古以来多以砂锅煎制汤剂，砂锅容积有限，一般为500～1000ml，而中药煎煮一般需加10倍量的水，这就限定了一般每剂中药总用量为50～100g。考虑到君臣佐使配伍需要，通常中医处方组成为10味左右中药，这也就决定了处方中每味中药用量不可能太多，一般定为5～10g。对于药效成分含量低微的多数中药，5～10g用量很难说能在体内发挥什么样活性作用。

　　3."肚皮容积局限论"　人本身的胃容积是有限的，并且在生病情况下胃口会减小，一般汤剂服用体积为200～300ml。通常一服中药加入约10倍量水，煎熬至200～300ml即可服用，这样既不会因过于浓稠而黏碗糊口，也不会因过于稀薄而胀满肚皮。这样也就决定了处方中每味中药用量不可能太多。

　　4."超大剂量风险论"　也是造成当今中药用量无法突破一个重要原因。对于《中国药典》规定的用量范围，一般医生不敢轻易越剂量使用，一旦出现医疗纠纷，难以裁定医生在医疗过程中是否存在过失，但是超剂量使用一般都会被视为过失，故当今医生用药很难超出药典规定的用量。

　　以上观点也许有些粗偏和不雅，也许难以公允，但是历代医家事实上自觉或不自觉地落入了这一"巢臼"。

四、中药量效关系的主要特点与分型

　　中药不同于西药，不是一般的受体型药物或单一靶点药物，其量效关系十分复杂。中药剂量与药效之间，有的存在量效关系，有的没有明显的量效关系；量效关系又可分为量反应和质反应，还可分为线性关系和非线性关系。根据可能的"治疗窗"（therapeutic window）的大小，中药的量效关系大致可分为3类（图2-17-1）。

　　1.无明显的"治疗窗"　该类药物既无明显的量效关系，也无明显的量毒关系，安全剂量范围大。一些作用和缓的方药特别是绝大多数治本和补益调节类药物可能都属于这种类型，或者说这是中药药效作用方式的主流。如当归、党参、人参、黄芪、四物汤、四君子汤等可能属于该类型。该类中药量效关系研究在药理试验观测有良好的可操作性，而临床试验观测比较难。但是研究中药的量效关系，不能回避也不应回避对该类中药的研究。

　　2."治疗窗"相对较宽　该类药物有明显的量效关系，也有一定的量毒关系，两者可能有重叠，但重叠部分很少。一些作用较峻或部分治标类药物的方药如大黄、大承气

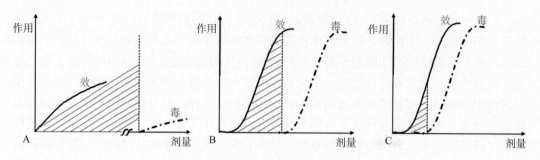

图2-17-1　中药的量效关系

A. 无明显的"治疗窗"，即该类药物既无明显的量效关系，也无明显的量毒关系；B."治疗窗"相对较宽，即该类药物有明显的量效关系，也有一定的量毒关系；C."治疗窗"相对较窄，即该类药物有明显的量效关系，同时也有明显的量毒关系

汤、茵陈蒿汤等可能属于该类型。这类药物是研究中药量效关系的最佳载体，在药理试验和临床试验中均有良好的可操作性。

3. "治疗窗"相对较窄　该类药物有明显的量效关系，同时也有明显的量毒关系，且两者部分重叠或大部分重叠。一些"有毒"方药，如附子、四逆汤等可能属于该类型。这类药物是研究中药量效关系的较好载体，该类中药在药理试验观测可操作性好，但临床试验可行性较差。

根据上述量效关系分型，医生可依据患者病情缓急、处方组方特点及自身用药经验，有目标的增大或降低某味中药的用量，达到增效或减毒的临床目的。上述中药量效关系分型提出，对阐明中药量效关系及其规律性，总结和提炼基于现代科学研究成果的中医方药剂量理论具有重要指导意义。

此外，中药剂量不等于药材用量，也不同于西药的剂量概念和内涵。西药剂量与药物用量、成分含量或浓度之间的关系是"直通"的，可以相互换算。中药的剂量与药材用量、药效成分含量或浓度之间有关联，还与药材基原品种、商品规格等级、饮片颗粒大小等有关联，但是这些关联关系都不是"直通"的。

因此，研究中药量效关系，首先明确中药剂量绝不仅仅是一个药材用量的问题，必须与质量关联考虑；离开品质概念内涵的中药剂量是难以想象的；离开品质概念内涵的中药量效关系研究，很可能会成为"沙雕艺术"。因此，研究中药量（剂量）-效（药效）关系，离不开中药质（品质）-量（剂量）关系的研究。

五、基于量效关系的中药精准用药研究

增加中药用量，提高中医药临床疗效，不是一件随心所欲和一蹴而就的事，而是一项复杂的系统工程，不仅系关中医药继承与创新，也系关中医药经验与科学问题。《易经》曰："形而上者谓之道，形而下者谓之器"。从"器"的角度突破中药用量已不是难事，有两种手段可以轻松达到：①直接增大煎器的容积；②采用现代分离纯化技术，富集药效成分，除去无效成分。但是，从"道"的角度突破中药用量却不是易事。

首先，要让人们特别是中医医师们改变思想观念，重新审视和认识中药传统用量规定的科学性和局限性，并在临床辨证论治的实践中自觉自主地加以修正，这可能不仅仅是一个科学问题，而是一项充满各种挑战的复杂系统工程。

其次，理想的药物用量，应是能够获得最大疗效而不良反应又最小的量。阐明中药量-效（毒）关系，寻找临床最佳用药剂量，是提高中医药临床疗效的重要方向和课题。目前《中国药典》中药用量规定的主要依据，一部分可能是基于传统用药经验总结，一部分可能仅仅是基于传统用药习惯而设定，一部分可能参考了现代药理和化学研究成果，但大多缺少现代科技的诠释与支持，加上中药本身的复杂性和临床用药的灵活性决定了制定中药合理剂量的难度。诚然，临床疗效是评价中药用量制定合理性的最佳和最终方法，但临床试验干扰因素多，周期长、费用高，检测指标不灵敏，还有伦理学等问题，因而不适合作为研究中药量-效（毒）关系的首选方式。本团队有两种思路可作为研究中药量-效（毒）关系参考。

1. "治疗窗"摸查法：采用正常和（或）实验模型，考察动物的最低有效剂量、半数有效剂量和最大安全剂量，再转换为人用剂量，凭借此制定某一中药的"治疗窗"或临床最佳用量范围。近年来，我们也开始了这方面的初步摸索。如常用中药大黄可用于肝炎等治疗，但近年来有报道大黄及其蒽醌类成分有肝毒性，我们采用基于正常大鼠和肝损伤模型大鼠的急性、亚急性和长期毒性试验，基本阐明了大黄的量-毒关系，初步确定了大黄治疗大鼠慢性肝损伤的"治疗窗"2.5 ～ 10g/（kg·d）；同时还发现，肝损伤模型动物对大黄的耐受量比正常动物更大，两者竟相差8倍，正所谓"有故无殒亦无殒也"（《黄帝内经·素问》）、"大黄之力虽猛，然有病则当之，恒有多用不妨者"（张锡纯《医学衷中参西录》）。该研究也为从增加中药用量角度提高中医药临床疗效提供了又一佐证（图2-17-2）。

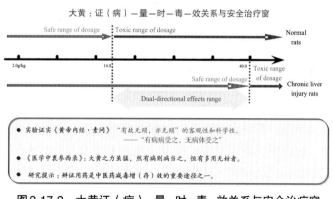

图2-17-2　大黄证（病）-量-时-毒-效关系与安全治疗窗

2. 生物效价比测法：比照功效或药理作用相同或相似的西药，对某一中药的不同来源样品进行生物效价测定，借此建立其量-效（毒）关系，控制和评价中药的品质，制定该中药的临床用量范围。近年来，我们以板蓝根、冬虫夏草、含蒽醌类中药、含小檗碱中药等为研究对象，分别以其功效近同的西药和道地优质药材为参照，建立其中药质量的生物效价控制方法和参考标准，有望为阐明其量-效（毒）关系、寻找临床用药参考剂量提供技术支持。

六、结　语

中医药之所以屡屡受到诟病，关键还是中医药的疗效问题；中药疗效平平或不够确切，剂量偏低是其重要原因，中药大剂量应用在中医临床上往往有上佳表现；从西药的临床剂量和中药有效成分的有效剂量看，不少中药传统用量设定是欠严谨和科学的；"中庸思想局限论""砂锅容积局限论""肚皮容积局限论""超大剂量风险论"等是中药传统剂量难以突破的瓶颈；阐明中药量-效（毒）关系，突破中药传统用量局限，增加中药用量，可能将是提高中医药临床疗效的重大乃至根本性举措。"治疗窗"摸查法、生物效价比测法等可作为寻找和科学制定中药临床最佳用量范围的重要参考方法。

我们强调：①中药传统用量规定存在局限性，但不是说所有中药的用量规定都不合理；②加大中药用量可能是提高中医药临床疗效的重大乃至根本性举措，但不是唯一的出路；③加大中药用量、提高中医药临床疗效的设想和做法并不适于所有的中药和（或）所有的病证，具体品种、具体病证应该具体分析，区别对待；④增加中药剂量、提高中医药临床疗效，不可随意加大剂量，必须以科学依据特别是临床试验结果作为支持；⑤安全性是药物第一要素，加大中药用量、提高临床疗效绝不可以以增加安全性风险为代价。

我们建议：①国家应加紧立项开展中药剂量关键科学问题的研究，为中医临床合理用药提供科学支持。②《中国药典》（一部）应取消"性味、归经、功能、主治、用量用法"等标准，而将其收录到《中国药典》之"临床用药须知"中，供临床医生参考而不作为硬性规定，使临床医生从中药传统剂量的局限和束缚中解脱出来。③中医临床实践中，处方遣药尽可能地"味少而剂重"，这样既可以"药专而力胜"地针对性治疗疾病，也有利于进一步新药开发和基础研究。其实享有中医方剂始祖之称的《伤寒论》，绝大多数经方组成不超过8味中药，而现在用药似有"韩信点兵，多多益善"，很少有少于10味药的中医处方。

当今，面对来自行业内外的非议和诟病，中医药学人应紧紧围绕"提高中医药有效性，提高中医药安全性，提高中医药科学性"，在继承的基础上，务必寻求中医药的自主创新，自身突破，自我完善。只有这样，中医药才能与时俱进，不仅能始终独秀于世界传统医药文化之林，为包括中医药学人在内的医学同行所认可，而且为人类健康事业做出持续和更大的贡献。

参 考 文 献

肖小河. 中药大剂量治疗危重症新篇章——读全小林教授《重剂起沉疴》有感［N］. 中国中医药报，2022：3-28

肖小河，鄢丹，金城，等. 突破中药传统用量局限，提高中医药临床疗效［J］. 中国中药杂志，2008，（3）：229-232

附录：中医药大剂量治疗急危重症的新篇章
——读仝小林教授《重剂起沉疴》有感

　　剂量是方药的灵魂，医者遣方配药能否获得良效、速效，除切中病机、配伍精当外，便在于剂量的选择，对于急危重症、疑难沉疴尤为突出。然而，经方剂量不传久矣！当今中医方药剂量应用的现状，可用"迷、惑、乱、轻"来形容。迷：经方剂量传承认识不一，正误难辨；惑：中医剂量论述，散落于大量古今文献之中，临床缺乏剂量理论的指导；乱：临床剂量应用不尽一致，随意性较大；轻：药典及教科书一般以1两＝3g换算经方剂量，临床医师多循此法。正当此时，中国中医科学院首席研究员仝小林教授及其同道编著的《重剂起沉疴》，于探索剂量的艰难征程中开启中医药大剂量用药治疗疑危重症的新篇章，实为还原经方本源剂量的承前启后之作！

　　仝小林教授在大学时，曾读名医医案，有前医不效者，方和药不变，仅用量一调，病即起色，从而对方药量效产生了兴趣。国医大师任继学教授指导他，"中医不传之秘在于药量，传方传药不传量，等于不传"。至1983年，他读到柯雪帆教授的《〈伤寒论〉和〈金匮要略〉中的药物剂量问题》，说："东汉之一两约等于现今15g"，于是产生了恢复伤寒剂量的想法。1985年，他考取南京中医药大学中医内科学博士，师从国医大师周仲瑛教授，在周老指导下，他接触了大量流行性出血热患者，其病机及病程演变过程，很类似张仲景所论之伤寒。由此仝小林教授开始了还原经方本源剂量的尝试。不试不知，一试方知效如桴鼓，甚或力挽狂澜。如曾治疗一高热、心力衰竭、肾衰竭、脑衰竭、大面积出血、DIC等多脏器衰竭的出血热患者，为气营两燔证之重症，给予物理降温、甘露醇导泻、强心、利尿，全然不效。他首剂用生地黄200g，石膏300g，当即热减，第2次将生地黄增至400g，石膏减为200g，一日内连服2剂，相当于一日内用生地黄800g，石膏400g，危急之势迅速缓解，病入坦途，7日后竟痊愈。有了这次尝试大剂量的经历后，他便开始了应用经方大剂量治疗多种疑难危重症的长期实践，取得良好的临床疗效。2009年，作为首席科学家，仝小林教授承担了国家973重大基础研究项目"以量-效关系为主的经典名方相关基础研究"，更将方药量-效关系的研究推向了高潮。在此背景下，他和同道们历经两年多的时间撰写成了《重剂起沉疴》，这正是他们多年探索与实践的心血成果。

　　展卷细读，收益颇多。恢复经方本源剂量，于承古中发扬，令人耳目一新。该书分上中下三篇。上篇是对经方本源剂量的探索及重剂应用策略。中篇是仝小林教授30年来应用重剂治疗疑难重症的临床实践。下篇是古今医家重剂用药经验的集萃。

　　上篇以翔实的考证论述了经方大剂量的必要性、合理性及安全性，并提出了至关重要的大剂量应用范围，"我们提倡的经方大剂量，是针对特定的病情——急、危、重症，特定的阶段——急性发作，使用大剂量来遏制病势、控制病情、迅速起效，中病即减，如按原剂量的1/2 ～ 1/4递减，中病即止。随后改用丸散调理，所谓：合理用药在病情，大小剂量两相宜；拿捏七寸撼雄狮，一举攻下急危症。"强调大剂量，并非忽视小剂量对缓证轻症的纠偏作用，反对无视病情一概加大剂量，这在临床上是非常客观和可贵的。正如吴咸中院士序中所言，"大小剂量相宜，这是编著者强调的另一重要观点，也是一个医生走向成熟的标志"。

中篇收录的38种药味的近百个病历，其中不乏川草乌、十枣汤这样大毒之品，或是历代认为"用量不过钱"的细辛，或是众人皆道"苦寒败胃"的黄连。仝小林教授在准确辨证的基础上，大剂出击，力专效宏，取效甚捷。猪苓、茯苓各120g治疗顽固性心力衰竭，制川草乌各60g治疗糖尿病重症周围神经痛，120g王不留行治疗垂体瘤并发乳房增大，90g黄连治疗糖尿病难降性高血糖，150g酸枣仁治疗长年失眠等大多迅速起效，之后减量再服，症状消失，病情稳定，且未见明显毒副作用。王永炎院士评价道："数则验案证实：对多法不效的疑难重症，看似已是山穷水尽之时，增大剂量却有生还希望，反收奇功"。收录病案病情之危重，辨证之精准，用药剂量之大，煎煮方法之细心，读来不得不慨然而叹中医绝不是只能治疗未病及慢性病的慢郎中，对于目前西医占据优势的急危重疑难之症，中医中药同样甚至更加取效迅捷，效如桴鼓！使我们这些中医药同行信心倍增、跃跃欲试。

大剂量用药向来不乏同道，上自内难，下至明清近代，群贤咸至。书中收载药味丰富，医案、医论兼收，好似一次古今同场的学术讨论会，不少名家也在此得到"发言"的机会，仔细推敲将会使今人受益。

国医大师邓铁涛教授欣然为该书题字道："中华文化复兴中医要走在前，祝贺仝小林教授《重剂起沉疴》出版"。国医大师周仲瑛教授为该书题字："源于中医，衷中参西，继承发展，回归中医"。国医大师朱良春教授也是中药量-效关系的关注者与实践者，他推荐该书："今仝小林教授组织同事学生编写的《重剂起沉疴》，查阅了大量文献资料，结合临床验证，颇多心悟创新之言，而无空泛不实之词。此书精心编选，容古纳今，杏林耆宿，群贤毕至，共聚一堂，和盘托出。因此提倡大剂量，不是凭空臆测，而是有线索可循。诚不可多得之佳作，振兴中医学术之宏篇，深得吾心，厥功伟矣！"吴咸中院士指出"研究用量抓住了正确运用经方的要点"，以量-效关系为主的经方研究过程"可以概括为溯本求源，抓住要害，这是思维、逻辑的成功，是决断的胜利。"王永炎院士从中药材资源角度提出了"大剂量可能节约了药材资源"，因为"药味少、大剂量、起效快，加速疾病向愈过程，从长远角度看，却是利于药材资源的可持续发展"，认为该书"充实了重剂起沉疴的理论及实践研究，做出了有现实意义、有力度的工作"。

中医学的生命在于临床疗效，疗效是中医药存续和发展的根本。剂量又为实现疗效之枢机。近年来，我们也关注和着力中药量-效（毒）关系与合理用药的研究，我们在研究策略和思路方面与仝教授的973项目也许有较大的不同，但我想最终是殊途同归的，都是服务中医药临床。我们还多次建议：国家应加紧立项开展更多中药剂量关键问题的研究，为中医临床合理用药提供科学支持；《中国药典》（一部）可将"性味、归经、功能、主治、用量用法"等规定收录到《中国药典》之《临床用药须知》中，供临床医生参考而不作为硬性标准，避免产生不必要的医患纠纷；中医在处方遣药时尽可能地"味少而剂重"，既可"药专而力宏"，也有利于进一步新药开发和基础研究。

我们相信，仝教授大作《重剂起沉疴》的问世，会让更多的中医药界同仁共享他们大剂量治疗急危重症的学术成果，进一步推动中医药学术的继承、发展与创新，让中医药绽放出更加灿烂的奇葩。同时也建议仝教授课题组，今后在总结整理众多大剂量用药个案的基础上，进一步探索研究中医药量-效（毒）的内在关系，总结提炼中医药大剂量用药的科学规律，以便更好地在临床中进行示范推广应用。

参 考 文 献

肖小河，鄢丹，金城，赵艳玲. 突破中药传统用量局限，提高中医药临床疗效［J］. 中国中药杂志，
　2008（03）：229-232
肖小河. 中药大剂量治疗危重症新篇章——读仝小林教授《重剂起沉疴》有感. 中国中医药报.
　2002-03-28

第18章

中草药肝损伤评控 "学会/国家/国际" 指南研制

由于缺少特异性检测方法和指标，药物性肝损伤的客观诊断一直是个国际性难题，药物性肝损伤的误诊率高可达47%。在我国，中西药联合应用十分普遍，中草药本身异常复杂，因此中草药肝损伤的发现、诊断与防控更为复杂和棘手。为此，近年来肖小河研究员领衔团队在国际药物性肝损伤RUCAM（Roussel Uclaf Causality Assessment Method）量表评分法的基础上，融合生药学溯源鉴定、药物痕迹分析、生物标志物检测和中医药合理用药分析，首创药源性肝损伤因果关系评价"整合证据链法"（integrated evidence chain method, iEC），首次建立中草药相关肝损伤"疑似诊断、临床诊断、确定诊断"三级诊断策略及其标准，实现了中草药相关肝损伤诊断从主观经验排除向完整证据链方向的重大转变，显著提高了药物性肝损伤诊断的科学性和可靠性。临床应用显示，整合证据链法可显著降低中草药相关肝损伤的误诊和误判。

以整合证据链法及三级诊断策略和标准为技术核心，肖小河研究员受中华中医药学会邀请，作为起草专家组组长，联合全国50余名中西医肝病专家和药学专家，领衔研制了国际首部《中草药相关肝损伤临床诊疗指南》，2016年被作为行业学会团体标准正式发布。美国肝病研究学会（AASLD）前主席 Neil Kaplowitz 教授为《中草药相关肝损伤临床诊疗指南》撰写述评文章，认为"这是国际上首部针对草药和传统药物肝损伤的临床指南，为其临床诊疗提供了有效的、系统化的解决方案，特别是在降低中草药和膳食补充剂（HDS）相关肝损伤临床误诊率方面有重要进步"；中国工程院院士刘昌孝教授、著名肝病专家钱英教授和王灵台教授等评价认为，该指南填补了国际该领域的空白，展示了中医药人更加自信、更加开放的心态和科学精神，有利于更好地保护和发展中医药。

进一步地，受国家药监局药品审评中心委托，肖小河研究员作为起草专家组组长，联合全国20余名中西医肝病专家和药学专家，领衔研制了《中药药源性肝损伤临床评价技术指导原则》，由国家药品监督管理局印发，于2018年正式颁布实施。该指导原则是我国中药安全性评价领域的首个国家标准，中国工程院院士张伯礼教授、中国工程院陈香美院士、著名药物性肝病专家陈成伟教授、著名中西医结合肝病专家刘平教授等为代表的审议专家组认为"该指导原则对加强和规范中药安全性监管具有里程碑的意义……对推动中医药的科学发展具有重要意义"。

本团队创建的药肝诊断整合证据链法还受到国际有关组织的高度关注和认可。2019年，应WHO国际医学科学组织理事会（CIOMS）主席和秘书长的特别邀请，肖小河研究员专程赴瑞士CIOMS总部，与国际药理学会联合会主席和秘书长一起，共同研讨中医药被纳入WHO国际疾病分类码（ICD-11）后的传统药物安全风险防控对策，我们的专题汇报科学地消弭国际社会对中草药安全性问题的认识误区和过度担忧。应WHO国际医学科学组织理事会（CIOMS）邀请，肖小河研究员领衔团队作为中国代表加入《国际药物性肝损伤评价与防控指南》编制工作组，并承担中草药和膳食补充剂（HDS）章节的起草工作，该指南2020年面向全球发布。可以说，相关指南的制定与实施，为解决药物性肝损伤特别是HDS相关肝损伤评价与防控难题贡献了"中国方案"，也为我国赢得了药物性肝损伤诊断与防控标准制定的国际话语权（表2-18-1）。

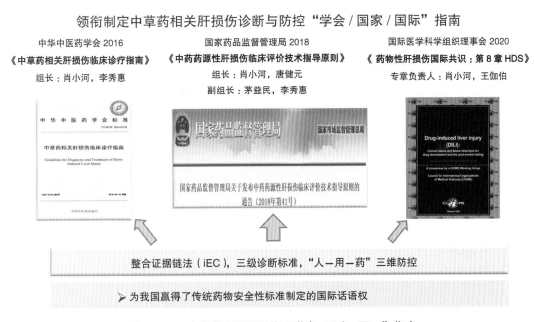

图2-18-1　中草药相关肝损伤"学会–国家–国际"指南

　　利用上述指南方法标准，结合国家药品不良反应监测系统数据、区域全人群的电子医疗数据及肝病专科医院协作联盟临床病例，科学澄清了何首乌、补骨脂、淫羊藿、白鲜皮、栀子、雷公藤、土三七、大黄及含蒽醌类中药和绿茶提取物等中草药及相关产品的肝损伤问题，技术辐射至我国约1/4的中成药和保健食品，并在新华社、Hepatology等权威媒体科学回应国内外关切和质疑，为中药安全性科学正名，在国际范围形成了规模化的推广应用效应，为保障公众用药安全、促进中医药事业和产业健康发展及国际化提供"科学护航"，同时为国际传统药物安全性评价与风险防控贡献中国智慧和力量。

表2-18-1　肖小河团队领衔制定的国内外中草药肝损伤诊疗与防控指南

序号	指南名称	发布机构及主要起草者
1	《中草药相关肝损伤诊疗指南》	中华中医药学会 肖小河、李秀惠、刘成海、孙克伟、王伽伯、朱云、杨华升、李丽、郭玉明、张涛等

序号	指南名称	发布机构及主要起草者
2	《中药药源性肝损伤临床评价技术指导原则》	国家药品监督管理局 肖小河，茅益民，李秀惠，唐健元、邹正升，叶永安，刘成海，孙克伟，彭成，杨凌，王伽伯，郭玉明，景婧，何婷婷等
3	《药物性肝损伤国际共识》（领衔制定第8章"草药和膳食补充剂"）	国际医学科学组织理事会（CIOMS） 肖小河，王伽伯，宋海波，郭玉明，景婧等

附录1：中华中医药学会
《中草药相关肝损伤临床诊疗指南》

（由中华中医药学会发布，2016）

引　言

中草药相关肝损伤（herb-induced liver injury，HILI）是指由中药、天然药物及其相关制剂引发的肝损伤。近年来，随着中草药在全球的广泛应用及药品不良反应监测体系的不断完善，HILI报道呈升高趋势，中草药相关因素引起的药物性肝损伤（drug-induced liver injury，DILI）越来越受到关注。影响HILI发生的因素复杂多样，有药物方面因素，也有药物应用不合理及机体差异性等因素。由于缺少体现中草药复杂性特点的HILI诊断规范和标准，造成目前HILI临床诊断不准确等问题。此外，肝损伤药物的分类比较方式缺少统一认识，造成HILI占DILI构成比增高。因此，建立符合中医药特点的HILI诊疗指南，对于明确患者肝损伤与中草药之间的相关性，科学研判国内外HILI发生的客观性，提高HILI科学诊断和治疗水平，指导临床合理用药，减少肝损伤的发生，同时促进中医药事业健康持续发展等具有重要意义。

由于HILI在诊断和治疗领域尚有诸多问题亟待解决，本指南需要在所获得循证医学证据的支持下不断修订完善。

《中草药相关肝损伤临床诊疗指南》

1.范围

本标准规定了中草药相关肝损伤临床诊疗的策略、方法及流程。

本标准适用于使用中药、天然药物及其相关制剂引发的肝损伤患者的临床诊疗。

2.规范性引用文件

下列文件对于本文件的应用是必不可少的。凡是注日期的引用文件，仅所注日期的版本适用于本文件。凡是不注日期的引用文件，其最新版本（包括所有的修改单）适用于本文件。

中华医学会肝病学分会药物性肝病学组2015年10月发布的《药物性肝损伤诊治指南》。

Reliability of the Roussel Uclaf Causality Assessment Method for assessing causality in drug-induced liver injury.2008.

GRADE工作组发布的Grading of Recommendation Assessment，Development and Evaluation（GRADE）系统.2004.

ACG Clinical Guideline：the diagnosis and management of idiosyncratic drug-induced liver injury.2014.

3.术语和定义

下列术语和定义适用于本文件。

3.1 中草药相关肝损伤（herb-induced liver injury，HILI）

是指由中药、天然药物及其相关制剂引发的肝损伤。

3.2 中草药及其相关制剂再激发事件

应用同等剂量曾导致肝损伤的中草药及其相关制剂后又发生肝损伤。

4.推荐意见和证据质量的定义

本指南参考"推荐意见分级的评估、制定和评价（grading of recommendation assessment，development and evaluation，GRADE）系统"，对推荐意见的级别（附表1）和循证医学证据的质量（附表2）进行评估。

附表1　GRADE系统推荐强度等级

推荐强度	具体描述
强推荐（1级）	明确显示干预措施利大于弊或者弊大于利
选择性推荐（2级）	利弊不确定或无论质量高低的证据均显示利弊相当

附表2　GRADE系统证据质量及其定义

证据级别	定义
高质量（A）	非常确信估计的效应值接近真实的效应值，进一步研究也不可能改变该估计效应值的可信度
中等质量（B）	对估计的效应值确信程度中等，估计值有可能接近真实值，但仍存在二者不相同的可能性，进一步研究有可能改变该估计效应值的可信度
低质量（C）	对估计的效应值的确信程度有限，估计值与真实值可能大不相同。进一步研究极有可能改变该估计效应值的可信度
极低质量（D）	对估计的效应值几乎没有信心，估计值与真实值很可能完全不同。对效应值的任何估计都很不确定

5.流行病学

5.1 HILI发病率

世界范围内仍缺乏对DILI及HILI发病率权威的流行病学数据，现有数据只是对特定地区一定时间段内发病人口的预估。由于非商业性及非处方因素，HILI发病率较DILI更难估计，HILI总体发病率仍然未知，只能统计中草药在所有导致肝损伤药物中所占的构成比。

5.2 HILI占DILI的构成比

HILI在DILI所占构成比在不同国家和地区的报道差异很大，可能与这些文献多为单中心回顾性调查研究和各中心HILI鉴别诊断水平不一有关。此外，也与导致肝损伤药物的统计方式有关。目前大多数文献报道将中草药作为一个整体与某一类西药（如抗结核药物）、甚至某一种西药（如对乙酰氨基酚）进行比较，忽视中草药也存在功效不同的分类，从而得出中草药占导致肝损伤药物比例较高的片面结论。中草药按功效分为解表药、清热药等21大类，西药分为抗结核药物、抗肿瘤药物等11大类，将中草药和西药分别作为一个整体进行并列比较，中草药引起的肝损伤低于西药。因此，为避免因分类不科学而导致中草药占导致肝损伤药物的比例差异，本指南建议对导致肝损伤药物进行科学合理的分类。一级分类将导致肝损伤药物分为中草药、化学药和生物制剂；二级分类中草药可按功效分为解表、清热、补益等类别，对应于化学药分为抗结核药物、抗肿瘤药物等；三级分类将中草药和化学药的某一具体品种进行对比。

5.3 HILI的发病人群特征

HILI的发病人群与性别的关系国内外存在争议，国外文献报道女性是HILI的独立危险因素，女性显著高于男性，而国内数据显示男性HILI的发生率稍高于女性。HILI的发病年龄无特异性，国内外报道均以大于40岁的人群居多，可能与药物使用频率有关，也可能与肝脏药物代谢酶CYP450的表达随年龄变化有关。

推荐意见1：建议对导致肝损伤药物进行科学合理的分类比较：一级分类将导致肝损伤药物分为中草药、化学药和生物制剂；二级分类将中草药、化学药分别按功效进行分类比较；三级分类将中草药和化学药的某一具体品种进行对比（1A）。

6.影响因素

影响HILI的因素复杂多样，包括中草药因素、临床使用不当、患者机体因素、中西药联合应用等。①中草药因素：a.某些中草药本身对肝脏有损伤作用：如菊三七（又名土三七）、雷公藤等。b.品种混用：某些中草药同名异物、伪品混用，如临床误以土三七作为三七使用而造成肝脏损伤。c.加工炮制不当：不合理炮制可能增加中草药肝损伤的风险，如生首乌或不规范炮制何首乌的肝损伤发生风险高于规范炮制的何首乌。d.外源性有害物质污染：中草药在生长、加工、炮制、储藏、运输等环节上受到污染或发生变质，导致中草药农药残留、重金属和微生物毒素等严重超标而引发肝脏损伤。②临床使用不合理：中草药使用应遵循中医理论，根据辨证论治选药组方。用药对证、剂量疗程恰当、配伍得当，毒剧药可以安全治疗疾病。药不对证（症）、超常规剂量或疗程、药物配伍不当等可能增加肝损伤风险。③患者机体因素：体质、基础疾病、遗传差异等因素可能增加肝损伤风险。④中西药联合应用问题：某些中草药和西药可能存在相互作用而导致肝损伤风险增加；部分患者虽然服用中药，但同时服用可致肝损伤的西药如他汀类降血脂药物；某些中成药实际为中西药复方制剂，并且含有可致肝损伤的西药，如个别治疗感冒的中西药复方制剂含有可致肝损伤的对乙酰氨基酚。严格意义上说，这部分中西药联合应用导致的肝损伤不属于中草药及其相关制剂导致的肝损伤，并且容易出现临床误诊和舆论误导，应注意区别。

7.临床表现和临床分型

7.1 临床表现

中草药开始应用至发生肝损伤的中位时间为1～3个月。HILI的临床表现无特异性，可以引起目前已知的所有急性、亚急性和慢性肝损伤类型。

急性和亚急性HILI临床表现差异较大，可以仅仅表现为无症状的肝脏生化指标异常，部分患者出现乏力、食欲缺乏、恶心、厌油腻、胃脘不适、肝区疼痛、腹胀等症状，淤胆患者可出现皮肤、巩膜黄染、皮肤瘙痒、大便颜色变浅等。少数患者可出现肝外过敏症状，如发热、皮疹、外周血嗜酸性粒细胞异常升高，严重者可进展为肝衰竭，甚至发生死亡。

慢性HILI可表现为多种慢性肝病形式，包括慢性肝炎、肝硬化、慢性肝内胆汁淤积型、硬化性胆管炎、脂肪肝、肝磷脂蓄积症、肝窦阻塞综合征/肝小静脉闭塞病（SOS/VOD）、肝肿瘤、特发性门脉高压症等。

7.2 临床分型

7.2.1 根据发病机制分为固有型、特异质型。

固有型肝损伤程度与用药剂量成正比，潜伏期短，个体差异不显著。特异质型只对少数特异质机体产生肝毒性，与用药剂量无相关性，某些中草药所致的肝损伤可同时存在固有型和特异质型。

7.2.2 根据病程分为急性、慢性两类。

急性HILI指发病6个月以内肝功能恢复到发病前水平，通常起病急，肝功能恢复较快；慢性HILI指发病6个月后，肝功能未恢复到发病前水平或出现慢性肝损伤或门脉高压的症状、体征、影像学和组织学证据。

7.2.3 根据损伤靶细胞类型不同，HILI分为肝细胞损伤型、胆汁淤积型、混合型和肝血管损伤型。

①肝细胞损伤型：ALT≥3×ULN（正常值上限），且R≥5。②胆汁淤积型：ALP≥2×ULN，R≤2。③混合型：ALT≥3×ULN，ALP≥2×ULN，2<R<5。其中肝细胞损伤型是HILI最常见的临床类型。R=（ALT实测值/ALT ULN）/（ALP实测值/ALP ULN）。④肝血管损伤型靶细胞可为肝窦、肝静脉及门静脉的内皮细胞，其中相对常见的临床类型为SOS/VOD。

7.2.4 中医证型

HILI中医辨证分型目前尚无统一标准，可供参考文献也极为有限，本指南参照《中医内科学》中"黄疸""胁痛""积聚"等病症。中医学认为，肝藏血主疏泄，药物随血入肝，受肝之疏泄而解毒。若先天禀赋异常，肝脏已经亏损，药物易积于肝体蓄积成毒，渐而伤肝，致肝失疏泄，气机郁滞；或肝郁及脾，脾失健运。另外，药毒可直接损伤肝体，致气滞湿阻，肝胆郁热，或久病入络化瘀，肝肾阴血亏虚。HILI病位在肝，也与脾、胆、胃、肾密切相关。常见中医证型有湿热黄疸、肝郁脾虚、寒湿瘀阻、气滞血瘀、肝肾阴虚等证型。

8. 肝组织病理特点

HILI肝组织病理表现包括肝细胞损伤、炎细胞浸润、纤维组织增生、胆管损伤和血管病变等非特异性病理改变。与西药导致的肝损伤相比，HILI更易出现融合性坏死、纤维间隔形成和汇管区淋巴细胞-浆细胞浸润。某些中草药导致的HILI可表现出相对特异的肝组织病理特征，如土三七导致的肝窦阻塞综合征/肝小静脉闭塞病（SOS/VOD）。

9. 严重程度分级

采用中华医学会肝病学分会药物性肝病学组制定的DILI诊治指南，HILI严重程度分级见附表3。

附表3 中草药相关肝损伤严重程度分级

分级	程度	定义
0	无	患者对暴露中草药及其制剂可耐受，无肝毒性反应
1	轻度	血清ALT和（或）ALP呈可恢复性升高，TBIL＜2.5mg/dl且INR＜1.5
2	中度	血清ALT和（或）ALP升高，且TBIL≥2.5mg/dl或虽无TBIL升高但INR≥1.5
3	重度	血清ALT和（或）ALP升高，TBIL≥5mg/dl，伴或不伴INR≥1.5
4	肝衰竭	血清ALT和（或）ALP升高，且TBIL≥10mg/dl或每日上升1mg/dl，INR≥1.5，或PTA＜40%，可同时出现：①腹水或肝性脑病；或②与HILI相关的其他器官功能衰竭
5	致死性	因HILI死亡或需接受肝移植才能存活

推荐意见2：HILI临床分型根据肝毒性机制分为固有型、特异质型（1A）；根据病程长短分为急性、慢性（1A）；根据损伤靶位分为肝细胞损伤型、胆汁淤积型、混合型和肝血管损伤型（1A）；中医证型常见肝郁脾虚、湿热黄疸、气滞血瘀、寒湿瘀阻、肝肾阴虚等证型（2C）。

推荐意见3：HILI严重程度分级分为0～5级：无、轻度、中度、重度、肝衰竭、致死性（1A）。

10.鉴别诊断

在临床表现和肝组织病理等方面，HILI与病毒、免疫、酒精、遗传代谢、胆管、血管等因素及全身性疾病导致的肝损伤相类似，其鉴别诊断应基于详细询问病史、体格检查、实验室检查及影像学检查等，必要时行肝组织病理检查。HILI需要鉴别的主要疾病如下。

10.1 病毒性肝炎

检测抗HAVIgM、HBsAg、抗HCV抗体与HCVRNA定量、抗HEVIgM、抗EBVIgM、抗CMVIgM、抗HSVIgM等血清学标志物，并结合流行病学病史及查体化验检查，排除甲、乙、丙、戊型肝炎病毒、EB病毒、巨细胞病毒、单纯疱疹病毒感染导致的肝功能异常。其中甲、戊型肝炎病毒感染注意询问不洁饮食史或疫区居住史，乙、丙型肝炎病毒感染注意冶游史、拔牙史或共用静脉史，EB病毒、巨细胞病毒、单纯疱疹病毒感染注意淋巴结肿大、皮疹和非典型性淋巴细胞增多症等症状。

10.2 自身免疫性肝病

包括自身免疫性肝炎（autoimmune hepatitis，AIH）、原发性胆汁性肝硬化（primary biliary cirrhosis，PBC）、原发性硬化性胆管炎（primary sclerosing cholangitis，PSC）、IgG4相关疾病等。检测相关自身抗体（抗核抗体、抗平滑肌抗体、抗肝肾微粒体抗体、抗可溶性肝抗原抗体阳性有助于AIH诊断，抗线粒体抗体及亚型M2阳性有助于PBC诊断）以及免疫球蛋白IgA、IgM、IgG，肝脏MR影像学检查鉴别原发性硬化性胆管炎。

少数HILI与AIH的临床表现相似，且可出现自身抗体，导致两者鉴别困难。以下3种情况需特别注意：①AIH基础上出现HILI；②中草药诱导的AIH；③自身免疫性肝炎样的HILI（AIH-HILI）。肝组织病理是其重要鉴别诊断手段，此外谨慎使用糖皮质激素、观察患者的应答及复发情况，也是鉴别方法及治疗手段之一。

10.3 酒精性肝病

HILI与酒精性肝病的鉴别侧重于饮酒史的询问。HILI患者的饮酒量应低于酒精性肝病诊断标准（折合乙醇量男性≥40g/d，女性≥20g/d，持续5年以上，而且2周内无大量饮酒史，折合乙醇量≥80g/d）。

10.4 非酒精性脂肪性肝病

通过BMI、血脂、腹部B超等排除非酒精性脂肪性肝病。

10.5 遗传代谢性肝病

检测铜蓝蛋白、α-抗胰蛋白酶、血清铁蛋白、转铁蛋白等，排除肝豆状核变性、α-抗胰蛋白酶缺乏症、血色病等遗传代谢疾病。

10.6 胆道疾病

胆汁淤积型HILI患者，通过腹部B超、CT或MR等影像学检查排除肝内外胆管阻塞如结石、肿瘤等疾病，必要时行内镜逆行胰胆管造影（ERCP）。

10.7 血管疾病

通过腹部B超、CT或MR等影像学检查鉴别Budd-Chiari综合征、肝窦阻塞综合征等血管性疾病。

10.8 其他

通过个人史调查及体内铅、汞等毒物含量检测，排除工业、生活环境毒物或食物中毒；排除肝脏局部感染、全身性感染（脓毒症）；排除心功能不全、低血压、休克致肝脏血流动力学异常引起的肝脏损伤。

> 推荐意见4：通过详细询问病史、体格检查、实验室检查及影像学检查等，将HILI与病毒、免疫、酒精、遗传代谢、胆管、血管等因素及全身性疾病导致的肝损伤相鉴别（1B），必要时行肝组织病理检查（2C）。

11. 诊断策略和方法

原则上，HILI的诊断可参考ACG推荐的DILI诊断模式及中华医学会肝病学分会药物性肝病学组2015年10月发布的《药物性肝损伤诊治指南》。由于目前几乎所有的DILI缺乏特异性临床特点和病理表现，ACG推荐的DILI诊断主要依靠"排除法"，即肝损伤发生前有药物应用史并排除病毒、酒精、免疫、遗传代谢等其他导致肝损伤原因，如果再次应用导致肝损伤药物后出现肝损伤，即再激发事件是评价DILI关联性非常强的诊断依据。中华医学会肝病学分会药物性肝病学组推荐Roussel Uclaf因果关系评估法（RUCAM）用于药物和肝损伤之间因果关系的评价。

事实上，与西药导致的DILI相比，中草药与肝损伤之间的因果关系判断更加复杂，HILI诊断难度更大，更需慎重。除常见的不合理使用原因外，中草药常与西药联合应用，但有时不易发现和区分，我国有相当数量的中西药复方制剂从药品名称上看不出含有西药成分（如维C银翘片、感冒灵颗粒等均含可致肝损伤的对乙酰氨基酚），还存在一些中药制剂或产品非法添加西药成分的情况，台湾地区也有报道24%的中成药混杂有西药成分，因而临床上很难确定致病药源是否为中草药，容易发生HILI误诊。此外，部分中草药药名混乱、质量参差不齐导致中草药混伪品存在；某些中草药存在残留农药及重金属和微生物毒素等有毒物质；特别是HILI临床诊断过程中，病史采集主要依据无医学背景患者的口述，对可能导致肝损伤的中草药组成、来源、剂量等资料记录不详，更缺少对导致肝损伤中草药进行生药学溯源鉴定和质量检测，也是导致HILI误诊的重要原因；中草药肝毒性相关资料较少，机制尚未阐释清楚，加大了HILI诊断难度。有条件的单位，通过检测可疑中草药的体内特征代谢物及特异性生物标志物有可能确定致肝损伤的具体药源，但目前这部分研究开展较少。

针对存在的上述问题，建议在DILI诊断流程的基础上，加强中草药应用史的详细调查，将中西药联合应用情况的甄别、可疑导致肝损伤中草药的生药学溯源鉴定和质量检测、有害物质污染的检测、中草药体内特征代谢和生物标志物的分析等纳入HILI诊断中，形成HILI客观诊断证据链，诊断的可靠性取决于证据的客观性及完整性，HILI证据链越完整，诊断结果越可靠。

11.1 HILI生化学诊断标准

HILI生化学诊断标准采用2011年国际严重不良反应协会（iSAEC）建议的DILI生化学诊断标准：①ALT≥5×ULN；或者②ALP≥2×ULN，特别是伴有5'-核苷酸酶或γ-GGT升高且排除骨病引起的ALP升高；或者③ALT≥3×ULN且TBIL≥2×ULN。

11.2 排除其他导致肝损伤的原因

HILI鉴别诊断需要排除病毒性、免疫性、酒精性、遗传代谢性、胆道疾病、血管疾病等原因导致的肝损伤。同时要注意鉴别慢性肝病急性发作与慢性肝病基础上合并HILI。

11.3 HILIRUCAM评分标准

RUCAM评分（附表4）是目前广泛应用于DILI临床诊断的评分系统，中华医学会肝病学分会药物性肝病学组制定的DILI诊治指南推荐RUCAM评分用于药物和肝损伤之间因果关系的评价。RUCAM评分将肝损伤与药物的关系分为"高度相关"（＞8分）、"很可能相关"（6～8分）、"可能相关"（3～5分）、"可能无关"（1～2分）、"排除"（≤0分）。本指南推荐RUCAM评分≥3分考虑为中草药与肝损伤存在相关性。

11.4 排除联合用药

临床治疗中，中草药常与西药联合应用，由于不能明确分辨两者的肝毒性，临床诊断只能归为不明药源DILI。目前排除HILI主要依靠病史采集方法，由于大部分患者无医学背景，临床医师在病史采集过程中可能存在一定的主观偏倚。故而，推荐使用《药物性肝损伤用药调查表》进行病史采集。

11.5 获取并核实导致肝损伤的中草药及其相关制剂资料

获取并核实中草药及其相关制剂的批准文号、处方组成、购买来源、炮制方法、用法用量及余留药材等信息。

11.6 排除中草药混伪品以及有害物质污染

对于中成药或中草药保健品，通过查询产品批准文号核实真伪。对于中药材和饮片、粉剂、提取物等，送至有中草药鉴定或检验条件的机构，进行动植物基原或矿物种类鉴定、排除混伪品，包括DNA分子标记鉴定、药材性状鉴别、组织或粉末显微鉴别、化学成分分析、外来有害物质检测等生药学鉴定和质量检测方法。其中，对于中药材和饮片，可主要采用药材性状鉴别、组织或粉末显微鉴别，以及DNA分子标记鉴定、化学成分分析等；对于粉碎的中草药，可主要采用粉末显微鉴别或DNA分子标记鉴定、化学成分分析等；对于提取物，可通过化学成分分析方法如色谱法、色谱-质谱联用法等加以鉴别。中草药混伪品鉴定过程中，注意某些中草药相关制剂，特别是粉剂和胶囊剂可能非法掺入西药成分。

中草药及其相关制剂可能残留农药、重金属和微生物毒素等有害物质，由于这些有害物质本身具有肝毒性，因此建议将中草药及其相关制剂（尤其是非正规渠道购买）送至有资质的检测机构，根据《中国药典》（2015年版）相关规定检测农药残留、重金属和微生物毒素，以排除有害物质污染对HILI的误诊。

11.7 检测体内中草药特征代谢物

对于无法获得导致肝损伤中草药及其相关制剂余留药物或资料的情况，在条件允许的情况下，收集患者血液、尿液等临床生物标本，检测体内中草药特征代谢物，以辅助诊断HILI并确定致病中草药药源。

11.8 检测中草药肝损伤的特异性生物标志物

在条件允许的情况下，收集患者血液、尿液等临床生物标本，筛查和检测中草药肝损伤的体内特异性生物标志物，以确定诊断HILI。

11.9 确定中草药及其相关制剂再激发事件发生

中草药及其相关制剂再激发事件定义为应用同等剂量曾导致肝损伤的中草药及其相关制剂后又发生肝损伤。发生中草药及其相关制剂再激发事件患者，确定诊断HILI。

11.10 HILI诊断方法和流程　见附图1。

12.诊断标准

（1）肝功能异常前有中草药及其相关制剂应用史，生化学诊断标准为出现以下情况之一：①$ALT \geq 5 \times ULN$；②$ALP \geq 2 \times ULN$，特别是伴有5'-核苷酸酶或γ-GGT升高且排除骨病引起的ALP升高；③$ALT \geq 3 \times ULN$且$TBIL \geq 2 \times ULN$。

（2）排除其他导致肝损伤的原因，如病毒、免疫、酒精、遗传代谢、胆管、血管等。

（3）RUCAM评分≥ 3分。

（4）排除联合应用中有明确肝毒性或相互作用引发药物肝毒性的西药。

（5）能够获取并核实导致肝损伤的中草药及其相关制剂资料（包括余留药材、批准文号、处方组成、用法用量等）。

（6）能够鉴定中草药基原，排除中草药混伪品以及有害物质污染。

（7）检测出体内中草药特征代谢物。

（8）发生中草药及其相关制剂再激发事件。

（9）检测出中草药肝损伤的体内特异性生物标志物。

疑似诊断：（1）+（2）+（3）；

临床诊断：疑似诊断+（4）+（5）[或（6）或（7）]；

确定诊断：疑似诊断+（8）；临床诊断+（9）。

推荐意见5：HILI临床诊断在DILI诊断流程的基础上，加强中草药应用史的详细调查，将中西药联合应用情况甄别、可疑导致肝损伤中草药溯源鉴定和质量检测、有害物质污染检测、

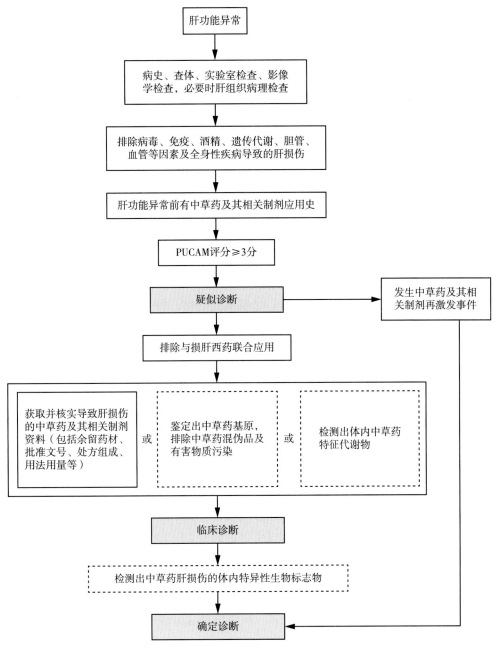

附图1 中草药相关肝损伤诊断流程图

（注：虚框内部分可在有条件的实验室开展）

中草药体内代谢物和生物标志物分析等纳入 HILI 诊断中，形成 HILI 客观诊断证据链，诊断的可靠性取决于证据的客观性及证据链的完整性（1A）。

推荐意见6：在用药史调查方面，推荐使用《药物性肝损伤用药调查表》方式进行客观的病史采集，获取并核实导致肝损伤中草药及其相关制剂的批准文号、处方组成、购买来源、炮制方法、用法用量及余留药材等信息（1B）。

推荐意见7：对于能收集到的导致肝损伤中草药及其相关制剂，排除中草药混伪品及有害物质污染。可收集患者血尿等临床标本，到有实验室条件的单位，筛选和检测导致肝损伤中草药体内特征代谢物及特异性生物标志物（1A）。

推荐意见8：中草药及其相关制剂再激发事件有助于HILI确定诊断（1A）。

13.治疗原则

HILI治疗方案与DILI基本相同，包括停药、药物治疗等，进展至肝衰竭或肝功能失代偿可考虑人工肝支持，必要时行肝移植治疗。

13.1 停药

对于疑似HILI患者，当肝脏生化指标迅速升高时，应立即停用可疑中草药，大部分HILI患者在停用导致肝损伤中草药后预后较好，肝功能可恢复正常，如因病情需要不能停药者，应给予减量。

13.2 药物治疗

13.2.1 保肝药物

可减轻肝脏损伤、促进肝细胞再生、改善肝脏功能，常用药物包括：①抗炎保肝药物：甘草酸制剂、水飞蓟素、双环醇等；②抗氧化药物：谷胱甘肽、硫普罗宁等；③促进胆汁排泌药物：熊去氧胆酸、腺苷蛋氨酸等；尽管上述药物已有一些临床试验证实其对于DILI的有效性，但仍缺乏高级别循证医学研究证据。

13.2.2 中医辨证论治

目前中医药治疗HILI有一些文献报道，但多见于单中心、小样本的病例对照研究，尚缺少高级别的循证医学证据。中医治疗HILI以辨证论治为原则，辨证分型治疗可参考本指南。黄疸湿热型治则为清热利湿退黄，寒湿瘀阻型治则为温化寒湿、活血化瘀，气滞血瘀型治则为疏肝理气、活血化瘀，肝肾阴虚型治则为滋补肝肾。治疗宜选用安全性好、疗效确切的中药汤剂或中成药制剂。也可采用辨证与辨病相结合方法进行诊治。

13.2.3 糖皮质激素

尚缺乏随机对照研究，应严格掌握治疗适应证，可用于超敏反应，或自身免疫征象明显，或停用肝损伤药物后生化指标继续恶化的患者，应充分权衡治疗获益和可能的不良反应。

13.3 其他方法

人工肝支持治疗可应用于重度HILI或肝衰竭患者，但有待高级别循证医学证据支持。对于急性和（或）亚急性肝衰竭患者，应考虑紧急肝移植治疗。

推荐意见9：治疗HILI包括停药（1A）、保肝药物治疗（2B），进展至肝衰竭或肝功能失代偿可考虑人工肝支持（2B），必要时肝移植（1B）。

14. 预防

减少HILI发生重在预防。首先要重视中草药的肝毒性，加强医务人员的培训及广大群众的宣教，提高对HILI的认识。提高中医医师的中医辨证论治整体水平，对开中成药的西医医师进行中医辨证论治的相关培训，以避免因辨证论治失误导致的HILI。对已有肝损伤报道的中草药慎重选用，严格限制剂量与疗程，用药过程中定期监测肝功能。对长期服用中草药的既往有慢性肝病基础或老年患者，加强肝功能监测。对既往出现HILI患者应避免再次使用与导致肝损伤中草药有相同或相似化学成分的其他中草药。

附表4：资料性附录

Roussel Uclaf 因果关系评分表

RUCAM评分

计分项目	肝细胞型			胆汁淤积型或混合型			分值
	初次用药	非初次用药		初次用药	非初次用药		
服药至起病时间	5～90	1～15	+2	5～90	1～90		+2
	<5或>90	>15	+1	<5或>90	>90		+1
停药至起病时间	≤15	≤15	+1	≤30	≤30		+1
停药后病程	ALT自峰值的降幅			ALP或胆红素自峰值的降幅			
	8d内下降≥50%ULN		+3	<180d内下降≥50%ULN			+2
	30d内下降≥50%ULN		+2	<180d内下降<50%ULN			+1
	>30d后下降≥50%ULN		0	持续存在或升高或无资料			0
	>30d后下降<50%ULN		-2				
危险因素	有饮酒		+1	有饮酒或妊娠			+1
	无饮酒		0	无饮酒或妊娠			0
年龄（岁）	≥55		+1	≥55			+1
	<55		0	<55			0
其他药物	无合并用药或缺少相关资料		0	无合并用药，或缺少相关资料			0
	有合并用药且时间有提示性		-1	有合并用药且时间有提示性			-1
	肝毒性药物且时间有提示性		-2	肝毒性药物且时间有提示性			-2
	有其他致肝损伤证据的药物		-3	有其他致肝损伤证据的药物			-3
	（如再刺激反应阳性）			（如再刺激反应阳性）			
其他原因	完全排除组Ⅰ*及组Ⅱ**		+2	完全排除组Ⅰ*及组Ⅱ**			+2
	完全排除组Ⅰ		+1	完全排除组Ⅰ			+1
	排除组Ⅰ中4～5项		0	排除组Ⅰ中4～5项			0
	排除组Ⅰ中不足4项		-2	排除组Ⅰ中不足4项			-2
	非药物性因素高度可能		-3	非药物性因素高度可能			-3
既往信息	药签中有相关记载		+2	药签中有相关记载			+2
	有文献报道，但药签无说明		+1	有文献报道，但药签无说明			+1
	未知		0	未知			0
药物再刺激	阳性		+3	阳性			+3
	可疑阳性		+1	可疑阳性			+1
	阴性		-2	阴性			-2
	未做或无法判断		0	未做或无法判断			0

总分

判断标准：>8极有可能；6～8很可能有关；3～5可能有关；1～2可能无关；≤0无关

注：*组Ⅰ包括HAV、HBV、HCV（急性）、胆道梗阻、酗酒、新近发生过低血压（休克肝）；**组Ⅱ包括CMV、EBV、疱疹病毒感染。

《中草药相关肝损伤临床诊疗指南》起草单位和人员

本标准起草单位：中华中医药学会肝胆病分会、中华中医药学会中成药分会、中国人民解放军第三〇二医院、首都医科大学附属北京佑安医院、湖南中医药大学第一附属医院、上海中医药大学附属曙光医院。

本标准起草人：

起草专家组组长：肖小河、李秀惠

主要执笔人：朱云、王伽伯、李丽、张涛、刘成海、孙克伟、杨华升、郭玉明

参与论证专家（按姓氏笔画排序）：马安林、王立福、王华宁、王贵强、王宪波、王睿林、王融冰、车念聪、毛德文、勾春燕、尹燕耀、卢秉久、过建春、刘华宝、刘金民、池晓玲、孙凤霞、孙学华、孙晓波、李丰衣、李永纲、李芹、李保森、李勇、李晓东、李永刚、李筠、邹正升、汪晓军、宋海波、张玮、张俊华、张俊富、张萍、陈晓蓉、罗生强、赵文霞、赵艳玲、宫嫚、姚树坤、贺劲松、贾建伟、徐春军、高月、高月求、高秀梅、曹俊岭、郭朋、扈晓宇等。

技术顾问：陈可冀、张伯礼、王永炎、周宏灏、刘昌孝、李连达、黄璐琦、王福生、郑永齐、钱英、汪承柏、王灵台、翁维良等。

附录2：国家药品监督管理局
《中药药源性肝损伤临床评价指导原则》

（由国家药品监督管理局发布，2018）

一、前　言

药源性肝损伤，亦称药物性肝损伤（drug-induced liver injury，DILI），是指由药物本身及（或）其代谢产物等所导致的肝脏损伤，为临床常见的药物不良反应之一，严重者可致急性肝衰竭甚至死亡。药源性肝损伤已成为药物研发包括中药研发失败、增加警示和撤市的重要原因，受到医药界、制药业、管理部门及公众的高度重视。

数千年来，中医药为中华民族防病治病与繁衍生息做出了历史性贡献，至今仍发挥着难以替代的作用。随着中药在全球范围内的广泛应用，药品不良反应监测体系的不断完善及人们对药品安全问题越来越重视，近年来以药源性肝损伤为代表的中药不良反应/事件频发，为中药新药研发、中药产业健康发展及临床安全用药带来了重大挑战。

长期以来，由于缺少特异性诊断指标，药源性肝损伤主要采取排除性诊断，误诊率和漏诊率较高。中药因其本身复杂性、研究基础薄弱、联合用药较普遍等因素，其肝损伤往往较为隐匿，肝损伤与中药的因果关系难以厘清，加之人们对中药存在"天然、无毒副作用"等认识误区，研发者和企业对药品不良反应尚未予以足够的重视，中药安全性风险防范与控制难度大。因此，亟须建立一套科学、客观的中药药源性肝损伤评价与风险防控技术体系，从而更好地发现、规避和防范中药药源性肝损伤风险。

为此，国家药品监督管理局组织全国相关专业专家，融合医学与药学、临床与科研等领域的国内外专家共识和研究进展，以加强药品全生命周期风险管理为主要导向，起草制定了《中药药源性肝损伤临床评价指导原则》，旨在指导和帮助相关机构及人员有效捕捉和识别中药药源性肝损伤风险信号，科学评估患者肝损伤与中药的因果关系，有效减少误判，全面评估相关中药的安全性以及风险与获益情况，有针对性地制定中药药源性肝损伤风险防控措施，降低中药新药研发的失败率及临床使用风险，促进我国中医药产业健康持续发展。

本指导原则主要用于中药全生命周期的药源性肝损伤评价与风险管控，包括新药研制和上市使用两个阶段，供中药研发、生产、医疗和监管机构使用。其中，药品上市许可持有人须履行好产品第一责任人的主体责任，加强产品的全生命周期管理，采取切实有效的风险控制措施，确保公众用药安全。

本指导原则中的中药（含民族药）是指在研和已上市的中药制剂。临床使用的中药材、中药饮片、配方颗粒、中药提取物和民间草药、含中药的保健品、中药保健食品及相关辅料等可参考执行。

中药药源性肝损伤领域尚有诸多问题亟待深入研究并加以解决，本指导原则将根据中药药源性肝损伤的研究进展和监管需要不断修订和完善。

二、中药药源性肝损伤的定义及流行病学概况

（一）中药药源性肝损伤的定义

中药药源性肝损伤是指由中药本身和（或）其代谢产物等所导致的肝损伤，属于药源性肝损伤的范畴，是临床常见的中药不良反应。

中药药源性肝损伤可分为固有型和特异质型两类。一般来说，固有型肝损伤与药物剂量、疗程等密切相关，个体差异不显著，具有可预测性；特异质型肝损伤与药物剂量、疗程等常无明显的相关性，与免疫、代谢、遗传等机体因素关联密切，个体差异较大，常难以预测。

（二）中药药源性肝损伤的流行病学概况

根据国外发表的流行病学数据，药源性肝损伤在普通人群中的发生率估计介于 $1/100\,000 \sim 20/100\,000$。目前国内外中药药源性肝损伤的确切发生率尚不清楚，现有数据主要通过统计中药药源性肝损伤在全部药源性肝损伤中的构成比来评判中药药源性肝损伤的形势和趋势，但不同国家和地区的统计数据差异较大。来自美国药物性肝损伤网络研究数据显示，草药和膳食补充剂引起的药源性肝损伤快速增加，其肝损伤构成比从 2005 年 7% 陡升至 2012 年 19%。来自亚太的数据显示，中草药是韩国和新加坡引起药源性肝损伤最为主要的药物。我国较大样本的单中心和多中心临床回顾性研究表明，中药药源性肝损伤在全部药源性肝损伤中的构成比约为 20%。目前尚缺乏多中心、大样本的前瞻性药物流行病学调查资料。

为了科学客观地评判中药药源性肝损伤的总体形势和趋势，建议采取分层比较法统计药源性肝损伤的中西药构成比，即：一级分类将导致肝损伤的药物分为中药、化学药和生物药；二级分类将中药、化学药、生物药分别按功效或适应证进行分类比较，如中药可分为清热解毒、活血化瘀等类别，相应地，化学药可分为抗生素、抗肿瘤药物等类别；三级分类将中药、化学药和生物药的某一具体品种进行对比。有关中医方药类别的划分参见《中华人民共和国药典临床用药须知》。

三、中药药源性肝损伤的主要风险因素

中药药源性肝损伤的风险因素较为复杂，应从药物和机体及其相互作用等方面分析，特别是特异质型肝损伤应考虑免疫、代谢、遗传等机体因素的影响，以便更有针对性地获取肝损伤风险因素信息。中药药源性肝损伤评价时应排除药品质量不合格和用药差错等干扰因素。

（一）药物因素

1.中药材、饮片及辅料的来源和质量　同名异物、掺杂使假、炮制加工不当等常是影响中药药源性肝损伤评价的重要干扰因素。在评价中药药源性肝损伤风险因素时，应

综合考察药材基原、产地、药用部位、采收时间和加工炮制方法，并严格控制杂质、农药、重金属残留及微生物毒素等外源性污染物。此外，还应考虑中药生产过程中所涉及的辅料，如炮制辅料、制剂辅料及直接接触药品的包装材料和容器等因素的影响。

在考察中药质量安全性时，建议在常规质量检测基础上，采用生物评价特别是生物效（毒）价、生物标志物等方法进行质量评价与控制；针对易混淆中药的基原鉴定，可采用分子遗传标记技术进行鉴定。相关方法参见中华中医药学会《中药品质评价方法指南》。

2.肝损伤相关风险物质 中药药源性肝损伤相关风险物质既包括中药的原型成分，也包括体内生成的药物代谢产物。目前发现了多种导致肝损伤的中药原型成分和代谢成分，如雷公藤（*Tripterygium wilfordii* Hook.f.）中的雷公藤甲素等二萜类成分、菊三七［*Gynura japonica*（Thunb.）Juel］中的野百合碱等吡咯里西啶类生物碱。如果处方含有潜在损肝中药或相关成分，建议评估用药的风险与获益情况。

3.处方合理性 针对中药复方所致肝损伤，应结合中医药传统理论和现代研究资料，从理、法、方、药方面对处方合理性进行系统分析，探寻其可能的肝损伤风险因素。从安全用药角度，中药处方需注意"相恶""相反"等配伍禁忌。其中，"十八反""十九畏"是中医药传统理论对配伍禁忌的重要认识，新药研制原则上不建议使用"相恶""相反"的中药配伍。如果处方涉及配伍禁忌，研发者需提供必要的研究证据证实其合理性及安全性，可从化学、生物学等方面分析处方中不同中药成分之间的不良相互作用。

此外，中药的用量、用法、品规、调剂等也是评估处方合理性的重要方面。

4.给药方式 给药方式的改变会影响中药在体内外的吸收、分布、代谢及有效性和安全性。如改变给药途径和剂型，特别是外用改为内服、局部用药改为全身用药、口服给药改为注射用药等，可能增加安全性风险。新型给药系统如肝靶向给药，亦可能会增加肝损伤风险。如存在上述情况，研发者需提供必要的研究证据证实其合理性及安全性。

（二）机体因素

1.个体差异 中药药源性肝损伤尤其是中药特异质型肝损伤评价应考虑患者机体因素对肝损伤易感性的影响，包括免疫、遗传、代谢、基础疾病、中医体质等。如免疫异常活化或免疫耐受缺陷等机体免疫紊乱状态可能增加肝脏对药物毒性的易感性，从而诱发中药药源性肝损伤。在服用潜在肝损伤风险药物时，要考察免疫、遗传和基础疾病等机体因素对中药药源性肝损伤的影响。

2.特殊人群 高龄是药源性肝损伤的重要易感因素，同时也是慢性药源性肝损伤独立危险因素。儿童对某些药物的代谢解毒能力相对较低，可能增加肝损伤风险。尽管尚无中药在妊娠期妇女及胎儿中的肝损伤风险数据，但仍应充分考虑妊娠期妇女应用中药的安全性风险。

如果所评价的中药在临床上可能用于儿童、高龄人群、妊娠期和哺乳期妇女等，建议研究者在临床前、临床试验阶段以及上市后评价中注意考察特殊人群的用药风险，根据研究结果在产品说明书中予以说明，指导临床安全用药。

3.有基础肝病的患者　有基础肝病的患者使用中药发生肝损伤时，应注意区分是药源性肝损伤还是基础性肝病的再复发。如果所评价的中药在临床上可能用于基础肝病患者，建议研究者在临床前、临床试验阶段及上市后再评价中注意考察有基础肝病患者的用药风险，根据研究结果在产品说明书中予以说明，指导临床安全用药。

（三）临床用药因素

针对不同疾病、患者个体特点，应当重视中药临床使用的适应证、禁忌证、剂量、疗程、途径及特殊人群用药等对中药药源性肝损伤的影响。

1.剂量和疗程　中药的剂量和疗程与其安全性密切相关。中药临床超剂量、超疗程使用应有安全性研究数据支持。对于同一患者或受试者，除了监控单一处方的中药用量外，还应当关注联合用药或其他疾病治疗用药的中药用量。

2.方证相应　方（药）不对证是中药不合理用药的常见情形之一，也是诱发中药不良反应的重要因素。临床上应遵循辨证论治的基本原则，规避不合理用药。

3.联合用药　联合用药包括中药与中药（包括中成药、汤剂）、中药与化学药、中药与生物药等，除基于医生处方的联合用药外，还应特别注意患者自行服用的其他药品或保健品。

不适宜的联合用药可能会增加中药药源性肝损伤风险。在调查分析中药相关肝损伤不良反应时，不能孤立地看待中药处方的组成、功效及合理性，还应考虑在治疗实践中不同治疗手段之间、不同药物之间的相互作用。如两种及两种以上药物的组成、功效或适应证相同或相近时，可能增加中药不良反应风险。

目前我国有相当数量的中西药复方制剂，单从药品名称上往往难以评判是否含有化学药成分，还有一些中药制剂或产品存在非法添加化学药成分的情况，在中药药源性肝损伤风险因素分析时应注意鉴别并加以排除。

（四）其他因素

不当饮食或环境因素可能引发肝损伤或增加部分中药的肝损伤风险，如酒精、染发剂、装修污染和其他环境毒物等，在中药药源性肝损伤风险因素分析时应注意鉴别并加以排除。

四、中药药源性肝损伤的相关风险信号及收集

药源性肝损伤的风险信号是用于指示肝脏损伤或功能异常的指标，主要包括临床症状、体征、生化指标、肝脏组织病理表现、影像学改变和生物标志物等。风险信号来源包括：文献查考、临床前安全性评价、上市前临床试验、上市后临床监测以及安全性相关的使用经验等。充分收集中药药源性肝损伤的风险信号，有助于实现中药药源性肝损伤风险的早发现、早防控。

（一）中药药源性肝损伤的相关风险信号

1.临床症状及体征　药源性肝损伤临床表现轻重不一，部分患者可无明显的临床不

适。常见的临床表现包括乏力、食欲缺乏、恶心、厌油、小便深黄或褐、上腹部胀痛、肝区不适等，有时可伴发热、皮疹，病情严重者可有凝血功能障碍（如柏油样便），甚至昏迷等表现；病情轻者可无明显体征，病情严重者可出现皮肤及巩膜黄染、面色晦暗、肝掌、腹水征、腹壁静脉曲张等。

2.主要生化指标　药源性肝损伤相关的主要指标有反映肝细胞损伤的丙氨酸氨基转移酶（ALT）和天冬氨酸氨基转移酶（AST），有反映胆管损伤的碱性磷酸酶（ALP）和γ谷氨酰转肽酶（GGT），有反映肝脏功能障碍的血清总胆红素（TBIL）、白蛋白、胆碱酯酶、凝血酶原时间（PT）、凝血酶原活动度（PTA）及国际标准化比值（INR）等。

3.肝组织病理表现　肝组织病理表现包括肝细胞变性坏死、炎细胞浸润、纤维组织增生、胆管损伤和血管病变等非特异性病理改变。某些中药可表现出相对特异的肝组织病理特征，如菊三七、欧洲千里光（Senecio vulgaris L.）等可导致肝窦阻塞综合征（HSOS）/肝小静脉闭塞征（HVOD），典型病理表现为以肝小叶Ⅲ区为主的肝窦扩张、充血、血栓；肝细胞肿胀、坏死、肝板萎缩；肝内小静脉内膜下纤维增生，管壁增厚，管腔狭窄。

4.影像学改变　B超、计算机断层扫描（CT）或磁共振成像（MRI）等影像学检查可作为药源性肝损伤风险信号收集的辅助手段。急性肝损伤患者肝脏B超多无明显改变或仅有轻度肿大，急性肝衰竭患者可出现肝脏体积缩小。慢性患者可有肝硬化、脾大与门脉高压等影像学表现。CT/MRI对于菊三七等引起的HSOS/HVOD有较大诊断价值，可见肝大，增强的门脉期可见地图状改变，肝静脉显示不清，腹水等。肝脏瞬时弹性成像检查可反映肝脏硬度改变。

5.生物标志物　目前尚未有公认的可用于药源性肝损伤鉴别诊断的生物标志物，但特异性生物标志物的筛选和开发是药源性肝损伤临床评价值得期待和鼓励的。研究较多且有一定价值的生物标志物有：细胞角蛋白18（CK-18）、高迁移率族蛋白B1（HMGB1）、微小核糖核酸122（miR-122）、谷氨酸脱氢酶（GLDH）、肾损伤分子1（KIM-1）及集落刺激因子1（CSF-1）等。对乙酰氨基酚（APAP）-半胱氨酸加合物（APAPA）对APAP引起的肝损伤具有特异性，可用于掺杂有APAP的中药复方制剂肝毒性成分的鉴别，但临床检测不便，目前仅限研究应用。

（二）中药药源性肝损伤风险信号的收集

中药药源性肝损伤风险信号的收集应贯穿药品研发、生产和使用的全过程。新药研制方、药品上市许可持有人等相关机构和人员应从文献信息、临床前安全性评价、临床试验及上市后评价等方面收集中药药源性肝损伤风险信号，充分利用我国各级药品不良反应和合理用药监测机构、医疗和科研机构等药品安全性相关数据，全面了解其安全性潜在风险。

1.基于文献、经验或媒体的中药药源性肝损伤风险信息收集

通过调研，发现所评估中药如存在以下情况，在临床前安全性评价、上市前临床试验和上市后临床监测中应重点关注其可能的肝损伤风险。

（1）文献记载有肝损伤风险的中药及其亲缘关系相近的中药品种。

（2）含有与文献或已知数据库中肝损伤风险物质相同或相似结构的中药。

（3）国内外药用或食用经验提示有肝损伤风险的中药或草药。

（4）国内外媒体信息提示有肝损伤风险的中药或草药。

2.基于临床前安全性评价的中药药源性肝损伤风险信号收集　临床前毒理学评价是肝损伤风险信号收集的重要环节。临床前安全性评价需按照人用药品注册技术要求国际协调会议（ICH）的要求，进行基础毒性、靶器官毒性、毒性作用机制与药（毒）代动力学研究，尤其应密切关注肝脏功能相关的生化指标和病理改变等。对临床前安全性评价已获知肝损伤风险的药物，应注意收集对其风险物质、肝损伤类型、作用机制和量-时-毒-效关系等研究数据。还应关注实验动物个体差异、种属差异及在不同病证模型上的肝损伤风险差异。针对中药引起的特异质型药源性肝损伤，应考虑收集基于病证模型或易感模型的肝损伤研究数据。

3.基于临床的中药药源性肝损伤风险信号收集　无论在上市前临床试验还是在上市后临床应用阶段，均要注意收集与中药药源性肝损伤相关的所有可能信息。在临床上除收集患者年龄、性别、民族、体质、过敏史、饮酒史、基础疾病史等信息外，应重点收集患者肝损伤临床表现及详细的服药史。

患者用药史包括所用的中西药物种类、处方组成、用法用量、疗程等信息，特别要注意厘清用药与发病的时序关系等。正在服用的西药、保健品、食品等信息也要详细收集，为鉴别诊断与合并用药肝损伤诊断提供依据。对于用药史的时限，主要以6个月内的用药为主，必要时可延长到1年及以上。此外，还要注意收集是否存在药不对证等不合理用药情况。

五、中药药源性肝损伤的临床诊断

中药药源性肝损伤缺少特异性诊断指标，主要采取排除性诊断。可参照中华医学会《药物性肝损伤诊治指南》和中华中医药学会《中草药相关肝损伤临床诊疗指南》，通过细致了解病史（特别是用药史）、体格检查、病原学检查、免疫学检查、遗传学检查、生化学检查及影像检查等，以与其他原因引起的肝病进行鉴别。肝脏病理组织学检查对药源性肝损伤的诊断和鉴别诊断，特别是与自身免疫性肝病的鉴别诊断，具有重要意义。对于疑似诊断为中药药源性肝损伤的病例，建议由肝病和临床药学专家共同会诊。

（一）鉴别诊断

需要注意鉴别的肝病主要有：各型病毒性肝炎（特别是散发性戊型肝炎）、非酒精性脂肪性肝病、酒精性肝病、自身免疫性肝炎、原发性胆汁性胆管炎、原发性硬化性胆管炎、免疫球蛋白G4（IgG4）相关疾病，以及肝豆状核变性（Wilson病）、α-抗胰蛋白酶缺乏症、血色病等遗传代谢性肝病。胆汁淤积型药源性肝损伤患者应注意与肝内外胆管阻塞如结石、肿瘤、肝吸虫病等疾病进行鉴别。

需要注意鉴别的其他易混淆疾病主要有：EB病毒、巨细胞病毒、单纯疱疹病毒等非嗜肝病毒感染，布加氏综合征、急性小叶中心细胞缺氧坏死（缺氧性肝炎）等血管疾病，以及甲状腺功能亢进等。应排除细菌等其他病原体感染、心力衰竭、低血压或休克、血管闭塞及肺功能不全等引起的全身组织器官缺氧性损伤。此外，还应与工业、生活环境毒物或食物中毒等鉴别区分。

（二）临床分型

常见的临床分型包括肝细胞损伤型、胆汁淤积型和混合型，其中肝细胞损伤型是药源性肝损伤最常见的临床类型。临床上主要根据临床表型及血清ALT、ALP和R值进行判断，其中R＝（ALT实测值/ALT ULN）/（ALP实测值/ALP ULN），ULN是指正常值上限。

（1）肝细胞损伤型：$R \geqslant 5$。
（2）胆汁淤积型：$R \leqslant 2$。
（3）混合型：$2 < R < 5$。

近年趋向于应用新R值（new R，nR），亦即取"ALT实测值/ALT ULN"和"AST实测值/AST ULN"之较高比值者计算的比值。

2015年中华医学会《药物性肝损伤诊治指南》增加了肝血管损伤型。其典型代表是服用菊三七等引起的HSOS/HVOD，损伤靶细胞可为肝窦、肝静脉及门静脉的内皮细胞。

（三）临床分期

根据病程的不同可分为急性和慢性，其中急性肝损伤起病急，肝功能恢复较快，通常发病6个月内肝功能可恢复到发病前水平；慢性肝损伤指发病6个月后，肝功能未恢复到发病前水平，或出现慢性肝损伤或门脉高压的症状、体征、影像学和组织学证据。

（四）严重程度分级

建议参照中华医学会《药物性肝损伤诊治指南》及中华中医药学会《中草药相关肝损伤临床诊疗指南》进行评估，严重程度分级见附表5。

附表5　药源性肝损伤严重程度分级

分级	程度	定义
0	无肝损伤	患者对暴露药物可耐受，无肝毒性反应
1	轻度肝损伤	血清ALT和（或）ALP呈可恢复性升高，TBIL＜2.5×ULN且INR＜1.5
2	中度肝损伤	血清ALT和（或）ALP升高，且TBIL≥2.5×ULN或虽无TBIL升高但INR≥1.5
3	重度肝损伤	血清ALT和（或）ALP升高，TBIL≥5×ULN，伴或不伴INR≥1.5
4	急性肝衰竭	血清ALT和（或）ALP升高，且TBIL≥10×ULN或每日上升≥1.0mg/dl（17.1μmol/L），且INR≥2.0，或PTA＜40%。可同时出现：①腹水或肝性脑病；或②与HILI相关的其他器官功能衰竭
5	致命	因HILI死亡，或需接受肝移植才能存活

（五）药物临床试验中肝损伤严重程度的评估

严重肝损伤可能导致新药临床试验失败。海氏法则（Hy's Law）是药物临床试验中严重肝损伤预后评估的重要手段。符合海氏法则的病例约有10%可发展为致死性肝损伤。海氏法则的病例应满足以下3项条件。

1. 该药引起肝细胞型损伤，患者血清ALT（或AST）升高≥3×ULN。

2. 患者同时出现血清TBIL升高＞2×ULN，但无胆道阻塞的证据（血清ALP升高）。

3. 可排除其他导致血清ALT（或AST）和TBIL同时升高的原因。

根据美国食品药品监督管理局（FDA）经验，在药物临床试验中出现1例海氏法则病例，则需高度警惕其发生致死性肝损伤的风险；如出现2例海氏法则病例，则强烈提示该药在扩大人群使用时，极有可能将发生致死性肝损伤。临床应用海氏法则评估时，可采用FDA推荐的eDISH软件辅助判断。

六、中药药源性肝损伤因果关系的系统评估

因果关系评估是中药药源性肝损伤临床评价的关键，也是中药药源性肝损伤风险防控的基础。在本指导原则中，中药药源性肝损伤因果关系评估包括三个层级：一是肝损伤与药物的关系；二是肝损伤与中药的关系；三是肝损伤与某种中药的关系。

（一）中药药源性肝损伤因果关系的评估方法和标准

根据国家食品药品监督管理总局《中药新药临床研究一般原则》，结合中药药源性肝损伤的特点和中药新药研发需求，参照中华中医药学会《中草药相关肝损伤临床诊疗指南》，建议中药药源性肝损伤因果关系评估采取以下策略和方法，具体流程见附图2。也可采用RUCAM评分量表（参见附表6）对中药与药源性肝损伤之间的因果相关程度进行评估。

（1）肝脏生化实验异常，且可排除非药物性致肝损伤病因（参见本指导原则"鉴别诊断"部分）。肝脏生化指标异常的判断参考药源性肝损伤的生化学标准，即出现以下任一情况：①ALT≥5×ULN；②ALP≥2×ULN，特别是伴有5'-核苷酸酶或GGT升高且排除骨病引起的ALP升高；③ALT≥3×ULN且TBIL≥2×ULN）。

应注意两种情况：第一，并非所有的药物性或中药肝损伤患者的ALT均大于5×ULN。在中药新药临床试验中，若患者出现ALT≥3×ULN，尤其是伴有TBIL升高、INR升高和（或）明显的临床症状，且肝脏生化指标异常与服药或停药时序关系合理，并可排除其他非药物性致肝损伤病因时，应考虑药源性肝损伤的可能性。第二，3×ULN≤ALT＜5×ULN时，若不伴有TBIL、INR的异常及乏力、食欲缺乏等临床表现，则应动态观察ALT水平变化，若能自行恢复正常，则提示为机体对中药的"适应性反应"，而非典型的药源性肝损伤。

（2）患者陈述有可疑损肝中药应用史且时序关系合理，同时评估其他联合或序贯用药与肝损伤的因果关系。应充分注意患者有时并不会向医生或研究者报告全部服药情况，特别是非处方药、中草药、验方偏方、保健品等，故应仔细询问。用药史调查的

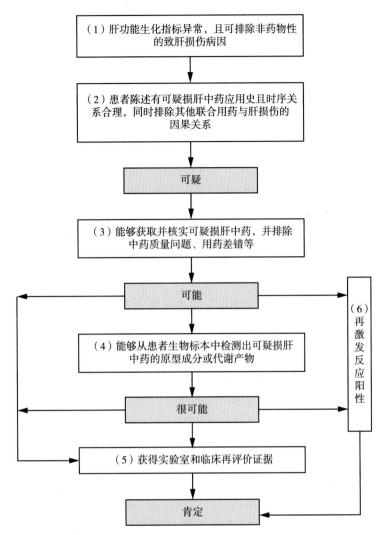

附图2 中药药源性肝损伤因果关系评估流程简图

时间跨度应从肝损伤发生到之前的6个月及以上。联合用药既要考虑药物种类、用法用量，还要考虑联合用药的起止日期与肝损伤是否有合理的时序关系。推荐使用《中药药源性肝损伤调查报告表》进行服药史采集。

（3）能够获取并核实可疑损肝中药，同时排除中药质量问题、用药差错等。核实所评估中药及其相关资料，包括余留中药及其生产供应商名称、批准文号、生产批号、产品说明书等。中药质量检测包括基原鉴定、质量合格性检测，排除中药混伪品及外来有害物质污染、非法化学添加物等。排除用药差错包括处方差错、配方差错、给药差错等。

（4）能够从患者血清、尿液、肝脏组织或毛发等生物标本中检测出可疑损肝中药的原型成分和（或）代谢产物。在中药新药临床试验中，疑似损肝中药为临床试验中药，且可确定受试者按要求服用了所评价的中药时，可免做生物标本中原型成分和（或）代谢产物检测。

（5）获取实验室和临床再评价证据。采用多种毒理学和组学等手段，包括关联临床病证的中药安全性评价模型和方法，获得实验室再评价证据；采用前瞻性和回顾性临床研究，结合临床生物标本分析，获得临床再评价证据。

（6）发生再激发反应。药物再激发反应阳性是可靠的药源性肝损伤因果关系临床评价依据，但再激发反应阴性不能作为排除药源性肝损伤的证据。

依据以上6项评估内容，可将中药药源性肝损伤因果关系评估分为五级：排除、可疑、可能、很可能、肯定，评估标准如下。

·可疑：（1）＋（2）。

·可能：可疑＋（3）。

·很可能：可能＋（4）。

·肯定：很可能＋（5）或（6）；可能＋（5）或（6）。

·以下情况因果关系评估为"排除"：肝损伤的因果关系可归因于明确的非药物性致病因素；肝损伤发生与所评估中药的服药时间顺序关系不合理；肝损伤的因果关系可归因于所评估中药以外的其他药物。

（二）中药药源性肝损伤因果关系评估报告的基本要求

中药药源性肝损伤的因果关系评估报告包括两部分。

1.肝损伤诊断结论，如诊断命名、临床类型、病程、严重程度分级等。

2.肝损伤与中药的因果关系评估结论，如损肝中药名称及因果关系评估结果等。应准确记录损肝中药名称、组成等信息，如中药材、饮片或配方颗粒应记录名称及用量，中药汤剂应记录药味组成和配比，中成药或相关制剂应记录其产品信息及企业信息。

七、中药药源性肝损伤的风险防控

对有肝损伤风险的中药，根据其临床治疗价值及肝损伤发生率或报告例次、损伤程度、临床分型、预后情况等，结合患者体质、治疗目的、可替代药物情况等，开展临床和实验室再评价，进一步确证肝损伤风险信号和肝损伤类型，阐明易感人群、风险物质、损伤机制及影响因素，系统考察中药风险与获益情况。针对中药上市前和上市后的特点及要求，分别制定其风险控制措施，包括密切观察、调整治疗方案或停药、临床试验中止、修改说明书、限制流通和使用、药品撤市等，以实现中药安全性风险全生命周期监测与管控。

（一）上市前中药药源性肝损伤风险的主要防控措施

针对上市前中药临床试验过程出现的肝损伤风险，应采取如下控制措施。

1.密切观察　一旦出现药源性肝损伤相关风险信号，应进行严密观察，初次检查应包括ALT、AST、ALP、GGT、TBIL、PTA和（或）INR等。根据药源性肝损伤的严重程度，确定好监测指标和监测频次（每周、每半月、每月等）以持续监测肝脏生化指标变化，监测指标如无变化或停药后症状消失，监测频次可酌情减少。建议随访至全部异常指标恢复正常或达到基线水平后半年。长时间随访发现患者在停药后出现肝脏生化指标反复异常，提示可能进展为慢性药源性肝损伤。

有研究提示，相较于化学药引起的肝损伤，中药引起的肝损伤潜伏期相对较长，隐匿性更强，且发生慢性肝损伤的比例相对较高。对于已有肝损伤风险提示的中药，在临床试验和上市后评价中应考虑是否需要延长随访观察时间等。

2.停药　当患者或受试者健康利益受损，参考美国FDA关于药物临床试验中因肝损伤而需要立即停药的建议标准，符合下列情形之一，应立即停药。

（1）血清ALT或AST＞8×ULN。

（2）ALT或AST＞5×ULN，且持续2周。

（3）ALT或AST＞3×ULN，且TBIL＞2×ULN或INR＞1.5。

（4）ALT或AST＞3×ULN，伴逐渐加重的疲劳、恶心、呕吐、右上腹痛或压痛、发热、皮疹和（或）嗜酸性粒细胞＞5%。

临床试验中出现上述情况时，需采取紧急揭盲，受试者应退出该临床试验，接受治疗和随访。研究者依据药物临床试验质量管理规范，第一时间上报临床试验的申办方、伦理委员会和（或）国家药品监督管理部门。

3.个体救治　临床试验中出现肝损伤的患者，应及时实施个体救治。总体来说，中药药源性肝损伤治疗原则与其他药源性肝损伤基本相同，可采用保肝药、利胆药等进行治疗，发展至肝衰竭时可考虑人工肝支持，必要时行肝移植治疗。具体治疗方案可参照中华医学会《药物性肝损伤诊治指南》、中华中医药学会《中草药相关肝损伤临床诊疗指南》。

4.中止临床试验　当中药药源性肝损伤程度较重和（或）发生频次较高，对受试者的健康可能造成严重损害时，建议申办方、临床研究者、伦理委员会等相关机构，可结合新药研制前景和拟定适应证的治疗现状，综合评估其风险与获益。当风险大于潜在获益时应及时中止该临床试验。国家药品审评机构也会根据药物研发期间的安全性监测情况，责令研制者立即中止新药临床试验。

5.调整研究方案　申办方、临床研究者和伦理委员会应根据药物临床试验期间的安全性风险，结合新药研制前景和拟定适应证的治疗现状，综合评估其风险与获益，如果风险因素可控，当前用药风险小于潜在获益时，可以调整研究方案，报国家药品审评机构备案审核同意后方可重启临床试验。

（二）上市后中药药源性肝损伤风险的主要防控措施

中药新药上市后使用人群广泛，用药情况复杂，建议药品上市许可持有人、生产经营企业等参照中华人民共和国卫生部2011年颁发的《药品不良反应报告和监测管理办法》，针对临床前安全性评价和（或）新药上市前临床试验中出现的肝损伤风险信号，进行大规模人群观察与确认。针对新药上市前临床试验周期短、风险信号未充分暴露的不足，可通过上市后长时间和大规模人群监测，收集其可能的肝损伤风险信号，并及时确认信号和处置风险。对于上市后中药，还应加强中药质量安全性控制、临床合理用药指导等。上市后中药药源性肝损伤风险防控措施主要如下。

1.避免超药品说明书使用　中药新药上市后，应避免超适应证使用、超剂量使用、超疗程使用以及超人群用药。尤其应注意特殊人群（妊娠期妇女、儿童、老年人等）及超临床试验受试者年龄范围人群的用药安全性风险。此外，要注意防止用药差错。

2.开展安全性相关的上市后评价与研究　针对确有肝损伤风险的中药，药品上市许可持有人、生产经营企业等应持续开展药品不良反应监测，并按规定及时上报。药品安全监管部门必要时可采取重点监测和抽查的办法，全面了解中药药源性肝损伤发生情况，评估其风险与获益；结合实验室研究，开展中药药源性肝损伤特定易感人群、风险物质、损伤机制等研究，制定降低中药药源性肝损伤风险的措施，修改和完善上市后风险管理计划。相关风险信息和防控措施应尽可能地在中药研发、生产、使用、经营、监管等机构和个人及患者之间实现共享。

3.修改药品说明书　当该药的获益大于风险时，最常见的风险管理手段是修改药品说明书，增加药品可能导致肝损伤的高风险人群、临床表现及严重程度等相关信息，并建议对用药者进行定期或不定期的肝功能监测。对于明确可诱发肝损伤的药品，视其肝损伤发生率或频次、严重程度，在其药品说明书中增加必要的警示，并制定相应的风险预防措施，如加强医护人员、药师或患者对风险产品的安全性教育，以增强风险意识。

4.限制使用　针对已明确可诱发肝损伤的中药，根据其发生率或频次、严重程度、预后情况、可替代药物、风险与获益情况等，可修订产品的风险控制措施，采取限制使用（如限制医生处方权、药师施药权等）的方法，以控制医疗机构或人群使用这类药品时可能引起的风险。

5.暂停生产销售或直接撤市　如果发生严重药品不良事件，通过上述措施依然不能有效解决药品安全性风险，且该产品从市场退出不会明显影响到相关适应证领域的治疗现状，国家药品监管机构可以依法暂停其生产销售或直接取缔产品批准文号。

附表6　RUCAM因果关系评分表

计分项目	肝细胞型		胆汁淤积型或混合型		分值
	初次用药	非初次用药	初次用药	非初次用药	
服药至起病时间	5～90	1～15	5～90	1～90	+2
	<5或>90	>15	<5或>90	>90	+1
停药至起病时间	≤15	≤15	≤30	≤30	+1
停药后病程	ALT自峰值的降幅		ALP或胆红素自峰值的降幅		
	8d内下降≥50%ULN		<180d内下降≥50%ULN		+2 / +3
	30d内下降≥50%ULN		<180d内下降<50%ULN		+1 / +2
	>30d后下降≥50%ULN		持续存在或升高或无资料		0
	>30d后下降<50%ULN				-2
危险因素	有饮酒		有饮酒或妊娠		+1
	无饮酒		无饮酒或妊娠		0
年龄（岁）	≥55		≥55		+1
	<55		<55		0
其他药物	无合并用药或缺少相关资料		无合并用药，或缺少相关资料		0
	有合并用药且时间有提示性		有合并用药且时间有提示性		-1
	肝毒性药物且时间有提示性		肝毒性药物且时间有提示性		-2
	有其他致肝损伤证据的药物（如再刺激反应阳性）		有其他致肝损伤证据的药物（如再刺激反应阳性）		-3

续表

计分项目	肝细胞型			胆汁淤积型或混合型			分值
	初次用药	非初次用药		初次用药	非初次用药		
其他原因	完全排除组Ⅰ*及组Ⅱ**		+2	完全排除组Ⅰ*及组Ⅱ**		+2	
	完全排除组Ⅰ		+1	完全排除组Ⅰ		+1	
	排除组Ⅰ中4～5项		0	排除组Ⅰ中4～5项		0	
	排除组Ⅰ中不足4项		-2	排除组Ⅰ中不足4项		-2	
	非药物性因素高度可能		-3	非药物性因素高度可能		-3	
既往信息	药签中有相关记载		+2	药签中有相关记载		+2	
	有文献报道，但药签中无说明		+1	有文献报道，但药签中无说明		+1	
	未知		0	未知		0	
药物再刺激	阳性		+3	阳性		+3	
	可疑阳性		+1	可疑阳性		+1	
	阴性		-2	阴性		-2	
	未做或无法判断		0	未做或无法判断		0	

总分

判断标准：＞8极有可能；6～8很可能有关；3～5可能有关；1～2可能无关；≤0无关

注：此表格修改自 Reliability of the Roussel Uclaf Causality Assessment Method for assessing causality in drug-induced liver injur.2008.

*组Ⅰ包括HAV、HBV、HCV（急性）、胆道梗阻、酗酒、新近发生过低血压（休克肝）；**组Ⅱ包括：自身免疫性肝病、CMV、EBV、疱疹病毒感染。

《中药药源性肝损伤临床评价技术指导原则》起草说明

一、制修订的目的和意义

随着"健康中国2030"规划纲要和《中医药法》的颁布，中医药上升为国家战略。"十九大报告"更明确指出，我国社会的主要矛盾转变为人民日益增长的美好生活需要和不平衡不充分的发展之间的矛盾。但是，中药安全性屡屡成为社会热点问题，越来越受到社会关注。2017年中办、国办出台了《关于深化审评审批制度改革鼓励药品医疗器械创新的意见》（厅字〔2017〕42号），中药相关配套文件和制度规范等亟须进一步调整。因此控制中药用药安全风险，科学保护中药产业，科学推动中药研发被提上议事日程。

中药的复杂性、中药安全性的基础研究较为薄弱、临床用药尚存不合理之处和药源性肝损伤的特异性诊断指标缺乏等因素导致中药药源性肝损伤具有较大的隐匿性，误诊率较高，中药药源性肝损伤的预测和防控面临极大难题。此外，我国的医药卫生保障条件存在一定的资源配备不平衡问题，大众对于中药的安全性防范意识较为薄弱，药品安全风险防控能力建设相对滞后。

因此，亟须建立一套符合中国国情和中药特点的药源性肝损伤风险评价与管理体系，以指导和帮助中药研发、审评、监管、使用及相关人员，有效捕捉和识别中药药源性肝损伤风险信号，科学厘定患者肝损伤与中药之间的因果关系，系统评价相关中药的安全性及风险获益比，有针对性制定中药药源性肝损伤的风险控制措施，提高中药新药研发的成功率，实现中药产品全生命周期安全性风险管控，促进我国中医药产业健康持续发展。

二、起草背景和起草过程

药源性肝损伤是常见的药物严重不良反应之一，重者可致急性肝衰竭甚至死亡；药源性肝损伤也是国内外药物研发失败、增加警示和撤市的重要原因。目前国内外药源性肝损伤的临床诊断和研究方法主要是针对临床诊断而研制，目标使用人群主要是临床医师，对于新药研发中的中药药源性肝损伤的临床评价均具有一定局限性，主要表现在由于中药组方和用药的复杂性，难以将每味药物单独评价打分，对因果关系评价关键证据的缺失（计0分）可能对评价结果带来重大偏倚，且/或难以根据分值的高低明确与诊断的正相关性，对于中药药源性肝损伤的因果关系评价的判断强度和可信度有待提高。

国内药源性肝损伤和中药安全性评价的专家学者围绕中药药源性肝损伤的临床评价开展了大量扎实可靠的研究工作，积累了卓为显著的成果，并形成了一支多学科交叉融合的专家团队，为本指导原则的编制提供了坚实的工作基础和专业的智囊团队。

《中药药源性肝损伤临床评价指导原则》起草小组（以下简称"起草小组"）由中国人民解放军第三○二医院（现解放军总医院第五医学中心）肖小河研究员任编制组组

长，国家食品药品监督管理总局药品审评中心唐健元部长、上海交通大学附属仁济医院茅益民主任医师、首都医科大学附属北京佑安医院李秀惠主任医师任副组长。专家组成员有北京中医药大学东直门医院叶永安主任医师、上海中医药大学附属曙光医院刘成海主任医师、成都中医药大学彭成教授、湖南中医药大学附属第一医院孙克伟主任医师、上海中医药大学杨凌研究员、中国人民解放军第三〇二医院（现解放军总医院第五医学中心）邹正升主任医师、中国人民解放军第三〇二医院（现解放军总医院第五医学中心）王伽伯副研究员。中国人民解放军第三〇二医院（现解放军总医院第五医学中心）郭玉明博士担任秘书。编制专家学术专长覆盖中药临床安全性评价、中西医肝病临床诊疗、中药药理毒理、中医基本理论、系统生物学等多个学科。

编制工作自2017年11月7日正式启动，先后召开现场讨论会5次、网络电话会议1次，完成讨论稿6份、征集意见稿1份，并于2018年3月16日开始网上公示。2018年4月27日召开指导原则定稿会，特邀张伯礼院士、陈香美院士等十多位医药行业专家、企业代表等对本指导原则进行集中审读、修改，历经6个月最终形成正式稿。

三、指导原则起草细节考量

（一）本指导原则与既往临床诊疗指南的差异

本指导原则针对药品全生命周期（临床前、临床试验期间、上市后）的肝损伤进行风险识别和评估，用于指导新药研制和临床使用过程中有效防控中药药源性肝损伤，供中药研发、生产、医疗和监管机构使用。而既往发布的临床诊疗指南主要用于指导临床应用中药发生肝损伤病例的诊断和治疗，主要面向的是医生，明确特定的损肝中药种类并非必须要求。

（二）突出中药特点

指导原则强调了中药药物因素的影响，包括中药材、饮片的来源、炮制和质量，强调了处方合理性包括配伍、用量、用法、品规、调剂和方证相应等方面。

考虑到我国中药药源性肝损伤相关研究基础薄弱的现实问题，本指导原则鼓励结合系统毒理学、毒代动力学等研究手段，开展临床和实验室的再评价，进一步确证肝损伤风险信号和肝损伤类型，阐明易感病证、风险物质、作用机制及影响因素，从而为肝损伤风险防控提供更多的科学依据支撑，体现风险信号在新药研发过程中双向传递的指导思想。

（三）风险信号的概念和内涵

本指导原则以肝损伤风险信号作为串联药品全生命周期监管的具体抓手，目的是实现在中药新药研发的各个阶段早期发现、有效识别、客观评估肝损伤风险。因此，本指导原则所指的肝损伤风险信号是广义的风险信号或信息，包括但不同于药品上市后不良反应数据的风险信号。为此，在本指导原则第三部分"中药药源性肝损伤的主要风险因素"专门列述了中药药源性肝损伤的主要风险因素，并在第四部分"中药药源性肝损伤的相关风险信号及收集"专门列述了可作为中药药源性肝损伤风险信号的指标种类，以及中药药源性肝损伤风险信号的收集途径和方法，以期指导新药研发人员尽早全面系统地发现中药药源性肝损伤风险信号，及时采取风险防控措施，提高新药研发成功率。

（四）中药药源性肝损伤因果关系评估

中药药源性肝损伤因果关系评估是此次编制工作的重点及亮点。与临床诊断不同，在中药新药研发过程中，对疑似肝损伤的评价需要尽可能得到明确的因果关系结论，也即在明确诊断为药源性肝损伤的基础上，其目的不仅要甄别患者肝损伤是否由中药所致，而且还要甄别是否由所评估中药所致。国内外针对药物不良反应因果关系评价的方法大致可以分为三类：专家判断法、评分算法、概率法或贝叶斯法。其中针对药源性肝损伤的临床诊断，常用的方法有Roussel Uclaf评分法（RUCAM）和结构化专家意见流程法（SEOP）等。但这些方法对中药特点和复杂性的关注不多，对于中药药源性肝损伤因果关系评价还存在证据的客观性不足或易受评估者主观性影响的问题；而RUCAM和SEOP主要是针对临床医生诊断而不是针对新药研发设计的。为此，本指导原则在前期中华中医药学会《中草药相关肝损伤临床诊疗指南》的基础上，以中药新药研发和因果关系评价为主要导向，提出四步递进的因果关系判断过程即"肝损伤→药物→中药→具体中药"，将临床指标、用药史、药物鉴定、生物标志物、再激发等多方面的肝损伤风险信息进行串联整合，形成具有客观性和方向性的证据链条，进而根据可获取的证据链的可靠性程度，将因果关系可靠性分级分为"排除、疑似、可能、很可能、肯定"五级。此五级划分方式，与WHO及我国药监部门广泛采用的药品不良反应因果关系可靠性级别划分也是一致的，同时又提供了以客观证据链为依据的判断方式，避免了WHO方法作为专家判断法的主观性问题。该方法既参照了药源性肝损伤临床诊断的最新方法和规范，又参照了WHO和我国药物不良反应因果关系评价的基本原则和分级惯例，突出新药研发者和企业在因果关系评价中的主体作用和责任，兼顾科学性和可操作性。

（五）中药药源性肝损伤风险防控

针对中药上市前和上市后的特点及要求，本指导原则分别制定其风险控制措施，包括密切观察、调整治疗方案或停药、临床试验中止、修改说明书、限制流通和使用、药品撤市等，以实现中药安全性风险全生命周期监测与管控，保障受试者的安全。

四、本指导原则的特点

（一）坚持两个紧密结合

一是紧密结合中国新药研发与审评的实际情况。针对国内新药研发现状，尤其是研发者对于风险预测和评估能力的局限性，注重适用性，特别关注指导原则的可操作性，邀请工业界专家参与定稿讨论。

二是紧密结合中药的复杂性和肝损伤发生的特点。中药自身的复杂性以及临床用药的复杂性，是中药临床肝损伤评价的突出特点也是关键难点。采用整合证据链思想和方法，科学辨识肝损伤风险信号和中药的因果关系，提高中药临床肝损伤评价的准确性和可靠性，提高中药新药研发成功率。

（二）实现药品全生命周期的肝损伤评价与监管

立足上市前、辐射上市后，贯穿全生命周期，涵盖了风险信号的发现、中药药源性肝损伤因果关系的评估，以及严重程度的分级，并给予临床诊疗方案的支持。既鼓励药品研发者创新，同时践行药品监管"四个最严"要求，维护人民用药安全。

（三）建立中药药源性肝损伤风险信号的"双向传导"机制

既注重从临床前、到上市前、再到上市后评价阶段的肝损伤风险信号"正向"传导，指导新药研发进程；又注重从临床阶段发现的肝损伤风险信号的"反向"传导，开展实验室再评价研究，通过基础研究证据对所发现的肝损伤风险信号进行科学确认。中药药源性肝损伤风险信号的"双向传导"研究鼓励企业在中药新药研发过程中主动研究，提高中药临床安全性以及合理用药水平。

五、本指导原则与国内外可参考技术要求的异同

针对药源性肝损伤，国内外可参考技术要求或指南主要有中华医学会发布的《药物性肝损伤临床诊治指南》、中华中医药学会发布的《中草药相关肝损伤临床诊疗指南》、美国FDA发布的 *Guidance for Industry Drug-induced Liver Injury*: *Premarketing Clinical Evaluation*。本指导原则与这些技术要求或指南在研制目的和应用范畴（是否针对中药新药研发）、评价内容（风险信号、损害程度、因果关系、风险防控）、是否针对中药特点等方面存在差异。

总的来说，中华医学会发布的《药物性肝损伤临床诊治指南》和中华中医药学会发布的《中草药相关肝损伤临床诊疗指南》均是针对药源性肝损伤的临床诊断和治疗，其中后者针对中药药源性肝损伤的复杂性进行了侧重和改进，但这两个临床指南均不是为指导新药研发而研制的。美国FDA发布的 *Guidance for Industry Drug-induced Liver Injury*: *Premarketing Clinical Evaluation* 是针对指导新药研发而研制的，但该文件主要是针对上市前的肝损伤评价，且没有考虑中药药源性肝损伤的复杂性。而本指导原则是针对中药新药研发中的中药药源性肝损伤评价问题，以加强药品全生命周期风险管理为主要导向，旨在指导和帮助相关机构及人员有效捕捉和识别中药药源性肝损伤风险信号，科学评估患者肝损伤与中药的因果关系，"早期发现、早期干预、科学防控"，从而达到降低中药新药研发的失败率及临床使用风险的目的。本指导原则与国内外可参考技术要求或指南的异同点如附表7。

附表7   本指南与国内外可参考技术要求或指南的异同点

相关指南	新药研发为主导向	临床处置为主导向	DILI风险信号	DILI损害程度	DILI因果关系	药物本身及用药复杂性	中药DILI因果关系		安全用药风险防控
							是否为中药所致	由何种中药所致	
RUCAM＋SEOP中华医学会DILI指南	×	√√	√	√√	√	√	×	×	×
中华中医药学会HILI指南	×	√√	√	√√	√√	√√	√√	√	×
美国FDA上市前DILI指南	√√	×	√√	√	√	×	×	×	√
国家药审中心HILI指南	√√	×	√√	√	√√	√√	√√	√√	√√

附录3：国际医学科学组织理事会《药物性肝损伤国际共识：草药和膳食补充剂相关肝损伤》解读

药物性肝损伤（drug-induced liver injury，DILI）是由药物本身和（或）其代谢产物等所导致的肝损伤，是一种常见的药物不良反应，也是新药研发失败、药物上市后再退市的主要原因之一。近年来，随着传统药物、天然药物、草药及膳食补充剂（herbal and dietary supplement，HDS）在国内外的广泛应用及药品不良反应监测体系的不断完善，其所涉及的肝脏不良反应/肝损伤事件的报道呈增高趋势，已受到医学界、制药业及监管部门等多方的高度关注。

尽管国内外DILI临床诊疗指南不断推出及更新，但其受众人群仍以医务人员和患者为主，针对新药研发和药物上市后的肝脏安全性问题的认知和监管有待规范，DILI风险防控仍需进一步强化。为此，国际医学科学组织理事会（the Council for International Organizations of Medical Sciences，CIOMS）于2020年首次发布 *Drug-induced liver injury（DILI）：current and future directions for drug development and the post-market setting. A consensus by CIOMS Working Group*（中文简称《药物性肝损伤国际共识》）。《药物性肝损伤国际共识》共8章，其中第8章为"Liver Injury Attributed to Herbal and Dietary Supplements"即HDS相关肝损伤专章（附图3）。本团队受CIOMS邀请，领衔编制该章节，来自英国、西班牙、法国、美国、冰岛、瑞士、中国、巴西、南非、日本等国家地区的34位专家参与本章节的研讨与定稿。此外，本团队首创的药源性肝损伤因果关系评价整合证据链（integrated evidence chain，iEC）法作为DILI因果关系评价的核心策略和方法得到起草组专家的广泛认可，并被写入该共识。本文在简要介绍《药物性肝损伤国际共识》的基础上，重点对第8章HDS相关肝损伤部分进行解读分析，供国内相关人

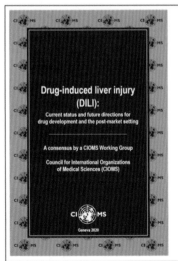

附图3 《药物性肝损伤国际共识》目录

员参考。

1.《药物性肝损伤国际共识》主要内容及制定背景

CIOMS《药物性肝损伤国际共识》总共8章，并含11个附录。在DILI研究前沿及临床专家普遍共识的基础上，该共识对DILI的定义、影响因素、风险信号识别、临床诊断策略、肝损伤严重程度评估、临床救治及药物研发、生产及上市后的DILI防控监管等方面进行详尽阐述。此外，该共识的附录还补充说明了DILI易感性基因及其研究数据、DILI注册登记研究、特殊药物类别的DILI风险信息以及HDS肝损伤因果关系评价新策略案例等内容，对DILI风险防控及监管具有参考价值。

为了增强监管者、临床医师、药企及研究者对DILI风险的识别和防范意识，CIOMS在前期工作基础上，自2017年开始召集全球来自学术界、生物制药行业和监管部门的DILI领域的资深专家科学家共同起草，先后组织5次面对面研讨会，最终于2020年6月在线发布了《药物性肝损伤国际共识》。该共识在形式及内容上不同于以往DILI指南，主要突出有以下几个特点。

一是该共识更具有广泛代表性，有利于全球范围内推广。负责起草的专家来自欧洲、美洲、亚洲及非洲等全球多个国家和地区，而以往DILI指南多由某个地区或国家的学术团体组织起草，其内容多以区域性指导意见为主。

二是该共识的主要内容除DILI临床诊治外，更倾向于对药品的全生命周期（临床前、临床试验、上市后监测）肝损伤风险的识别与评估，其受众对象多面向药物研发、生产者及监管者等药学非临床人员，临床医师也可以参考使用，这与以往发布的DILI临床诊疗指南是不同的。

三是针对DILI因果关系评价，该共识不仅再次强调临床常用的Roussel Uclaf评分法（Roussel Uclaf causality assessment method，RUCAM）（也称CIOMS量表）的客观性、科学性和实用性，并予推荐。此外，基于iEC法的HDS肝损伤因果关系评价方法也被国际专家认可并被写入该共识，丰富了DILI因果关系评价方法和策略，使其更具有针对性，更有利于提升DILI风险识别和诊断能力。

四是该共识在DILI原有分类（即固有型DILI和特异质型DILI）的基础上新增了一种类型——间接型DILI，这种类型肝损伤通常发生在由基础疾病（如肝病、肿瘤）或易感性的特殊人群中，是指由药物的药理作用本身引起，表现为药物作用改变机体状态，从而诱发肝损伤或使原有肝病加重，应予以关注和重视。

五是首次邀请中国专家领衔编制HDS肝损伤相关内容，并将其设立专章，将HDS肝损伤放在了较为突出的位置。

2.《药物性肝损伤国际共识》HDS相关肝损伤部分介绍

2.1 HDS肝损伤研究进展及所面临的挑战

随着传统药物在世界范围内日益广泛地应用，以及药品监管制度的不断完善，其安全性问题日渐凸显。HDS肝损伤事件不仅引起美国、德国、意大利等西方国家研究者高度关注，在中国、日韩、沙特、埃及等东南亚、非洲国家也被频繁报道。美国DILI协作网（drug-induced liver injury network，DILIN）研究发现，HDS是引起DILI的重要原因之一，占16.13%（145/899）。中国多中心回顾性队列研究结果提示，HDS及产品引起的肝损伤病例占比达26.81%。此外，近年来很多研究报道，相比常规药物致肝损伤，

HDS相关肝损伤病例更容易发生重症化，预后转归更差。

尽管如此，HDS肝损伤的科学研究仍较缺乏，其风险识别和防控面临着一些挑战：①HDS成分复杂，容易受到混伪劣品、外源性污染物等混杂因素影响。②公众对HDS存在"天然安全、无毒、无副作用"的认识误区，容易忽视其不良反应的发生，且超剂量/疗程使用、不同HDS产品联合、HDS与常规西药联合使用等因素也会增加肝损伤风险。③HDS肝损伤多属于免疫特异质型肝损伤，其易感性可能与遗传、免疫、代谢、基础疾病和体质类型等机体因素有关。

基于此，国内外普遍认可的DILI因果关系评价方法并不适用于HDS相关肝损伤，容易出现客观证据不充分、因果关系判定不准确等问题。此外，HDS在大多数国家被定义为非处方药品，未受到政府有关部门严格的药品监管。这些问题给HDS肝损伤风险识别及防控带来了极大挑战。

2.2 HDS致肝损伤专章的主要内容及要点解读

基于上述难题，CIOMS对临床医生、研究人员、药企及监管者在毒理学、临床试验及真实世界中注册登记队列等方面开展的关于HDS致肝损伤研究极为关注。近年来，解放军总医院第五医学中心（原中国人民解放军第三〇二医院）肖小河、王伽伯教授团队一直致力于中药安全性评价与药物警戒方面的科学研究，首创中药药源性肝损伤因果关系评价iEC法。该因果关系评价法先后被写入由本团队牵头起草的2016年国内首部中草药肝损伤诊疗技术标准《中草药相关肝损伤临床诊疗指南》及2019年国家药品监督管理局组织制定的《中药药源性肝损伤临床评价技术指导原则》。

因上述工作受到CIOMS及国内外药物安全和肝病领域专家的认可，故本团队有幸受邀领衔编制CIOMS《药物性肝损伤国际共识》中第8章"HDS致肝损伤"专章。该章节对HDS致肝损伤的定义、流行病学史、潜在风险因素、相关风险信号收集、因果关系评价以及风险防控与管理进行了系统阐述，总结出5个要点并提出6点推荐意见（附表8），现就其中主要内容及要点予以解读。

附表8　CIOMS《药物性肝损伤国际共识》HDS致肝损伤专章要点及推荐意见

要　点
➤ 草药和膳食补充剂（HDS）致肝损伤的风险因素可能与HDS产品本身、个人体质及HDS产品的不当使用有关
➤ 在评价HDS致肝损伤时不仅应考虑不同的植物种类、地理来源、所使用的植物部位等药物因素，而且还应关注该药物的采收时间和加工方法
➤ 针对可疑损肝HDS产品的研究表明，产品标签上注明可能不完整或不准确，某些相关物质成分可能并不存在，而一些潜在肝毒性物质成分却未在标签上予以列出
➤ HDS产品常常与常规药物同时使用，这使其因果关系及风险识别的难度大大增加
➤ 中国的整合证据链（iEC）法包含5步骤、6要素，它对HDS致肝损伤的因果关系评估至关重要

推荐意见/小结
1.无论在HDS产品的研发、生产过程中（尽管许多情况下一直缺乏这样正式的生产过程），还是在上市后药物警戒及临床中评估肝损伤病例时，都应该考虑到HDS产品对肝损伤的潜在影响
2.目前HDS产品的使用剂量、暴露时间、使用途径及免疫、遗传、代谢、基础疾病等机体因素对HDS致肝损伤易感性的影响尚不清楚，这也是未来研究应该解决的问题

续表

3. 建议通过文献、临床前安全性评价、临床试验和上市后评价中全面收集HDS致肝损伤的风险信号,以了解其潜在的安全风险

4. HDS致肝损伤的风险管理措施包括密切观察、调整或停止部分患者的治疗、中断临床试验、修改产品标签说明(如有的话)、限制商业流通及撤市

5. 建议将涉及疑似HDS肝毒性的患者纳入药物性肝损伤(DILI)注册登记平台,详尽描述其临床特征、危险因素、肝脏组织病理学结果及预后转归

6. 针对涉及肝损伤的HDS产品,可利用分析化学、质谱和毒理学分析方法采取进一步研究,明确导致HDS肝毒性的机制和成分

2.2.1 基于iEC法的HDS致肝损伤因果关系评价方法

CIOMS《药物性肝损伤国际共识》HDS致肝损伤专章重点参考了本团队牵头起草的《中药药源性肝损伤临床评价技术指导原则》,采纳了基于iEC法的药源性肝损伤因果关系评价方法,并推广运用于HDS相关肝损伤因果关系评估中。该评价方法以RUCAM评分法为组成部分,围绕"证据链"核心思想,突出HDS信息收集的完整性以及实验室和临床在评价证据的客观性,通过5个步骤和6个要素将因果关系分为不同的可靠程度。

为使HDS肝损伤的因果关系评价更为可靠,该方法还强调在评价肝损伤与HDS的因果关系之前,应重点关注并排除存在以下情况的病例:①非DILI因素所致肝生化学异常,或②使用HDS产品与发病时间的逻辑关系不合理,或③与除HDS产品以外的药物联合应用。此外,该方法还将临床标本(如血清、尿液、肝活组织或毛发等)的生物标志物分析作为实验室和临床再评价证据,通过毒理学、组织学实验研究及临床研究,尝试构建HDS安全性评价模型,使HDS肝损伤因果关系评价证据更加客观、科学。

该评价方法通过附表8中1～6要素来评估HDS肝损伤事件的因果关系级别,其中1＋2点为疑似(suspected),疑似＋3为可能(possible),可能＋4则为很可能(very likely),很可能＋5或6可达到肯定(confirmed)。当评价HDS相关肝损伤的因果关系时,首先应判定是否存在肝功能异常,并参考了DILI生化学诊断标准(参见附图4)。其次,采集溯源涉及DILI的HDS产品信息的同时,应注意排查和甄别是否存在发病近6个月内同时或连续使用的其他药物与肝损伤之间的因果关系,特别是非处方药、中草药、经验处方、民间处方和保健产品。此外,应尽可能获取涉及肝损伤的HDS产品,通过查对产品原产地、产品规格及说明书等质量评估手段排除伪劣混品及外来有害物质或非法化学添加剂的污染。

2.2.2 HDS致肝损伤的主要危险因素

HDS产品本身、宿主体质以及HDS产品的不当使用等因素均可能会增加HDS发生肝损伤的风险。在评估HDS致肝损伤时,不同植物种类、地理来源、使用的植物部位、采收时间及加工方法等HDS产品本身因素需要充分考虑。此外,免疫、遗传、代谢、基础疾病等机体因素及HDS使用剂量、暴露时间、用药途径等用药因素也应高度重视并予以系统评价。

2.2.3 HDS致肝损伤风险防控措施建议

无论HDS产品生产、上市前还是上市后,应根据其临床治疗值及肝损伤情况,

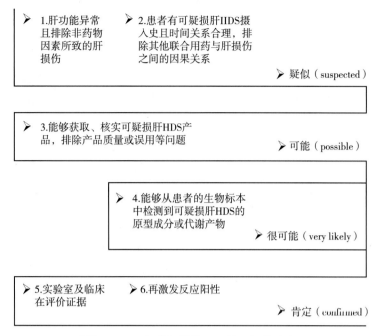

附图4　HDS相关肝损伤因果关系评价流程图

注：HDS，herbal and dietary supplement.

从文献、临床前安全性评价、临床试验和上市后评价中全面收集HDS致肝损伤的风险信号，在临床和实验室再评价的基础上开展因果关系评价，分析其肝损伤类型及风险获益比。针对HDS产品上市前、后的特点，制定相应的风险防控措施，包括密切观察、调整或停止个别患者的治疗、停止临床试验、修改产品标签（如有的话）、限制商业流通和直接撤市等。

2.3 HDS致肝损伤专章的主要特色及亮点

无论是在新药研发和上市后HDS肝损伤风险的识别及防控，还是在临床实践中，《药物性肝损伤国际共识》HDS致肝损伤专章更具有广泛性、普适性和针对性，值得进一步推广，其原因主要体现在以下几个方面：①由于传统中药、草药等药物与HDS产品具备一些共同点，包括成分复杂、易受加工质量、环境污染及混伪劣品等因素影响以及不同药物联用现象多见等，故其肝损伤类型及其风险识别、防控策略也可相互借鉴。②基于iEC法的中药药源性肝损伤因果关系评价方法得到国内外DILI领域专家们的认可，并被CIOMS《共识》采纳且推荐用于HDS肝损伤的因果关系评估。③针对HDS产品的自身特点及HDS致肝损伤免疫特异质型肝损伤属性，该共识强调应全面收集其风险信号（包括药物因素、机体因素及两者的相互作用）。④该共识推荐加强对HDS产品全生命周期（临床前、临床试验及上市后监测）的肝损伤风险识别，评估其因果关系，有针对性地制定肝损伤风险防控措施。

3.结语与展望

随着社会科学技术的进步，民众安全用药意识的增强，药物特别是HDS产品的安全性问题已引起社会各界的高度重视和广泛讨论。基于药物自身特点及其肝损伤类型，

HDS致肝损伤普遍存在临床误诊率和漏报率高、肝损伤物质及致病机制不清、防控措施缺乏针对性和系统性等问题。同时，以HDS肝损伤为代表的HDS产品安全性问题可能还会严重影响到新药研发、临床安全用药及产业化发展。本文系统介绍了CIOMS《药物性肝损伤国际共识》部分内容及其制定背景，重点梳理了其第8章的主要特色及相关内容，解读了该共识的适用性和亮点，为相关人员科学评估肝损伤与HDS的因果关系，避免误判、漏判，及早识别其风险并建立有效的防控措施提供参考。

在今后的研究中，DILI特别是HDS致肝损伤研究还需在以下几方面进一步开展和加强：①尽管基于iEC法的HDS致肝损伤因果关系评价方法已得到CIOMS及国内外DILI领域专家的广泛认可并写入共识，但仍需在未来的研究工作与临床实践中加以广泛实践和优化完善；②HDS产品的用法用量和使用时间以及免疫、遗传、代谢、基础疾病等机体因素对HDS致肝损伤易感性的影响尚不清楚，仍应作为未来科学研究工作的主要方向之一；③构建规范化管理的药源性肝损伤监测与研究数据库，开展DILI特别是HDS致肝损伤风险监测与识别，为相关人员提供可靠的安全用药风险信息；④利用分析化学、质谱和毒理学分析等实验手段对HDS致肝损伤易感性及其预后开展进一步研究，有利于更好地确定引起肝毒性的成分及相关机制。此外，HDS相关肝损伤研究还发现一些相对特异的生物标志物（如何首乌相关肝损伤的易感基因标志物HLA-B*35：01等），但是否对因果关系判断有绝对指导意义正待进一步的研究去验证。

附录4：中华中医药学会《何首乌安全用药指南》

前　言

本标准按照GB/T 1.1—2009给出的规则起草。

本标准由中华中医药学会提出并归口。

本标准起草单位：中华中医药学会中成药分会、中华中医药学会肝胆病分会、中国药学会临床中药学专业委员会、中国药理学会药源性疾病学专业委员会肝病分委会、中国毒理学会临床毒理专业委员会、中国人民解放军总医院第五医学中心、国家药品不良反应监测中心、中南大学临床药理研究所。

本标准主要起草人：肖小河、王伽伯、宋海波、欧阳冬生、邹正升、王睿林、何婷婷、景婧、郭玉明、柏兆方、牛明、李建宇、李丰衣、朱云、马致洁、李春雨、唐进法、李朋彦、张乐、李超鹏、涂灿。

引　言

何首乌为常用中药，在临床治疗和预防保健中使用广泛，但近年来屡见何首乌及部分相关制剂导致肝损伤报道，个别患者可发生严重不良结局，引起了国内外广泛关注。针对何首乌的肝损伤问题，近年来相关研究已取得重要进展。本指南旨在帮助医学、药学等专业人员以及公众，科学认识、评估和规避何首乌肝损伤风险，指导何首乌及相关制剂的合理使用，保障广大消费者的健康权益，同时促进何首乌及相关产业的健康持续发展。

随着现代科技的发展及何首乌安全合理应用研究的不断深入，本指南将及时吸纳相关研究进展，不断补充修订和完善。

《何首乌安全用药指南》

1 范围

本指南适用于何首乌及相关制剂，首乌藤及相关制剂可参考使用。

本指南主要供医疗服务、药物研发、行政监管等机构及人员参考使用。

2 规范性引用文件

下列文件对于本《指南》的应用是必不可少的。凡是注日期的引用文件，仅此版本适用于本《指南》。凡是不注日期的引用文件，其最新版本（包括所有的修改单）适用于本《指南》。

2015年版《中华人民共和国药典》

2018年国家药品监督管理局《中药药源性肝损伤临床评价指导原则》

2016年中华中医药学会《中草药相关肝损伤临床诊疗指南》

2017年中华中医药学会《中药品质评价方法指南》

2015年中华医学会《药物性肝损伤诊治指南》

3 术语及定义

药物性肝损伤　Drug-induced liver injury，DILI

指由药物本身及/或其代谢产物等所导致的肝脏损伤，为临床常见的药物不良反应之一，严重者可致急性肝衰竭甚至死亡。

4 何首乌的基本情况

4.1 基原和用药部位

中药何首乌（Polygoni Multiflori Radix）为蓼科植物何首乌 *Polygonum multiflorum* Thunb.[①]的干燥块根。何首乌的藤茎亦入药，名为首乌藤（或夜交藤）。

何首乌植物基原单一，但市场上仍存在少数混伪品，包括头花千金藤 *Stephania cepharantha* Hayata、毛脉蓼 *Polygonum cilinerve* Nakai）Ohwi、翼蓼 *Pteroxygonum giraldii* Dammet Diels、耳叶牛皮消（白首乌）*Cynanchum auriculatum* Royle *ex* wight 等。此外，个别商家为了销售炒作，将何首乌或其他植物放置于人形模具中栽培，使其生长出所谓的雌雄何首乌、人形何首乌，应注意鉴别。

4.2 炮制方法

根据本草记载，何首乌的古代炮制方法主要为"九蒸九晒"或"九蒸九曝"，主要目的在于改变药性、增加疗效和降低毒性等。近现代研制开发了不同的炮制方法，主要分为黑豆汁蒸制法和清蒸法，又有常压和高压蒸制之分。

4.3 药性、功能与主治

生何首乌，苦、甘、涩，微温，归肝、心、肾经，具有解毒、消痈、截疟、润肠通便之功效；用于疮痈、瘰疬、风疹瘙痒、久疟体虚、肠燥便秘等病证。

制何首乌，苦、甘、涩，微温，归肝、心、肾经，具有补肝肾、益精血、乌须发、强筋骨之功效；用于血虚萎黄、眩晕耳鸣、须发早白、腰膝酸软、肢体麻木、崩漏带下等病证。

首乌藤，甘，平，归心、肝经，具有养心安神、祛风通络之功效；用于失眠多梦、血虚身痛、肌肤麻木、风湿痹痛、风疹瘙痒等病证。

4.4 化学成分

何首乌主要含有二苯乙烯类（Stilbenes）、蒽醌类（Anthraquinones）、黄酮类（Flavonoids）磷脂类（Phospholipids）等成分。首乌藤所含化学成分与何首乌相似，但二苯乙烯类、蒽醌类等含量均低于何首乌。

4.5 药理作用

何首乌具有降血脂、抗动脉粥样硬化、抗衰老、增强免疫、神经调节、保肝、抗炎、促进造血细胞生成等活性。首乌藤具有镇静、催眠、降血脂及抗动脉粥样硬化等活性。

---

①　根据 World Checklist of Selected Plant Families（WCSP），何首乌的植物拉丁名为 *Reynoutria multiflora*（Thunb.）Moldenke，*Polygonum multiflorum* Thunb. 为同种异名。

5 何首乌不良反应与安全性评价

5.1 古代文献分析

古代医药文献收录何首乌的有42部，其中19部未提及何首乌毒性，有20部认为何首乌无毒，3部记载何首乌有毒性。

何首乌的本草记载始于宋代《开宝本草》："久服长筋骨，益精髓，延年不老"。从唐代至明代的医书和本草，大多认为何首乌无毒，但已认识到炮制可以降低其偏性。明代李时珍在《本草纲目》中记载："何首乌，健筋骨，乌髭发，为滋补良药。不寒不燥，功在地黄、天冬诸药以上……世宗肃皇帝服饵有效，连生皇嗣。于是何首乌之方，天下大行矣"。李时珍对何首乌补益功效进行了演绎性描述，使其风靡于世，也可能造成了何首乌的滥用和误用。但明末清初医家已开始注意并记录何首乌的毒性问题。如明末倪朱谟《本草汇言》记载"何首乌味苦涩，气温，有微毒"，并进一步解释"前人虽有多服延龄种子之说，实未必然，屡有服此而后得急疾至死，而人不能识，不能医者，皆服此药之毒而不觉也"。又如清代陈修园在《神农本草经读》记载"何首乌味甚涩，涩则足以堵疟邪之路……设初疟而即用之，则闭门逐寇，其害有不可胜言者矣……余二十年来目击受害者比比。以医为苍生之司命，不敢避好辨之名也"。再如清代医家陆以湉所撰《冷庐医话》记载了何首乌中毒的病例"（服用何首乌后）未数日，腹泻死"，分析原因"抑首乌或挟毒物之气能害人也，服食之当慎也"。可见，何首乌的不良反应早在古代已被发现和记载。

5.2 不良反应通报情况

近20年来，有关何首乌及相关制剂导致肝损伤的不良反应在国内外屡有报道，包括服用生何首乌、制何首乌以及含何首乌或首乌藤的复方、中成药和保健食品等。

国外对何首乌肝损伤问题报道较早且较多。韩国、日本、新加坡、英国等均有何首乌肝损伤病例的文献报道。美国国家医学图书馆发布的LiverTox肝毒性药物数据库对何首乌进行了专题记录。2006年英国、澳大利亚和加拿大药监部门先后发布了何首乌肝损伤警告信息。

在我国，国家药品不良反应监测中心收到的有关何首乌及部分相关制剂的不良反应报告例次位居中药类别前列，多数以肝损伤为主。国家食品药品监督管理部门对何首乌安全性问题亦给予高度重视，先后多次发出肝损伤不良反应风险通报、修订药品说明书和加强监管的通知。

2013年10月，通报了《关于修订养血生发胶囊等6个含何首乌中药口服制剂说明书的通知》，涉及首乌丸、首乌片、白蚀丸、首乌延寿片、首乌延寿颗粒和养血生发胶囊，并对其说明书进行了修订，增加了相关安全性信息。

2014年7月，发布了《关于加强含何首乌保健食品监管有关规定的通知》，明确了保健食品中生何首乌每日用量不得超过1.5g，制何首乌每日用量不得超过3.0g，要求自2014年9月1日后生产的含何首乌保健食品，标签标识中不适宜人群增加"肝功能不全者、肝病家族史者"，注意事项增加"本品含何首乌，不宜长期超量服用，避免与肝毒性药物同时使用，注意监测肝功能"。

2014年7月，发布了《关注口服何首乌肝损伤风险的通知》。

2014年9月，发布了《关于含何首乌保健食品变更工作有关事宜的通知》，提出了含何首乌保健食品中申请降低何首乌用量、替换或去除何首乌的注册变更调整细则。

2018年2月，通报了《关于修订精乌胶囊等4个品种药品说明书的公告》，提示精乌胶囊、百乐眠胶囊、七宝美髯丸、心元胶囊等含何首乌或首乌藤的4种制剂有肝损伤风险，同时对其说明书进行了修订，增加了安全用药警示。

5.3 临床流行病学分析

根据国内外文献报道、不良反应报告和临床病例分析，可以发现：

a）何首乌及相关制剂发生的不良反应主要表现在肝胆系统和胃肠道系统，症状可见乏力、恶心、呕吐、食欲缺乏、肝区不适、口干、口苦、皮肤瘙痒、尿黄、目黄、皮肤黄染、腹痛、腹泻、腹胀，另偶见皮疹、发热、眼部色素沉着等表现。实验室检查可出现转氨酶和（或）胆红素升高等化验指标异常。

b）何首乌及相关制剂所引起肝损伤患者的服用剂量和潜伏期的跨度较广。其中，服用剂量最少1～3g/d，最多超过100g/d；潜伏期最短1～3天，最长超过半年，中位时间约为20天。何首乌服用剂量和时间与肝损伤发生与否无明显依赖关系，提示何首乌肝损伤为特异质型，可能存在易感人群。

c）女性占比稍高于男性，男女发生比例约为1∶1.16。何首乌及其制剂导致肝损伤的发病年龄跨度较大，最小8岁，最大87岁。男性以20～49岁居多，多发于治疗脱发、湿疹等病证；女性以40～59岁居多，多发于治疗白发、心悸等病证。

d）何首乌及相关制剂导致的肝损伤病例，多见于脂溢性脱发、白发、湿疹、银屑病、白癜风、类风湿关节炎、强直性脊柱炎、系统性红斑狼疮等疾病，大多伴有免疫紊乱或为自身免疫性疾病，提示免疫紊乱可能是何首乌及相关制剂导致肝损伤的重要风险因素之一。另外，何首乌及相关制剂致肝损伤在慢性肝病基础（尤其是酒精性肝病）人群中预后更差，更容易进展为慢性DILI，甚至死亡。

e）何首乌是单味中药导致肝损伤报道病例最多的品种之一，患者多为自我用药，使用方式多为打粉、代茶饮、泡酒、煲粥等，多数何首乌产品未经炮制或炮制程度不清楚。在何首乌及相关制剂导致的肝损伤病例中，约20%存在服药剂量超过说明书或药典规定剂量，提示大剂量使用可能会增加何首乌肝损伤风险。

5.4 现代毒理学研究

常规毒理学研究表明，无论是生品还是炮制品，或是其不同提取部位，在实验动物最大耐受剂量范围内，均未见明显的肝脏毒性反应，提示机体在正常情况下使用何首乌是安全的。

结合病证毒理学（Disease-syndrome-based toxicology）研究发现，在免疫应激介导的易感动物模型上，何首乌能促进机体免疫过度活化，在相当于临床常用剂量的范围内即可诱发肝损伤。配伍茯苓、甘草等中药可降低其肝损伤。

结合药物基因组学（Pharmacogenomics）研究，证实了何首乌肝损伤与机体因素特别是免疫相关遗传差异有关，发现了何首乌诱发特异质肝损伤的易感基因 *HLA-B*35∶01*，表明何首乌仅对极少数特定人群有肝损伤风险，但对绝大多数人群是安全的。

结合组分敲出/敲入（Constitute knock-out and knock-in）筛选发现，何首乌特异质肝损伤与其所含的二苯乙烯类和蒽醌类成分的结构及含量有关。在免疫过度活化状态下，何首乌中顺式-二苯乙烯苷（*cis*-SG）和大黄素-8-O-β-葡萄糖苷（EmG）均可诱导肝损伤，反式二苯乙烯苷（trans-SG）能协同增强其肝损伤作用。炮制可降低生何首乌肝损伤作用，提示加强何首乌质量安全性控制有助于降低其肝损伤发生的风险。

基于多方面的研究成果，有学者提出何首乌特异质肝损伤免疫应激"三因致毒"机制假说（又称"柴-油-火星子"假说）：当机体免疫处于过度活化时，何首乌中的免疫增强物质（如trans-SG）能进一步促进机体免疫反应，使肝脏对何首乌中的肝损伤易感成分（如cis-SG和/或EmG）的敏感性增强，出现免疫炎症因子过表达，从而诱发免疫特异质型肝损伤。

6 何首乌肝损伤的临床表现与诊治

6.1 临床表现

总体来说，何首乌及部分相关制剂导致的肝损伤与大部分药物性肝损伤比较，并无特异性的临床指标与病理表现。对何首乌相关肝损伤来说，临床分型以肝细胞损伤型多见（90%以上），而胆汁淤积型和混合型相对较少；病理分型以急性肝炎型和淤胆性肝炎型为主，慢性肝炎型较为少见；绝大多数患者损伤程度以中轻度为主，且预后良好（80%以上患者停药后可自愈或经治疗后可恢复），部分患者可能发展为慢性肝损伤，个别患者可发生肝衰竭，甚至死亡。

何首乌及部分相关制剂导致的肝损伤患者临床表现个体差异较大，有的患者仅表现为无症状的肝脏生化指标异常；部分患者出现乏力、食欲缺乏、恶心、厌油腻、胃脘不适、肝区疼痛、腹胀等症状；胆汁淤积型患者可出现皮肤和巩膜黄染、皮肤瘙痒、大便颜色变浅等；少数患者可出现肝外过敏症状。

在临床表现方面，单味何首乌与其复方制剂导致的药物性肝损伤类似，尚未发现有明显的差异。

6.2 临床诊断

由于缺乏特异性指标，药物性肝损伤诊断一直是国际肝病领域的难题之一，何首乌及相关制剂导致的肝损伤也不例外。目前针对疑似何首乌肝损伤，主要根据患者主诉和排他性诊断，排除其他肝病及排除其他药物对中药肝损伤的诊断有重要意义。

临床诊断可参照中华中医药学会《中草药相关肝损伤临床诊疗指南》，采用我国学者原创的药源性肝损伤因果关系评价"整合证据链法"，与其他肝病进行鉴别诊断，排除其他药物对诊断结果的影响，诊断结论分为"排除诊断""疑似诊断""临床诊断""确定诊断"。

对于新药临床试验和上市后再评价，可参照国家食品药品监督管理总局发布的《中药药源性肝损伤临床评价技术指导原则》，进一步厘定患者肝损伤与何首乌及相关制剂的因果关系，分为"排除""可疑""可能""很可能""确定"。

6.3 临床治疗

如发现疑似何首乌及相关制剂导致的肝损伤患者，可参照《中草药相关肝损伤临床诊疗指南》进行必要的临床处置与治疗。主要措施有停药、药物治疗、人工肝支持治疗等。

轻度肝损伤者，停用可疑何首乌及相关制剂后，大部分肝功能可自行恢复正常。

中度及以上肝损伤者，停用可疑何首乌及相关制剂后，可给予保肝抗炎如水飞蓟素类制剂、甘草酸类制剂、双环醇等，抗氧化应激药物如谷胱甘肽、硫普罗宁等，胆红素升高者可给予促进胆汁排泌药物如熊去氧胆酸、腺苷蛋氨酸等。

重度肝损伤或肝衰竭患者，除停药、保肝抗炎及对症治疗外，可考虑人工肝支持治疗，对于急性和（或）亚急性肝衰竭患者，应考虑行肝移植治疗。

7 何首乌肝损伤风险防控的建议

何首乌及部分相关制剂导致的肝损伤主要与机体因素有关，与剂量和疗程之间无明显的依赖关系，具有偶发性、隐匿性、个体差异大、难以预测等特点，普通消费者难以科学准确地评估和规避何首乌安全性风险。本指南根据使用者的专业知识背景和消费需求，有针对性地制定了何首乌肝损伤安全性风险防控对策。

> 推荐意见 1：
> ➢ 加强对包括何首乌在内的中药安全用药知识的宣教，建议消费者应在医生和药师指导下购买和使用，不要自行购买和使用何首乌及其产品（包括首乌藤）。
> ➢ 何首乌及相关制剂用于临床治疗时，应在医生指导下合理使用。根据何首乌肝损伤的免疫特异质属性及"三因致毒"机制假说，可从机体因素、药物使用、质量控制 3 大方面避免或减少何首乌及相关制剂发生肝损伤风险。具有易感病证特征，特别是具有易感性生物标志物的患者，应考虑慎用或忌用何首乌。含有何首乌的保健食品同样也可能存在肝损伤安全性风险，建议谨慎使用。
> ➢ 对于含何首乌的中药新药研发，建议研发者开展针对肝损伤的安全性风险评估。批准上市后，药品上市许可人应建立其全生命周期安全风险监测机制和风险管控措施。有关肝损伤风险信号的发现、评价、监管与最小化，可参照国家食品药品监督管理总局《中药药源性肝损伤临床评价技术指导原则》。

7.1 基于机体因素的风险防控建议

何首乌导致的肝损伤为免疫特异质型，主要与机体因素有关。在服用何首乌及相关制剂时，应从基础疾病、免疫状态、中医体质和遗传背景等方面，必要时结合生物标志物，如人类白细胞抗原 HLA-B*35：01 等位基因，免疫细胞因子 TNF-α、MCP-1、VEGF 等，以及内源性代谢物 Phenyllactic acid、Crotonoyl-CoA、Indole-5，6-quinone 等，精准辨识何首乌特异质肝损伤的易感人群，实现安全用药。

> 推荐意见 2：
> ➢ 脂溢性脱发、白发、湿疹、银屑病、白癜风、类风湿关节炎、强直性脊柱炎、系统性红斑狼疮等疾病，大多伴有免疫紊乱或为自身免疫性疾病，此类疾病患者应用何首乌可能增加肝损伤风险。针对但不限于上述疾病中医辨证属阴虚火旺、湿热内蕴者，建议慎用何首乌。如确有必要，建议在医生辨证指导下，加用养阴清热或清热利湿类中药，以降低其肝损伤发生风险。
> ➢ 针对但不限于上述疾病中医辨证属阴虚火旺、湿热内蕴者，且携带人类白细胞抗原 HLA-B*35：01 易感基因和（或）伴随其他相关生物标志物异常表达者，建议避免使用何首乌。

7.2 基于药物使用的风险防控建议

针对不同疾病、患者个体特点，应当重视何首乌临床使用的适应证、禁忌证、剂量、疗程、给药途径等影响中药药源性肝损伤的因素。

> **推荐意见3：**
> ➤ 生何首乌、制何首乌在药性、功效和毒性方面有较大差异，一般来说生何首乌毒性大于制何首乌，避免生、制何首乌混淆使用。
> ➤ 对于极少数的易感人群，何首乌使用剂量越大、疗程越长，肝损伤风险也越大。建议参照《中国药典》剂量规定范围使用，连续用药超过20天时，应注意监测肝功能。
> ➤ 重复用药导致何首乌剂量叠加，可能增加肝损伤风险。建议不要同时服用含有何首乌的不同制剂或中药汤剂。避免何首乌与其他可能导致肝损伤的药物联合使用。

7.3 基于药物质量的风险防控建议

何首乌肝损伤与其所含的二苯乙烯类和蒽醌类的结构及含量有关，可从改进炮制技术工艺、提高质量控制水平等方面保证何首乌质量安全性，建立何首乌肝损伤主要易感物质顺式-二苯乙烯苷（cis-SG）和大黄素-8-O-β-葡萄糖苷（EmG）的控制方法和标准，降低何首乌肝损伤发生的风险。可参照中华中医药学会《中药品质评价方法指南》，建立安全性导向的何首乌及相关制剂质量评控方法和标准。

> **推荐意见4：**
> ➤ 根据何首乌质量安全性要求，改进何首乌炮制技术工艺。如可采用高压清蒸工艺来降低EmG含量，提高产品质量安全性，EmG含量不得超过0.17%。
> ➤ 含何首乌的相关液体制剂在制备、保存等环节中，应注意避光，避免转化生成易感物质cis-SG，提高产品质量安全性，cis-SG含量不得超过0.10%。
> ➤ 严格控制农药残留、微生物、重金属外来有害物质污染，防止何首乌在贮运过程中发生霉变，避免黄曲霉毒素等真菌毒素污染。

8 展望

近年来，包括何首乌肝损伤在内的中药安全性问题引起广泛关注，增加了人们对中药安全性问题的疑虑，但是从目前形势来看，中药安全性问题总体来说是可防可控的。面对中药安全性问题，无论是政府主管部门还是社会媒体，无论是专业人士还是普通消费者，都应有科学和清醒的认识，既不要夸大，但也不容轻视。同时我们应该大力开展中医药安全用药知识普及与宣传，科学理性地认识中药安全性问题，不断提高中医临床医生和广大消费者的安全用药自觉性和自我保护意识。

通过本指南的制定实施，希望为医学、药学等专业人员以及公众科学认知何首乌肝损伤的客观性、何首乌及相关制剂安全用药提供指导和建议，同时促进何首乌及相关产业的健康持续发展。

参 考 文 献

柏兆方，高源，左晓彬，等. 免疫调控与特异质型药物性肝损伤发生机制研究进展［J］. 药学学报，
　　2017，52（07）：1019-1026

陈修园. 神农本草经读［M］. 北京：人民卫生出版社，1959：97

郜丹，李晓菲，尹萍，等. 基于炮制减毒思想的何首乌肝毒性物质基础初步研究［J］. 中草药，
　　2017，48（10）：2044-2049

郭玉明，王伽伯，肖小河，等. 基于药性功能认知的何首乌安全用药对策研究［J］. 中医杂志，
　　2018，59（9）：721-724

国家食品药品监督管理局药品评价中心. 英国MHRA警告何首乌的肝损害不良反应［J］. 中国药物
　　警戒，2006，3（5）：313

国家食品药品监督管理总局. 国家食品药品监管总局提示关注口服何首乌肝损伤风险［EB/OL］.
　　http://www.sda.gov.cn/WS01/CL0051/102902.html，2014-7-16

国家食品药品监督管理总局. 食品药品监管总局办公厅关于含何首乌保健食品变更工作有关事宜的通
　　知［EB/OL］. http://samr.cfda.gov.cn/WS01/CL0847/107402.html，2014-09-30

国家食品药品监督管理总局. 食品药品监管总局办公厅关于加强含何首乌保健食品监管有关规定的通
　　知［EB/OL］. http://www.sda.gov.cn/WS01/CL0847/102806.html，2014-07-09

国家食品药品监督管理总局. 食品药品监管总局办公厅关于修订养血生发胶囊等6个含何首乌中药口
　　服制剂说明书的通知［EB/OL］. http://samr.cfda.gov.cn/WS01/CL1706/93676.html，2013-10-23

国家食品药品监督管理总局. 总局关于修订精乌胶囊等4个品种药品说明书的公告［EB/OL］. http://
　　samr.cfda.gov.cn/WS01/CL1706/224102.html，2018-02-05

贺兰芝，尹萍，孟雅坤，等. PPAR-γ依赖的何首乌免疫性特异质肝损伤机制研究［J］. 药学学报，
　　2017，52（7）：1027-1032

赖潇潇，吴俊标，陈设，等. 基于回顾性研究的何首乌风险因素分析与安全应用建议［J］. 中国中药
　　杂志，2018，43（15）：3205-3210

李春雨，何琴，唐进法，等. 免疫应激介导的何首乌"九蒸九晒"炮制减毒作用及代谢组学研究
　　［J］. 药学学报，2017，52（7）：1069-1076

李春雨，涂灿，肖小河，等. 基于内毒素模型的何首乌特异质肝损伤评价［J］. 药学学报，2015，50
　　（1）：28-33

李娜，宋捷，李晓菲，等. 药物代谢酶抑制剂对反式二苯乙烯苷所致肝损伤易感性的影响［J］. 药学
　　学报，2017，52（7）：1063-1068

陆以湉. 冷庐医话［M］. 吕志连点校. 北京：中医古籍出版社，1999：150

倪朱谟. 本草汇言［M］. 郑金生，点校. 北京：中医古籍出版社，2006：260

庞晶瑶，王伽伯，肖小河，等. 基于"有故无殒"的何首乌对正常和肝损伤大鼠的毒性与保护作用对
　　比研究［J］. 药学学报，2015，50（8）：973-979

宋海波，杜晓曦，郭晓昕，等. 基于中医药古籍的何首乌安全性及风险因素分析［J］. 中国中药杂
　　志，2015，40（5）：985-988

涂灿，蒋冰倩，赵艳玲，等. 何首乌炮制前后对大鼠肝脏的损伤比较及敏感指标筛选［J］. 中国中药
　　杂志，2015，40（4）：654-660

王伽伯，柏兆方，肖小河，等. 基于整合证据链的中草药肝毒性客观辨识与合理用药：以何首乌为例
　　［J］. 科学通报，2016，61（9）：971-980

王伽伯，张乐，肖小河，等. 基于多因子组合模型评价何首乌肝损伤易感性的方法及应用：中国，

CN107633869A［P］. 2018-01-26

王伽伯，张乐，肖小河，等. 中药药源性肝损伤因果关系的评价策略和方法［J］. 药学学报，2018，53（6）：920-928

王海珍，李秀惠. 33例何首乌及其相关制剂致药物性肝损伤临床分析［J］. 中西医结合肝病杂志，2018，28（1）：25-27

王玉霞，刘斌，石任兵，等. 何首乌二苯乙烯部位质量控制方法研究［J］. 中华中医药杂志，2009，24（10）：1277-1280

于洪礼，于冬梅，宋海波，等. 何首乌及其常用制剂相关不良反应文献研究及风险因素分析［J］. 中国药物警戒，2018，15（8）：470-475

张乐，柏兆方，李春雨，等. 制首乌中顺式二苯乙烯苷转化量与特异质肝损伤的相关性研究［J］. 药学学报，2017，52（7）：1041-1047

周元园，肖小河，王伽伯，等. 中药特异质肝损伤易感因素的代谢组学研究：以何首乌制剂为例［J］. 科学通报，2019，64（9）：948-962

朱云，李永纲，王葽，等. 595例中药导致肝损伤临床特征分析［J］. 中国中西医结合杂志，2016，36（1）：44-48

朱云，刘树红，王伽伯，等. 何首乌及其制剂导致药物性肝损伤的临床分析［J］. 中国中西医结合杂志，2015，35（12）：1442-1447

Chalasani NP，Hayashi PH，Bonkovsky HL，et al. ACG Clinical Guideline：the diagnosis and management of idiosyncratic drug-induced liver injury. Am J Gastroenterol，2014，109（7）：950-966；quiz 967

European Association for the Study of the Liver. EASL Clinical Practice Guidelines：Drug-induced liver injury. J Hepatol，2019，70（6）：1222-1261

Gao D，Xiao XH，Wang JB，et al. Poria Attenuates Idiosyncratic Liver Injury Induced by Polygoni Multiflori Radix Praeparata，Front Pharmacol，2016，7：386

He LZ，Yin P，Meng YK，et al. Immunological synergistic mechanisms of trans-/cis-stilbene glycosides in Heshouwu related idiosyncratic liver injury. Sci Bull，2017，62（11）：748-751

Jing J，Wang R，Zhao X，et al. Association between the concurrence of pre-existing chronic liver disease and worse prognosis in patients with an herb-*Polygonum multiflorum* thunb. induced liver injury：a case-control study from a specialised liver disease center in China. BMJ Open，2019，9（1）：e023567

Kyoung AJ，Hyun JM，Seung SY，et al. Drug-induced liver injury：twenty five cases of acute hepatitis following ingestion of *Polygonum multiflorum* Thunb. Gut Liver，2011，5：493-499

Li CP，Wang JB，Xiao XH，et al. HLA-B*35：01 Allele Is a Potential Biomarker for Predicting *Polygonum multiflorum*-Induced Liver Injury in Humans. Hepatology，2019，70：346-357

Li CY，Niu M，Bai ZF，et al. Screening for main components associated with the idiosyncratic hepatotoxicity of a tonic herb，*Polygonum multiflorum*. Front Med，2017，11（2）：253-265

Li CY，Tu C，Gao D，et al. Metabolomic Study on Idiosyncratic Liver Injury Induced by Different Extracts of *Polygonum multiflorum* in Rats Integrated with Pattern Recognition and Enriched Pathways Analysis. Front Pharmacol，2016，7：483

Lin L，Lin H，Zhang M，et al. A novel method to analyze hepatotoxic components in *Polygonum multiflorum* using ultra-performance liquid Chromatography-quadrupole time-of-flight mass spectrometry. J Hazard Mater，2015，299：249-259

Mazzanti G，Batinelli L，Daniele C，et al. New case of acute hepatitis following the consumption of Shou Wu Pian，a Chinese herbal product derived from *Polygonum multiflorum*. Ann Intern Med，2004，140：W30

Meng YK, Li CY, Li RY, et al. Cis-stilbene glucoside in *Polygonum multiflorum* induces immunological idiosyncratic hepatotoxicity in LPS-treated rats by suppressing PPAR-γ. Act Pharmacol Sinic, 2017, 38（10）: 1340-1352

Park GJ, Mann SP, Ngu MC. Acute hepatitis induced by Shou-Wu-Pian, a herbal product derived from *Polygonum multiflorum*. J Gastroenterol Hepatol, 2001, 16: 115-117

Rochon J, Protiva P, Seeff LB, et al. Reliability of the Roussel Uclaf Causality Assessment Method for assessing causality in drug-induced liver injury, 2008, 48（4）: 1175-1183

Shou Wu Pian（*Polygonum Multiflorum*）in the LiverTox. https://www.livertox.nih.gov/ShouWuPian.htm ［accessed at 2019-09-25］

Tu C, Wang JB, Xiao XH, et al. Susceptibility-related factor and biomarkers of dietary supplements *Polygonum multiflorum*-induced liver injury in rats. Front Pharmacol, 2019, 10: 335

Tu C, Xiao XH, Wang JB, et al. Network Pharmacology-oriented Study Reveals Inflammatory State-dependent Dietary Supplement Hepatotoxicity Responses in Normal and Diseased Rats. Food & Function, 2019, 10: 3477-3490

Wang Y, Wang L, Saxena R, et al. Clinicopathological features of He Shou Wu-induced liver injury: This ancient anti-aging therapy is not liver-friendly. Liver Int, 2019, 39（2）: 389-400

Zhang CE, Niu M, Li Q, et al. Urine metabolomics study on the liver injury in rats induced by raw and processed *Polygonum multiflorum* integrated with pattern recognition and pathways analysis. J Ethnopharmacol, 2016, 194: 299-306

Zhang L, Liu X, Tu C, et al. Components synergy between stilbenes and emodin derivatives contributes to hepatotoxicity induced by *Polygonum multiflorum*. Xenobiotica, 2019, Doi: 10.1080/00498254.2019.1658138

Zhang L, Niu M, Wei AW, et al. Risk profiling using metabolomic characteristics for susceptible individuals of drug-induced liver injury caused by *Polygonum multiflorum*. Arch Toxicol, 2019, Doi: 10.1007/s00204-019-02595-3

第19章

药品安全信息共享共创平台：安全药问（iDS）

2019年9月17日是WHO发起的首个"世界患者安全日"。为了让全社会共同关注和科学应对药物不良反应/事件这一全球性挑战，实现"药无伤害"（medication without harm）的战略目标，由传统药物安全用药研究国际合作联盟共同主席、解放军总医院第五医学中心全军中医药研究所所长肖小河研究员领衔研制并推出了首个共享共创的安全用药网络查询平台"安全药问"（inquiring drug safety，iDS）。该平台可为医师、药师、研究者、监管人员及社会公众提供权威开放的安全用药信息查询及个性化互动咨询服务，同时亦可为药品研发、生产、监管和使用机构及相关人员提供实时动态的药物不良反应/事件监测数据。据"安全药问"研发技术负责人、全军中医药研究所副所长王伽伯博士介绍，该平台主要依托其团队自主构建的大型药物安全信息知识库和国际首创的药源性损害因果关系评价"整合证据链法"而制定的，是国际首个面向公众的安全用药信息网络查询共享共创平台，该平台具有三大功能（图2-19-1）。

一是安全信息共享与查询，二是安全信息收集与共创，三是安全风险评估与预警。目前该平台共收录药物相关资料约270余万条，可查询的药物和保健品共18 754个，其中化学药和生物药1687个，传统药物和草药4298个，保健品12 769个；还包括各种植物约20 000种，其中有毒植物3000余种。目前1.1版本可查询的不良反应以药物性肝损伤为主。该平台查询方式灵活多样，既可以输入药品名称查询，也可以扫描产品条形码查询，还可以采取拍摄传统药物和草药照片进行智能识别和查询。"中草药拍照查询"功能还可以帮助公众识别药用植物、可食植物、有毒植物、中药材及各种花卉。

目前全球各国家和地区的药品不良反应监测体系信息数据主要是基于医疗机构和专业人员逐级上报，而一般不向社会公众提供安全用药信息查询和咨询服务。而

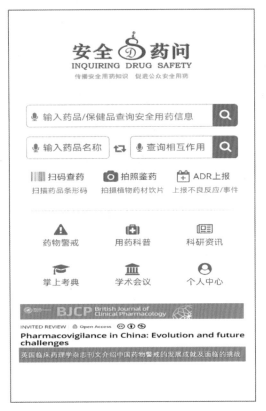

图2-19-1 "安全药问"主页

　　"安全药问"是通过大型网络社交软件平台（如中国最流行的社交网络WeChat）提供安全用药信息的"双向互动"，不仅可以接受专业人士上报不良反应，也接受公众直接填报，即实现Public-based ADR reporting；更为重要的是，该平台还可向公众提供安全用药信息的查询和咨询服务，与公众亲和力强，互动性好，不需要下载App，方便公众使用和转发传播，可作为政府主导的药品不良反应监测体系和上报机制的重要补充，助力实现药物安全风险信息的全民共创、全民共享和社会共治。

　　"安全药问"也是国际首个面向社会公众的药品风险信息传播与预警平台，将有利于打破横亘在不同国家和地区之间、专业人士与社会公众之间、医疗机构与科研机构和监管机构之间的药物安全性信息传导屏障，为社会各界提供更加具有时效性和权威性的安全用药信息，推动安全用药风险管控从政府行政主导到全民共享共治、从被动应对到主动防控的重要转变。

　　"安全药问"可作为国家药品不良反应监测体系的重要补充，成为提高社会公众安全用药能力及药品安全共享共治的重要平台，并得到WHO国际药物监测中心（UMC）官方推介。"安全药问"平台的成功创建为全球药物特别是传统药物安全信息网络查询与共享共创提供了有力的新工具，值得各国政府及相关机构参考和借鉴。在实现WHO提出的"药物安全，人人参与""药无伤害"全球战略目标中，"安全药问"将发挥不可替代的作用（图2-19-2）。

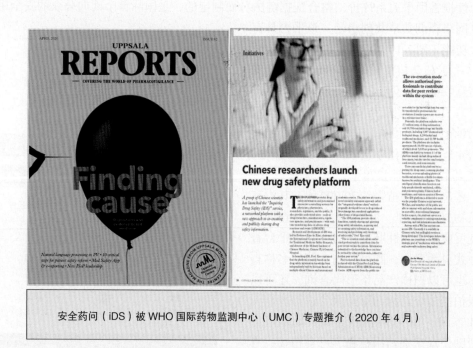

安全药问（iDS）被WHO国际药物监测中心（UMC）专题推介（2020年4月）

图2-19-2　"安全药问"被WHO国际药物监测中心官方推介的报道

附录：安全药问（iDS）功能介绍

安全药问（inquiring drug safety，iDS）是我国首个安全用药网络查询共创共享与动态监测平台，平台联合传统药物安全用药研究国际合作联盟、中国药学会临床中药学专业委员会、中国药理学会药源性疾病学专业委员会药源性肝病分委会、中国毒理学会临床毒理专业委员会等学术机构，联合构建的大型药物安全信息查询平台，具有安全信息查询、安全信息录报和安全风险评估三大功能，旨在为公众提供开放的安全用药信息查询及个性化互动咨询服务，同时亦可为药品研发、生产、监管和使用机构及相关人员提供实时动态的药物不良反应/事件监测数据。其平台架构与服务见附图1。

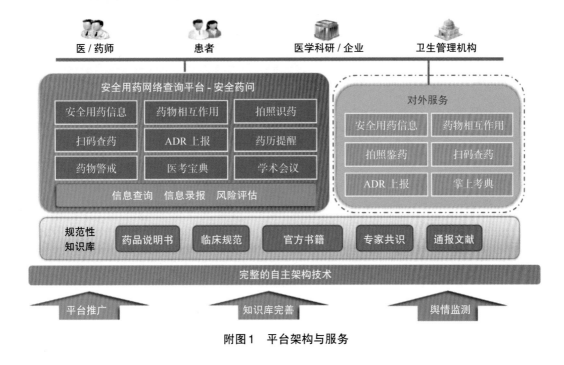

附图1　平台架构与服务

实时更新的知识库："安全药问"基于实时更新的知识库，包括且不限于药典、临床用药须知、植物图鉴、损肝词典、相关指南、通报文献、药物警戒等安全性数据库为大众用户和专业人员提供免费查询，平台共收录药物相关资料270余万条，可查询18 000多种药物和保健品，相互作用药物近10 000组，损肝药物近千种；同时平台收录2万多种植物，包括中药植株15 000余种，有毒植物3000余种，药用植物3000余种，可食植物近千种，其中有毒植物涉及30科262属（附图2）。

安全用药信息查询：依托"安全药问"知识库，支持键盘输入、语音识药、扫码查药、拍照鉴药四种快速查询方式（附图3）。键盘输入智能联想、快速选择；对接AI智能语音识别接口，进行智能语言处理，精准识别语义，提高查询效率；基于大数据和人工智能，收录并建立百万级药品条码库，一键扫码，快速查药，高效节时；依托自主研

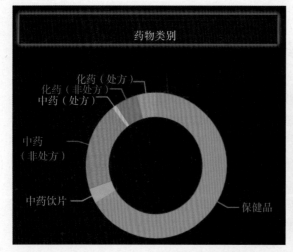
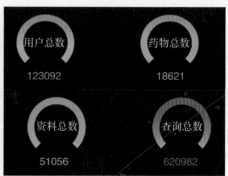

附图2　安全药问部分数据库分布（部分）

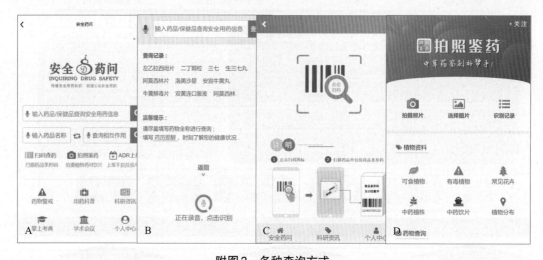

附图3　多种查询方式
A. 键盘输入；B. 语音识药；C. 扫码查药；D. 拍照鉴药

发并构建的图像识别模型和中草药图像云数据库，实现对植物、花卉、植物图鉴、中药材和部分中药饮片快速精准识别，并结合安全药问数据库提示植物的外观形态、化学成分、功效用途等安全性信息以及植物地理位置分布，为野外工作提供便捷的工具。

药物相互作用查询：以药品说明书、中药十八反十九畏、《药物相互作用基础与临床》等资料为基础，收集并整理相互作用药物90 000余组，包括但不限于西药、中草药、中成药、食物两两之间的药物相互作用，并且通过相互作用效果、临床建议、严重程度分级、参考文献的提示，使用户对药物间相互作用的了解更加充分，从而更好地辅助临床安全用药。

安全信息录报：用户通过录入用药记录生成药历，实现患者自我管理与药师监管并行的目的，把药物治疗与改善患者生活质量联系起来，从而保证患者用药的安全性、有效性、依从性。用户还可录报自身健康信息，多角度监测身体状况、智能评估预警。依据国家不良反应监测系统设计录报表单，引导患者自发上报真实、有效的不良反应事件，扩大上报群体覆盖面，提高上报效率，尽早发现药品不良反应信号，寻找不良反应诱发因素，加强药品监督管理、指导合理用药。

安全风险评估：依托"安全药问"网络查询平台，收集用户药物查询记录、用药信息、健康报告等多方位电子诊疗数据，进行统一治理，保证数据可用性与可操作性，为药品安全性监测提供真实、客观的数据基础。构建具有更高普适性、客观性、时效性的监测分析模型，规范患者安全性信息管理，为搭建并完善药品安全性主动监测机制提供数据支撑。结合人工智能技术，对真实世界数据深度挖掘，发现可疑潜在信号，辅助临床用药决策，判断用药风险，促进临床合理用药，有效预防药源性疾病，提高药学服务质量。为药品研发、生产、监管和使用机构及相关人员提供安全性监测报告，为临床安全用药预警及制定相应防范措施提供重要依据（附图4）。

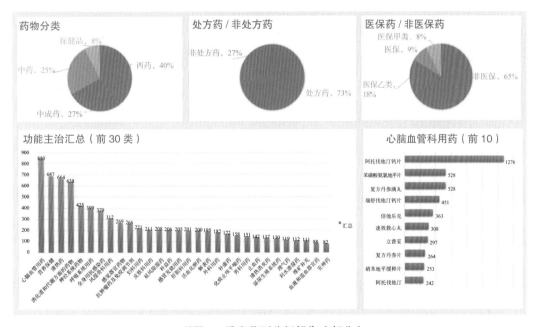

附图4　季度监测分析报告（部分）

"安全药问"用户分布及使用情况：平台拥有12万用户量，分布全国各地，总查询次数达60余万次，日查询量千余次。平台自上线以来，受到各医学媒体争相报道，已被多家三甲医院接入使用（附图5）。

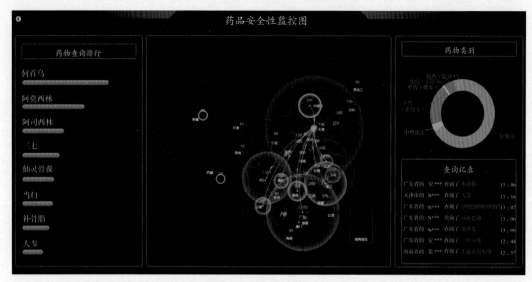

附图5　安全药问监控图

第20章

传统药物安全用药研究国际合作联盟及北京宣言

传统药物为人类防病治病和繁衍生息做出了不可磨灭的贡献，在全球范围内应用日趋广泛，传统药物安全用药已成为人类健康命运共同体的重要议题。为了进一步提高包括中药在内的传统药物安全用药水平，由中国药学会临床中药学专业委员会主任委员、中国人民解放军第三〇二医院肖小河教授，中华中医药学会肝胆病分会主任委员、首都医科大学附属北京佑安医院李秀惠教授，国际医学科学组织理事会（WHO-CIOMS）主席 Herve Louet 教授，美国肝病研究学会药物性肝病学组主席 Victor Navarro 教授，西班牙药物性肝损伤注册网络 Raul Andrade 教授，冰岛国立大学 Einar Björnsson 教授，美国密西西比大学国家天然产物研究中心主任 Ikhlas Khan 教授、美国药物性肝损伤研究网络（DILIN）主席 Paul Watkins 教授、中国毒理学会临床毒理学分会主任委员宋海波教授、中国毒理学会药源性疾病分会药源性肝病学组组长王伽伯教授等共同发起倡议，成立传统药物安全用药研究国际合作联盟。

本联盟为公益性科研学术型合作组织，秉持"自愿、平等、合作、共享"原则，以"服务临床、服务政府、服务公众、服务产业"为宗旨，围绕中草药肝损伤的诊疗、评价与防控开展广泛的协作研究，推动相关指南国际化交流和推广应用，促进科研合作、人才队伍培养、公众科普宣教等，提高传统药物安全用药水平。

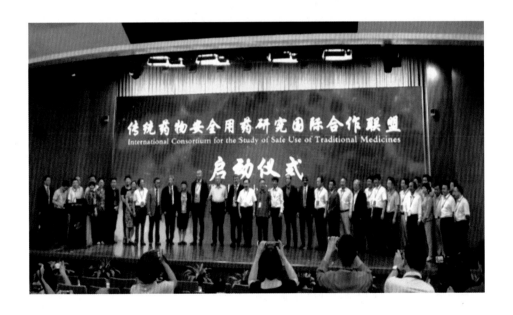

附录1：传统药物安全用药研究国际
合作联盟共同发起机构

1.中国药学会临床中药学专业委员会（主任委员：肖小河研究员）

2.中华中医药学会肝胆病分会（主任委员：李秀惠主任医师）

3.中华中医药学会方药量效研究分会（主任委员：仝小林主任医师）

4.中华医学会肝病分会药物性肝病学组（组长：茅益民教授）

5.中国药学会药物流行病学专委会（主任委员：詹思延教授）

6.中华中医药学会医院药学分会（主任委员：曹俊岭教授）

7.中华中医药学会中药毒理学与安全性研究分会（主任委员：高月研究员）

8.中华中医药学会中成药分会（主任委员：赵艳玲主任药师）

9.中华中医药学会中药临床药理学分会（主任委员：胡镜清研究员）

10.中华中医药学会中药基础理论分会（主任委员：钟赣生教授）

11.中华中医药学会中药资源专业委员会（主任委员：孙晓波教授）

12.中华中医药学会实验药理学分会（主任委员：徐宏喜教授）

13.中国中西医结合学会循证医学专业委员会（主任委员：刘建平教授）

14.中国中西医结合学会肾脏疾病专业委员会（秘书长：谢院生主任医师）

15.中国药理学会药源性疾病分会（主任委员：王育琴教授）

16.中国药理学会药源性疾病分会药物性肝病学组（组长：王伽伯教授）

17.中国毒理学会临床毒理学分会（主任委员：宋海波主任药师）

18.中国药学会药物分析专业委员会（主任委员：马双成研究员）

19.中国药学会中药及天然药物专业委员会（主任委员：陈士林研究员）

20.中国药学会中药临床评价专业委员会（主任委员：杨忠奇）

21.中国民族医药学会传染病肝病分会（会长：王宪波主任医师）

22.中国民族医药学会大数据与人工智能分会（会长：张冰教授）

23.世界中医药学会联合会肝病专业委员会（会长：叶永安教授）

24.世界中医药联合会临床安全用药专业委员会（会长：李平教授）

25.世界中医药学会联合会网络药理学专业委员会（会长：李梢教授）

26.世界中联中药上市后再评价专业委员会（会长：谢雁鸣研究员）

27.中国研究型医院学会药物评价专委会（主任委员：郭代红主任药师）

28.国际医学科学组织理事会（CIOMS）（主席：Hervé Louet教授）

29.WHO国际药物监测合作中心（UMC）（主任：Ralph Edwards教授）

30.美国药物性肝损伤研究网络（DILIN）（主任：Paul Watkins教授）

31.西班牙药物性肝损伤注册网络（主任：Raúl Andrade教授）

32.美国肝病研究学会（AASLD）肝毒性专门小组（组长：Victor Navarro教授）

33.冰岛国立大学（National University of Iceland）（Einar Björnsson教授）

34.美国密西西比大学国家天然产物研究中心（主任：Ikhlas Khan教授）

35.华夏肝脏病学联盟（CASLD）（主席：陈成伟教授）

36.安全药问网站（iDS）（负责人：马永刚博士）

附录 2：传统药物安全用药研究国际合作联盟专家组成员

联盟共同主席：

1. 肖小河 教授：中国人民解放军第三〇二医院中西医结合中心主任/全军中医药研究所所长，中国药学会临床中药学专业委员会主任委员

2. Hervé Louet 教授：University Paris-Est Cretei，France & Council for International Organizations of Medical Sciences（CIOMS）主席

联盟主要成员（按姓氏拼音顺序排序）：

柏兆方　蔡少青　曹俊岭　陈 军　陈成伟　陈万生　邓家刚　范骁辉　高 伟
高 月　郭代红　郭玉明　胡镜清　赖荣陶　李 平　李 梢　李秀惠　李学林
梁爱华　林 娜　林晓兰　刘成海　刘建平　刘中秋　刘株荣（UMC中国联络官，瑞典）
罗广彬（美国）　马双成　马永刚　茅益民　欧阳冬生　彭 成　秦雪梅　商洪才
宋海波　孙 蓉　孙克伟　孙晓波　唐健元　唐进法　仝小林　汪 豪　汪晓军
汪选斌　王 停　王 炜　王伽伯　王全军　王睿林　王宪波　王育琴　文爱东
吴嘉瑞　谢 雯　谢雁鸣　谢院生　徐春军　徐宏喜　许利平　杨 莉　杨 凌
杨洪军　杨忠奇　叶永安　于乐成　袁海龙　詹思延　张 冰　张 兰　张 磊
张 琴　张 伟　张俊华　张 琰　张 萍　张永萍　张志强　赵军宁　赵奎君
赵艳玲　钟赣生　朱晓新　邹正升　Einar Björnsson（爱尔兰）　Ikhlas Khan（美国）
Paul Watkins（美国）　Victor Navarro（美国）　Raúl Andrade（西班牙）

《传统药物安全用药北京宣言》

传统药物安全用药研究国际合作联盟于2018年9月5日发布《传统药物安全用药北京宣言》。原文如下。

在人类历史进程中，不同国家和地区的传统药物为人类防病治病和繁衍生息做出了不可磨灭的贡献，其安全性和有效性均得到了历史的检验。但是，随着传统药物在全球范围内应用日益广泛，传统药物的安全用药问题也出现了新情况、新问题和新挑战。对此，我们要充分认识科学技术进步和药品安全监管制度不断完善及其对发现、披露和处置传统药物安全性问题的推动作用，与时俱进地看待传统药物安全性形势和问题，与时俱进地加强传统药物安全性研究与监管。

一、加强传统药物安全用药知识的宣传普及，提升公众对传统药物安全性问题的科学认知水平。既要破除"传统药物是天然的、无毒副作用"的认识误区，也要避免夸大传统药物的安全性问题。

二、随着人类疾病谱、生活方式和体质状况的改变，传统药物使用目的、使用方式发生改变，应注意避免不合理用药、误用等行为造成的传统药物安全用药风险。

三、加强传统药物安全性研究，尊重中医药等传统医药安全与风险管理的理论和经验，鼓励采用现代科技手段对其科学内涵进行研究、诠释和发展，推动建立符合传统药物特点的安全性评价体系。

四、加快建立传统药物药源性损害评价的国际标准和指南，构建国际协调一致的传统药物安全性监管机制和对策，推动实现传统药物相关产品全生命周期安全性监测与风险管控。

五、推动构建传统药物安全用药国际交流、信息共享和协作机制，建立传统药物安全信息"临床监测—科学研究—风险防控"协同应对机制，发布传统药物安全风险信息动态数据和风险防控建议。

最后，让我们携手努力，共同构筑传统药物安全用药的科学共同体，再创传统药物防病治病的新辉煌，为构建人类未来健康体系创造性地、建设性地贡献传统医药的智慧和力量。

Beijing Declaration on Safe Medication of Traditional Medicines
International Consortium for Safe Medication of Traditional Medicines
Issued on: September 05, 2018　　Beijing

In the history of human development, traditional medicines (TMs) made indelible contributions to prevention and treatment of diseases, multiplying and living of human beings in different countries and regions, and their efficacy and safety went through the examination of human history. However, with the trend of widespread application of TMs all over the world, there are rising new situations, new problems and new challenges for the safe use of TMs. We need to fully understand the advancement of science and technology, the continuous improvement of drug supervision system and their vital roles in promoting the discovery, disclosure and disposal on the problems of use of TMs, and keeping with modern times, to better inspect the situation and problems regarding to safe use of TMs, as well as to strengthen the safety research and supervision in this field.

I. We should strengthen the public education on safe use of TMs and improve public awareness of safe risk recognition and prevention, which means to eliminate misconception that TMs are natural and inherent safe and avoid to exaggerating the safety problems of TMs.

II. As people's living levels are improving dramatically, the spectrum of disease and physique status of human beings also change accordingly.The current medication purpose and ways of TMs become different from the convention.Attention should be paid to safety medication risks caused by irrational use, wrong use or abuse of TMs.

III. We should strengthen the research on safety of TMs, respect traditional theory and experience on safety and risk management, encourage to interpret and develop its scientific connotation with modern technology, and to establish safety evaluation strategy and method meeting the features of traditional medicine.

IV.We should formulate international guidelines and standards for evaluation to TMs-induced diseases and build the internationally coordinated mechanisms and measures for traditional medicine safety management.Thus to push the safety monitoring and risks control throughout the full life cycle of TMs into positive cycle.

V .We should form the international communication frame to share information and promote collaboration regarding safe medication of TMs.We should also establish the sequential managing approaches from "clinical vigilance, scientific research to risks prevention and control" for safety information of TMs and then expose regularly those safety risk information dynamic data of traditional medicine and risk control proposals.

Finally, let us work together to construct a scientific network for safe use of TMs, to rebuild the new glory of TMs to prevent and treat diseases, and to make TMs creatively contribute wisdom and strength to the construction of the future healthcare system in the world.

参 考 文 献

肖小河，Hervé Louet，Victor Navarro，等. 传统药物安全用药研究国际合作联盟. 传统药物安全用药北京宣言. 药学学报，2018，53（11）：1930-1930

本篇附录：中药安全性研究主要论著

1. 景婧，何婷婷，柏兆方，等.《2022年美国肝病学会实践指南：药物、草药和膳食补充剂诱导的肝损伤》摘译［J］. 临床肝胆病杂志，2022，38（10）：2219-2223.

2. Song HB，Pei XJ，Liu ZX，et al. Pharmacovigilance in China：Evolution and future challenges. British Journal of Clinical Pharmacology，2022. https：//doi.org/10.1111/bcp.15277

3. 柏兆方，王伽伯，肖小河. 中药毒性认知创新与安全精准用药［J］. 中国中药杂志，2022，47（10）：2557-2564.

4. 周明曦，程诚，韩延忠，等. 自身免疫性肝炎、原发性胆汁性胆管炎及其重叠综合征的临床代谢组学表征及区分［J］. 科学通报，2022，67（21）：2553-2564.

5. 高源，王伽伯，肖小河，等. 从古今文献效/毒记载演变探讨中药淫羊藿安全合理用药［J/OL］. 药学学报：1-27［2022-10-10］. DOI：10.16438/j.0513-4870.2022-0801.

6. 母光顿，李佳怡，高云娟，等. 妊娠女性药物相关肝损伤风险的识别及分析［J］. 临床肝胆病杂志，2022，38（07）：189-193.

7. 葛斐林，郭玉明，牛明，等. 基于文本知识库的肝损伤药物不良反应大数据智能识别研究［J］. 临床肝胆病杂志，2022，38（02）：387-391.

8. 刘婷婷，梁龙鑫，徐广，等. 补骨脂定-刺甘草查尔酮配伍减毒机制探讨［J/OL］. 中国实验方剂学杂志：1-9［2022-10-10］. DOI：10.13422/j.cnki.syfjx.20221502.

9. 牟文清，徐广，赵佳，等. 甘草活性成分对抗抑郁药诱导的肝损伤的防治作用［J/OL］. 中国中药杂志：1-9［2022-10-10］. DOI：10.19540/j.cnki.cjcmm.20220608.402.

10. 代炆璋，柏兆方，何婷婷，等. 五味子丙素调控Nrf2信号通路改善对乙酰氨基酚诱导的小鼠肝损伤［J］. 中国中药杂志：1-8［2022-10-10］. DOI：10.19540/j.cnki.cjcmm.20220421.704.

11. 张宁，肖小河. 肿瘤免疫治疗时代中西医结合治疗策略及风险防控［J］. 中华中医药杂志，2022，37（01）：57-60.

12. Jiabo Wang，Haibo Song，Feilin Ge，et al. Landscape of DILI-related adverse drug reaction in China Mainland. Acta Pharmaceutica Sinica B，2022，ISSN 2211-3835.

13. Yuan Gao，Jiabo Wang，Commentary：Indirect action pattern：a remote and cross-organ pharmacological mechanism for drug innovation. Acta Pharmaceutica Sinica B，2022，ISSN 2211-3835.

14. Jiabo Wang，Ang Huang，Yijin Wang，et al. Corticosteroid plus glycyrrhizin therapy for chronic drug-or herb-induced liver injury achieves biochemical and histological improvements：a randomised open-label trial. Alimentary Pharmacology & Therapeutics，2022，55（10）：1297-1310.

15. Chunyan Wang，Ya Deng，Ping Li，et al. Prediction of biochemical nonresolution in patients with chronic drug-induced liver injury：A large multicenter study. Hepatology，2022，75（6）：1373-1385.

16. Le Zhang，Ming Niu，Aiwu Wei，et al. Clinical correlation between serum cytokines and the susceptibility to Polygonum multiflorum-induced liver injury and an experimental study. Food & Function，2022，13（2）：825-833.

17. Tingting He，Xiaohe Xiao，Jiabo Wang. Excessive Intake of Gardenia Pigments Requires Vigilance against Accumulation Risk. Chinese Journal of Integrative Medicine，2022，28（6）：545-546.

18. Yanzhong Han，Yuming Guo，Peng Xiong，et al. Age-Associated Risk of Liver-Related

Adverse Drug Reactions. Frontiers in Medicine，2022，9：832557.

19. Zhi-e Fang，Chunyu Wang，Ming Niu，et al. Integration of transcriptomic and metabolomic data to compare the hepatotoxicity of neonatal and adult mice exposed to Aristolochic acid I. Frontiers in genetics，2022，13：840961.

20. Qiang Li，Hui Feng，Hongbo Wang，et al. Licochalcone B specifically inhibits the NLRP3 inflammasome by disrupting NEK7-NLRP3 interaction. EMBO reports，2022，23（2）：e53499.

21. 肖小河，郭玉明，王伽伯，等. 中草药相关肝损伤的科学评价与防控——以何首乌为例. 中西医结合肝病杂志，2021，31（03）：193-196.

22. 肖小河，柏兆方，王伽伯，等. 中药安全性评价与药物警戒. 科学通报，2021，66（Z1）：407-414.

23. 黄迎，刘亚蕾，马润然，等. 仙灵骨葆相关肝损伤的临床病例分析及拆方实验研究. 药学学报，2021，56（01）：266-273.

24. 许文涛，王睿林，柏兆方，等. 基于临床队列的药物性肝损伤慢性化表型特征研究. 中国药物警戒，2021，18（11）：1009-1013+1024.

25. 高云娟，赵旭，柏兆方，等. 基于间接毒性认知的中药安全风险防控. 中国药物警戒，2021，18（11）：1004-1008.

26. Zhuo Shi，Jingxiao Zhu，Yuming Guo，et al. Epigallocatechin Gallate During Dietary Restriction-Potential Mechanisms of Enhanced Liver Injury. Front Pharmacol，2021，11：609378.

27. Shuaishuai Chen，Ying Huang，Yuming Guo，et al. Serum metabolomic analysis of chronic drug-induced liver injury with or without cirrhosis. Front Med（Lausanne），2021，8：640799.

28. Yan Wang，Guang Xu，Zhilei Wang，et al. Psoralidin, a major component of Psoraleae Fructus, induces inflammasome activation and idiosyncratic liver injury. International Immunopharmacology，2021，92：107352.

29. Xingran Zhai，Zhengsheng Zou，Jiabo Wang，et al. Herb-Induced Liver Injury Related to Reynoutria multiflora（Thunb.）Moldenke：Risk Factors，Molecular and Mechanistic Specifics. Frontiers in Pharmacology，2021，12：738577.

30. Yuan Gao，Wei Shi，Hongyu Yao，et al. An Integrative Pharmacology Based Analysis of Refined Liuweiwuling Against Liver Injury：A Novel Component Combination and Hepaprotective Mechanism. Frontiers in Pharmacology，2021，12：747010.

31. Hongbin Liu，Xiaoyan Zhan，Guang Xu，et al. Cryptotanshinone specifically suppresses NLRP3 inflammasome activation and protects against inflammasome-mediated diseases. Pharmacological Research，2021，164：105384.

32. Yuan Gao，Guang Xu，Li Ma，et al. Icariside I specifically facilitates ATP or nigericin-induced NLRP3 inflammasome activation and causes idiosyncratic hepatotoxicity. Cell communication and signaling：CCS，2021，19（1）：13.

33. Guang Xu，Shubin Fu，Xiaoyan Zhan，et al. Echinatin effectively protects against NLRP3 inflammasome-driven diseases by targeting HSP90. JCI insight，2021，6（2）：134601.

34. Nan Qin，Guang Xu，Yan Wang，et al. Bavachin enhances NLRP3 inflammasome activation induced by ATP or nigericin and causes idiosyncratic hepatotoxicity. Frontiers of Medicine，2021：1-14.

35. Qin Qin，Guang Xu，Xiaoyan Zhan，et al. Brevilin A inhibits NLRP3 inflammasome activation in vivo and in vitro by acting on the upstream of NLRP3-induced ASC oligomerization. molecular immunology，2021，135：116-126.

36. Yuming Guo，Feilin Ge，Haibo Song，et al. Relative Risk Analysis of Liver-related Adverse Drug Reactions in Children Based on China's National Spontaneous Reporting System. The Journal of

Pediatrics，2021，234：85-91.

37. Can Tu，Ming Niu，Aiwu Wei，et al. Susceptibility-Related Cytokine Panel for Prediction of Polygonum multiflorum-Induced Hepatotoxicity in Humans. Journal of Inflammation Research，2021，14：645-655.

38.肖小河. 中药安全风险防控：从被动到主动. 药学进展，2020，44（10）：721-723.

39.肖小河. 医药结合，助力药物性肝损伤精准防控. 临床肝胆病杂志，2020，36（03）：489-490.

40.景婧，何婷婷，王睿林，等. 药物性肝损伤临床风险信号发现：挑战与进展. 临床肝胆病杂志，2020，36（03）：491-496.

41.何婷婷，景婧，柏兆方，等. 解放军总医院第五医学中心2002年—2018年常见非感染性肝病构成比及变化趋势分析. 临床肝胆病杂志，2020，36（8）：1173-1777.

42.宋迪，陈帅帅，李朋彦，等. 补骨脂潜在肝毒性的修制减毒方法研究：酒浸水漂法. 药学学报，2020，55（02）：276-282.

43.柏兆方，高源，王伽伯，等. 中药特异质肝损伤评价及风险防控对策研究. 药学进展，2020，44（10）：724-729.

44. Zhilei Wang，Guang Xu，Hongbo Wang，et al. Icariside Ⅱ，a main compound in Epimedii Folium，induces idiosyncratic hepatotoxicity by enhancing NLRP3 inflammasome activation. Acta Pharmaceutica Sinica B，2020，10（9）：1619-1633.

45. Le Zhang，Ming Niu，Aiwu Wei，et al. Risk profiling using metabolomic characteristics for susceptible individuals of drug-induced liver injury caused by Polygonum multiflorum. Archives of Toxicology，2020，94（1）：245-256.

46. Zhuo Shi，Jingxiao Zhu，Yuming Guo，et al. Epigallocatechin Gallate During Dietary Restriction - Potential Mechanisms of Enhanced Liver Injury. Frontiers in Pharmacology，2020，11：609378.

47. Wei Shi，Guang Xu，Xiaoyan Zhan，et al. Carnosol inhibits inflammasome activation by directly targeting HSP90 to treat inflammasome-mediated diseases. Cell Death & Disease，2020，11（4）：252.

48. Dan Gao，Shanna Wu，Congen Zhang，et al. Exploration in the mechanism of rhubarb for the treatment of hyperviscosity syndrome based on network pharmacology. Journal of Ethnopharmacology，2020，261：113078.

49. Le Zhang，Xiaoyi Liu，Can Tu，et al. Components synergy between stilbenes and emodin derivatives contributes to hepatotoxicity induced by Polygonum multiflorum. Xenobiotica，2020，50（5）：515-525.

50. Jiabo Wang，Zhaofang Bai，Xiaohe Xiao. Letter to the Editor：Is Aristolochic Acid the Major Cause of Liver Cancer in China and Asia? Hepatology，2020，71（3）：1130.

51.肖小河，刘昌孝. 协同创新，助力中药安全合理用药. 中国中药杂志，2019，44（16）：3365-3367.

52.王肖辉，景婧，牛明，等. 酒精性肝病合并药物性肝损伤的代谢组表征和生物标志物研究. 中国科学：生命科学，2019，49（06）：749-760.

53.朱敬肖，葛斐林，刘亚蕾，等. 银屑病用药相关肝损伤分析. 中国药物警戒，2019，16（5）：277-280.

54.刘亚蕾，葛斐林，朱敬肖，等. 基于被动监测数据和医院病例的一种补骨脂制剂相关肝损伤再评价. 中国中药杂志，2019，44（19）：4272-4276.

55.胡黄婉茵，张雅铭，郝俊杰，等. 基于"时间窗"的中西药注射剂序贯用药风险防控新策略. 科学通报，2019，64（Z2）：3020-3029.

56. 柏兆方，王春宇，王伽伯，等. 马兜铃酸与肝癌相关性的研究及思考. 世界科学技术－中医药现代化，2019，21（07）：1275-1279.

57. 周元园，牛明，涂灿，等. 中药特异质肝损伤易感因素的代谢组学研究：以何首乌制剂为例. 科学通报，2019，64（09）：948-962.

58. Jing Jing, Ruilin Wang, Xinyan Zhao, et al. Association between the concurrence of pre-existing chronic liver disease and worse prognosis in patients with an herb- Polygonum multiflorum thunb. induced liver injury：a case-control study from a specialised liver disease center in China. BMJ open, 2019, 9（1）：e023567.

59. Zhilei Wang, Guang Xu, Xiaoyan Zhan, et al. Carbamazepine promotes specific stimuli-induced NLRP3 inflammasome activation and causes idiosyncratic liver injury in mice. Archives of Toxicology, 2019, 93（12）：3585-3599.

60. Chaopeng Li, Tai Rao, Xiaoping Chen, et al. HLA-B*35：01 Allele Is a Potential Biomarker for Predicting Polygonum multiflorum-Induced Liver Injury in Humans. Hepatology, 2019, 70（1）：346-357.

61. Zhilei Wang, Guang Xu, Yuan Gao, et al. Cardamonin from a medicinal herb protects against LPS-induced septic shock by suppressing NLRP3 inflammasome. Acta Pharmaceutica Sinica. B, 2019, 9（4）：734-744.

62. Can Tu, Ming Niu, Chunyu Li, et al. Network pharmacology oriented study reveals inflammatory state-dependent dietary supplement hepatotoxicity responses in normal and diseased rats. Food & Function, 2019, 10（6）：3477-3490.

63. 肖小河，唐健元，茅益民，等. 中药药源性肝损伤临床评价技术指导原则. 药学学报，2018，53（11）：1931-1942.

64. 肖小河，Hervé Louet，Victor Navarro，等. 传统药物安全用药北京宣言. 药学学报，2018，53（11）：1930.

65. 肖小河. "健康中国"战略下的中药安全性研究与思考. 中国中药杂志，2018，43（05）：857-860.

66. 景婧，朱云，宋雪艾，等. 中西药物致肝损伤的临床特点与诊断方法研究进展. 中西医结合肝病杂志，2018，28（05）：312-315.

67. 景婧，王睿林，朱云，等. 基于整合证据链的中草药相关肝损伤诊断方法解读——以何首乌为例. 传染病信息，2018，31（02）：131-134+144.

68. 郭玉明，涂灿，何琴，等. 基于药性功能认知的何首乌安全用药对策研究. 中医杂志，2018，59（9）：721-724.

69. 王伽伯，张乐，郭玉明，等. 中药药源性肝损伤因果关系的评价策略和方法. 药学学报，2018，53（06）：920-928.

70. 柏兆方，徐广，王伽伯，等. 马兜铃酸及其衍生物致癌性研究进展及应对措施. 药学进展，2018，42（03）：164-169.

71. 唐进法，王晓艳，杨伟，等. 基于统计建模的壮骨关节丸诱发特异质肝损伤相关易感性细胞因子分析. 药学学报，2018，53（04）：574-584.

72. 涂灿，何琴，周元园，等. 基于代谢组学的大黄对正常和肝纤维化大鼠双向作用对比研究. 药学学报，2018，53（07）：1139-1147.

73. Jing J，Teschke R. Traditional Chinese Medicine and Herb-induced Liver Injury：Comparison with Drug-induced Liver Injury. Journal of Clinical and Translational Hepatology, 2018, 6（1）：57-68.

74. Yongfeng Zhou, Dingkun Zhang, Haotian Li, et al. The Scientific Basis and Advantage of Human Experiential Assessment in the quality control of Chinese Herbal Medicines exampling as Schisandrae

Chinensis Fructus. Scientific Reports, 2018, 8（1）：5695.

75.柏兆方, 孟雅坤, 贺兰芝, 等. 传统无毒中药诱导的免疫特异质型肝损伤及其机制假说. 中国药学杂志, 2017, 52（13）：1105-1109.

76.马致洁, 章从恩, 唐进法, 等. 雷公藤配伍甘草降低肝毒性的代谢通路探讨. 药学学报, 2017, 52（07）：1077-1084.

77.贺兰芝, 尹萍, 孟雅坤, 等. PPAR-γ依赖的何首乌免疫性特异质肝损伤机制研究. 药学学报, 2017, 52（07）：1027-1032.

78.张乐, 柏兆方, 李春雨, 等. 制首乌中顺式二苯乙烯苷转化量与特异质肝损伤的相关性研究. 药学学报, 2017, 52（07）：1041-1047.

79.李娜, 宋捷, 李晓菲, 等. 药物代谢酶抑制剂对反式二苯乙烯苷所致肝损伤易感性的影响. 药学学报, 2017, 52（07）：1063-1068.

80.唐进法, 王晓艳, 温强, 等. 免疫应激介导的壮骨关节丸致特异质肝损伤评价. 药学学报, 2017, 52（07）：1033-1040.

81.黄奕雪, 郭玉明, 周永峰, 等. 基于整合证据链的白鲜皮粉末致肝损伤病例实验研究. 中国中药杂志, 2017, 42（03）：600-606.

82.李婷婷, 李瑞红, 刘振兴, 等. 基于类器官3D培养的何首乌易感物质肝毒性评价. 药学学报, 2017, 52（07）：1048-1054.

83.李朋彦, 李春雨, 陆小华, 等. 基于类器官3D培养和高内涵成像的药物肝毒性评价模型研究. 药学学报, 2017, 52（07）：1055-1062.

84.马致洁, 李奇, 赵奎君, 等. 何首乌致肝损伤大鼠的动态血清代谢组学研究. 中国中药杂志, 2017, 42（01）：152-156.

85.李春雨, 何琴, 唐进法, 等. 免疫应激介导的何首乌"九蒸九晒"炮制减毒作用及代谢组学研究. 药学学报, 2017, 52（07）：1069-1076.

86.何婷婷, 王伽伯, 柏兆方, 等. 基于《中草药相关肝损伤临床诊疗指南》的中药肝损伤诊断实例. 中国中药杂志, 2017, 42（24）：4893-4897.

87.何婷婷, 朱云, 王立福, 等. 中草药相关肝损伤诊断及治疗现状. 中西医结合肝病杂志, 2017, 27（01）：62-64.

88. Yakun Meng, Chunyu Li, Ruiyu Li, et al. Cis-stilbene glucoside in Polygonum multiflorum induces immunological idiosyncratic hepatotoxicity in LPS-treated rats by suppressing PPAR-γ. Acta Pharmacologica Sinica, 2017, 38（10）：1340-1352.

89. Chunyu Li, Ming Niu, Zhaofang Bai, et al. Screening for main components associated with the idiosyncratic hepatotoxicity of a tonic herb, Polygonum multiflorum. Frontiers of Medicine, 2017, 11（2）：253-265.

90. Tingting He, Yun Zhu, Man Gong, et al. Clinical characteristics of 96 patients with drug-induced acute liver failure：a comparison between Traditional Chinese and Western Medicine. Journal of Traditional Chinese Medicine, 2017, 37（3）：286-297.

91. Chunyu Li, Qin He, Dan Gao, et al. Idiosyncratic drug-induced liver injury linked to Polygonum multiflorum：A case study by pharmacognosy. Chinese Journal of Integrative Medicine, 2017, 23（8）：625-630.

92. Lanzhi He, Ping Yin, Yakun Meng, et al. Immunological synergistic mechanisms of trans-/cis-stilbene glycosides in Heshouwu-related idiosyncratic liver injury. Science Bulletin, 2017, 62（11）：748-751.

93.郭玉明, 王伽伯, 朱云, 等.《中草药相关肝损伤临床诊疗指南》诊疗策略解读. 中草药, 2016, 47（20）：3551-3559.

94.李瑞煜，冯五文，李晓菲，等. 金属离子对何首乌中二苯乙烯苷稳定性的影响. 药学学报，2016，51（01）：116-121.

95.王伽伯，李春雨，朱云，等. 基于整合证据链的中草药肝毒性客观辨识与合理用药：以何首乌为例. 科学通报，2016，61（09）：971-980.

96.王伽伯，崔鹤蓉，柏兆方，等. 精准医学下的中药安全性评价策略和方法：病证毒理学. 药学学报，2016，51（11）：1681-1688.

97.朱云，李永纲，王葽，等. 595例中药导致肝损伤临床特征分析. 中国中西医结合杂志，2016，36（01）：44-48.

98.何婷婷，宫嫚，白云峰，等. 2种药物性肝损伤诊断指南的应用分析. 中国中药杂志，2016，41（16）：3096-3099.

99.崔鹤蓉，柏兆方，宋海波，等. 从古今炮制方法演变探讨何首乌毒性的潜在影响因素. 中国中药杂志，2016，41（02）：333-339.

100. Yun Zhu，Ming Niu，Jing Chen，et al. Specialized Committee for Drug-Induced Liver Diseases，Division of Drug-Induced Diseases，Chinese Pharmacological Society. Hepatobiliary and pancreatic：Comparison between Chinese herbal medicine and Western medicine-induced liver injury of 1985 patients. Journal of Gastroenterology and Hepatology，2016，31（8）：1476-1482.

101. Dan Gao，Lingna Zeng，Pin Zhang，et al. Rhubarb Anthraquinones Protect Rats against Mercuric Chloride（$HgCl_2$）-Induced Acute Renal Failure. Molecules，2016，21（3）：298.

102. Dingkun Zhang，Ruisheng Li，Xue Han，et al. Toxic Constituents Index：A Toxicity-Calibrated Quantitative Evaluation Approach for the Precise Toxicity Prediction of the Hypertoxic Phytomedicine-Aconite. Frontiers in Pharmacology，2016，7：164.

103. Dan Gao，Jingyao Pang，Cong-En Zhang，et al. Poria Attenuates Idiosyncratic Liver Injury Induced by Polygoni Multiflori Radix Praeparata. Frontiers in Pharmacology，2016，7：386.

104. Chunyu Li，Can Tu，Dan Gao，et al. Metabolomic Study on Idiosyncratic Liver Injury Induced by Different Extracts of Polygonum multiflorum in Rats Integrated with Pattern Recognition and Enriched Pathways Analysis. Frontiers in Pharmacology，2016，7：483.

105. Congen Zhang，Ming Niu，Ruiyu Li，et al. Untargeted Metabolomics Reveals Dose-Response Characteristics for Effect of Rhubarb in a Rat Model of Cholestasis. Frontiers in Pharmacology，2016，7：85.

106. Congen Zhang，Ming Niu，Qi Li，et al. Urine metabolomics study on the liver injury in rats induced by raw and processed Polygonum multiflorum integrated with pattern recognition and pathways analysis. Journal of Ethnopharmacology，2016，194：299-306.

107.李晓菲，李娜，涂灿，等. 基于内毒素特异质模型的生首乌与制首乌肝毒性比较研究. 中草药，2015，46（10）：1481-1486.

108.郭玉明，张宁，毕京峰，等. 1119例药物性肝损害患者中医证候规律分析. 中医杂志，2015，56（7）：575-578.

109.李春雨，李晓菲，涂灿，等. 基于内毒素模型的何首乌特异质肝损伤评价. 药学学报，2015，50（01）：28-33.

110.庞晶瑶，柏兆方，牛明，等. 基于"有故无殒"的何首乌对正常和肝损伤大鼠的毒性与保护作用对比研究. 药学学报，2015，50（08）：973-979.

111.涂灿，蒋冰倩，赵艳玲，等. 何首乌炮制前后对大鼠肝脏的损伤比较及敏感指标筛选. 中国中药杂志，2015，40（04）：654-660.

112.马致洁，李晓菲，吕旸，等. 基于肝细胞毒价检测的何首乌炮制工艺比较研究. 中国中药杂志，2015，40（12）：2325-2329.

113. 朱云，刘树红，王伽伯，等. 何首乌及其制剂导致药物性肝损伤的临床分析. 中国中西医结合杂志，2015，35（12）：1442-1447.

114. Qin Dong, Na Li, Qi Li, et al. Screening for biomarkers of liver injury induced by Polygonum multiflorum: a targeted metabolomic study. Frontiers in Pharmacology, 2015, 6: 217.

115. Jiabo Wang, Zhijie Ma, Ming Niu, et al. Evidence chain-based causality identification in herb-induced liver injury: exemplification of a well-known liver-restorative herb Polygonum multiflorum. Frontiers of Medicine, 2015, 9（4）: 457-467.

116. Can Tu, Dan Gao, Xiaofei Li, et al. Inflammatory stress potentiates emodin-induced liver injury in rats. Frontiers in Pharmacology, 2015, 6: 233.

117. 王伽伯，肖小河，杜晓曦，等. 基于转化毒理学的中药肝损害客观辨识与早期诊断. 中国中药杂志，2014，39（01）：5-9.

118. 王艳辉，赵海平，王伽伯，等. 基于"有故无殒"思想的熟大黄对肝脏量-毒/效关系研究. 中国中药杂志，2014，39（15）：2918-2923.

119. 覃鲁珊，赵海平，赵艳玲，等. 大黄蒽醌与鞣质对大鼠肝脏的保护和损伤双向作用. 中国中西医结合杂志，2014，34（06）：698-703.

120. 温瑞卿，李东辉，赵昕，等. 基于化学分析的毒性中药附子炮制方法的合理性研究. 药学学报，2013，48（02）：286-290.

121. Lingna Zeng, Zhijie Ma, Yanling Zhao, et al. The protective and toxic effects of rhubarb tannins and anthraquinones in treating hexavalent chromium-injured rats: the Yin/Yang actions of rhubarb. Journal of Hazardous Materials, 2013, 246-247: 1-9.

122. 李会芳，王伽伯，曲毅，等. 大黄炮制前后致泻效价的比较. 中国中药杂志，2012，37（03）：302-304.

123. Jiabo Wang, Lingna Zeng, Qingce Zang, et al. Colorimetric grading scale can promote the standardization of experiential and sensory evaluation in quality control of traditional Chinese medicines. PloS One, 2012, 7（11）: e48887.

124. Yi Qin, Jiabo Wang, Weijun Kong, et al. The diarrhoeogenic and antidiarrhoeal bidirectional effects of rhubarb and its potential mechanism. Journal of ethnopharmacology, 2011, 133（3）: 1096-102.

125. Jiabo Wang, Haiping Zhao, Yanling Zhao, et al. Hepatotoxicity or hepatoprotection? Pattern recognition for the paradoxical effect of the Chinese herb Rheum palmatum L. in treating rat liver injury. PloS One, 2011, 6（9）: e24498.

126. Xiaoyan Xing, Yanling Zhao, Weijun Kong, et al. Investigation of the《dose-time-response》relationships of rhubarb on carbon tetrachloride-induced liver injury in rats. Journal of Ethnopharmacology, 2011, 135（2）: 575-581.

127. Jiabo Wang, Weijun Kong, Hongjuan Wang, et al. Toxic effects caused by rhubarb（Rheum palmatum L.）are reversed on immature and aged rats. Journal of Ethnopharmacology, 2011, 134（2）: 216-220.

128. Fang Fang, Jiabo Wang, Yan-ling Zhao, et al. A comparative study on the tissue distributions of rhubarb anthraquinones in normal and CCl4-injured rats orally administered rhubarb extract. Journal of Ethnopharmacology. 2011 Oct 11; 137（3）: 1492-1497.

129. 李远，王伽伯，陈玮娜，等. 小鼠对大黄泻下作用产生耐受性与肠道蒽醌变化关系的量-时-效关系研究. 辽宁中医杂志，2010，37（12）：2444-2447.

130. 王伽伯，马永刚，金城，等. 对应分析在大黄炮制减毒"量-毒"规律研究中的应用. 中国中药杂志，2009，34（19）：2498-2502.

131.王伽伯，马永刚，张萍，等．炮制对大黄化学成分和肝肾毒性的影响及其典型相关分析．药学学报，2009，44（08）：885-890.

132. Yanling Zhao，Jiabo Wang，Guangde Zhou，et al. Investigations of free anthraquinones from rhubarb against alpha-naphthylisothiocyanate-induced cholestatic liver injury in rats. Basic & Clinical Pharmacology & Toxicology，2009，104（6）：463-469.

第三篇

中药大质量观及实践

【本篇导读】

常言道，"药材好，药才好"。中药质量是其临床用药有效性的根本保证。那么，好中药的品质内涵是什么？如何建立关联临床功效的中药质量评价方法和标准，并以之推动中药高质量发展及其临床疗效提升？经过多年的探索研究，本团队给出了初步答案。

——首次提出中药大质量观（Holistic Integrated Quality Control of TCM），即"一个宗旨；两类管理；三维品质；四象限法则；五级证据体"。同时指出，应与时俱进地看待当今中药质量的形势和问题，应尽快改变长期以来主要以成分论质量的中药质量单一评控模式。

——开创性建立中药质量生物评价（Bio-assay for quality control of TCM）方法体系，主要技术方法包括生物效（毒）价检测、生物效应响应谱、生物标志物、效应成分指数等，使中药质量评控更好地关联其临床疗效和安全性，弥补了常规理化成分检测的不足，示范用于药效物质不清中药材、中药大复方制剂、中药注射剂和"有毒"中药等质量评价与控制。

——首创中药质量综合量化加权评价策略和方法，即效应成分指数（Effect-constitute Index）。其整合了中药质量化学评价和生物评价的技术优势，既克服了化学评价与临床功效关联不密切的问题，又解决了生物评价的可及性和精准度欠佳问题，特别适合用于评价中药内在质量并指导临床辨质用药。

——首创中药毒效物质辨识与质量评控新策略和方法，即成分敲出敲入法（Constitute Knock-out & Knock-in）。其使中药毒效物质筛选不仅关注个别成分的独立作用，而且关注多成分的协同或拮抗作用，有效避免出现假阳性或假阴性结果，同时有利于制定科学精准的中药质量控制标准的上下限范围，还可使组分中药研制实现"源于复方，优于复方"。

——以自主创新方法为核心，领衔制定国家药监局药品审评中心《中药生物效应检测研究技术指导原则》和中华中医药学会《中药品质评价指南》，并在全国推广。中药生物评价策略和方法已被写入美国FDA《植物药工业研发指南》（*Botanical Drug Development Guidance for Industry*）。

——在全国率先开展中药材道地性研究（1985年），首次提出并阐明道地药材形成与发展的5种模式（物种遗传决定型、生态环境决定型、生产技术决定型、人文交通决定型、综合因素决定型）。首次开展川产道地药材及中国常用中药材资源生态适宜性数值区划。首次开展中药材商品规格等级标准化研究，在国际上首次证实中药材经验鉴别是科学的和可重复的，并且具有可传承性。成功研制国际首个数字可视化中药材模型，实现中药组织形态三维定量分析与鉴定。相关研究成果以第一完成人获得道地药材领域首个国家科技进步二等奖（中药材三维定量鉴定与生产适宜性的系统研究）。

第21章

中药质量评价与控制新策略：中药大质量观

自古道，"中医中药不分家"，药为医所用，医因药而存。中药质量是保证中药临床疗效和安全性的基础和关键，也是中医药事业和产业高质量发展的基石和根本。然而，近年来有关中药的质量问题频频曝光，引发了社会各界对中药质量问题的极大关注，甚至出现"中医将亡于中药，中药将亡于质量"的危言。同时，由于过分倚重指标性化学成分检测，与临床有效性和安全性关联不紧密，中药质量评控方法和标准一直受到业内外的诟病。

本团队认为，进入新时代，人们日益增长的健康美好生活需求呼唤更加安全高效优质的中药产品，无论政府部门还是社会公众、业内人士还是业外人士，既要科学理性看待当今中药质量形势和问题，也要与时俱进地加强中药质量研究与标准建设，让中医药更好地增进人类健康福祉，同时也实现中医药自身的健康持续发展。

一、客观辩证地看待当今中药质量的形势和问题

针对在中医药业内外一度流传的"中医将亡于中药，中药将亡于质量"之危言，本团队认为，对待当今我国中药质量特别是中药材的发展现状及存在问题，要科学理性地分析，客观辩证地评价，不要夸大，也不要轻视。

（一）科技发展与监管能力提升，助力药品质量问题的发现和处置

随着科学技术特别是中药现代化的发展，我国中药质量研究取得了令人瞩目的成就，逐步建立了引领国际的中药质量标准体系。与此同时，我国已建立了覆盖全国的药品质量监管体系，加之社会媒体舆论的传播与监督，使得我们面对包括中药在内的药品质量问题，比以前任何时期都更容易发现问题、披露问题、处置问题，说明我国药品监管和治理水平正在大步前进。就中药品质来说，历史上由于分类鉴定水平限制，来源于不同科、不同属、不同种的药用植物常混淆使用，同名异物、异名同物现象严重，加大了临床用药安全风险。如常用的大青叶，曾经有马鞭草科大青、蓼科蓼蓝、爵床科马兰、十字花科菘蓝4个科的植物地上部分作为使用来源，其亲缘关系相距甚远，药性功效也并不相同，现在《中国药典》规定只有十字花科植物菘蓝的叶子是正品；再如报道有肾衰竭不良反应事件的龙胆泻肝丸，就是因为错用关木通代替木通使用而造成的。然而现在情形已有很大的改变，不仅科、属、种乃至亚种、变种都能够实现准确鉴定，而且个别指标的细微差异均能精准地检测辨识。

基于我国日趋完善的药品质量检验和监管网络体系，虽然近年来包括中药在内的

药品质量问题上报频数在增加，但这并不代表中药质量形势越来越严重。就像公安系统部署了"天眼系统"，使得犯罪分子难以遁形，越来越容易发现犯罪线索，但这并不代表我国的社会治安情况越来越差。有人说，"中医将亡于中药，中药将亡于质量"，这种质量忧患意识是好的，但也不能耸人听闻。对待中药质量问题的关键是科学理性，实事求是。

及时有效地发现与披露药品质量问题，对中药产业并不是一件坏事，反而有助于全面、客观、准确地了解中药质量问题现状，科学制订中药质量提升对策，有效保证人们安全用药，最大限度地规避中药质量安全风险，从而使企业和政府监管部门在应对中药质量问题时处于更加积极和主动的地位。

应该注意，人为因素造成的中药质量问题不容忽视。如野生变家种、盲目引种栽培、大肆使用化肥和农药、加工炮制不规范等因素，可能会造成部分中药材质量出现不同程度的下降，甚至出现农残和重金属严重超标问题。此外，中药掺伪使假现象也屡禁不止，并且随着现代科技的发展，中药掺伪使假手段不断翻新，其隐匿性和欺骗性更大。假冒伪劣问题和现象在我国各行各业均不同程度地存在着，已成为影响我国产业发展和国际形象的社会性公害。提高人们道德水平，增强人们法治意识，加大违法惩处力度，让执业者知敬畏、存戒惧、守底线，这是包括中医药在内的各行各业必须解决的社会性根本问题。

（二）进入新时代，人们呼唤更加安全高效的优质中药

当今人们对健康美好生活需求日益增长，呼唤安全高效的优质中药产品，这是中药产业供给侧结构性改革的发展方向，也是我国实施"健康中国"战略的必然要求。我国医药卫生事业取得了巨大发展和进步，人们日益增加的健康美好生活需求呼唤品质更高、安全性更好的医药产品，药品食品安全监管已进入"四个最严"（最严谨的标准、最严格的监管、最严厉的处罚、最严肃的问责）时代，中药产品的质量、安全性和有效性应该有更高的标准和要求，否则会有被临床和市场淘汰的风险。

正因为如此，个别质量安全性难以保证或获益风险平衡欠佳的中药产品相继被限制使用，甚至被淘汰出市场。如诞生在抗日战争时期的我国"功勋"注射剂——柴胡注射液，因不良反应报道较多，相对于现有的可替代药品来说，对儿童的获益风险较差，最近被国家药品监督管理局发文通报，4岁以下儿童禁用。再如一些含马兜铃酸的中药，如关木通、青木香、广防己等已被"请出"了《中国药典》。

（三）当今中药质量发展的品种观既有下降，也有上升

随着中医药在全球广泛使用，中药产业快速发展，野生中药材资源供不应求，野生变家种，引种扩大生产，其结果具有两面性：一方面可能因不规范种植和加工，过度使用化肥和农药，再加上一些人为掺杂使伪，致使一些中药材品种的质量出现了不同程度的下降现象，这也是包括中药材在内的全国种植业必须共同面对和加以解决的问题；另一方面，这在一定程度上也带来了积极的影响，使中药材产量和市场供给有了更加稳定的保证，同时原产地的中药材产业可能会因此找到更加适合的生长环境、形成新的"道地产区"，或定向培育出更加优良的品种，或摸索出更加科学精准的种植加工措施，这

些措施均可能使中药品质得到进一步提升。当今中药材流通早已进入买方市场时代,在日趋激烈的市场竞争中,有意而为之的劣质中药产品是难有立足之地的。

所以,本团队认为,从某种程度上讲,野生的中药材不一定比栽培的好,道地产区的不一定比非道地产区的好,也就是说,不能一概而论地认为:现在的中药材质量不及古时的好,就像蔬菜、水果、粮食等农产品一样,现在品种越来越丰富,质量也越来越好。

(四)影响中药疗效和安全性既有质量因素,还有机体因素

当今人们生活条件明显改善,生活方式发生显著变化,人类疾病谱和体质谱已悄然改变,也就是人的机体因素已经发生变化,应与时俱进地调整中医药治疗与保健策略,否则中药会有疗效下降的风险,甚至还会增加安全风险,正所谓"是是药,非是证"。

随着致病因素和环境的改变,现代人罹患的疾病也越来越复杂,诊治也越来越疑难,即使中药质量不变,传统用药剂量也不一定足够和有效。此外,人体对很多化学药如抗菌药、抗病毒药、抗肿瘤药等有耐药性,对中药也多少会有耐药性,只是没有化学药那么明显而已。因此,机体因素改变导致中药疗效下降的"潜在关系"往往容易被忽视,甚至会被归结为中药质量问题。

机体因素改变对中药安全性风险影响更大,问题更为普遍,更应引起注意。当今我国人们已从食不果腹的物质匮乏时代迈入丰衣足食的"富营养"时代,人群中痰湿、热性体质及病证增多,如果仍以温阳大热之品盲目进补,不仅难觅预期的治疗保健效果,甚至还可能出现安全性风险。近年来多种传统无毒"中药"出现肝损伤等不良反应报道,其主要原因可能在于此。如近年来肝损伤关注的热点中药——何首乌,其肝损伤的主要原因在"人"而不在"药",即何首乌本身无明显毒性,在正常情况下使用是安全的,但用于免疫异常活化或自身免疫性疾病属中医阴虚火旺、热毒内蕴人群时,有可能诱发免疫特异质肝损伤。近年来本团队与中南大学等合作找到了何首乌特异质肝损伤的易感基因和易感物质,相关研究论文在*Hepatology*等权威杂志发表。

(五)破解高品质中药发展难题既要靠科学技术,还要靠产业政策

从某种程度上讲,中药质量问题既是个科技问题,也是个政策问题。在我国,由于医疗改革及医药招标采购制度的实施,作为医药产品的中药,患者和医生虽是终端的消费者或客户,但很少有选择的决定权,特别是"低价中标"采购导向使得优质医药产品在市场竞争中难以获得应有的竞标优势。中药优质优价是中药标准化建设与产业高质量发展的最有力推手之一,但目前国内药品包括中药"低价中标"现象普遍盛行,优质中药在市场上难有优价的回报,严重挫伤了广大药企、药商和药农乃至医疗机构的积极性,影响了中药产品质量的全面提升。所以从某种程度上讲,中药质量问题既是个科技问题,更是个政策问题。对此,本团队有2条建议:①开展并加强符合中药材产业特点的药物经济学研究,为制定中药优质优价提供理论和技术支撑;②国务院组织国家发展和改革委员会、国家医疗保障局、国家卫生健康委员会和国家中医药管理局等有关管理部门,联手施策,推动建立中药"优质优价"相关政策和机制,实

现优质中药产业高质量发展，让老祖宗留下来的中医药宝库为人类健康做出更加伟大的贡献。

二、创新中药标准化之路：中药大质量观及实践

中药现代化发展战略实施以来，我国中药质量标准化研究与建设已取得了世人瞩目的成绩，中药质量评控不再仅凭"眼看、手摸、口尝"，还会借助色谱、光谱等理化分析技术，建成了以指标性成分检测为核心的中药质量现代评控体系。然而，指标性成分与临床功效和安全性的关联并不紧密，难以评控中药的内在质量，常受到业内外的质疑和诟病。"中医将毁于中药，中药将毁于质量"之说是有点危言耸听，但是如果评控方法不得当，标准制定不合理，中药高品质内涵"失真"，是有可能会动摇中医药事业和产业高质量发展的基础的。

当今，中药标准化研究已进入平台期和瓶颈期，为了进一步加强中药标准化建设，促进中药产业高质量发展，不断提高中药临床的安全性和有效性，本团队认为，中药质量评控亟须从理念、方法和标准等方面进行必要的反思和系统性创新，探索建立关联临床功效和安全性的中药质量多维精准评控策略和方法体系。

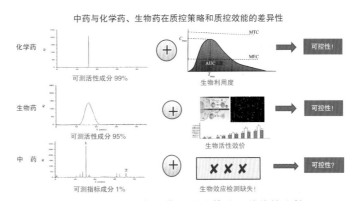

图3-21-1　不同类型药物质控策略及效能的比较

为此，本团队于2010年首次提出中药大质量观（Holistic integrated quality control of TCM，Hi-QC），核心思想就是不唯化学成分论质量，关联临床功效，多维精准评控。经过多年努力，探索建立了以生物效应检测为核心的中药质量多维精准评控策略和方法体系，克服了中药质量评控"唯成分论"的局限性，推动实现中药质量标准关联临床功效和安全性的技术突破，并示范用于药效物质不清、安全风险大等中药品种。在此基础上，主持制定中华中医药学会团体标准《中药品质评价方法指南》和领衔制定国家药品监督管理局《中药新药生物检定研究指导原则》，为促进中药标准化研究与建设提供了新的思路和方法学参考。

经过10余年的不断思考和实践，结合高品质中药内涵及发展要求，本团队对2010年版"中药大质量观"进行了新的阐发与修订，概括起来就是：一个宗旨；两类管理；三维品质；四象限法则；五级证据体（图3-21-2）。下面对新"中药大质量观"进行简要

"1" 一个宗旨：保证用药安全有效

"2" 两类管理：强制性标准，推荐性标准

"3" 三维品质：感官指标，理化指标，功效指标

"4" 四象限法则：关键控制高活性和高变异指标

"5" 五级证据体：常规，感官，化学，生物，综合

图3-21-2　中药大质量观

的阐述。

（一）一个宗旨：以保障中药安全有效为核心宗旨

中药质量是保证临床用药安全有效的基础和关键，中药质量控制标准不是为了检测而制定，而是为了保安全、保有效、保一致而制定。

科学严谨制定中药标准的前提和基础就是把握好中药的特殊性及质控复杂性：一是中药具有多来源、多成分、复杂多变的品质内涵特点，而化学药的成分通常是单一的、不变的；二是要兼容并蓄，充分吸纳化学药、生物药的质控管理策略和技术方法，不能简单"接轨"化学药的质控模式；三是中药标准制定以科技为基础，同时要考虑各方面的关切与利益，不是技术越先进越好、指标越多越好、限量越严越好，关键是要管用，行之有效。

（二）两类管理：可分为强制性标准和推荐性标准

2017年底，随着新的《中华人民共和国标准化法》审议通过，我国标准化改革与新标准体系建设进入了"政府＋市场"的新模式，企业的主体地位对于更好地发挥市场的调控作用具有重要意义。新的《中华人民共和国标准化法》明确提出："国家标准分为强制性标准、推荐性标准"，"对保障人身健康和生命财产安全、国家安全、生态环境安全以及满足经济社会管理基本需要的技术要求，应当制定强制性国家标准"。此外，国家质量监督检验检疫总局2000年发布的《关于强制性标准实行条文强制的若干规定》也提出："强制性标准可分为全文强制和条文强制两种形式"。上述法规条文为新时代中药质量的科学监管及《中国药典》（一部）的创新发展提供了法律基础。

鉴于《中国药典》（一部）在我国中药质量监管方面的重要地位与影响，以及现行质量标准管理模式面临的问题和诟病，建议对《中国药典》（一部）推行强制性标准与推荐性标准双重管理模式。本团队认为，当今现实情况下，不必将所有中药质控指标都列为国家强制性标准，与安全性、有效性有明确关联关系的指标应纳入强制性标准，否则可列为推荐性标准。具体来说，可将品种真伪信息、水分、灰分、外来有害物质、主要毒效物质等质控指标纳入强制性标准，且中药安全性指标要求一般不要高于食品标准。可将来源产区、药材性状、指标性成分含量等列为推荐性标准。

（三）三维品质：感官性状、化学成分和生物效应，三者相互补充

感官性状，以及基于感官性状、来源产地和临床经验而总结形成的中药材商品规格等级和道地药材，千百年来一直是中医药人评控中药质量的重要依据和手段，具有简便易行、快速有效等优势，在市场流通领域广泛使用，可以说是"老祖宗认可，老中医认可，老百姓认可"的共识性标准。然而令人遗憾的是，在现代化程度越来越高的当今社会，这一传统但不落后的中药材质量评控手段和标准越来越不受待见，出现了日渐式微的局面。本团队认为，当前以及今后相当长的时期里，绝大多数中药材及中药复方的药效物质难以"做明白，讲清楚"，感官评价、商品规格等级和道地产区应是中药质量评控不可或缺的重要手段和标准（图3-21-3）。

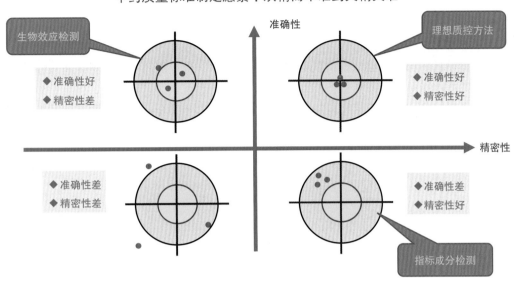

图3-21-3　中药质量标准制定愿景：从精而不准到又精又准

当今中药质量标准十分注重化学成分检测，本无可厚非，因为化学成分是任何药物包括中药发挥疗效的物质基础。但是，由于中药本身的复杂性和科技条件水平的局限，绝大多数中药的有效成分（群）是不清楚的。过分倚重检测与安全性和有效性关联不密切的化学成分，不仅难以保障中药内在质量，而且需要耗费大量的人力和物力，这也是当今中药质量标准饱受诟病和质疑的主要原因。

生物活性可直接关联中药的临床功效和安全性，是评控中药质量最有效的抓手和标准之一，生物评价以药物的生物效应为基础，利用整体动物、离体器官、组织、微生物和细胞及相关生物因子等为试验系，评价药物有效性或毒性等生物活性，从而达到控制或评价药物质量的目的。生物评价特别适用于药效物质不清的中药材和大复方中药制剂的质量评控。随着生物技术方法的快速发展与普及，生物评价将成为中药质量评控的主流方法之一。《中国药典》（2015年版）颁布了《中药生物活性测定指导原则》，2020年国家药品监督管理局药审中心出台《中药生物效应检测研究技术指导原则》。令人遗憾的是，至今我国尚未批准采用生物评价方法控制产品质量的中成药上市。2016年生物评价方法全面写入美国FDA《植物药工业研发指南》，并用于由龙血巴豆提取物研制的治疗艾滋病相关性腹泻新药Fulyzaq，该药也是美国FDA批准的第一例口服植物药。

其实，对于成分复杂的中药产品来说，感官性状、化学成分和生物活性都是不可或缺的质量属性和标准，三者相互补充，不可偏废。

（四）四象限法则：基于四象限法则的中药生产全过程关键质量信息评控

生产全过程质量评控是保证中药产品质量的重要举措。但是，中药产业链长，影响因素多，从田间到车间、到临床，从原料药到半成品、到制成品，如何发现、识别和监控关键质量信息及其传变规律，将是实施中药生产全过程质量管理的基础和关键。

　　秉持抓住"关键少数"的管控理念，本团队根据质量信息与生物活性的关联度、在生产过程中的变异度，创建了中药生产全过程关键质量信息"四象限法则"分类管理模式和对策，具体如下（图3-21-4）。

　　Ⅰ类质控指标：为高活性且高变异的成分（群），既要抓原料药，还要抓全过程。

　　Ⅱ类质控指标：为高活性但低变异的成分（群），重点抓原料药，保证有效性。

　　Ⅲ类质控指标：为低活性但高变异的成分（群），重点抓过程管理，保证一致性。

　　Ⅳ类质控指标：为低活性且低变异的成分（群），生产全过程均无须严格监控。

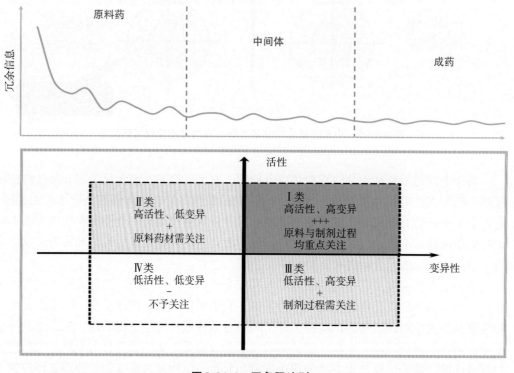

图3-21-4　四象限法则

（五）五级证据体：因药制宜，构建中药质量多维精准评控策略和证据体系

　　开展并加强中药质量多维精准评控策略和方法研究，推动中药质量标准从"难关药效，标而不准"到"关联功效，标而又准"的根本转变，是当今中药标准化发展的方向与愿景。但中药精准评控并不是一味地追求技术高精、指标精细，而是要以临床为导向，因药制宜，建立中药质量多维精准评控策略和技术方法，为保证中药临床安全有效、实现中药产品优质优价、促进中药产业高质量发展提供有力的科技支撑。

　　本团队建议，要在《中国药典》常规检测基础上，根据不同中药的化学背景，特别是药效物质的明晰程度，因药制宜选取适当的质量评控方法，系统构建中药质量多维精准评控策略和方法体系，即中药质量评控证据体（简称质控力金字塔）。其中第1层级主要用于控制质量是否"合格"；第2～5层级主要用于评价质量是否"优劣"。具体来说就是以下5点。

1.对于所有中药材、饮片、提取物和中成药，均需达到《中国药典》要求。

2.对于化学背景和生物活性均不明确的中药材，主要建立商品规格等级评定方法和标准。

3.对于化学背景较明确但药效物质不明确的中药，主要建立生物效应检测方法和标准。

4.对于药效物质相对明确的中药，主要建立药效成分（群）检测方法和标准。

5.整合感官、化学和生物评价的技术优势，建立中药质量综合量化加权评价方法和标准。

三、结　　语

中药质量研究要与时俱进，要在遵循中医药自身规律的基础上，主动融合转化医学、精准医学、整合医学等国际生物医学新理念和新趋势，加强中药标准化建设的顶层设计，创新中药质量评控模式和方法，建立更加科学严谨的中药质量评控技术体系，尽快解决好制约中药现代化、国际化发展的"卡脖子"问题，高水平地实现中药产业供给侧结构性改革。

参 考 文 献

肖小河. 走向精准的中药质量评价与控制［J］. 药学学报，2019，54（12）：2139-2140

肖小河，金城，鄢丹，等. 中药大质量观及实践［J］. 中草药，2010，41（4）：505-508

肖小河，王伽伯，代春美，等. 面向临床的中药标准化研究［J］. 世界科学技术（中医药现代化），2010，12（4）：617-622

第22章

中药质量评控新策略和方法：Delphi经验鉴别

    道地药材（Dao-Di Herbs）是人们传统公认且来源于特定产地的具有中国特色的名优正品药材，是中药材精粹之所在，也是历代医家防病治病最有力的武器之一。同时通过"辨状论质""看货评级，分档议价"等方式，建立中药材商品规格等级（Commercial Specification and Grades of Herbs），实现中药材市场流通"优质优价"。无论道地药材，还是中药材商品规格等级，都是我国历代医家和药师用以评价和保证中药材品质的重要方式和独特标准，具有内涵丰富、形象直观、简便易行等技术优势，在业内外具有很高的共识度和影响力，堪称是"老祖宗认可，老中医认可，老百姓认可"的"金标准"，可作为中药标准化研究与建设的重要基础和抓手。科学发展中药材品质经验鉴别方法和技能，也是中医药守正创新的重要内容和抓手。

    传统不代表落后，更不代表过时。英国学者大卫·艾杰顿《历史的震撼：1900年之后的技术与全球的历史》："一些看似垂垂老矣的旧技术，其实比那些广受追捧的新技术更实用，发挥着更大的作用。"钱学森《从定性到定量的综合集成方法》："当人们寻求用定量方法处理复杂系统时，容易注重数学模型的逻辑处理，这样的数学模型看起来"理论性"很强，其实不免牵强附会，脱离实际。与其如此，倒不如一开始就老老实实承认理论的不足，而求助于经验判断，让定性的方法与定量的方法结合起来，最后定量"。如何传承光大传统的中药材品质评价与保证经验"精华"，赋予中药材品质经验鉴别方法和标准以科学内涵，助力中药标准化研究与建设，大力发展高品质中药材，促进中医药事业和产业高质量发展，是我们当代中药人责无旁贷的使命。

一、道地药材的客观性、形成规律与品质评价

    我国历代医家均十分重视药材产地来源，注重使用道地药材。道地药材现代研究发端于20世纪80年代，1985年原四川省中药研究所陈善墉教授在全国率先以道地药材为研究方向，招收了首批硕士研究生（陈士林，肖小河）。1987年获得了道地药材领域首个国家自然科学基金项目《川产道地药材形成及其资源合理利用与保护的研究》（C3870419）。1989年胡世林教授主编出版了我国第一部道地药材专著《中国道地药材》，同年10月在山东泰安组织召开了第一届全国道地药材学术研讨会。从此全国性的道地药材研究热潮蓬勃展开，成为中药生药学乃至整个中医药学的重要研究方向和领域。2006年，由肖小河、陈士林、肖培根等为主完成的《中药材三维定量鉴定与生产适宜性的系统研究》获得了道地药材研究领域的首个国家科技进步二等奖，取得了五方面的创新和突破。《2008年度国家自然科学基金项目指南》已正式将道地药材列为学科专业方

向并设立申请代码（C190601）。

近30多年来，道地药材研究取得了多方面的重要进展，可以概括如下：一是较系统地整理了道地药材相关本草文献，初步厘清了道地药材形成的历史原因和规律；二是建立了一系列道地药材鉴定与评价方法，初步揭示了道地药材的科学内涵，推动了中药鉴定学和生药学发展；三是推动了中药材GAP生产发展，促进中药材优质高产高效发展，为中药产业高质量发展提供了科技支持。

（一）道地药材的形成规律及形成模式

本团队认为，中医药学源远流长，几千年的发展历程，既是中药传承与创新的历史写照，也是道地药材形成与发展的历史见证。从总体和发展史观来说，中药传承与创新的基本规律是：用进废退，去伪存真，优胜劣汰，择优而立，道地自成。可见，道地药材是中药材在传承和创新过程中形成的系统优化的物质形式。因此这也是道地药材历史形成的基本规律。

从个体和科学角度来说，道地药材是该药材原物种在其种系和区系的发生发展过程中，长期受该物种的自然生态条件和人类活动影响而孕育形成的特殊产物。也就是说，遗传变异、环境饰变和人文作用是道地药材形成的"三大动力"。根据不同"动力"因素对道地药材形成的贡献大小，道地药材形成可分为5种基本模式：生态环境主导型、物种资源主导型、生产技术主导型、流通传播主导型、多因素综合决定型。

1.生态环境主导型 生态地理环境条件（温度、日照、水分、土壤、海拔等）是中药材赖以生存的必要条件。中国幅员辽阔，气候类型众多，地理环境复杂多样，构成了各种独特的自然地理环境条件。独特的生境直接或间接地影响着中药材的分布、迁移、演替和兴衰。我国的药用植物种类繁多，生物学特性各异，对生态环境条件的要求各不相同，如甘草等药用植物分布于干燥地区，泽泻则喜欢低湿地，地黄要求阳光，细辛、黄连则喜阴蔽。同一物种的不同居群，由于分布区的不同，受特定生境的影响，产生了相应的变异和分化，以适应其特定生态地理环境条件，形成了具有稳定差异的适应各自生态地理条件的生态型或栽培变异类型，其品质由于受特定生态环境的影响，也出现差异。如乌头野生分化成4个主要地理变种，经长期栽培和生态适应，分化出现南瓜叶、花叶子等7个品种类型。党参中板桥党（湖北恩施）和庙党（四川巫山）的多糖含量明显高于潞党山西黎城及甘肃云南党参，以风党参（陕西凤县）最低。表明同一物种的不同居群，由于生长的生态环境的差异，从而引起品质和产量的差异。同一类道地药材，由于生长的自然地理环境的差异，在长期的生物进化、生态适应中，形成了适应各自生态地理环境条件的原植物物种，如以吕梁山及黄河为界，以南者为川黄柏，主产于东北地区为关黄柏。苍术中茅苍术主要分布于长江流域，关苍术主要分布于东北各省及河北、内蒙古，北苍术主要分布于长江及东北各省。不同的植物群落、土壤生态条件与中药材的品质优劣密切相关，适宜的土壤生态条件和植物群落是形成优质道地药材的必不可少的条件。经研究，暗紫贝母品质与植物群落和土壤生态条件显著相关，乌头品质与土壤中P、Cu、Fe、Zn的含量具极其密切的相关。石斛生长于树皮厚、多纵沟纹、含水分多、附生苔藓植物的阔叶树上为宜，否则，生长不良，产量、质量下降。

　　道地药材的生长要求特定的自然生态环境条件，使道地药材生产具有强烈的地域性，研究道地药材的生长的适宜的生态地理条件尤为重要。深入研究温度、日照、水分、海拔、土壤因子等生态地理环境条件对道地药材的产量和品质的影响，是中药区划和栽培的基础，也是探索道地药材形成规律和实质的重要途径之一。根据道地药材对生态地理条件的要求，充分利用自然资源，因地制宜，进行合理生产布局，建立道地药材基地，优质高产高效发展道地药材，以实现道地药材生产集约化和规模化。

　　2. 物种资源主导型　优良的种质资源是道地药材品质形成的内因，种质是遗传物质的源流，是包括物种、变种、亚种、生态型、品种类型及人工群体等全部基因库。优良的种质资源的获得有赖于加强道地药材种质资源的保存和系统研究，有赖于关键性种质资源的发现和利用。道地药材由于长期适应特定自然地理环境条件，原物种在长期的变异和分化过程中形成了具遗传稳定的生态型或变异宗，且品质各异，差异很大。如虫草［*Cordyceps sinensis*（Berk.）Sacc.］道地药材属于生态环境主导型，有川草、藏草、滇草之分；郁金道地药材属于种质资源主导型，有川郁金、温郁金、桂郁金之分，而其基原分别为：川郁金来源于姜黄（*Curcuma Longa* L.）、蓬莪术（*Curcuma phaeocaulis* Val.）等的块根，温郁金来源于温郁金（*Curcuma wenyujin* Y.H.Chen et C. Ling）的块根，桂郁金来源于广西莪术（*Curcuma kwangsiensis* S. G. Lee et C. F. Liang）的块根。附子有南瓜叶、花叶子、丝瓜叶等多个品种类型，其中以南瓜叶为优。黄芪原植物有多种，以蒙古黄芪为上品，大黄原植物也有多种，但以掌叶大黄和唐古特大黄为来源的西宁大黄和凉州大黄驰名中外。郁金原植物也有多种，以原植物为姜黄，产于四川双流的黄丝郁金质量最优；石斛类中药以金钗石斛的生物碱含量最高。表明中药材在长期的进化过程中所形成的品质好、疗效佳的优良的种质资源是道地药材形成的内在因素。

　　种质资源是进行中药材品种改良、新品种培育及遗传工程的物质基础，拥有的种质资源越丰富，研究越深入，在中药材品种改良、新品种培育中就越有针对性和预见性。近年来，由于掠夺式的开发自然资源，生态环境恶化，不少的名贵道地药材种类濒危甚至灭绝，如天麻、人参、虫草、贝母、砂仁等，栽培药材品种退化，质量下降最终导致道地性丧失。因此，为了保证道地药材的质量稳定和增产增收，必须加强道地药材的种质资源的收集、保存和研究，改良和稳定道地药材物种居群性状，培育优质高产、抗逆性强的新品种。

　　3. 生产技术主导型　道地药材不仅是自然地理环境条件、遗传基因作用的产物，同时也是社会生产力发展的产物。人类生产活动，如栽培、养殖、采收、炮制、养护加工等是影响道地药材强有力甚至是决定性的因素之一。如四川江油与陕西汉中均大量生产附子和附片，但因栽培和炮制技术不尽相同，药材质量迥异，江油附子一直是公认的道地药材。中药建曲与神曲为加工制品，因加工技术优良，成为当地的道地药材。中药细辛，据古本草记载，华细辛为正品，解放后由于辽细辛人工栽培成功，产量和质量提高，使辽细辛生产得以发展并占领市场，现在普遍认为辽细辛优于华细辛，华细辛经人工栽培，其挥发油含量较野生品明显提高。四川绵阳麦冬于清乾隆年间从浙江引种，四川栽培1年即收获，浙江一般2～3年收获。余伯阳等研究，随生长年限增加，多糖含量增加，导致同规格商品麦冬，以浙江产多糖含量高于四川绵阳麦冬，表明两地栽培技术、收获年限的不同，导致品质的差异。

一定的中药材产地总是伴有一定的生产加工技术及历史，栽培加工历史越悠久，技术越成熟，药材道地性就越突出。中药材原物种、变种、生态型或品种类型，由于不同的生态环境因子和加工技术对其性状及内在活性成分的累积和分布具有选择制约作用，人们可以根据其对生态环境的要求，选择适宜的环境栽培，采取合适的栽培技术，促进品质性状的改善和活性成分的累积，提高商品药材的质量和产量。如四川江油附子，栽培于温暖湿润的平坝砂壤土，由于有充足的积温和独特的"打尖""拔芽""修根"等技术，促进了营养物质的积累，使附子得以优质高产。因此，加强道地药材生产加工技术的研究，对提高道地药材产量和品质具有重要意义。近年来，将农作物规范化技术引入黄丝郁金、川红花、姜黄、绞股蓝等道地药材的高产优质高效栽培研究，制定和规范栽培技术，经生产推广，其产量和质量明显提高，经济效益明显。

4.流通传播主导型　道地药材的形成与发展与产区地理交通的便利性、市场流通的可及性、资源利用的可持续性、人文活动影响等密切有关。在古代，不少养在深山无人知的好药材，由于地处僻静，交通不便，人迹罕至，流通受限，好药材缺少关注度和知名度，也不一定能成为"道地药材"。有言道"酒香不怕巷子深"，但处于"巷子不深"的好药材，还是更有机会成为道地药材，这也是道地药材产区变迁的重要因素之一。如黄芪始载于《神农本草经》，南北朝《名医别录》云："黄芪生蜀郡山谷，白水四川和汉中"。到唐代，四川黄芪主产区移到甘肃、陕西。《唐本草》云："黄芪绵上山西沁原县者最良"。清代《植物名实图考》记载，山西、内蒙古者为佳。宋以前，黄芪主产于西北和西南，明清迁都北京，对于开发山西黄芪、内蒙古黄芪也有一定的促进作用，也在一定程度上促使黄芪主产区的北移。

5.多因素综合决定型　绝大多数道地药材的形成往往非单一因素决定，而是多因素综合决定。限于篇幅，本文不一一赘述。

（二）道地药材的分布规律及分布模式

从自然因素分析，环境压力与适应是道地药材形成的生态学机制，居群遗传与分化是道地药材形成的生物学实质。根据环境适应与居群分化的程度和性质，道地药材的分布分化模式可以分为4种类型：一药一道地，一药多道地，多药一道地，多药多道地。

"一药一道地"就是一个物种一个道地产区，如四川江油附子、四川都江堰川芎等；"一药多道地"就是一个物种多个道地产区，如白芷有川白芷、杭白芷、亳白芷、禹白芷、祁白芷等。

"多药一道地"就是多个物种一个道地产区，如川贝母的植物品种有川贝母（*Fritillaria cirrhosa* D. Don）、暗紫贝母（*Fritilaria unibracteata* Hsiao et K. C. Hsia）、甘肃贝母（*Fritillaria przewalskii* Maxim.）、梭砂贝母（*Fritillaria delavayi* Franch.）、太白贝母（*Fritillaria taipaiensis* P. Y. Li）或瓦布贝母［*Fritillaria unibracteata* Hsiao et K. C. Hsiavar. wabuensis（S. Y. Tanget S. C. Yue）Z. D. Liu，S.Wang et S. C. Chen］，以及梭砂贝母、川贝母、暗紫贝母，它们都集中分布在川西北高原。

"多药多道地"就是多个物种多个道地产区，如黄连药材有3个品种、3个道地产区，其中味连（*Coptis chinensis* Franch.）主产于重庆石柱县，雅连（*Coptis deltoidea* C. Y. Cheng et Hsiao）主产于四川洪雅县，云连（*Coptis teeta* Wall.）主产于云南中甸县。

再如郁金药材有川郁金、温郁金、桂郁金，其中川郁金的植物基原有姜黄（*Curcuma Longa* L.）、蓬莪术（*Curcuma phaeocaulis* Val.）等，温郁金的植物基原为温郁金（*Curcuma wenyujin* Y. H. Chen et C. Ling），桂郁金的植物基原为广西莪术（*Curcuma kwangsiensis* S. G. Lee et C. F. Liang）。

近年来，黄璐琦教授等开展了道地药材形成的分子机制研究，从道地药材发展的动力学角度提出了"边缘效应"假说，从道地药材的生物学本质提出了"特化基因型"假说，从道地药材的药物属性提出了"独特的化学特征"假说，赋予了道地药材形成以新的科学内涵。

（三）道地药材的品质内涵及科学表征

道地药材无论在生产、流通和临床应用领域，还是在科研、药检、教学方面，均具有很大的公允度，但是如何客观准确地鉴别道地药材与非道地药材，这一直是困扰广大中药工作者的棘手问题。

应该说，临床疗效是评价道地药材的最高也是最终的指标和方法，动物药理试验是评价道地药材的有效手段，但两者均试验周期长、费用高，且干扰因素较多，同时往往缺少客观灵敏的检测指标。同时单味中药上临床试验还存在医学伦理学问题。无论是临床疗效评价，还是常规动物药理试验，都不适合作为鉴别和评价道地药材的"金标准"。

基原鉴定、性状鉴定、显微鉴定和理化鉴定是中药鉴定特别是品种真伪鉴别的四大经典方法，而道地药材实际上是一个品质概念，对于品质优劣评价特别是道地与非道地药材的鉴别，这四大鉴定手段往往"力不从心"。近年来，在四大经典方法的基础上，我国学者创新和移植了一些新的鉴定方法，可作为道地与非道地药材鉴定的客观辅助手段之一。

1.基于DNA分子遗传标记的中药材道地性表征　道地药材与非道地药材物种来源一致或十分相近，在形态、生药性状及化学成分等特征上具有高度相似性，因而道地药材的鉴别往往不易，具有很大的主观性。DNA分子遗传标记方法作为现代分子生物学技术重要手段，为从居群和分子水平上揭示中药材道地性的生物学实质提供了可能。该技术具有快速、微量、特异性强的特点，且不受生长发育阶段、供试部位、环境条件的影响。可用于中药材鉴定与道地性研究的DNA分子遗传标记技术有四大类：①基于传统的Southern杂交技术的分子标记，如RFLP；②基于PCR反应的分子标记，如RAPD，DAF等；③PCR-RFLP技术的结合，即AFLP技术；④测序技术。依据在基因组中出现的频率，又可将分子标记分为低拷贝序列和重复序列，重复序列包括串联重复和散布重复。近年来，还发展了DNA barcoding（条形码）技术，该技术在药用植物鉴定中具有独到的优势。

目前DNA分子遗传标记技术在道地药材鉴定中受到两个方面的局限：一是来自技术本身的，如目标基因的真实性与DNA同源性，DNA分子标记结果的重现性和稳定性；二是来自研究对象的，不是所有的道地药材形成都会留下DNA差异"烙印"，同时这种DNA差异也不见得与道地性的形成有直接或内在的相关。

2.基于化学指纹图谱技术的中药材道地性表征　近年来，中药化学指纹图谱已广泛应用于质量标准与生产全程控制研究，特别是在保证中草药注射剂的稳定性和安全性方面发挥了重要作用。

同样，化学指纹图谱在道地药材鉴定中受到两个方面的局限：一是来自技术本身的，如全息性、专属性、重现性、耐受性以及谱效关系问题。中药化学成分及其变化因素异常复杂，选择合理的指纹信息难度较大，有相当一部分药物成分难以用常规的色谱或光谱方法检识，如多肽、多糖类等；二是来自研究对象的，道地与非道地药材之间不一定有明显的化学成分差异，中药材所含成分数目和含量不一定是越多越好或者越多道地性越强。化学指纹图谱对保证中药产品质量一致性和稳定性有促进作用，但同样难以关联或反映其安全性和有效性。

3. 基于组织形态三维定量分析的中药材道地性表征　显微鉴定一度是中药鉴定的最重要的手段之一，在鉴定真伪方面发挥了重要作用。但是，常规的中药显微鉴定主要基于二维平面、定性或半定量和静态观测描述，难以全方位地表征中药组织形态结构并进行客观准确的鉴别，对进一步研究中药特征组织细胞的空间位置关系、结构与功能和品质的关系等更是难有作为；对于道地药材与非道地药材及既无明确标示性成分也无明显组织特征可资区别的近缘品种和种下等级的鉴定问题几乎无能为力。因此，中药显微鉴定处于日趋"边缘化"的境地。

本团队认为，如果加以改进和创新，显微鉴定不仅可用于中药真伪鉴定，同样可以用于优劣评价，特别是在道地药材与非道地药材鉴别方面将发挥独特的作用。根据中药材特点和鉴定要求，利用计算机仿真及其可视化技术原理，结合体视学和人工智能分析，肖小河等成功研制出首个数字可视化中药材，并创建了基于生态解剖学、发育解剖学和数量解剖学的中药显微图像模式识别方法，突破了常规中药显微鉴定的局限性，实现了中药组织鉴定三维定量与数字可视化，赋予传统形状鉴别指标及三维组织学和形态学参数，提高了中药显微鉴定的全息性、客观性和准确性，适合中药材易混淆品种，特别是近缘品种、种下等级、道地与非道地药材等的鉴别，同时使形态性状评价中药品质成为可能。如可用细胞体积、密度、形状因子、细胞腔壁比、木化细胞密度等表征药材的"质地"；可用淀粉粒和木化细胞的体积和密度等表征药材的"粉性"；可用油细胞密度、体积、油滴大小等表征药材的"油性"。

同样，中药组织形态三维定量分析在道地药材鉴定中受到两个方面的局限：一是来自技术本身的，如组织制片操作技术繁琐，显微图像质量要求高，三维重建算法优化；二是来自研究对象的，如取样的代表性问题，感官品质指标与化学品质指标的相关性问题。

4. 基于生物活性效价检测的中药材道地性表征　从本质来说，道地药材实际上是一个品质的概念，而中药品质控制和评价是制约中药现代化发展的关键科学问题之一，也一直是中医药研究的难点和热点。现行的中药内在质量控制方法和标准是参照化学药或植物药模式制定的，即通过对个别指标性成分进行定性和（或）定量分析来实现中药质量控制和评价。但是这种质控模式和方法，既难以体现中医药的特点，也难以有效地控制和评价中药的质量，更难以反映安全性和有效性。

根据目前中药质量控制管理模式的现状和问题，以及中药与生物制剂和化学合成药生产质量控制管理模式的科学性和合理性，肖小河等提出：应借鉴生物制剂生产质量控制管理模式，在现行中药质控体系的基础上，补充建立基于道地优质药材和生物效价检测的中药质量评价与质量控制方法和指标，即中药品质的生物评价与控制。对于来源近同，形态、生药性状及化学成分等高度相似的道地药材与非道地药材相鉴别，中药生物效价检测将是特别值得期待的评价手段之一。目前已初步建立主要基于生物热动力学表征的中药品质生物评价方法，并用于板蓝根、虫草、动物角类、含小檗碱类中药的道地性与质量评价研究。

同样，中药生物效价检测在道地药材鉴定中受到两个方面的局限：一是来自技术本身的，如多快好省的生物效价检测方法选取；二是来自研究对象的，如取样的代表性问题，生物效价指标与感官品质指标和化学品质指标的相关性问题。

（四）道地药材生态适宜性评价与生产区划

生态环境主导型是道地药材形成的最主要的模式之一，产地生态适宜性是制约道地药材形成与发展的重要因素。开展道地药材产地适宜性评价与区划，不仅有助于揭示道地药材形成的科学内涵，对当今指导中药材合理引种栽培、GAP基地科学规划、优质高产高效发展等具有战略和现实意义。中药材产地适宜性评价过去多凭经验和主观判断，近年来出现的一些新方法新技术，为中药材生态适宜性评价与区划提供了新的科技支持。

1.基于数理方法的道地药材生态适宜性评价　　这里所说的数理方法包括各种多元统计分析和现代应用数学方法，如聚类分析、主成分分析、判别分析、模糊数学、人工神经网络分析、灰色系统理论等。早在20世纪80年代，肖小河、陈士林等率先将数理方法用于道地药材生态适宜性评价，如通过道地药材的生态习性与环境生态因子的"耦合分析"，结合模糊综合评判方法，分别制订了道地药材附子和丹参生态适宜性数值区划、川产道地药材总体生产合理布局量化决策方案；采用主成分分析法，建立川贝母野生抚育植被生态数值区划；采用聚类分析方法，建立了我国530种常用中药资源数值区划的总体框架。

上述数理方法由于大多涉及复杂而浩繁的数据处理分析，手工计算往往难以实现。近年来，随着计算机的普及和分析软件的不断开发，越来越多的数理方法已用于中药材的生态适宜性评价与生产区划，为中药材规范化种植与GAP基地建设合理规划提供了客观量化的决策依据和手段。

2.基于3S技术的道地药材生态适宜性评价　　3S技术是遥感技术（remote sensing，RS）、地理信息系统（geography information system，GIS）和全球定位系统（global positioning system，GPS）的统称，是空间技术、传感器技术、卫星定位与导航技术和计算机技术、通信技术相结合，多学科高度集成的对空间信息进行采集、处理、管理、分析、表达、传播和应用的现代信息技术。该技术在特别名贵珍稀濒危药用动物的种群监测、大规模栽培或大规模成片分布药用植物的资源调查及道地药材适生地的生态区划等方面，将有较好的应用前景。近年来，陈士林、黄璐琦等分别将3S技术引入道地药材生态适宜性区划和中药资源调查中，取得了一定的进展。

（五）道地药材种植与加工技术规范化研究

生产技术主导型也是道地药材形成的最主要的模式之一，种植与加工技术对道地药材形成与发展的影响甚至比环境因素和生物因素还重要，特别是对于栽培中药材来说。开展道地药材的种植与加工技术的科学合理性和规范化研究，不仅有助于揭示道地药材形成的科学内涵，对当今指导中药材种植与加工、逐步推行中药饮片批准文号管理制度等也具有现实和战略意义。中药材种植与加工技术评价过去多凭经验和主观判断，近年来出现的一些新方法新技术，为道地药材的种植与加工技术规范化提供了新的科技支持。

1.基于传统经验总结的道地药材种植与加工技术规范化　实施中药现代化发展战略以来，在继承和整理道地药材种植与加工传统技术和经验的基础上，我国相继建立了约150个重点品种的中药材规范化种植研究示范基地；2002年国家药品监督管理局颁发了《中药材生产质量管理规范（试行）》，首批通过GAP认证的中药材生产企业及其种植品种有8个，包括陕西商洛丹参、云南特安呐三七、南阳张仲景山茱萸、雅安三九鱼腥草、上海华宇西红花、阜阳白云山板蓝根、吉林省靖宇西洋参等。中药材GAP基地建设与认证促进了道地药材种植与加工技术规范化，推动了我国道地药材的持续发展。

2.基于前瞻性试验研究的道地药材种植与加工技术规范化　传统经验是我国目前中药材种植与加工技术规范化的主要基础和依据，但是这些基础和依据至今尚缺少现代科学试验数据的支持。如何真正实现中药材生产优质、高产、高效地发展，有必要采取现代科技手段，定性定量地、综合地考察各种生产措施对道地药材种植与加工效果的影响，在此基础上寻找和建立最优化的综合生产要素组合方案，实现中药材产业健康持续发展。自20世纪80年代末以来，李隆云、肖小河等以产量、品质和经济效益为考察指标，开展了基于现代精细农业理念和模式化试验设计的中药材栽培技术规范化研究，并应用在黄丝郁金、川红花、姜黄、江油附子、绞股蓝等，取得了一定的社会和经济效益。

二、中药材商品规格等级的科学内涵与客观评价

（一）中药材商品规格的概念和内涵

中药材（traditional Chinese medicinal material）是中药饮片、中药制剂和中药提取物的原料，在我国按药品管理，同时又是商品，在市场流通中遵循商品价值规律。自古以来，中药材作为一种特殊商品，已形成通过"辨性论质""看货评级，分档议价"来评估中药材质量的经验方法，即中药材商品规格。严格来说，中药材商品规格包括品别、规格和等级。

一般来说，"品别"主要根据品种、生长环境等不同而划分，主要有4种情况：按分类学上的种（或亚种、变种、变态、变型），按人工栽培（驯养）的种。如中药材郁金可分为"温郁金""桂郁金""绿丝郁金""黄丝郁金"等。（说明：《中国药典》自2005年版推行"一名一物"的收载原则，很多中药材已经分别收载，如黄柏与关黄柏、金银花与山银花、前胡与紫花前胡等。）

"规格"主要根据采收时期、入药部位、产地加工方式等差异而划分。如三七因采收季节不同常分为"春七"和"冬七"2种规格；当归根据其根的不同部位常分为"归头"、"归身"、"归尾"和"全当归"4种规格；附片根据加工方式有"黑附片""黄附

片""黑顺片""白附片""炮附子"等。（说明：生附子习称"泥附子"，趁鲜产地加工成"盐附子""黑顺片""白附片"。盐附子是中药材，"黑顺片"与"白附片"是产地加工，属中药材范畴但又可以直接入药，因此它又是饮片，这是一种特殊情况。而"炮附片""淡附片"在《中国药典》饮片项下，是饮片。）

"等级"是指同一品别或同一规格的中药材按产地、药用部位、产地加工、部位、形态、色泽、重量、大小等属性而制定出若干等级。每一个等级即为一个等级标准。通常以品质最优者为一等；较佳者为二等，然后依次为三等、四等等，最次者为末等。中药材的等级较规格标准更为具体。如三七，一等每500g 20头以内；二等货每500g 30头以内等。

但不是所有的中药材同时具备品别（variety）、规格（specification）和等级（grade）。大黄的中药材商品规格十分复杂，既有品别，也有规格，还有等级。但有的中药材有品别，有的没有品别；有的既有规格又有等级；有的没有规格而只有等级；有的既无品别、又无规格、也无等级，则笼统的称为"统货"。

鉴于中药材"品别"、"规格"和"等级"之间既有区别又有重叠交叉，为了便于标准化和规范化研究，本书将三者统一称之为"规格"。

（二）中药材商品规格等级形成的主要模式

中药材商品规格的形成模式蕴含着深刻的科学内涵，与中药材产地生态环境差异性、产地加工方式差异性、不同入药部位功效差异性、用药目的差异性以及种质基原差异性等密切相关。有的中药材商品规格是关联有效性和安全性，有的则是为了生产、保存或销售方便，为正确理解中药材商品规格的科学内涵，我们首次提出中药材商品规格形成的6种主要类型：①产地生态决定型；②物种因素决定型；③加工方式决定型；④药用部位决定型；⑤外观性状决定型；⑥综合因素决定型。本书所提出的中药材商品规格形成类型，为正确认识和阐明中药材商品规格的科学内涵，指导建立科学、实用、适用的中药材商品规格标准提供了基本理论依据。

1.产地生态决定型　同种中药材不同产地生态环境影响着中药材外在和内在质量，从而形成不同的中药材规格与等级，如防风按产地生态环境的差异可分为关防风、口防风、西防风。产于东三省、内蒙古东部的称"关防风"，质量最佳，为地道中药材；产于内蒙古西部、河北的称"口防风"；产于山西的称"西防风"，质稍次。又如白芷，按产地不同分为禹白芷、祁白芷、杭白芷、川白芷。"禹白芷"产于河南长葛、禹州市；"祁白芷"产于河北安国；"杭白芷"产于浙江、福建；"川白芷"产于四川遂宁。当归因产地生态环境的不同，形成不同规格，如岷归、川归、云归等，产于甘肃岷县的当归称为"岷归"，质量最佳，为道地药材。中药材规格的形成受到特定的生态环境条件影响，现代研究证实次生代谢产物的合成和累积与生态环境密切相关，而中药材中活性物质（主要为植物次生代谢产物等）是评价中药材品质的重要因素。如伞形科植物蛇床子因产地区域不同所含香豆素类成分的结构类型不同，研究表明产于江苏、山东、安徽等地在同一区域的蛇床子含有简单香豆素蛇床子素及5个线型呋喃香豆素类成分，而产于内蒙古、辽宁、河北等地的蛇床子中不含蛇床子素，而含以爱得尔庭（edultin）为主的6个角型呋喃香豆素类成分。植物次生代谢产物合成与累积的环境诱导作用在细胞和分子水平已得到一些证实：植物细胞内调控次生代谢产物合成的相关酶合成基因只有在特定环境的刺激诱导下才能表达；可诱导或影响次生代谢产物合成与累积的生态因子较多，如光照、光质、水分、温度、海拔、土壤、大气、不同生长期等。中药材产地的生态环境、采收期及加工贮藏条件均能影响中药材中有效物质的合成、积累、转化、变化等，从而影响中药材质量和临床疗效。因此，不同产地生态因子（包括光照、温度、水分、土壤等）对中药材中有效物质（包括挥发油类机酸类、苯酞类、多糖类等）合成与累积具有重要影响。

　　产地生态因素除影响药效物质积累外，还往往对中药材外观形态有较大影响，因此导致不同的规格。如目前大黄在甘肃陇南地区有较多人工栽培，由于该地区土质相对疏松、土层较厚，甘肃的大黄分支较少，主根体积较粗大，便于切制成苏吉、蛋吉等不同规格，而青海的大黄主要为野生品，高原土层碎石较多、土层较薄，导致大黄多以侧根向各个不同的方向生长，主根相对不明显，因此主要切制成不规则块、片状以统货销售。

　　2.物种因素决定型　中药材因基原的科、属、种不同，内在质量和外形往往存在较大差异，如中药泽泻（Rhizoma Alismatis）主产于福建、四川、江西，多系栽培品，成两大品系：建泽泻、川泽泻，且传统以建泽泻为优。商品规格分为建泽泻、川泽泻、浙江泽泻和江西泽泻。一般认为建泽泻质佳，以建泽泻、川泽泻量大，使用地区广。建泽泻、川泽泻、江泽泻可能属于不同的植物基原：认为建泽泻原植物为东方泽泻 [*Alisma orientale*（Sam.）Juzep.]，而川泽泻原植物为泽泻（*Alisma plantagoaquatica* Linn.）。黄连按其基原不同可分为味连、雅连、云连3种中药材规格。味连多分枝，弯曲，集聚成簇，形似鸡爪，少有单枝；雅连多为单枝，微弯曲，略呈圆柱形，似鼓槌；云连多为单枝，弯曲成钩状，较细小；每种规格又分为一、二等级。麻黄也按种质基源不同分为草麻黄、中麻黄和木贼麻黄3种规格。可见，优良品种遗传因素对中药材规格的形成至关重要。

　　3.加工方式决定型　因产地加工方法不同引起质量上的差异，依此形成不同的中药材规格，如附子、肉桂等。肉桂按产地、采收加工方法不同，划分成：企边桂、板桂、桂通、桂心、桂碎5个规格。企边桂为剥取10年以上的干皮，将两端削成斜面，突出桂心，夹在木制的凹凸板中，压成两侧向内卷曲的浅槽状，长40cm，宽6～10cm。板桂为剥取老树近地面的干皮，夹在木制的桂夹内，晒至九成干，经纵横堆叠，加压干燥，成扁平板状。桂通为剥取栽培5～6年树的干皮、粗枝皮，不经压制，自然卷曲成筒状，长30cm，直径为2～3cm。桂心即剥去外皮者。桂碎：桂皮加工过程中的碎块，多供香料用。又如"茯苓个"、"茯苓块"和"茯苓片"、生晒参与红参、毛壳麝香与麝香仁等。

　　4.药用部位决定型　中药材入药部位不同，疗效存在差异而形成不同商品规格。如当归分为"全归"、"归头"和"归尾"。"全归"既能补血又能活血；"归头"的功效偏于补血；"归尾"偏于破血下气。此外，市场上还存在扩大传统用药部位而新增的规格，如大黄水根，按传统用药习惯，大黄的侧根（水根）不入药用，但由于大黄中重要活性物质蒽醌类成分主要分布在根皮部，而侧根（水根）的皮部/髓部相对较高，因此侧根（水根）的含量有时还比主根（个子货）高，由此水根及一些边角余料也作为常见规格在市场流通，且主要是作为原料药作提取用。

5.外观性状决定型　根据中药材不同外观形态、大小和重量等划分的商品规格，有时和中药材的使用用途、方式和目的有关，如贵重中药材、药膳或保健食品多为外形美观的，用于制药原料多为统货，用于切制饮片多为选货等。

中药材外观形态还和加工方式有关。如大黄纵切为瓣，苏吉；横切为段，蛋吉等。又如黄连，一般味连为鸡爪状，并以此销售，但在我们调查中发现，市场上也有将鸡爪状的味连掰分成单枝销售，因此仅从单枝或鸡爪状还不能简单区分黄连的不同品种。

在中药材商品规格的划分时，常根据中药材大小和重量划分等级，如枸杞子根据果实大小分为贡果180～200粒/50g，枸杞王220粒/50g，特级280粒/50g，甲级370粒/50g，乙级580粒/50g。三七根据单位质量的头数多少，分为一至八等。中药材大小、活性成分累积量有时不仅和生长年限有关，还受多种因素影响，如土壤肥力、生产条件等，因此单纯从中药材大小往往不能直接判定中药材质量好坏，有时个头大的中药材是由于生长过快，药效物质积累不足，故反而质量较次。

6.综合因素决定型　中药材规格的形成模式往往较为复杂，实际上都是综合因素主导的，区别只是某种因素的影响相对更为明显，故可以划分为某种形成模式。有一些中药材其规格的形成受多种因素共同主导，如大黄、黄连的商品规格与产地生态因素、加工方式、物种、外观形态、大小、质地、气味等均有重要关联。此外，有的中药材由于人工栽培品和野生品存在较大差异，也会对规格产生影响。

（三）中药材商品规格标准的发展与困惑

迄今为止，我国先后发布了3次中药材商品规格标准：①20世纪50年代末期，国家卫生部制定了38种中药材商品规格标准；②20世纪60年代中期，国家卫生部和商业部将其增加至54种；③20世纪80年代中期，国家医药管理局和国家卫生部又修订增加至76种。《七十六种中药材商品规格标准》选录了76种中药材商品，分别记载其名称、来源、规格、等级，并规定各商品规格、性状指标和质量要求，作为全国统一的中药材商品规格标准。此后国家有关部门未再修订和颁发中药材商品规格标准。

30多年过去了，无论是在种植方面还是在加工领域，药材生产都发生了巨大的变化，特别是栽培品取代野生药材成为主要的市场供应来源，1984年颁发的《七十六种药材商品规格标准》没有与时俱进地更新，已难以适应当今实际情形的发展与变化。与此同时，随着现代理化检测技术的不断进步及其在中药质量评价与控制中的普及应用，传统药材经验鉴别与商品规格等级在药检和科研领域越来越"不受待见"。令人遗憾的是，由于忽视传统经验鉴别和商品规格，过于倚重现代理化检测甚至"唯成分论"，出现了"一等药材出口了，二等药材进药店，三等药材进药厂"的市场流通怪圈，甚至还出现了中药"三聚氰胺"事件，致使中药质量标准化发展又陷入了新的困局。那么，在新形势下，如何重新审视药材商品规格标准的作用和地位；老药工经验鉴别是否具有客观性、科学性和可传承性；药材商品规格等级与化学成分、生物活性和临床疗效有何关联；以及能否建立一套基于药材商品规格的中药品质综合评控方法体系等问题是我们这一代中药学人必须思考和回答的。

（四）中药材商品规格等级标准化的研究与探索

2008年以来，在国家中医药行业科研专项和国家自然科学基金的支持下，中国人民解放军第三〇二医院（现解放军总医院第五医学中心）全军中药研究所所长肖小河研究员领衔，联合中国中医研究院中药资源中心、中国中医科学院中药研究所、中国医学科学院药用植物研究所、中国药材公司、重庆市中药研究院、四川省中医药科学院、成都中医药大学、湖南中医药大学、北京中医药大学、北京大学药学院、广州中医药大学、南京中医药大学、江西中医药大学、长春中医药大学、湖南医药学院共15家单位，选取大黄、附子等20种常用大宗药材作为示范研究对象，在古今文献、市场现状和野外采样调研的基础上，采用Delphi法专家评分、物性参数检测、化学成分分析和生物活性检测等现代科技手段，开创性地进行了药材商品规格等级的客观性、科学性与标准化系统研究，取得了阶段性重要进展和成果（图3-22-1）。

1.摸清家底　首次开展全国性的药材商品规格市场调研，基本摸清了102种常用药材商品规格等级的基本现状、形成模式及存在的主要问题。

2.创建方法　建立了德尔菲法（Delphi）专家独立打分法、三维可视化图鉴、药材比色卡、生物效价检测、成分敲出敲入、效应成分指数、品质综合指数、道地指数等可用于药材商品规格等级研究和综合评价的系列关键技术和方法，提出了基于商品规格等级的中药品质整合评控体系"质控金字塔"，促进了中药质量评价与控制技术的创新与发展。

3.阐释内涵　采用Delphi专家评分法等手段，首次证实了药材商品规格等级的客观性、科学性和可传承性，建立了药材性状鉴别系列定量化评价方法和指标；揭示了20种重要道地药材商品规格等级与化学组分和生物活性的相关性，为传统药材商品规格赋予了现代科学的内涵。

4.构建标准　根据本项目研究成果，结合药材商品规格等级市场现状，兼顾科学性和可操作性，重新制订了大黄、附子等20种常用大宗药材商品规格等级行业标准（建议案），为建立具有中医药特色且能引领国际的中药质量标准体系提供了重要借鉴。

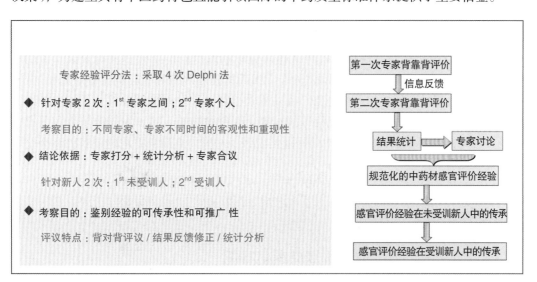

图3-22-1　中药材商品规格等级Delphi法鉴定规程

5.弘扬非遗　通过本项目研究及成果推广，培养了一批优秀中青年药材经验鉴别人才，有利于保护和传承我国这一宝贵的非物质文化遗产；同时逐步形成了药材商品规格等级研究方向，引起了行业内外的关注和重视，促进药材商品规格等级成为我国中药和天然药物研究的重大和特色课题。

特别值得一提的是，通过该项目研究，首次证实中药材传统经验具有科学性和可传承性，研究成果于2011年在美国著名杂志《公共科学图书馆·综合》（*PLoS One*）在线发表。以大黄为例，采用特尔菲法（Delphi）对若干批次、不同商品规格等级的中药材进行鉴别分类。研究结果表明，不同专家的传统经验鉴别结果的一致性达到85%，同一专家在不同时期的药材经验鉴别可重现性达90%，证实了中药材经验评价方法是客观、可重现的；课题组进一步分析还发现，鉴定专家的从业时间越长，其鉴别结果的重现性越高（$P<0.05$），说明经验积累对药材的传统感官鉴定的重要意义。根据专家合议，遴选出药材经验鉴别的主要特征，如颜色、质地、气、味等，并分别给予不同的权重，建立了客观可量化的中药材商品规格等级鉴别方法和标准。在此基础上，研制开发了可用于大黄商品规格等经验鉴别与品质评价的专用比色卡。

中药全球化联盟（CGCM）主席、美国耶鲁大学终身教授郑永齐院士认为，这项研究成果解决了中药材传统鉴别经验的客观性、科学性和可传承性问题，为建立具有中医药特色且引领国际传统药物标准的质量控制体系提供了新的研究思路和启示，对促进传统中医药文化的国际化认可和传播也具有重要参考价值。

根据国家中医药行业科研专项项目（我国20种重要道地药材的形成模式、商品规格及其行业标准的研究）等相关研究成果，肖小河教授和黄璐琦教授共同主编出版了我国首部《中药材商品规格标准化研究》专著。现在，开展并加快药材商品规格标准化研究，已成为国家中药现代化发展战略的重要组成部分。2015年中国中医科学院中药资源中心在商务部和国家中医药管理局的支持下，联合中国人民解放军第三〇二医院（现解放军总医院第五医学中心）全军中药研究所、中国药材公司等单位成立了中药材商品规格标准研究技术中心（联盟），组织开展药材商品规格标准研究和制定工作，旨在为推动我国药材商品规格的标准化和优质化，发挥市场配置资源的决定性作用，实现中药产业"选好药、创好药、用好药"的发展愿景，提供有力的科技支撑。

近年来，中药材商品规格标等级准化研究不断取得新的重要进展和成果。黄璐琦院士领衔制定了中华中医药学会团体标准《中药材商品规格等级标准编制通则》，并发布了226种中药材商品规格等级标准，还主编出版版了《中药材商品规格等级汇编》（上、下册）。与此同时，中药材商品规格等级标准化研究也被纳入国家发展改革委和国家中医药管理局共同组织实施的国家中药标准化项目，并成为其颇具特色的中药材标准化研究与建设内容。

三、问题与展望

（一）既存在研究不足的问题，更存在认识误区

经过多年艰苦探索，我国道地药材及商品规格等级研究取得一些重要成果，但是至

今尚未取得重大突破。究其原因可归纳为两大方面：一是道地药材及商品规格等级本身的复杂性和客观性；二是研究思路和技术水平的局限性。本团队认为，道地药材及商品规格的客观本质具有两重性，人们对道地药材及商品规格等级的认识存在众多误区和片面性，这可能是制约道地药材及商品规格等级研究的关键瓶颈之一。

误区一：认为道地药材的"地"就是指生态环境，道地药材的形成就是由环境因素决定的。其实，除自然因素外，人类活动对道地药材的形成与发展具有不可忽视的作用。特别是种植养殖技术、加工炮制技术对非天然野生道地药材品质的干预作用甚至要大于自然环境因素的影响。根据不同因素在道地药材形成中的贡献大小，本团队提出道地药材形成模式可分为5大类型：生态环境主导型、物种资源主导型、生产技术主导型、流通传播主导型、多因子关联决定型。

误区二：道地药材就是最好的药材，道地的一定比非道地的好。应当注意，一是同一道地产区，生态环境条件也不尽一致，或种养殖技术水平不尽一致，药材品质也参差不齐，道地性是优质药材的重要保证条件，道地优质药材才是最好的药材之一。二是由于历史、人文、地理、交通等因素局限，有些优质药材"养在深闺无人知"，它们尽管不是道地，但可能胜似道地。

误区三：药材道地性越强，规格等级越高，其有效成分含量越高。一方面，有效成分或指标性成分含量是评价中药品质的重要指标，但不是"金标准"，成分指标难以客观全面地反映中药的内在品质。另一方面，非道地药材比道地药材（指标性）成分含量高，药材边角余料比优良规格等级的成分含量还高，这种现象屡见不鲜。如人参叶含人参皂苷可达10%，人参须含人参皂苷约5%，正品人参含人参皂苷2%左右。此外，初生代谢产物如糖类、脂类、蛋白类等对道地药材的感官品质指标具有显著的贡献度。

误区四：道地药材及商品规格等级是不变的，道地与非道地药材是截然可分的。这是因为：一是某种药材的道地产区不是固定不变的，会随着历史的变化而变迁。据考证，人参最早的道地产区是在山西上党一带，后来才演变发展到东北长白山地区。近年来，随着我国城市化发展，原来产于郊区农村的道地药材，产地不断被蚕食，甚至丧失殆尽或被迁他乡，如产于杭州桥的杭麦冬，产于四川双流的姜黄和郁金，产于广州石牌的藿香。二是随着中药材GAP种植的技术发展和医药文化历史的积淀，新的"道地产区"或"道地药材"将不断涌现。三是无论是地理分布区域，还是外观性状和内在品质，道地与非道地是相对的和连续的，不一定有明显的间断。

（二）既要加强标准化研究，更要突破"优质优价"的政策瓶颈

本团队认为，无论道地药材研究，还是商品规格等级研究，还是中药标准化研究，都是旨在保证中药质量稳定可控。从某种程度上讲，中药质量问题既是个科技问题，更是个技术政策问题。在我国，由于医疗改革及医药招标采购制度的实施，作为医药产品的中药，患者和医生虽是终端的消费者或客户，但很少有选择的决定权，特别是"低价中标"采购导向使得优质医药产品在市场竞争中难以获得应有的竞标优势。中药优质优价是中药标准化建设与产业高质量发展的最有力推手之一，但目前我国药品包括中药"低价中标"现象普遍盛行，优质中药在市场上难有优价的回报，严重挫伤了广大药企、药商和药农乃至医疗机构的积极性，影响了中药产品质量的全面提升。所以从某种程度上讲，中药质量问题既是个科技问题，更是个政策问题。对此，本团队提出以下建议：一是开展并加强符合中药材产业特点的药物经济学研究，为制定中药优质优价提供理论和技术支撑；二是有关管理部门联手施策，推动建立中药"优质优价"相关政策和机制，实现优质中药产业高质量发展，让老祖宗留下来的中医药宝库为人类健康做出更加伟大的贡献。也只有这样，中国道地药材及商品规格等级研究成果，才会更好地造福人们不断增长的健康美好生活需求。

参 考 文 献

Wang JB，Zeng LN，Zang QC，et al. Colorimetric Grading Scale Can Promote the Standardization of Experiential and Sensory Evaluation in Quality Control of Traditional Chinese Medicines. PLoS One，2012，7（11）：e48887

段金廒，肖小河，宿树兰，等. 中药材商品规格形成模式的探讨——以当归为例［J］. 中国现代中药，2009，11（6）：14-17

肖小河，陈士林，黄璐琦，等. 中国道地药材研究20年概论［J］. 中国中药杂志，2019，34（5）：519-523

肖小河，黄璐琦. 中药材商品规格标准化研究［M］. 北京：人民卫生出版社，2016

肖小河，夏文娟，陈善墉. 中国道地药材研究概论［J］. 中国中药杂志，1995，（6）：323-326＋382

第23章

中药质量评控新策略和方法：生物效应评价

中药的质量评控是中药标准化现代化发展的关键问题之一，也一直是中医药研究的难点和热点。由于中药本身的复杂性，以及科学技术条件、研究思路和方法等因素的局限，现行中药质控模式和方法不仅难以有效地评控中药的质量，更难以反映其安全性和有效性。

为了破解中药质量评控难题，在科学审视中药、化学药与生物药在质量评控策略的差异性及效能的基础上，本团队提出中药质量标准不仅要借鉴化学药的评控模式和方法，更要借鉴生物药的评控模式和方法。同时还可充分发挥道地药材在中药质量评控中的独特作用和优势，探索构建基于道地药材和生物效价检测的中药质量评控创新模式和方法，进而为促进中医药事业和产业高质量发展提供有力的技术支撑，也为"我主人随，兼容并蓄"制定国际传统药物质量评控方法和标准体系贡献中国智慧和力量。

一、当今我国中药质量评控发展现状：问题与症结何在？

现行中药质量评控的基本模式是借鉴化学药质量评控模式而建立的，化学成分定性定量检测是其核心内容。对于化学药而言，其成分组成单一，化学结构清楚，化学成分定性定量检测可以直接且全面反映其内在质量，并密切关联其安全性和有效性。但对于中医理论指导下的中药，尤其是复方制剂，检测一种或多个化学成分特别是指标性成分，不仅难以直接和全面反映其内在质量，更难以密切关联其安全性和有效性，这是中药与化学药品质量标准的根本区别。

如极其名贵的冬虫夏草主要检测腺苷，临床常用的板蓝根主要检测精氨酸，而腺苷和精氨酸既不是其主要有效成分，也不是其专属性成分，检测它们对其中药质量评控几乎没有实际意义。即使是检测有效成分，往往量效关系不明显，也难以实现对其中药质量进行有效评控，如人参的主要药效物质为人参总皂苷，人参（主根）一般为2%，人参须约含5%，而人参叶可达10%，如以此指标评价人参类药材质量，岂不可以得出人参叶优于人参须、人参须优于人参（主根）之怪论？这是广大中医师、药农、药商及广大老百姓都难以接受的。更何况至今为止，大部分中药的有效成分仍未得以阐明。据统计，《中国药典》（2005年版）（一部）共收载中药材（含饮片和提取物）572种，其中只有60%有过化学成分研究报道，约20%进行过较系统的化学成分研究，至今已阐明其有效成分的品种不到5%。

近几年来，化学指纹图谱技术在中药生产质量评控得到了较广泛的应用，但亦存在一些不可避免的问题：①中药化学指纹图谱只是中药部分成分的"化学条形码"，不能对所有成分进行全面控制，有相当一部分药物成分难以用常规的色谱或光谱方法检识，如多肽、多糖类等；②中药化学指纹图谱对保证产品质量一致性和稳定性有促进作用，但同样难以反映其安全性和有效性；③中药化学指纹图谱的重现性、专属性和代表性等尚需深入研究。

二、中药质量评控模式和方法抉择：参鉴化学药还是生物药？

当今国际上药品可划分为3大类，即中药、化学药和生物药，三者生产质量评控策略各异（图3-23-1）。

世界三大药品的组分复杂性与质量评控策略比较

药品类型	药品组分的复杂性	生产要素对质量影响	质量控制模式方法	中国药典管理策略
化学药	单一成分	几无影响	检测全部成分	只收载质量不收载工艺
生物药	单一组分	影响很大	检测成分＋活性	既收载质量还收载工艺
中 药	多个组分	影响很大	检测个别成分	既收载质量还收载工艺

图3-23-1 化学药、生物药、中药三者组分复杂性与质量评控策略比较

1.从物质内涵看，中药"贴近"生物药而"远离"化学药。化学药几乎都是单一成分；而中药与生物药都不是由单一成分组成的，中药是由一类甚至多类化合物组成；生物药通常由分子量在一定范围内的多肽或蛋白类物质组成，两者具有很大的相似性。

2.从生产工艺对物质内涵的影响看，也是中药"贴近"生物药而"远离"化学药。化学药的生产工艺和条件可以千变万化，但其物质内涵是几乎唯一的和不变的，如维生素C制备工艺有莱氏法、一步合成法、二步合成法、新二步合成法等，但最终产品维生素C的成分和结构是不变的；生物药的物质内涵与生产工艺和条件密切关联，生产工艺和条件不同，物质内涵就不同，药物性质和药效都有不同；中药同生物药一样，物质内涵与生产工艺和条件密切相关，品种、产地、种植条件、采收时间、炮制工艺、制剂工艺和条件等环节和因素的改变，都可能影响其物质内涵，当然也会影响其药品性质和药效。

3.从内在质量评控模式和方法看，却是中药"远离"生物药而"贴近"化学药。化学药以含量测定进行质控，化学成分含量与安全性和有效性直接关联；生物药是以生物效价检测为主要质控手段和指标，也测定化学含量，但一般只作为纯度考察规定；中药

采取定性鉴别和指标成分含量测定方式进行内在质控，没有生物活性或生物效价检测项规定。

4.从原料、半成品和制成品的生产质量管理看，中药既不"贴近"生物药也不"贴近"化学药。化学药的质量标准是独立的，《中国药典》（二部）只收载化学药质量标准，不收载其生产工艺；生物药质量标准是不独立的，与制备工艺相依存，并且《中国药典》（三部）对生物药从原料、半成品到成品实行生产质量一体化管理；中药质量评控标准是相对独立的，《中国药典》（一部）对中药制剂没有明确的原料药、半成品和成品之分，只有成品质量标准，没有半成品质量标准，原料药——药材质量标准是独立于制剂之外的。

上述分析强烈提示，中药应"贴近"生物制品的质量监控模式，而不应"贴近"化学药的质量评控模式。对于中药产品，从某种程度上讲，生物效应评价比化学成分含量测定更具实际价值和优势。

三、中药质量生物效应评价发展：既有前世，又有今生

中药质量生物评价可分为两大类：一是基于遗传信息的中药基原DNA分子鉴定，如RAPD、DNA条形码等，主要用于中药基原鉴定；二是基于生物效应的中药生物效价或活性检测，主要用于中药质量的优劣评价。前者是中药基原鉴定的新方法和重要发展方向，已有专文综述介绍。本文主要就后者进行研究与讨论。

中药质量生物效应评价方法并不是近现代才出现的，实际上相关理念和方法自古有之。早在东汉时期的《神农本草经》记载："神农尝百草，一日而遇七十毒"，某种程度上就是古代的临床毒理评价；宋代《本草图经》记载人参品质的评价方法，即口含人参走三五里，若气息自如则说明人参为真，这好比通过临床药理评价中药质量和真伪的方法；明代《本草纲目》记载生猪血测试苎麻活血化瘀功效，也是古代的体外药理学评价方法。从这些原始和朴素的方法可以看出古人已有"生物效应评品质"的理念。

生物效应评价法是在严格控制的试验条件下，通过比较标准品和供试品对生物体或离体器官与组织的特定生物效应，从而控制和评价供试品的质量或活性。生物效应评价适用于结构复杂或理化方法不能测定其含量，或理化测定不能反映其临床生物活性的药物。将生物效应评价方法引入中药质量评控体系，不仅可以鉴定品种和质量，而且可以评价药效，甚至观察毒副作用，尤其是在无法对中药未知复杂成分用成分检控的方法控制其质量时，更能凸显其优越性。应当指出的是，生物效应评价只是质量控制方法和标准体系的有益补充，可以说化学成分检测在把关中药"真伪"方面更具有优势，生物效应评价把关中药"优劣"方面更具有优势。

20世纪50年代，我国生药学的泰斗楼之岑教授采用小鼠腹泻效价评价大黄质量，但此后近50年该研究几乎为空白。进入21世纪，随着人们对中药质量化学评价局限性认识越来越清楚及生物技术方法的迅猛发展，一批药学工作者展开了新一轮的中药质量生物效应评价研究，如唐元泰主要开展中药注射剂中内毒素测定，王志斌主要针对活血化瘀中药开展效价检测技术研究。肖小河研究员团队从理论、方法、技术和标准等方面

对中药质量生物评价开展系统的探索与创新研究，成功创建以生物评价为核心的中药质量评价方法体系，较为系统地建立了符合中药特点的生物评价理论、方法和系列关键技术。自2010年开始，历版《中国药典》正式收录《中药生物活性测定指导原则》，指出中药质量控制由单一指标成分测定向活性成分及生物测定的综合检测过渡；2015年美国FDA发布了《植物药研发指导原则（草案）》，明确将生物效应评价（biological assay）作为植物药在美国新药注册评审的重要内容，用于植物药开发评价的全过程。2016年，国家食品药品监督管理总局将"基于生物效应评价的中药质量一致性与安全性评价研究"建议为"十三五"国家科技重大专项立项，中华中医药学会团体标准立项研制以生物评价为核心的《中药品质评价方法指南》；2020年，肖小河研究员领衔制定了国家药品监督管理局《中药生物效应检测研究技术指导原则（试行）》。这些重要事件和法规，标志着中药质量生物评价的理念、模式和方法，已成为国内外中药和植物药质量评控发展的共识性方向，当前正进入中药质量生物效应评价时代，具有极为重要的时代意义。

四、中药质量生物效应评价的技术要求和主要方法

（一）中药质量生物效应评价的技术要求

中药质量生物效应评价应符合药理学实验的主要基本原则，药品质量检验、药物分析学，以及医学伦理、动物伦理、生物安全等基本要求，具体要求可参考现版《中国药典》（四部）有关生物检定的条目。针对中药特点，相关技术要求还需做如下考量。

1.与药效或毒性的关联　优先选取已知或预期作用机制的评价方法和指标。作用机制尚不清楚时，也可考虑采用替代的生物效应检测方法和指标。中医病证及中药功效往往难以用单一指标表达，应尽可能考虑采用多种方法和指标进行研究。

2.生物试验系的选择　可选择的试验系包括整体动物、离体组织、（类）器官、细胞、微生物、受体、离子通道和酶等。在能够保证评价结果与临床疗效和安全性的关联性的前提下，应优先选择相对简便、可操作性强、经济性好的试验系。

3.参照物的选择及标定　理想的参照物选择应是与供试品在化学组成和（或）生物效应方面具有同质性。中药成分复杂，化学同质性好的参照物往往难以获得。可根据以下条件选择适宜的参照物：①在选定的生物试验系上，与供试品具有相同或相近的生物效应；②生物活性（效价）可标定，稳定性好；③质量均一，可溯源。参照物可采用单一成分、对照药材、对照药材提取物等。

中药参照物的标定方法一般选择与该供试品质量控制相同或相近的方法，可分为生物效应测定和理化测定。

4.供试品的预处理　应综合考虑中药整体发挥疗效和临床用药特点，选择与临床用药方式或生产工艺相近的提取溶媒和方法。对于采用细胞、酶、受体等体外试验系时，应充分考虑鞣质等物质对测定结果的干扰。必要时，可采用人工胃液、人工肠液等仿生提取，或采用含药血清、肝微粒体酶系共孵育产物等作为供试品。

5.测定方法学的要求　根据不同生物效应评价方法的特点及应用目的，有针对性地开展专属性、线性范围、精密度、重复性、准确性、稳定性、检测限、可信限、可靠性验证、适用性及耐受性等考察。生物效应检测在重复性、稳定性等方面通常不及理化检测，其方法学要求应根据实际情况合理设定。

6.试验设计和统计分析　生物效应评价用于中药质量控制的试验设计，可分为生物效价测定法和生物活性限值测定法。生物效价测定法可优先选取量反应平行线法，其他可选的试验设计还包括质反应平行线法、斜率比浓度测定法、平均剂比较法等。在难以选择合适参照物的情况下，也可以采用生物活性限值测定法。

生物效应评价用于中药质量控制时，检测结果应符合生物统计学要求，对检测结果进行可靠性检验，根据结果的变异性确定效价范围和可信限率（FL%）等。

（二）中药质量生物效应评价的基本方法

用于中药质量生物效应评价的技术方法较多，可分为定性检测、定量检测及定性兼定量检测，亦可分为特异性检测、非特异性检测，还可分为安全性相关的检测、有效性相关的检测和质量一致性相关的检测。针对中药多组分、复杂性的特点，结合现代生物技术的发展，亦可建立和采用一些新技术和新方法。根据评价的目的和需求，可选择多种生物效应检测方法进行综合评价（图3-23-2）。相关评价方法包括但不限于以下内容。

1.生物效价/生物毒价测定　在特定的试验条件下，通过对比供试品与参照物对试验系的特定生物效应，按生物检定统计法计算出的供应品相当于参照物的生物效应强度单位（效价）。以评价毒性为目的称为生物毒价。实验的设计多采用量反应平行线测定法，根据生物反应的性质也包括质反应平行线法、斜率比浓度测定法、平均剂比较法等。

2.生物活性限值（直接活性测定）　在难以选择合适参照物的情况下，也可以采用生物活性限值测定法，即通过测定药物引起生物活性反应的剂量，并以此为指标（为依据）判定药物是否符合规定的一种质量控制方法。该方法多被认为是定量或半定量的方法。

3.生物效应响应谱　在特定的试验条件下，供试品作用于试验系所表达出的一组或多组特征生物效应信息，包括基因表达谱、蛋白质表达谱、代谢物表达谱、生物热动力学表达谱、生物自显影薄层色谱等。

4.效应成分指数　这是本课题组原创的新方法。效应成分指数指基于效应加权的多成分含量综合量化评价的方法，即根据药效或毒性成分的生物活性强度作为成分含量的权重，计算全部药效或毒性成分的效应总和。当仅用于安全性评价时，亦可称毒性成分指数。

5.生物标志物分析　在特定的试验条件下，能够反映供试品有效性、安全性和质量一致性相关信息的生物物质或指标，通常应具有一定的特异性，包括与作用机制相关的基因、蛋白质、代谢物等内源性物质。

本课题组创建中药质量生物评价系列方法：6 类

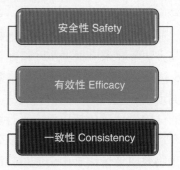

1. 直接活性测定 Bioactivity Assay
2. 生物效价测定 Biopotency
3. 生物毒价测定 Toxic potency
4. 效应成分指数 Efficacy-constituent Index
5. 生物效应响应谱 Bio-response Profiling
6. 生物标志物分析 Bio-marker detection

安全性 Safety

有效性 Efficacy

一致性 Consistency

图3-23-2 中药质量生物评价系列方法

五、生物效应评价在中药质量标准化研究中的应用

我国多个团队在中药质量生物效应评控的应用研究方面开展了系列探索工作，建立了一系列反映中药功效与毒性的评价方法，包括泻下、抑菌、强心、止血、抗病毒、抗炎、解热、抗凝血、最小致死量毒价、肝细胞毒价等。此外，我国其他学者近年还建立了基于凝血酶时间测定的白及止血效价、基于活化部分凝血活酶时间测定的三棱抗凝血效价、基于离体心肌模型心律测定的附子抗休克生物效价、基于红细胞数测定的当归补血效价等评价方法。本文重点介绍本团队课题组建立的中药质量生物效应评价方法及其运用（图3-23-3）。

中药质量生物评价与精准控制的示范应用

（1）生物效价检测： 药效物质不清的中药（板蓝根，动物药等）

大复方制剂（连花清瘟胶囊、妇科千金片等）

（2）生物毒价检测："有毒"中药质量（川乌，附子，雷公藤，何首乌等）

（3）效应成分指数： 毒效成分较清楚的中药（附子，丹参，大黄等）

（4）生物效应响应谱： 中药注射剂质量监测（双黄连，清开灵，益气复脉等）

图3-23-3 中药质量生物效应评价方法及应用

（一）药效物质不清中药材及大复方制剂的质量评控

以板蓝根、连花清瘟胶囊、妇科千金片等为代表，先后建立了基于流感病毒神经氨酸酶和血红细胞凝集试验的板蓝根抗病毒活性检测方法，以及基于管碟法和基于生物热动力学法的板蓝根抗菌活性检测方法，其中基于血红细胞凝集试验的板蓝根抗病毒活性检测方法已通过中国食品药品检定研究院技术复核。

（二）常用"有毒"中药的质量与安全性控制

以附子为代表，建立了基于最小致死量检测的乌头类中药的毒价测定法，为乌头类中药质量评控及合理用药提供了客观准确的技术方法保障。研究表明，供试药材中的毒价（乌头碱当量）远大于目前药典规定检测的3种双酯型生物碱的绝对量（约20倍），证明本方法比现行化学含量测定方法能更加准确可靠地反映乌头类中药整体毒性。以毒价作为统一的毒性标示对药材生产、加工、炮制等环节质量进行序贯控制，医生在临床上即可以根据标示毒价调整剂量，保证用药安全。此外，还建立了基于肝细胞毒价检测的何首乌、雷公藤等临床常见导致肝损害中药质量评控方法，为从药材质量评控角度提高和保障中药临床使用的安全性提供了支撑技术。

（三）中药材道地性与商品规格等级的生物评价

道地药材及其商品规格等级是历代中医评价药材质量优劣的"金标准"。采用生物评价技术，建立道地药材、规格等级的评价方法和标准，对保证中药产品品质和临床疗效，具有重要的历史和现实意义。研究发现，不同商品规格的大黄药材泻下生物效价差异显著，产自传统道地产区的大黄泻下效价显著高于非道地产区；不同规格等级大黄药材的泻下效价相差3倍以上，但相同商品规格的大黄泻下效价与商品等级高低无明显相关性；三七止血生物效价也与商品等级的划分无关。目前主要基于药材大小设置的商品等级不能有效反映药材质量优劣，因此提出效价等级的概念，使药材质量标准直接关切临床疗效，为临床合理用药提供参考。

（四）名贵常用中药的质量评控与代用品开发

以牛黄、冬虫夏草、麝香、阿胶等为代表，先后建立了基于生物热动力学的牛黄、冬虫夏草质量生物评价方法，以及基于抗COX-2的抗炎活性麝香质量生物评价方法，为解决珍稀名贵中药长期缺乏有效的质量评价方法提供了新的技术手段；同时，也为濒危品种替代和组分中药的研制提供了关键技术和重要线索。

角甲类动物药成分相似（角蛋白）、质量评价难度大、濒危品种能否/如何替代等问题十分棘手。课题组建立了角类动物药解热（兔内毒素发热模型试验）、抗凝血（酶反应动力学试验）、抗炎（环氧酶Ⅱ试验）等生物效价检测方法，首次发现穿山甲具有明显的解热活性，为开发新的临床功效和药用资源提供了研究线索；实现了对成分雷同、功用迥异的角甲类动物药质量的有效甄别；进一步发现部分濒危动物药在特定功效上的潜在替代品，如山羊角是羚羊角的解热活性潜在替代品、龟甲是穿山甲的免疫调节活性潜在替代品。

（五）在中药注射剂质量评控与临床合理用药中的应用

1.中药注射剂质量一致性与稳定性的生物监测　以双黄连、益气复脉、清开灵注射剂为代表，建立了基于化学指纹图谱与生物热活性指纹图谱关联检测的中药注射剂质量波动监测方法，突破了单一化学指纹图谱技术的局限性，为更全面反映同一厂家不同批次或同一品种不同厂家产品的质量差异及为构建不良反应早期预警机制提供了新的科学依据与技术支持。还建立了基于肥大细胞脱颗粒和生物细胞指纹图谱检测的中药注射剂质量一致性与早期不良反应方法。

2. 基于生物热动力学表征的中西药注射剂无菌快速检测　注射剂无菌检测现行方法（药典法和代替检测法）灵敏度低、检测周期长且易存在假阳性现象，已成为药检药监、生产企业等亟待解决的棘手问题，微生物污染也已成为注射剂临床不良反应发生的原因之一。从生物热活性角度入手，建立了基于生物热活性谱表征的注射剂无菌快速灵敏检查方法。实现了无菌检查从14～17日（药典法）的检测周期缩短至24小时，检出浓度小于1CFU，且可依据微生物生长代谢中能量变化特征指纹谱，初步判断微生物类型（溯源性），有助于实现对污染源的快速锁定与发现，提高解决实际问题的能力。

3. 基于化学热动力学表征的中西药注射剂无菌快速检测　临床上中西药注射剂临床配伍联合用药时有发生，但能否配伍联合使用缺乏充足的科学依据，如何客观评判亟待加以解决。分子间发生的化学反应常伴随吸热或放热变化，本团队创建了基于化学热动力学表征的中西药注射剂临床配伍相容性快速灵敏检查新方法，为中西药注射剂临床配伍用药提供新的科学依据和技术支持。

六、生物效应评价在中药新药全生命周期中的拓展应用

生物效应评价不仅可用于指导中药质量控制标准制定，同时还可用于中药研发中的处方筛选、工艺优选、药理毒理评价、临床试验及上市后再评价等环节，支持和指导中药新药全生命周期的有效性、安全性和质量一致性评价。类似的在2015年美国FDA发布的《植物药研发指导原则（草案）》将生物效应评价作为植物药新药注册评审的全过程，包括质量评价与控制以及临床前药理学评价和上市后疗效再评价。

（一）中药临床处方的评价和优选

中药新药研发周期长、投入大、风险高，在早期采用关联功效、适应证或作用机制的生物效应检测方法，对处方的有效性、安全性进行初步评价和组方优选，有助于明确其临床定位、突出治疗特色、阐释作用机制等，更好地保证疗效与安全性。此外，借助生物效应评价方法，与处方近同的上市中药进行效应相似性评价，有助于从处方源头上避免中药新药研发的低水平重复。

针对经典名方的处方遴选，也可采用适宜的生物效应评价方法进行初筛。处方有效性、安全性的初步评价，可优先选择与作用机制关联性高的生物效应检测方法和指标。处方相似性评价，可优先选择综合性评价方法和指标，如效应成分指数、生物效应响应谱等。

（二）中药制剂工艺的筛选与优化

中药提取、精制、浓缩、干燥、成型等制剂工艺对中药新药临床疗效、安全性和质量一致性有重要的影响。目前，以指标性成分及转移率为指标对制剂工艺评价存在一定的局限性。可考虑采用与中药新药已知或预期作用和机制相关的生物效应评价方法，

对中药新药的制剂工艺及条件和参数进行筛选和优化，提高中药新药生产工艺的研究水平。

（三）中药药效学和毒理学评价

中药新药药效学和毒理学评价时，可采用关联供试品已知或可预期的作用机制和靶标的生物效应评价方法及指标，支持和指导选择更适宜的评价模型和指标，优化给药剂量设置，探索作用机制等。鼓励采用生物效应评价方法，开展中药新药药效动力学和毒性动力学研究。

在中医证候模型的建立和评价中，鼓励采用关联临床证候的生物标志物（群）等生物效应检测方法，支持和指导基于证候动物模型的中药药效学及毒理学评价。

（四）中药新药临床试验

中药新药临床试验中，可采用生物效应评价方法对供试品和安慰剂进行评价，以保证临床试验用不同批次供试品之间的质量一致性，同时排除安慰剂本身的生物效应对供试品临床疗效评价可能产生的干扰。

基于临床试验者的生物样本（如含药血清），鼓励采用生物效应评价的方法，开展药效动力学和生物利用度研究，辅助评价供试品的临床疗效及剂量-时间-效应关系，筛选发现药效成分及可能的作用机制。

（五）中药上市后再评价和变更

中药新药上市后，可采用生物效应评价方法，支持和指导中药安全性和有效性的再评价，以及相关变更的评估。

安全性再评价方面，可采用生物毒价、生物效应响应谱、生物标志物等生物效应检测方法，对新发现的中药安全风险信号进行辅助识别与评价。

有效性再评价方面，可采用生物效价、生物效应响应谱、生物标志物等生物效应检测方法，对适应证和适用人群精准定位进行辅助评价。

变更评估方面，针对原材料的产地、品种、采收季节、种植方式和加工炮制，提取、精制、干燥、成型等生产工艺以及设备、辅料、包装、有效期及贮藏条件等变更，可采用生物效应检测方法评价其变更的程度和性质。

生物效应检测还可辅助用于用法用量调整、改变剂型或给药途径、增加功能主治、同名同方药一致性等评价。

七、克服认识误区，让中药质量生物效应评价行稳致远

理论上，中药质量生物效应评价适合所有的中药质量评控，也是未来中药质量标准化发展的重要方向。目前看来，尚有一些认识上的误区及许多现实问题有待解决。

（一）不要把生物效应评价与理化检测等常规质控方法对立起来

中药质量生物效应评价与临床疗效和安全性关联更紧密，但不是说要取代或减少化

学和常规检验方法。化学和常规检验是中药质量生物效应评价的物质化前提，生物效应评价可进一步补充现有质量评控体系在质量"优劣"评价的不足。因此生物效应评价是现有质量评控方法和标准体系的有益补充，而不是相互排斥或取代。

（二）不要将中药质量生物效应评价与药理药效学试验等同起来

中药质量生物效应评价的目的是评控中药产品质量，而不是筛选和发现中药药理作用，更不是探讨中药药理作用机制。生物效应评价可以是关乎终端的评价指标，如体温之于解热作用；也可以是关乎机制过程的评价指标，如蛋白酪氨酸激酶之于评价肿瘤药物；还可以采用针对病因的指标，如乙肝病毒转染肝癌细胞 2215 模型之于抗乙肝药物。如抗乙肝药物对 2215 细胞模型肯定有效，但不能说对 2215 细胞模型有效就能说明或证实该药可以用于治疗乙肝（抗病毒），但不可否认抗乙肝药物的生物活性或效价大小可以用 2215 细胞模型加以评价。

（三）不要从方法考察学角度对中药质量生物效应评价求全责备

不可否认，中药质量生物效应评价的方法学指标如专属性、准确性、精密度、线性范围、检测限度、耐用性等是不及理化检测的。本团队认为，应以客观和辨证的观点来看待中药质量生物效应评价的方法学问题。

1. 关于生物评价指标的专属性　中药质量生物效应评价的主要目的在于评价优劣，应关注方法的特异性，不宜过分强调方法的专属性。反过来说，化学评价方法也不是都具有专属性，如黄连是含有小檗碱的，含有小檗碱的却不一定就是黄连，但不含有小檗碱的一定不是黄连。类似地，黄连具有止痢作用，但具有止痢作用的不一定就是黄连，但不具有止痢作用的一定不是黄连，因此用止痢活性（效价）评价黄连质量优劣是可行和恰当的。

2. 关于生物评价指标的代表性　诚然，对于中药质量评价，生物效应评价指标是越多越好，或是能越直接、越全面反映其功能主治越好。但有时指标过多反而难以体现主次和重要性，过多的指标还浪费人力和物力。一个中药的成分十分丰富，我们不可能也没有必要检测所有成分，而是重点控制少数重要或有代表性的成分，但同时可结合化学指纹图谱控制整体质量轮廓，取得指标控制力和经济性之间的平衡。类似地，中药质量生物效应评价也应针对中药的 1～2 个主要功效，建立相关性好、操作性强的生物活性检测方法，如能再结合生物活性指纹谱，就可以更好地服务中药产品质量评控。

3. 关于生物评价方法的精准性　生物评价的方法学指标如专属性、准确性、精密度、线性范围、检测限度、耐用性等是不及理化检定的，如一般理化检定结果相对误差范围为 ±5%，生物评价的相对误差范围（称可信限率）为 ±15%。理化检定结果误差虽小，但与安全性有效性不一定有关联；而生物评价测定结果虽然误差较大，但可以反映其安全性、有效性的相关信息。生物评价由于采用药效药理学实验设计方法，仍然具有较好的重现性和稳定性。

4. 关于生物评价方法的可及性　由于生物体系固有的特点，生物效应评价方法的成本相对较高，操作相对复杂，对检测实验室条件的要求也相对较高，在一定程度上限制了中药质量生物效应评价方法的普及推广。然而，当前生物技术发展日新月异，生物技术人才也不断涌现，中药质量生物效应评价的可实施性已不可同日而语，相信在不远的将来，生物效应评价模式和方法将成为中药质量评控的关键和重要内容。

八、结语与展望

从一定程度上讲，中药质量生物效应评价是涉及面广泛的一项系统工程。一是加强对中药质量生物效应评价的宣传，澄清业内人士对中药质量生物效应评价的诸多认识误区；二是加大力度，研制开发符合中医药特点且多快好省的药物质量生物效应评价技术和方法；三是鼓励企业开展中药质量生物效应评价，并将生物效应评价指标纳入国家药品"优质优价"等相关技术经济政策制度；四是做好药品质量监督检验机构对中药质量生物效应评价的职能划分，目前药品生物效应评价在药理或生物室，中药检测归中药室，要注意避免两家争或两不管的不利局面。我们有理由相信，今后生物效应评价将在中药标准化与新药研发中发挥更加突出的作用，为促进中药产业高质量发展、保障社会公众安全合理用药等提供强有力的技术支撑。

参 考 文 献

肖小河，金城，赵中振，等. 论中药质量控制与评价模式的创新与发展［J］. 中国中药杂志，2007，（14）：1377-1381

肖小河，王伽伯，鄢丹. 生物评价在中药质量标准化中的研究与应用［J］. 世界科学技术－中医药现代化，2014，16（3）：514-518

Gao D，Niu M，Wei SZ，et al. Identification of a Pharmacological Biomarker for the Bioassay-Based Quality Control of a Thirteen-Component TCM Formula（Lianhua Qingwen）Used in Treating Influenza A Virus（H1N1）Infection［J］. Front Pharmacol，2020，25（11）：746

第24章

中药质量评控新策略和方法：成分敲出敲入

中药质量控制是实现中药标准化、现代化、产业化、国际化的基础和关键，而药效物质辨识则是支撑中药质量控制的前提和基石。然而，由于中药自身的复杂性，以及研究思路、方法、技术条件和经费投入的局限性，使得中药药效物质研究一直进展缓慢，严格来说，绝大多数中药的药效物质基础尚不明确；由此导致现行主要基于指标性成分含量测定的中药质控模式陷入"难关药效，量而不准，难控难评"的窘局，成为制约中药现代化、产业化和国际化进程的瓶颈。

"找成分，测含量"是目前中药质量控制的主要方式。但是，这种以化学定性鉴别或指标成分定量测定为主的中药药效物质辨识与质量控制模式，并不能实现"找得准，测得准，定得准"的目的，难以体现中医药的整体观念，且与安全性、有效性关联不紧密，难以有效地指导和服务于临床合理用药。因此有必要从研究角度、思路、方法和指标体系等方面加以调整和创新，建立一套既能反映中医药整体性及整体效应，又具有普适性和经济性等特点，且紧密关联安全性和有效性的中药质量控制模式，最终揭示中药作用的药效物质基础及原理，促进我国中药现代化的发展。

为了探寻中药药效物质筛选与质量评控标准研究的新突破，本文在回顾性分析既有研究思路和方法的利弊的基础上，首次提出并构建基于"成分敲出敲入"（component knock-out & knock-in）的中药药效物质辨识与质量评控模式和方法，以期又准又快地锁定中药药效关键组分，实现中药质量标准"多也多不得，少也少不得"的愿景（图3-24-1）。

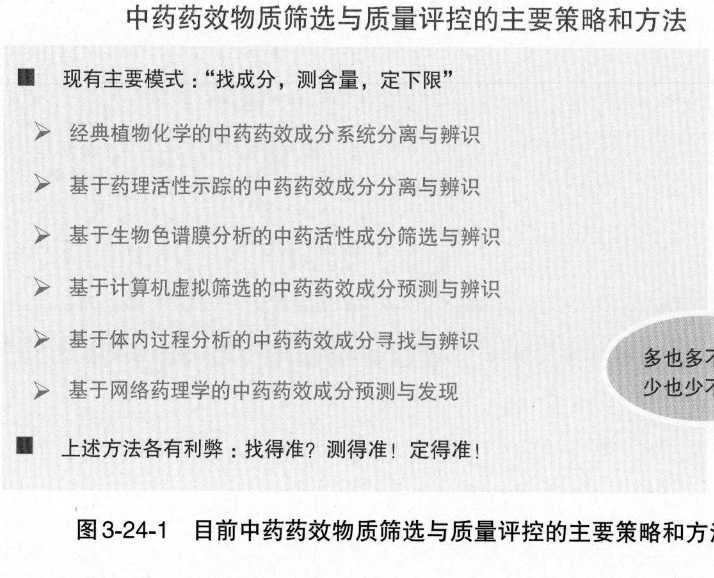

中药药效物质筛选与质量评控的主要策略和方法

- ■ 现有主要模式："找成分，测含量，定下限"
  - ➤ 经典植物化学的中药药效成分系统分离与辨识
  - ➤ 基于药理活性示踪的中药药效成分分离与辨识
  - ➤ 基于生物色谱膜分析的中药活性成分筛选与辨识
  - ➤ 基于计算机虚拟筛选的中药药效成分预测与辨识
  - ➤ 基于体内过程分析的中药药效成分寻找与辨识
  - ➤ 基于网络药理学的中药药效成分预测与发现

  多也多不得？
  少也少不得？

- ■ 上述方法各有利弊：找得准？测得准！定得准！

图3-24-1　目前中药药效物质筛选与质量评控的主要策略和方法

一、现行中药药效物质辨识模式和方法的利与弊

目前，中药药效物质辨识的基本研究思路主要有两种：一种是基于西方还原论和微观科学为基础的研究思路，即将中药这个复杂的系统分成不同层次，逐层研究其与药效的关系；另一种则是基于系统论或中药作用的整体性的研究思路，将中药作为一个整体来研究其与药效的关系。在这两种基本思路的主导下，形成了四大类中药药效物质辨识模式，它们对阐明中药药效物质各有优势，但也有其局限性，简述如下。

（一）传统的植化分离鉴定与辨识模式

长期以来，中药化学成分的研究多采用传统的植化（phyto-chemistry）研究思路。这是一条以发现新化合物为主要目的的研究模式，相关的中英文文献报道不计其数。其优势主要体现在分离纯化得到纯单体化合物后，能进行完整的波谱实验及理化性质测试，结构鉴定确切；此外，还可以对得到的新化合物进行相关生物活性测定。

但是，这种研究方法和模式：①盲目性大，分离路线缺乏系统性和完整性，微量及不确定成分的分离表征很少涉及。②缺乏继承和共享，多为低水平的重复工作，忽视了中药的系统性、作用的整体性及生物体内环（如pH、肠内菌丛、酶等）对中药复杂组分的影响。③中药化学成分分离与质量控制分析脱节。研究人员在研究过程中经常困惑地发现一些中药经过提取分离和逐步纯化后根本找不到对应药效的有效单体成分，给质量控制分析带去错误导向。④分离、分析操作烦琐、劳动强度大、周期长，样品消耗量大，并且单次实验辨识样品量有限。所以，利用该方法和模式获得高活性天然产物的成功率较低，距离现代中药所要求的"完全阐明其药效物质基础"的目标可能还很遥远。

（二）基于药理活性示踪的中药药效物质辨识模式

药理活性示踪（activity tracking）辨识是用于证明某种物质具有药理活性（生物活性、治疗作用）的实验方法。与传统的植化分离分析模式相比，该模式有利于获取有效成分或部位。人们在长期寻找药物的实践过程中，普遍倡导从中药整体、有效部位和有效成分3个化学层次及整体、组织、细胞和分子4个药理水平辨识中药药效物质，建立了大量用于中药药效物质辨识的模型，提出了"血清药理学"和"血清药物化学"等概念，在新药发现和研究中发挥了积极作用。

但是，该研究方法和模式有以下不足：①消耗样品量大，使用大量实验动物，劳动强度大、耗时耗力，并且单次试验辨识的样品量有限，不易实现一药多筛。②血清药物浓度较低，不同种属、不同年龄的动物对药物吸收差异较大；血清药物化学只关注了入血的成分，而未充分考虑入血成分在体内作用的靶标和入血成分的作用途径和方式。③忽略了"中医药的本原是整体"和"还原整合"的思想，易出现方药整体有效，但成分分离越纯越细，活性越弱甚至无效的情况。所以，该模式对中药的药效物质辨识存在一定的局限性。

（三）基于生物膜色谱分析的中药药效物质辨识模式

生物膜色谱（bio-membrane chromatography）分析技术是近年来国内外新兴的中药药效物质辨识模式。它根据药物与受体、运输蛋白、酶、细胞膜的相互作用的强弱不同而将不同的药物分离开来，能使活性成分的分离和辨识结合在一起，为避免成分分离和药效辨识脱节提供了一种可能的解决方式。该技术能较快地明确中药药效物质基础，排除非作用杂质成分的干扰，便于药理活性验证和活性追踪，是一种快速、高效的中药药效物质辨识方法。

但是，该研究模式具有以下局限性：①建立在受体学说的基础上，只能用于辨识具有明确靶点作用的中药活性成分，在应用上受到一定的限制；而且，中药成分与色谱膜或受体结合，只能表明该成分具有与该色谱膜或受体结合的能力，不能说明该成分即是活性成分。如西药中与受体结合的可能为激动剂，也可能为拮抗剂。②制作的生物膜的保存时间不长，目前不能商品化，推广也受到限制。此外，分离得到的中药活性成分的量，难以进行化学结构的鉴定和药理验证。生物膜色谱技术用于药效物质辨识的研究还刚刚起步，在应用和推广方面都存在一定的问题和困难。

（四）基于计算机虚拟筛选的中药药效物质辨识模式

该模式借鉴了现代药物化学的计算机虚拟辨识（computerized virtual recognition）的理念和方式，应用计算机作为工具进行的活性化合物发现与化合物药理活性预测的新型技术。采用该模式，可从中药化学分析数据和药效检测数据中辨析化学成分与药效间的复杂关系，快速发现关键药效物质，揭示中药复杂化学物质体系的药效物质基础，提高中药药效物质辨识过程的效率和针对性，同时减少大量人力、物力的投入。目前，该技术已在中医药领域得到了初步应用。

但是，该模式具有以下局限性：①仅仅是一个创新中药研究的辅助性工具，在中医药领域的应用刚刚起步，技术本身还需要进一步完善。而且，该模式主要基于大量的假设，其理论计算结果的准确性值得怀疑。②依赖于大量的数据库，给预测结果的可靠性和准确性带来不便。③缺乏一种有效的评价方法来评估目标化合物，现有的打分方法都存在着各自的缺陷和局限性，易出现假阴性、假阳性结果。不过近年来，随着计算化学、化学生物学、生物信息学等新兴学科方法的发展，网络药理学和分子对接方法为中药药效物质的筛选发现与作用机制预测提供了新的技术支撑。

总之，上述中药药效物质辨识模式各有利弊，存在的主要问题可概括为以下几类。

1.研究思路"工于分离解析，疏于还原整合"，忽视了"中药的药效作用是各种相对固定组成的成分相互作用（协同、拮抗）的结果，某一种活性成分不能代表其整体的疗效"的思想，研究结果难以体现中医药特点特别是多成分整合作用。

2.技术操作层面存在局限。如难以找到客观灵敏的药效评价方法和指标评价本身药效作用不显著或者成分间药效差异不显著的中药的药效作用；对单味中药及其总提取物或有效成分的分离和分析方法多种多样，得到的中药药效物质也是千变万化，所以，依靠有限的人力、物力和时间资源，难以从整体、组织、细胞乃至分子水平对所有的中药成分进行逐一的活性跟踪试验。

二、现行中药质量评控模式和方法的利与弊

中药的质量及质量控制是保证其临床疗效和安全性的基础，也是当前中药研究的热点和难点。自1963年以来，《中国药典》收载的每个中药品种项下的中药质量标准（鉴别、含量测定等）也在不断完善和提高。《中国药典》（2020年版）更加注重中药质量控制的专属性、合理性、整体性和均一性。中药的质量涉及原药材的种质、土壤、栽培、采收、加工炮制等多种环节。限于中药本身的复杂性、易变性和人们对其认知的程度，以及科学技术条件、研究思路和方法等因素的制约，人们一直在探寻、创新和发展中药质量控制模式。目前国内外应用较多的中药质量控制方法和模式主要有3种类型，简述如下。

（一）感官品质评控模式

感官品质评控模式即传统的基于"道地药材"的中药品质感官评价（sensory evaluation）模式（包括以药材的形态、性状、气味及一些简单的理化反应现象等）。"道地药材"是历代中医和老药工评价中药品质的"金标准"，是老祖宗、老中医、老百姓认可的"好药材"。中药材道地性及商品规格的感官评价应予以充分重视，发挥其在中药质量评价中的现实意义。近年来，本课题组采用4次Delphi法对大黄、黄连等药材的商品规格等级进行经验辨识，获得了药材等级快速评价比色卡等发明专利并开发了相关软件，证实了中药材感官评价经验的可靠性和科学性，为建立具有传统中药特色的中药材商品规格评价标准提供了现代科技支持。

但是目前对"道地药材"的评价标准，尚缺乏明确的定量特征，存在大量的模糊性概念，如"质坚""体大""气微香""味微甜而略带苦"等，不同的人往往会有不同的理解和判断，主观性强且影响因素较多，易导致"一等药材全出口，二等药材进医院，三等药材进药厂"及"药材好，而药不好"等现象。此外，老中医和老药工的评价经验缺乏继承和共享，其重现性和科学性往往受到怀疑，不利于感官评价的规范化研究及创新发展。

（二）化学质量评控模式

当前我国中药质量评价主要采用"唯成分论"的化学评价（chemical evaluatio）模式，即借鉴天然药物化学的研究思路建立的中药中某一个或几个"指标成分""有效成分"或"活性成分"的定性、定量分析方法，结合化学指纹图谱分析技术控制中药的质量。

1.基于单一指标性成分定量分析的中药质量控制模式　以已知的某一单一活性成分或有效成分为质量控制指标，通过定性和（或）定量分析，判断被研究中药是否"合格"。这种模式已沿用了半个多世纪，只是分析手段的更新和测定指标的更迭。

由于中药自身的复杂性，尤其是复方制剂，其疗效既不是单一活性成分的作用，也不是多种成分活性的简单相加，而是多个功能成分、多靶点协同作用的结果，所以，其"指标性成分"不一定是其专属性成分，也不一定是有效成分，检测任何一种指标成分

的活性均不能反映中药的整体疗效，也就是说分析的越细，目标越缩小，离中药的整体疗效的距离越远。迄今为止，《中国药典》（2020年版）中已阐明有效成分的中药品种很少，绝大部分中药的有效成分仍未得以阐明。而且，随着时间的推移和中（成）药品种的不断增加，这种通过对个别指标性成分进行定性和（或）定量分析来实现质量控制的模式对中药而言，其潜在的局限性和缺陷将逐渐凸显出来。

2. 基于化学指纹图谱和多指标性成分定量分析的中药质量控制模式　鉴于测定单一指标成分含量不足以确保中药质量的局限性，人们已经注意到对中药多指标成分的检测及一测多评法、化学指纹图的应用。中药化学指纹图谱能综合评价和全面控制中药的内在质量，尤其适用于有效成分不完全明确或不需要完全明确的中药材及中药产品。化学指纹图谱结合多指标成分的定量测定能提供比单一成分含量测定更丰富的有关质量的信息，被认为是鉴别中药真实性及评价质量一致性和产品稳定性的实际可行的模式，已逐步得到应用，特别是在现代中药注射剂质量控制中得到了广泛应用。但是该模式仍属于化学评价模式，未能关联药效，难以直接反映中药的安全性和有效性。

化学评价模式在中药质量控制与标准研究中仍存在一些误区和问题：①依然用化学成分的观点在中药的定位上建立其质量标准；②用某种或某些指标成分的含量测定评价和（或）代替中药的质量研究，不同功效的中药用同一种成分评价其质量；③测什么成分，测几个成分，选用何种测定方法，量的上下限如何确定等问题困惑着人们，且定量标准与安全性、有效性之间很难建立直接或必然的联系；④中药指纹图谱研究苛求图谱的质量，而忽视了中药本身的质量。这种"唯成分论"的"以管窥豹"或迂回曲折的中药质量控制模式和策略，未能全面有效地控制中药质量，既难以保证稳定可控，也难以保证安全有效。

（三）生物效应评控模式

生物效应评控模式又称"生物检定或生物效价检测法"（bio-assay）。是在严格控制的试验条件下，利用生物体或离体器官与组织的特定生物效应来评估药物的生物活性（包括药效和毒性），从而控制和评价药物的质量。2002年以来，肖小河研究员将这一基于"药物－生物反应"的生物检定法引入到中药质量控制和评价中，创建了基于生物测定的中药质量评价新模式和系列方法，通过检测生物活性谱和生物效价值，为定性定量表征和评价中药内在品质的真伪优劣及毒副作用，提供了具有原始创新意义的研究思路和关键技术。以此为基础建立的中药质量生物评价模式与有效性和安全性关联紧密，突破了"就药论药，就质量论质量，唯成分论质量"的局限性，开拓和引领了中药标准研究新的发展方向。目前中药质量生物评价方法已成为2015年版和2020年版《中国药典》及国家药品监督管理局颁布的《天然药物研究技术要求》的质量检测手段。

总体来看，与采用感官评价和化学分析进行中药质量控制相比，生物评价方法确有独特的优势，但目前仍存在一些问题：①生物活性测定与中药的"功能主治"只是部分相关而不能完全一致；②生物活性测定只能针对中药做主要的药效学验证研究，难以完全真实反映所有的功效；③生物个体的差异会导致生物测定的误差，方法的重现性和稳定性需要多次实验验证。

无论是传统的感官评价模式，还是目前广泛应用的化学评价模式，或是近年颇受关注的生物评价模式，迄今，我们还不能从真正意义上完全控制中药的质量。虽然"找成分，测含量"是目前中药质量控制的主要方式，但是据此建立的定量标准与安全性、有效性之间难以建立直接或必然的联系。为破解中药标准"量而不准，难关药效，难控难评"的困局，肖小河研究员在回顾性分析和总结性、前瞻性研究的基础上，重新审视中药标准的概念和内涵，提出了"中药大质量观"（Holistic Integrated Quality Control for TCMs）的研究模式，其基本思想包括：①中药质量控制模式不能拘泥于"组分论"，感官、化学和生物评价都是中药质量控制与评价必需的模式和手段，应从单一走向综合，实行多元化；②不能将中药质（品质）与量（用量）隔开来，两者应是一体化的。用量与质量相互关联，密不可分，量从质变，以质定量；③中药质量的控制范围要从量而不准走向量而又准，基本做到"多也多不得，少也少不得"；④中药的用量标准要从经验传承走向科学有据，使剂量不再是中医的"不传之秘"。"大质量观"的研究模式代表了今后我国中药质量控制与标准研究和制定的新的发展方向。

三、中药药效物质辨识与质量评控新方法：成分敲出敲入

为了探寻中药药效物质辨识与质量控制的新突破，加快我国中药现代化和国际化的步伐，本课题组借鉴"基因诊断治疗"策略，以中药"谱-效"关系为切入点，建立了基于成分敲出敲入（component knock-out/knock-in）的中药"谱-效"关系和"量-效"关系研究模式。通过成分敲出的策略分析和辨识中药关键药效组分，实现质控指标"找得准，测得准"；通过成分敲入的策略研究确定关键组分的"量-效（毒）"关系，制定科学合理的药效组分含量限量范围，实现质控指标"定得准"。该模式为多快好省地确定中药药效物质，建立"量而又准，关联药效，可控可评"的中药质量评价研究模式，实现中药"质量标准更加贴近临床，临床标准更有科学依据"的愿景提供了新思维和理论支撑。

（一）成分敲出敲入方法的研究思路与技术路线

中药成分的复杂性必然会导致其复杂的"谱-效"关系，也会导致其化学成分与药效作用之间的直接相关与间接相关、表面相关与内在相关、或然相关与必然相关的两重性。如何才能"快且准"地辨识中药化学成分与药效作用之间相关关系的客观真实性、"快且准"地锁定中药药效物质，又是一大挑战。面对这种复杂的局面和挑战，我们提出"系统分层辨识"的策略，即以中药整体为研究对象，在"谱-效"关系研究的基础上，采用溶剂系统分离法"敲出"得到目标组分，通过建立高效、灵敏、经济的药效评价方法，平行比较目标成分、阴性样品与中药整体的生物活性或药效，辨识可代表该中药药效的关键药效组分（主要药效组分/药效相关组分），为质控指标的选择提供依据，即"找得准，测得准"；然后采用敲入的办法，在阴性样品中加入不同剂量的目标组分，并将之与中药整体的药效作用或毒性进行等效性比较，建立目标成分的"量-效（毒）"关系，进而确定目标成分的最小有效用量和最大安全定量/治疗窗最大用量，制定与中药安全性、有效性密切相关的科学合理的药效组分限量范围，即"定得准"（图3-24-2）。

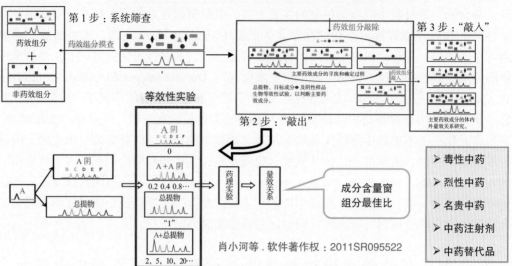

图 3-24-2　成分敲出敲入法研究思路与技术路线

1. **基于成分敲出策略的中药药效物质辨识**　采用目标成分敲出的方法辨识中药药效物质，需要完成以下 3 个步骤。

（1）敲出目标成分并制备其阴性样品。采取合适的分离纯化技术，尽可能无破坏、无残留地快速敲出并富集目标成分，同时收集敲出该目标成分后的剩余物，即目标成分的阴性样品。

（2）评价目标成分及其阴性样品和方药总提物的生物等效性。采用与方药功效关联性好、观测指标灵敏、操作简便的药效评价模型和方法，平行比较目标成分及其阴性样品和方药整体的药效作用或毒性。

（3）确定关键药效组分［主要药效成分和（或）药效相关成分］。根据生物等效性评价结果，可作如下判断：①如果目标成分与方药总提物的药效作用相同、相似或较强，而其阴性样品的药效作用较弱或无效，表明该目标成分与药效作用直接或必然相关，则该目标成分为方药的主要药效组分之一；②如果目标成分的药效作用很弱或无效，而其阴性样品与方药总提物的药效作用相同、相似或较强，表明该目标成分与药效作用没有直接或必然的相关性，则该目标组分可能不是方药的主要药效组分，尚需继续寻找和确定药效组分；③如果目标成分的药效作用很弱或无效，其阴性样品的药效作用也很弱或无效，但将两者合并又具有与方药总提物相同或相似的药效作用，表明该目标成分与药效作用间接或内在相关，则该目标成分为方药的药效相关成组之一；④重复上述辨识步骤，依次确定或排除各个目标成分是否为方药的主要药效组分和（或）药效相关组分。关键药效组分即为该中药的药效物质基础。

2. **基于成分敲入策略的中药质量控制标准制定**　采用成分敲入的方法制定中药的质量控制标准，需要完成 2 步工作。

（1）"敲入"目标成分，并建立"量-效"关系。选取"敲出"的目标成分，在其阴性样品中依次加入不同剂量的该目标成分，然后采用与"敲出"环节相同的药效评价模型和方法，对比考察加入目标成分后的阴性样品与方药总提物的药效作用或毒性，建立该目标成分的"量-效（毒）"关系。

（2）确定目标成分的最低含量和最大安全剂量/治疗窗最大用量：①为获得与方药总提物相同或相似的药效作用，在目标成分的阴性样品中需要加入该目标成分的最低用量即为最小有效用量，即为该目标成分在中药中质量标准定量控制的下限。②在获得与方药总提物相同或相似的药效作用的基础上，于目标成分的阴性样品中继续加入该目标成分，当继续加入目标成分后的样品的药效几乎没有变化或降低，甚至出现明显不良反应时的目标成分的用量即是方药安全有效"治疗窗"的最大用量，即为该目标成分在方药中质量标准定量控制的上限。③根据目标成分定量控制的下限和上限，可以确定该中药的质量控制范围，为其质量控制标准的制定提供依据，也为研制和开发化学成分及含量明确、作用机制清楚且与临床疗效吻合的"组分中药/新药"提供新思路和新路径。

（二）成分敲出敲入方法的适用范围及技术优势

从理论上讲，敲出敲入方法适用于所有中药，然而鉴于目前的分离分析技术水平，从实用和操作层面看，本研究模式更适用于：①疗效确切，药理药效作用客观、指标可量化；②化学本底基本清楚，但尚无有效的质控标准的中药及中药有效部位、注射剂，不适合成分特别复杂的中药及复方制剂；③寻找和确认可致严重药源性损害的中药安全风险物质。本研究也有很好技术优势，具体内容如下。

1.很好地体现了中药多成分整合作用的特点和优势。该模式始终把中药作为一个整体来研究，将目标成分的药效作用与中药整体进行等效性比较，较好地体现了中医药的整体观、系统观及多成分相互作用（协同、拮抗）的特点。

2.可有效避免中药药效物质筛选的假阴性结果。试验中，既关注对方药整体药效有直接或主要贡献的目标组分，也关注对方药整体药效无直接或主要贡献的相关组分，通过敲出目标成分及其阴性样品与整味中药的等效性比较，可有效避免假阴性结果。

3.可助力中药质量评控标准制定实现三大转变。该方法可快速、准确地反映中药"量-效"关系的客观真实性，锁定关键药效组分并经科学实验确定该组分的含量标准，在此基础上可实现中药（化学）质量标准研究3个转变：从指标性成分测定向关键药效组分测定升华；含量标准限量从人为主观规定向科学试验推定过渡；质量评控结局从"难关药效，量而不准，难控难评"向"关联药效，量而又准，可控可评"飞跃。

4.为高效研制组分中药提供了新思路和新方法。对通过该模式获得的各目标成分的含量标准进行优化，找到最佳比例关系（黄金比例），进而为研制开发"源于复方，优于复方"的现代组分中药提供新的技术路径。

四、结　语

为了探寻中药药效物质筛选与质量评控标准研究的新突破，本文前瞻性地提出基于目标成分敲出敲入的中药药效物质辨识与质量评控模式，以期为又准又快地辨识中药药效关键组分、实现中药质量标准"关联药效，量而又准，可控可评"的愿景，提供具有原创性和实用性的研究思路和方法体系。目前该研究模式已示范应用于牛黄、黄连、姜黄、金银花、双黄连注射剂、清开灵注射剂等方药，并列入国家重大新药创制专项研究课题。

参 考 文 献

崔文博，李爱平，崔婷，等. 基于目标成分敲除/敲入技术辨识中药药效物质基础研究进展［J］. 中国中药杂志，2020，45（6）：1279-1286

肖小河，鄢丹，袁海龙，等. 基于成分敲除/敲入的中药药效组分辨识与质量控制模式的商建［J］. 中草药，2009，40（9）：1345-1348，1488

Kong WJ，Wang JB，Zang QC，et al. A novel "target constituent knock-out" strategy coupled with TLC，UPLC-ELSD and microcalorimetry for preliminary screening of antibacterial constituents in Calculus bovis ［J］. Journal of Chromatography B，2011，879（30）：3565-3573

Yan D，Li JX，Xiong Y，et al. Promotion of quality standard of herbal medicine by constituent removing and adding［J］. Scientific Reports，2014，13（4）：3668

第25章

中药质量评控新策略和方法：效应成分指数

客观综合量化评价中药质量一直是中药标准化的重要目标和愿景。目前中药质量评价常规方法主要有感官评价和化学评价。以指标性成分含量测定为代表的化学评价能够表征部分成分的定性定量差异，但这些检测指标往往与临床安全性和有效性关联不大，即使有一定活性，但其活性强度及成分含量不同，对中药内在质量的贡献度是不尽一致的。

中药生物效应评价是一种关联中药功效/活性的质量评控方法，近年来获得越来越多的重视。美国FDA药物评价和研究中心于2015年发布的《植物药开发指南（草案）》中特别指出，与临床疗效相关的生物检测方法是植物药质量控制手段的发展方向。《中国药典》（2015年版）已经开始重点关注中药生物评价方法，收载有《中药生物活性测定指导原则（9105）》，并收载了水蛭的抗凝血酶活性生物测定方法。但由于中药质量生物评价短时间内难以在基层检验机构和研究机构全面普及，即存在一定的可及性和普适性难题。

为了克服单纯化学评价的不足和单纯生物评价的不足，本文探索建立了中药质量综合加权评价方法－效应成分指数（effect-constituents index，ECI）。该方法融合了化学评价的精准性和可及性优势与生物评价关联功效和安全性的技术优势，实现了通过化学成分检测即可评价中药的药效品质，增强了中药质量生物评价的可及性和普适性，同时解决了不同成分对中药质量整体药效贡献度的评价难题，克服了中药质量评价指标"碎片化"现象。作为一种与中药临床功效相关的综合量化指数，效应成分指数能在一定程度上体现中药的效能趋向。目前该方法已在黄连、丹参、附子等中药材中开展了应用研究。

一、中药质量评控的基本现状和主要问题

当前中药质量控制与评价的现状及存在的主要问题如下所述。

1.以指标性成分进行定性定量分析，但很多成分缺乏专属性，没有体现与药效的相关性，难以真正反映药材内在质量并关联临床安全性和有效性。如冬虫夏草测定腺苷含量、板蓝根检测精氨酸的有无，而腺苷和精氨酸既不是其主要有效成分，也不是其专属性成分，检测它们对其中药质量控制几乎没有实际意义。

2.以多指标成分对中药质量进行评控，即使都是有效成分，也未反映出不同成分对药材整体药效的贡献度差异，忽视了不同成分所关联的药效大小有所区别，实际应用时难以评价不同药材的药效优劣情况。如中药黄连，其指标成分包括小檗碱、黄连碱、表

小檗碱、巴马汀4个生物碱类成分，在实测黄连成分含量时我们发现，两批黄连中，第一批黄连的小檗碱和巴马汀含量高于第二批，但其黄连碱和表小檗碱含量却低于第二批，而这4个成分同时为指标，我们又如何通过观察它们的含量差异来评价这两批药材质量孰优孰劣呢？

3.指标性成分彼此孤立，没有一个指标是决定性的，缺乏一个综合量化的指标来对中药质量进行有效评控。

因此，如何根据中药的实际情况，采用现代科学技术，探索符合中医药特点、切实可行的中药质量评控方法，是中药研究领域中最重要的课题之一。

二、中药质量综合加权评价方法有——效应成分指数的提出

在当今形势下，中药质量评控标准主要参照化学药成分分析模式，走的是国外天然药物质量评控的道路。但对化学药品而言，其成分结构清楚，构效关系明确，鉴别、检查、含量测定可以直接作为疗效评价的指标。而对于中药来说，其物质内涵复杂，仅检测成分含量会导致很多局限性，使得我国中药质量标准受制于国外，极大限制了我国中药和天然药物产业的国际化发展（图3-25-1）。

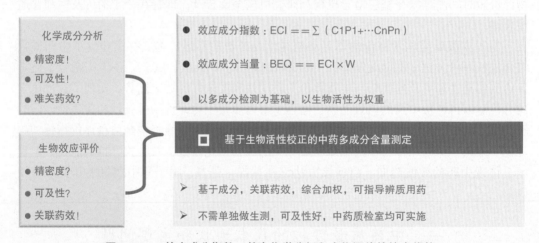

图 3-25-1　效应成分指数：整合化学分析和生物评价的技术优势

近几年来，有关中药质控指标关联药效活性的呼声越来越高，并为此展开了许多以功效为导向的中药质控模式研究，如药理活性示踪、体内代谢分析等。但若仅在当前成分含量测定的基础上单纯添加这些药效活性指标，则会增加今后质控标准施行时的难度和复杂度。因为每个药效指标的增添，都会导致每种药材有更多要满足的标准，更多烦琐的操作，耗费更多实验材料和实验动物，这势必会造成能源与资源的浪费。况且，这种多指标质控模式所带来的贡献度差异问题依然没有解决，无法说明其中哪个指标对药材质量有更重要的关联。因此，若能建立一套综合地既能直接关切"可控有效"，又不

会增加质控模式施行难度的中药质量评控体系和方法，将对中药质控标准的完善具有重要意义。为解决这个问题，本课题组曾提出中药材"道地综合指数"这一综合质控指标的建立，并对其展开了应用。"道地综合指数"更适合于对道地产区和商品规格等级较为明确的中药进行质控，因而对其他道地性不明确的中药材以及中成药、中药提取物等还需有更合适的指标。

为此，结合近几年来在"中药大质量观"思想指导下所取得的研究成果，以及在中药质控生物评价方面所优化的技术方法，本文提出中药效应成分指数（effective constitute index.ECI）的构建，该指数作为中药质量综合评控的新标准，是基于化学成分分析和效应检测共同加权的评控指标。这一指标的建立，不仅能使中药质量标准在目前可控的基础上，实现与药效的切实关联，为临床应用提供参考；同时，能应用于道地性或商品规格不清晰的中药评控中，解决不同活性成分对中药整体药效贡献度的问题，以综合指标评价中药质量，保证施行时简便、易行、有效。

三、中药效应成分指数的研究思路

中药效应成分指数的构建主要是针对药效作用比较明确、活性成分相对清楚的中药来开展，可采取目标一致、因药制宜的思路进行研究（图3-25-2）。

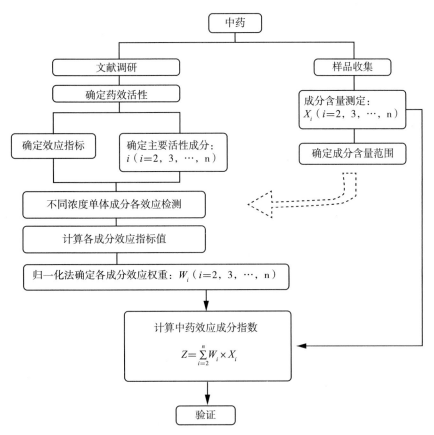

图3-25-2　效应成分指数单指标研究思路

对于单个药效活性指标能体现其主要功效的中药来说，如附子的强心效应、大黄的泻下效应、红花的抗凝血效应等，可采取单指标研究思路来进行展开，此时，主要是对活性成分的药效权重进行分配。

需要说明的是，所收集的样品应尽量多产地多来源，保证测得的成分含量范围具有一定广度，能涵盖该品种药材中活性成分的含量上下限，以含量范围为参考配制出一系列不同浓度的单体成分溶液，检测它们的效应值，以效应值为指标采用归一化法分配各成分药效权重，最终通过综合指数法建立各成分效应权重与成分含量综合加权的效应成分指数。

对于必须要多个药效指标才能体现其主要功效的中药来说，如甘草、板蓝根等，难以用某一核心效应来代表其功效，可采取多指标研究思路来进行展开，此时，主要是对各个药效指标进行权重分配（图3-25-3）。其中，各药效指标的权重分配方法可采取层次分析法、Delphi法等进行分配；收集样品同样需要多来源广范围，保证所测成分含量范围能囊括该品种药材中活性成分含量的上下限；并且，需要拟合出不同浓度单体成分溶液与对应效应的"量-效"关系方程，将各批药材的成分含量带入"量-效"方程中得到该批药材的成分效应值，最终以综合指数法建立药效指标权重与成分效应值综合加权的效应成分指数。

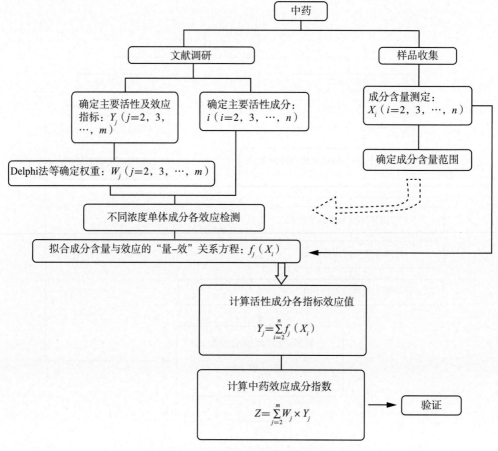

图3-25-3　效应成分指数多指标研究思路

在对效应成分指数研究思路进行选择时，值得说明的是，单指标研究思路中各成分的效应权重由实际检测效应而得，因此避免了直接对药效指标进行打分评判的主观性；但对那些缺乏显著单一核心药效指标的中药来说，多指标综合评价必不可少。因此，在对药效指标进行权重分配时，可采取多种评价方法联合应用进行效应指标权重分配，降低评价结果的主观性，实行综合全面评价的有效性。

四、研究示例：黄连效应成分指数的构建

黄连为著名常用中药，现代药理学研究具有抗菌、抗炎、抗肿瘤等功效，被誉为"中药抗生素"。同时，黄连发挥药效的活性成分也相对明确，主要是生物碱类化合物成分。结合现代研究与古书记载发现，黄连在临床上对痢疾杆菌的生长代谢有较强抑制作用，又称"泻痢之要药"。

结合前期研究经验和方法学考察，本研究以临床大宗药材黄连为模式药，通过单指标思路对黄连效应成分指数进行了构建。

（一）黄连效应指标及活性成分确定

文献调研（应用CNKI、维普、万方数据库进行中文检索，应用SCI数据库进行英文文献查阅）后，初步确定抗菌活性可为黄连的主要效应，抗菌效应指标为抗痢疾杆菌效应，活性成分为小檗碱（BER）、表小檗碱（EPI）、黄连碱（COP）、巴马汀（PAL）和药根碱（JAT）5个生物碱成分。

（二）具有代表性的黄连样品收集

对不同品种、不同产地、不同生长年限的黄连药材展开收集，并肖小河研究员鉴定分别为毛茛科植物黄连（*Coptis chinensis* Franch）、三角叶黄连（*Coptis deltoidea* C.Y.Cheng et Hsiao）和云连（*Coptis teeta* Wall.）的干燥根茎，即习称的"味连""雅连""云连"。

（三）黄连活性成分含量测定及浓度范围确定

将黄连药材进行水提物提取制备（工艺条件的确定由相关课题组成员前期研究所得），各配制为1.00mg/ml的浓度，随后，摸索出合适的HPLC含量测定条件，采用"一测多评"方法，对黄连水提物进行活性成分含量测定（表3-25-1）。

表3-25-1　黄连活性成分含量测定结果

样品编号	产地	百分含量				
		BER	EPI	COP	PAL	JAT
1	湖北省利川	19.70%	7.24%	4.15%	4.11%	1.02%
2	湖北省利川	21.15%	7.76%	4.45%	4.41%	1.10%

续表

样品编号	产地	百分含量				
		BER	EPI	COP	PAL	JAT
3	湖北省利川	19.60%	7.26%	4.15%	4.00%	1.00%
4	重庆市石柱	18.23%	4.93%	3.66%	3.81%	1.09%
5	重庆市石柱	18.15%	5.01%	3.68%	3.54%	1.04%
6	重庆市石柱	18.13%	4.98%	3.59%	3.52%	1.02%
7	四川省彭县	17.34%	5.81%	2.86%	4.47%	0.88%
8	四川省峨眉	19.32%	4.44%	3.69%	4.21%	0.98%
9	四川省万源	19.13%	5.51%	2.52%	4.17%	0.90%
10	云南省怒江	19.88%	0.00%	2.55%	0.95%	1.76%

根据活性成分含量测定结果，可得知成分含量最低的为10号样品，EPI的含量为 0.00%，最高的为2号样品，BER的含量为21.15%；根据黄连样品用于测定的初始浓度 为1.00mg/ml，并结合使配制浓度范围大于测量范围这一观点，可初步算出单体成分溶 液所要配制的浓度范围为0.00 ～ 0.25mg/ml。

（四）黄连活性成分抗菌活性测定

根据上述确定的活性成分浓度范围，将各个单体成分标准品配制出浓度分别为 0.00mg/ml、0.05mg/ml、0.15mg/ml、0.20mg/ml、0.25mg/ml的溶液。采用微量量热法， 检测各个浓度成分溶液的抗痢疾杆菌效应，计算抑菌率I，并将抑菌率I（y）与浓度 C（x）进行线性关系分析，计算各活性成分的IC_{50}，以IC_{50}为抗菌活性评价指标（表 3-25-2）。

表3-25-2　黄连活性成分抗菌效应测定结果

成分	I（y）与C（x）线性方程	R^2	线性范围（mg/ml）	IC_{50}（mg/ml）
BER	$y = 3.212x - 0.019$	0.995	0.00 ～ 0.25	0.166
EPI	$y = 1.239x - 0.010$	0.991	0.00 ～ 0.25	0.485
COP	$y = 6.358x - 0.082$	0.988	0.00 ～ 0.25	0.101
PAL	$y = 0.134x + 0.001$	0.994	0.00 ～ 0.25	31.981
JAT	$y = 0.402x + 0.004$	0.992	0.00 ～ 0.25	5.049

注：可知，五个活性成分的抗菌效应大小排序为COP＞BER＞EPI＞JAT＞PAL。

（五）黄连效应成分指数的构建

根据上述结果，将各个成分IC_{50}的倒数进行归一化，计算各成分药效权重，计算公 式如下。

$$W_i = \frac{1/IC_{50i}}{\sum_{i=1}^{n}1/IC_{50i}} \qquad\qquad 公式25.1$$

其中，W_i为各成分药效权重，IC_{50}为活性成分的IC_{50}值，i为指标名，n为指标个数（在本研究中，$i =$ BER、EPI、COP、PAL、JAT）。

效应成分指数通过综合指数评价法来进行反映，计算公式为：

$$Z_m = 100\sum_{i=1}^{n}W_i\times X_i \qquad\qquad 公式25.2$$

其中，Z_m为不同批次药材的效应成分指数，W_i为各成分药效权重，X_i为药材中各成分的含量，i为指标名，n为指标个数。

根据公式25.1和公式25.2初步计算出黄连效应成分指数公式为：

$$Z_m = 100\times（0.331\times X_{BER} + 0.113\times X_{EPI} + 0.544\times X_{COP}$$
$$+ 0.001\times X_{PAL} + 0.011\times X_{JAT}） \qquad 公式25.3$$

根据公式25.3建立的计算方程，可看出5个活性成分中，以COP效应权重最大，即活性最佳；而PAL效应权重最小，即活性最弱。而在当前中药质量评控标准中，黄连的指标性成分为BER、EPI、COP、PAL，其中PAL作为活性很弱的成分被作为指标之一，而优于其活性的JAT却未纳入标准，这就提示了目前标准的确定还需更强的说服力。而效应成分指数的建立，便能为今后中药质控指标的选择和确定提供更大的证据力。

（六）黄连效应成分指数的验证

将上述各批次的黄连水提物样品进行抗菌活性检测，以相同浓度的小檗碱抗菌活性为参照，计算各批次黄连水提物的相对抑菌率。将上述各批次黄连水提物样品的活性成分含量值带入公式25.3，计算它们的效应成分指数。最后，将相对抑制率结果与效应成分指数进行相关性分析（表3-25-3）。

表3-25-3　黄连效应成分指数与相对抑制率的相关性分析

黄连样品	效应成分指数	实测相对抑菌率	预测相对抑菌率	相关性分析
利川1	9.611	0.148	0.148	Pearson相关系数：0.995
				***$P < 0.001$
利川2	10.318	0.180	0.195	
利川3	9.580	0.137	0.146	
黄水1	8.599	0.080	0.080	
黄水2	8.591	0.082	0.079	
黄水3	8.533	0.078	0.075	
彭县	7.965	0.037	0.037	
峨眉	8.917	0.107	0.101	
雅连	8.342	0.059	0.062	
云连	7.987	0.038	0.039	

结果可知，各批次黄连样品的抗菌活性与效应成分指数计算结果具有显著相关性，为正相关关系，即效应成分指数越大，黄连抗菌活性越强。因此，可得出，效应成分指数能很好地表征黄连药效活性。

五、中药效应成分指数的技术优势及应用价值

相较于单纯进行化学成分含量测定或生物活性检测，效应成分指数不仅施行简易，能仅通过测量成分含量而体现中药之"效"，更有集成性和综合性特点，它能将化学检测与生物评价的优势相结合，定量表征中药质量（表3-25-4）。

表3-25-4　中药质量评控方法特点对比

中药质控方法	精准性	定量化	集成性	重现性	可操作性	效用关联性	经济性
指标成分	+++	+++	+	+++	+++	+	++
生物效价	++	++	++	++	++	+++	+++
指标成分＋生物效价	++			+	+	+++	
效应成分指数	+++	+++	+++	+++	+++	+++	++

注：+++.强；++.中；+.弱。

效应成分指数作为中药活性成分含量与效应权重综合加权的质控指标，为中药质量评控标准的完善提供了新的思路借鉴，且在一定程度上有助于实现临床"以质定量"的用药标准，对中药产业化发展与临床合理用药具有较好的指导意义和应用前景，具体内容如下。

1.效应成分指数作为评价指标，不仅优于并从简于当前质量标准，使标准关联药效却不是单纯地增添效应指标，而是仅通过测量成分含量便能体现其"效"，因此并不增加目前质控标准实行的难度。

2.效应成分指数为中药质控指标的选择与确定提供了较强的证据力，效应权重大小直接说明了成分的活性大小或效应指标的贡献度大小，在指标确定时，可指导我们优先选择那些效应权重大的成分或效应作为评价指标。

3.效应成分指数的建立解决了不同指标间的贡献度差异问题，从而解决了靠多指标评价中药质量时出现的指标间相悖结果难以评价药材质量差异的问题。总之，一个综合指标，是将多指标进行了联合，从多个方位客观综合地刻画中药的质量属性，不仅利于解析优质药材的科学内涵，也为不同产地、生长年限、采收期等的中药归属判别提供依据。

4.效应成分指数的建立及应用，可为药厂、药房等以优价采供优质中药提供客观、可量化的参考依据。如可规定优质中药的效应成分指数须超过一定阈值，指数越大，质量越优，优先采购。

5.作为中药"品-质-性-效（毒）-用"一体化研究中的一部分，效应成分指数可

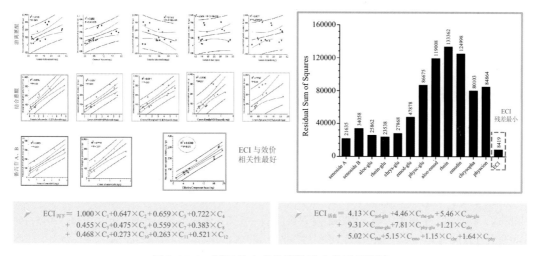

$ECI_{西药} = 1.000 \times C_1 + 0.647 \times C_2 + 0.659 \times C_3 + 0.722 \times C_4$
$+ 0.455 \times C_5 + 0.475 \times C_6 + 0.559 \times C_7 + 0.383 \times C_8$
$+ 0.468 \times C_9 + 0.273 \times C_{10} + 0.263 \times C_{11} + 0.521 \times C_{12}$

$ECI_{血浆} = 4.13 \times C_{aol\text{-}glu} + 4.46 \times C_{rhe\text{-}glu} + 5.46 \times C_{chr\text{-}glu}$
$+ 9.31 \times C_{emo\text{-}glu} + 7.81 \times C_{phy\text{-}glu} + 1.21 \times C_{alo}$
$+ 5.02 \times C_{rhe} + 5.15 \times C_{emo} + 1.15 \times C_{chr} + 1.64 \times C_{phy}$

图3-25-4　基于效应成分指数的大黄质量评控

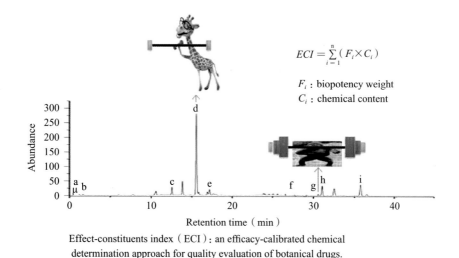

$$ECI = \sum_{i=1}^{n} (F_i \times C_i)$$

F_i : biopotency weight
C_i : chemical content

Effect-constituents index（ECI）: an efficacy-calibrated chemical determination approach for quality evaluation of botanical drugs.

图3-23-5　基于效应成分指数的丹参质量评控策略和方法

为临床用药标准的建立提供一定的借鉴意义。效应成分指数标志着中药效应及质量的差异，因而临床用药时的中药用量、用法、用途等可参考该指数的大小进行调节，这是中药现代化走进临床的重要途径。

六、结　　语

效应成分指数的提出，为以临床为导向的中药质量评控标准的完善提供了新的思路借鉴和指导意义，为科学阐释中药质量内涵及质-效关系、量-效关系等提供依据，为保证临床用药安全有效提供了新的解决之道。同时，在构建过程中也会面临众多的问题需要解决，如效应权重分配方法的选择、效应指标的确定、成分间协同拮抗作用的考虑等，并且需要强调的是，该指数的构建对象主要是药效作用相对明确、活性成分较为明晰的中药。

目前，效应成分指数已示范应用于大黄、丹参、黄连、附子等中药材的质量评控方法体系的研究中。

参 考 文 献

谭鹏，王伽伯，张定堃，等. 效应成分指数在中药大黄质量评价中的应用研究［J］. 药学学报，2019，54（12）：2141-2148

熊吟，鄢丹，王伽伯，等. 综合量化集成的中药品质评控策略：中药效应成分指数［J］. 中草药，2014，45（1）：1-7

张海珠，肖小河，王伽伯，等. 中药质量评控的第一要义：效应当量一致性［J］. 中药，2015，46（11）：1571-1575

Liu ZJ, Shi ZL, Tu C, et al. An activity-calibrated chemical standardization approach for quality evaluation of Salvia miltiorrhiza Bge［J］. RSC Advances, 2017, 7: 5331

Xiong Y, Hu YP, Li F, et al. Promotion of quality standard of Chinese herbal medicine by the integrated and efficacy-oriented quality marker of Effect-constituent Index［J］. Phytomedicine, 2018, 1（45）：26-35

Zhang DK, Li RS, Han X, et al. Toxic constituents index: a toxicity-calibrated quantitative evaluation approach for the precise toxicity prediction of the hypertoxic phytomedicine—aconite［J］. Frontiers in Pharmacology, 2016, 17（7）：164

第26章

中药质量评控新策略和方法：道地综合指数

常言道"药材好，药才好"，药材好的前提是有"好"药材的评价方法与指标。目前指标性成分含量测定是中药品质评价的主要方法和指标，然而所测指标性成分不一定是有效成分，个别指标性成分也难以代表中药整体品质的好坏。传统的道地药材性状规格评价，是千百年来形成的经验评价方法，至今仍在实践中发挥重要作用，近年来的许多文献也证实传统经验评价具有科学性和可重复性。药材"好"的核心含义是临床疗效优，但鉴于医学伦理和可操作性等问题，采用临床试验评价药材品质并不现实。因此，关联临床功效、兼顾准确性和可操作性的生物评价方法可作为中药品质评价的重要方法学补充。然而不同评价方法的评价结果有时并不一致、甚至有时相互矛盾，不利于从整体上把握和评价中药品质。

为此，本文在中药大质量观思想的指导下，首次提出并构建基于产区相对历史、产区生态适宜性、商品规格等级、组分黄金比例和生物效（毒）价的综合加权的道地综合指数（dao-di index，DDI），以期为中药材品质评控提供综合性的量化指标和标准，同时将为中医药临床合理用药、精准用药提供技术支持。

一、当今中药材品质评控存在的主要问题

1.目前中药材质控指标众多，如来源、性状、鉴别、检查、含量测定等，每个指标都与其内在质量有关，但大多数彼此独立，没有一个指标是决定性的，不同指标之间有无关联也难以知晓。

2.目前中药质控指标大多是定性的，定量化指标不多，即使有定量描述，也几乎全部为绝对值，缺少相对值，不利于客观准确地比较和评控中药内在质量。即使有些定量化的指标，其量化的限度和范围并无有力的科学依据。

3.目前中药材内在质量主要是基于指标性成分的检测，而指标性成分与功能主治、药效关联不紧密，难以真正或全面地反映其内在质量，难以有效地保证临床使用的安全性和有效性。

4.当今中国药品质量管理的理念已从"药品质量是通过检验来控制的"，到"药品质量是通过生产过程来实现的"，进而又到"药品质量是通过良好的设计而生产出来的"（即"质量源于设计"理念）。而目前中药质量评控方法和标准主要是基于传统观念而制定的，没有体现"生产"和"设计"的理念和要素，未能从源头对药材质量进行控制。

因此，中药材品质的评价与控制应采取多元综合的策略，即建立一个基于多环节、

多指标、定量化、综合性的中药材评控方法体系，以期保证中药安全性、有效性和质量稳定性，为促进中药现代化发展提供新的科学对策和技术支持。

二、道地药材品质辨识及其在中药材品质评控中的意义

道地药材（dao-di herbs）是人们传统公认且来源于特定产地的名优正品药材，是中药材精粹之所在，是历代医家防病治病最有力的武器之一，也是千百年来人们评控中药品质的独特的、具象化的、综合性的"金标准"。然而，如何客观准确地鉴定道地与非道地药材？道地药材内在品质的科学内涵是什么？如何发挥道地药材在指导中药材生产、流通和应用领域品质评控的突出作用？尤其在当今形势下，中药质量评控标准主要参照化学药成分分析模式，传统的药材评价方法被弱化和边缘化，当前中药质量评控实际上走的是国外天然药物质量评控的路子，使得我国中药质量标准受制于国外，在一定程度上限制了我国中药和天然药物产业的国际化发展。因此，建立道地药材综合评价方法和标准，既是一个具有重要理论和应用价值的学术问题，也是一个十分棘手又亟待解决的现实问题。

迄今为止，道地药材品质辨识与评价还没有一套成熟的模式和方法。目前可用于道地药材品质辨识的方法及其存在的问题如下。

1.经验鉴别是目前道地药材辨识最主要方法之一，但是经验鉴别往往具有较大的主观性，因人而异，难以客观量化。

2.化学组分分析也是用于道地药材品质辨识的主要方法，但是不少中药的有效组分至今尚未清楚，并且道地药材不一定有效成分含量就高，非道地药材不一定成分含量就低。有时甚至还可能出现相反的情况。

3.经典药效药理学试验是目前用于道地药材品质评价的重要方法。但有时道地与非道地药材之间不一定有显著的药效学差异；或者道地与非道地药材之间的药效虽有差异，但目前还没有客观有效的药理学表征方法。

4.临床疗效无疑是辨识道地药材的最终和最高的"金标准"，但是现今临床上往往采用中药复方用药甚至中西药联合用药，难以评价单味中药的道地性或优劣；另外，临床试验评价往往涉及面广、影响因素多、周期长、成本高，还有医学伦理学问题，因而难以操作实施。

总之，上述辨识和评价方法各有利弊，并且单凭一种方法、一套指标来辨识和评价道地药材的内在品质，都难免有很大的片面性和局限性。

三、道地综合指数的提出与中药品质评控新策略

道地药材是优质药材的综合标准。为此，本项目拟在既往研究工作的基础上，结合课题组近年来在中药质量生物评控、中药材商品规格标准化、现代组分中药研制等方面的研究思路和学术成果，分别建立基于生态适宜性数值区划的道地药材品质评价方法、基于性状经验鉴别和物性检测的道地药材品质辨识方法、基于成分"敲出/敲入"的道地药材成分"黄金比例"与品质辨识方法、基于生物效（毒）价检测的道地药材品质

辨识方法；在上述各单项研究的基础上，结合药材产区相对历史的调研，最终创建一套基于产区相对历史、产区生态适宜性、商品规格等级、成分"黄金比例"和生物效（毒）价五要素综合加权的中药材道地性与品质优劣度综合性评价指标——道地综合指数（DDI）。

利用道地综合指数评价与控制中药材质量，符合中医药的传统理念与特色，较传统的单一方法或孤立指标，能更全面、客观、有效地评控和保证中药材品质，并将为实现"我主人随，兼容并蓄"地建立主导国际的中药材质量控制与评价标准，具有重要参考价值（图3-26-1）。

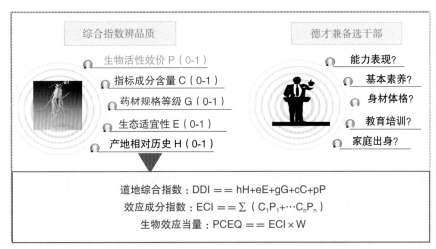

图3-26-1 道地药材品质综合量化评控策略和方法：道地综合指数

四、道地综合指数研制的技术路径

1.通过历史文献考证和实地走访，调研中药材主要产区（包括传统道地产区，非道地产区）的形成历史，以一定的历史跨度为单位，对不同产区的历史进行归一化处理，形成产区相对历史。

$$H = (H_i - H_{min}) / (H_{max} - H_{min})$$ 公式26.1

其中，H 为产区相对历史，H_{max} 为产区历史最大值，H_{min} 为产区历史最小值，H_i 为抽样对象的产区历史。

2.利用模糊综合评判方法，定量地阐明道地药材品质形成的生态环境影响，揭示其环境适宜性。

$$\bar{\mu} = \sum_{i=5}^{5} \mu(Xi) W_{Ei}$$ 公式26.2

其中，$\bar{\mu}$ 为综合评价指数，$\mu(X_i)$ 为生态要素的隶属函数，W_{Ei} 为不同生态要素的权重（W_{Ei} 大小是根据 Delphi 法及归一化处理而确定）。

$$E = (\bar{\mu}_i - \bar{\mu}_{\min}) / (\bar{\mu}_{\max} - \bar{\mu}_{\min})$$ 公式26.3

其中，E为产区相对生态适宜性，$\bar{\mu}_{\max}$为产区生态适宜性综合评价指标最大值，$\bar{\mu}_{\min}$为产区生态适宜性综合评价指标最小值，$\bar{\mu}_i$为抽样对象的生态综合评价指数。

3.根据老药工经验，结合部分物性参数（如质地色度）测定，采用Delphi法，建立道地药材商品规格等级及其评判标准。

$$G = \frac{\sum_{i=1}^{n} W_{Gi} S_i}{10}$$ 公式26.4

其中，G为药材相对商品规格等级，S_i为抽样感官评价指标的分数，n为抽样对象感官评价指标的数量，W_{Gi}为抽样对象感官评价指标的权重。

4.采用自主创建的成分"敲出/敲入"方法，揭示道地药材以及高规格等级药材化学组分的"黄金比例"。

$$C = \frac{\sum_{i=1}^{n} (X_{Si} - \bar{X}_s)(X_{Si} - \bar{X}_s)}{\sqrt{\sum_{i=1}^{n} (X_{Si} - \bar{X}_s)^2} \sqrt{\sum_{i=1}^{n} (X_{Si} - \bar{X}_s)^2}}$$ 公式26.5

其中，C为比例相似度，X_{si}为抽样对象药效成分比例值，X_{si}为"黄金比例"的比例值，n为药效成分个数。

5.采用已建立的生物测定方法，评价道地药材及不同商品规格等级内在品质的优劣。

$$P_i = (P_i - P_{\min}) / (P_{\max} - P_{\min})$$ 公式26.6

其中，P_i为药材相对生物效价（毒价值为负数），$P_{\max}$为生物效（毒）价最大值，$P_{\min}$为生物效（毒）价最小值，P_i为抽样对象的生物效价。

$$P = \sum_{i=1}^{n} W_{Pi} P_i$$ 公式26.7

其中，P为相对生物效价，P_i为抽样对象的相对生物效（毒）价，W_{Pi}为抽样对象生物效（毒）价权重。

6.在上述检测分析的基础上，对产区相对历史、生态适宜性、商品规格等级、成分"黄金比例"和生物效（毒）价等密切关联道地药材品质的系列指标，分别进行加权，然后综合评判，构建基于产区相对历史、产区生态适宜性、商品规格等级、成分"黄金比例"和生物效价的中药材品质评价综合指标。

$$DDI = hH + eE + gG + cC + pP$$ 公式26.8

其中，H为产区相对历史，E为产区相对生态适宜性，G为药材相对商品规格等级，C为比例相似度，P为相对生物效价（H、E、G、C、P为相对值，范围在$0 \sim 1$），h、e、g、c、p分别为5个要素的权重（根据Delphi法及归一化处理确定，h＋e＋g＋c＋p＝1）。

7.采用经典药理学试验方法对道地综合指数进行验证。

8.根据道地综合指数，划分中药材品质的优良等级。

五、道地综合指数在中药材产业发展与合理用药中的应用价值

道地综合指数虽然只是一个相对数值，但其实质内涵很丰富，它不仅反映中药材的品种、品规、质量，而且在一定程度上反映中药材的历史和品牌，因而在中药材产业化发展与临床合理用药方面均具有指导意义和应用前景。

（一）在中药材道地性与优质中药材评价中的应用

从某种意义上讲，中药材道地性是关于中药材品种、品质、品牌和历史的高度抽象和概括；从一定程度上讲，中药材道地性的客观本质具有两重性，道地药材是既变又不变的，道地与非道地之间是既间断又连续的。因而任何单一的、孤立的、具体的、定性的评价指标难以客观全面地反映中药材的道地性。道地综合指数的建立及应用，可为多方位、多指标、客观地、综合地刻画道地药材品质属性，全面解析中药材道地性的科学内涵，提供重要手段和依据。如规定中药材的道地综合指数需达到一定阈值，方可视为具有道地性，并且道地综合指数越大，道地性越明显。在道地性的评价中，产区相对历史和产地生态适应性的权重可以适当提高。

从某种意义上讲，道地药材是优质药材的代名词。虽然道地药材不一定都是质量最优的药材，但道地性是优质药材的重要保证前提。道地综合指数的建立及应用，可为多方位、多指标、客观地、全面地刻画中药材质量提供重要手段和依据，也将为"我主人随，兼容并蓄"地建立主导国际的中药标准提供重要思路和方法，有望使中药标准成为广大药师、医师和老百姓都能看得懂、用得上的药品"金标准"。可以规定中药材的道地综合指数需超过一定阈值，方可评为优质药材，并且道地综合指数越大，质量越优。在优质药材的评价中，商品规格等级、生物效（毒）价和组分黄金比例的权重可以适当提高。

（二）在中药材生产基地规划与商品流通中的应用

生产基地建设是优质高产高效发展中药材的重要前提和基础。道地综合指数的建立及应用，将为科学规划、合理布局建立中药材生产基地提供客观全面的决策参考依据。如根据不同类型的中药材，产区中药材的道地综合指数需达到一定阈值，方可规划为GAP建设基地。并且，道地综合指数越大，越适合作为GAP基地建设。在中药材生产基地的规划中，产区相对历史和产地生态适应性的权重可以适当提高。

在中药材商品流通与采供中，"一等药材都出口，二等药材进药店，三等药材进药厂"似乎已成为一种基本的态势。这种等级划分主要是基于商品规格等级，与其内在质量（如有效成分和药效作用等）的相关性是一个未知数。道地综合指数的建立及应用，可为药厂和药房"优质优价"地采供中药材提供客观的、可量化的综合参考依据。如可规定中药材的道地综合指数需达到一定阈值，方可纳入医院药房或企业药厂的采购目录。并且，道地综合指数越大，质量越优，优先采购。

（三）"品－质－性－效－用"一体化与临床合理用药的应用

品、质、性、效、用是中药的五大属性。自古以来，中医中药不分家，品、质、性、效（毒）、用是中药学的一个统一的有机整体。然而，当今随着学科专业的不断分化，中药与中医的发展渐行渐远，中药"品－质－性－效－用"研究脱节现象越来越严重，不仅削弱了中药学科独有的特色和优势，而且影响中药临床应用的合理性、安全性和有效性。如中药材的品种不同了，质量还相同吗？药效（毒性）还一致吗？用途、用量、用法是变还是不变？临床上如何加以应对？当今转化医学已成为国际生物医学发展的新趋向，开展以临床需求为导向的中药"品－质－性－效（毒）－用"一体化研究，是中药现代化尽快走进临床的重要途径，是中医药转化医学的重大研究课题，具有重要的战略和现实意义。

中药"品－质－性－效－用"一体化是一项复杂的系统工程，其关键是各要素之间的内在关系及各环节之间的转化机制研究。其中，质－效关系是最基本和最核心的科学问题。本团队认为，质－效相关，效从质变，以效论质，以效取质；质－量相关，量效相关，量从质变，以质定量。

道地综合指数的建立及应用，可望为科学阐释中药的质－效（毒）关系、量－效（毒）关系，合理建立中药质（品质）－量（用量）换算机制和系数，推动中药"品－质－性－效（毒）－用（用途，用量，用法）"一体化，保证临床用药安全有效，提供新的解决之道。

六、结　　语

道地综合指数的提出和构建是一个具有很强探索性、挑战性和前瞻性的事物，也是一项复杂的系统工程。从观念到技术，从指标到标准等，还有众多的问题需要解决。从研究发展的路径来说，道地综合指数可分三步走：第一步成为企业和医院的内控标准，指导中药材和饮片的生产加工与采购供应；第二步成为我国中药材和饮片的行业标准，指导和规范中药材行业生产、流通和临床应用；第三步力争成为国家或国际标准，作为现行药典标准的一个必要且有益补充。

目前道地综合指数已示范用于附子、黄连、板蓝根和丹参等中药材的品质保证方法体系研究中。

参 考 文 献

肖小河，王伽伯，鄢丹，等．"道地综合指数"的构建及其应用价值［J］．中国中药杂志，2012，37（11）：1513-1516
张定堃，王伽伯，杨明，等．中药品质整合评控实践：附子品质综合指数［J］．中国中药杂志，2015，40（13）：2582-2588

第27章

中药品质多维整合评控体系：质控力金字塔

自古"中医中药不分家"，药为医所用，医因药而存。从某种程度上讲，中药质量是维系中医临床疗效的关键因素。然而，在100多年的中西医药交融中，中西药质量呈现出显著的"一升一降"趋势。化学药物通过结构合成与修饰，构效关系、作用机制与靶点研究，在药效强度上"一代更比一代强"。反观中药，由于本身活性相对较弱，资源枯竭引起的野生变家种，以及不规范栽培种植与炮制加工、人为掺假使劣等问题，药材质量大有"江河日下"之势，严重影响临床疗效。不完善中药品质评控手段，提高中药入药门槛，"中医将亡于中药"之说恐非危言耸听。

针对现行中药品质评控"以偏概全，难关药效"的不足，本文建议在药典常规质量检测与外来有害物质检测基础上，引入能反映临床疗效的药材商品规格等级、生物效应评测、效应成分指数及品质指数等评价方法，共同构建中药品质多维整合策略和方法体系——质控力金字塔，以期创建符合中医药特点且主导国际的中药材质量标准评控体系。

一、当今中药品质评控策略和方法简论

从评控证据体系上看，《中国药典》是当前中药品质评控的权威蓝本，但存在以下问题：①《中国药典》的标准是及格线，主要用于区分合格与不合格的药材及饮片，无法甄别等级的优劣；②质控指标多达20余项，均与内在品质相关，但相关程度却又明显不同，且定性定量属性也不一致，难以量化评估；③上述指标主要面向生产，服务于饮片及成药的生产质控，与临床应用的安全性、有效性并不密切，对于临床用药意义不大。

从评控策略上看，主要参考天然药物与生药学的传统理念与方法而制定，"指纹图谱定性与多指标含测定量"逐渐成为主流，但仍然存在测定结果与药效关联不强的弊端。然而，中药的品质问题异常复杂，涉及从田间到临床的全过程，不以临床需求为导向，仅靠化学检测手段把关，研究成果很难转化为临床治疗价值。

因此，中药品质评控应采用综合量化评控策略，以临床应用的"终点指标"——疗效稳定可控为导向，建立一个多指标、定量化、综合性的中药品质评控体系，以保证中药的安全性、有效性与稳定性，为促进中药现代化发展提供新的科学对策和技术支持。

二、构建优质性导向的中药品质多维评控证据体

中药品质评价指标众多，主要包括性状评价、理化评价与生物评价。性状评价包括形态、大小、颜色、气、味、质地、断面、粉末显微鉴别等；理化评价包括理化鉴别、水分、灰分、干燥失重、杂质、重金属及有害元素、有机氯农药残留量、特殊物质、指纹图谱、含量测定等；生物评价包括DNA鉴定、生物效毒价检测等。

众多品质评价指标，零散而不系统，从不同角度和不同程度揭示了中药的品质性能。如何围绕中药品质的核心性能——临床疗效来区分不同指标的重要程度，并按照科学的原则予以综合量化集成，是中药品质评控亟需解决的关键科学问题，也是中药品质评控由定性化、经验化，向定量化、科学化过渡的必由之路。

（一）质控力金字塔的构成及意义

为了解决众多评价指标综合量化集成的难题，课题组引入了评控力原则（principle of controll ability）来判定各评价指标与临床疗效的相关程度。品质评控的最终目的是保证临床疗效的稳定可靠。所谓品质评控力，系指中药品质评价指标对于把控临床疗效大小（强弱）及其稳定性的能力。明显地，各评价指标之间评控力的差异是客观存在的，有的指标是直接相关，有的是间接相关，有的指标相关性较弱；这是由各评价指标的特性及其与临床疗效之间关系的不同所决定的。相关性越强，评控力越强，越能反映中药品质的实际情况。

结合现行的中药品质评价方法，质控力金字塔应由以下五级方法组成。其中，《中国药典》常规质量检测与外来有害物质检测是第一级，属于法定及格线，是控制性的门槛标准，用于判定原生药材入药需具备的基本条件，确保药物的真实可靠，但相当一部分标准与临床疗效的相关性不大。中药材商品规格等级是第二级，属于老药工认可、老中医认可、老百姓认可的判定药材优良等级的经验性方法，但由于市场流通、加工条件的不断变化，经验判定结果与实际临床疗效并非完全一致，可用于初步预判药材品质的优劣。生物效应检测处于金字塔的第三级，能更为直接地表征药物的活性，但鉴于生物效毒价检测多为离体细胞、组织、器官的定量药理反应，且是基于某一特定药理条件下的活性测定结果，尚不能完全反映中药在疾病状态下的治疗作用。关键效应成分处于金字塔的第四级，是综合生物效毒价检测与化学含测的量化集成指标，较之于生物效毒价检测，更加准确可靠。效应成分指数处于金字塔的顶端，是具有最高评控力的评价标准（图3-27-1）。道地（优级）药材是经过千百年临床实践所证明的具有明确疗效的药物，对于其他药材而言，与传统道地药材的内涵元素相似性越高，品质越好，临床疗效越好。

值得一提的是，在现有技术条件下，药典常规质量检测与外来有害物质检测是基础，商品规格等级是提高，生物效应检测是核心，关键效应成分与效应成分指数是重要的发展方向。对于不同等级的评价体系，并不意味着上一等级会否定或取代下一等级，而应看作是从不同角度对中药品质的不同方面进行控制，各种评控方法会在相当长时间内协同发展；对于不同药物而言，由于研究基础与难易程度不同，不可

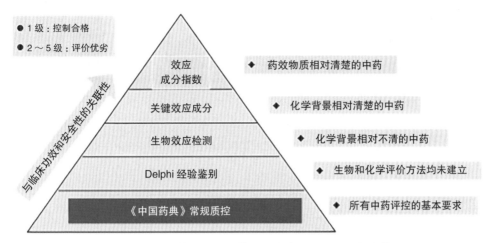

图3-27-1　中药品质多维精准评控体系：质控力金字塔

能要求所有药物同时具备上述5种评控方法，而应以已成熟的具有较高评控力的方法为主。

（二）中药材商品规格等级

中药材商品规格等级是其品质的重要外观标志，也是通过"辨状论质"及"看货评级，分档议价"来评估中药材质量的经验方法。可以说，中药材商品规格等级已成为千百年来人们评价和控制中药质量的"金标准"，尤其适用于中药材质量优劣评价。中药材商品规格虽不是国家中药标准的法定依据，但在中药材市场流通领域具有不可替代的作用。

中药材商品规格等级研究的核心是"辨状论质"理论，即采用Delphi法抽提传统经验鉴别的关键要点，检验经验判别的准确性、重现性与可传承性；以此为基础，通过内外关联的方法，建立经验鉴别要点与化学成分、生物效价的相关性，进一步阐释商品规格等级划分的科学性。

大黄规格等级众多，按照《76种药材商品规格标准》，大黄药材有西大黄、南大黄、雅黄3种规格，其中西大黄又分为蛋片吉、苏吉、水根、原大黄四种规格，每种规格分1～3个等级，总计14个细目。如此众多的规格等级存在是否合理，不同等级间的品质又是否存在差异？

课题组首先通过14位专家两次背靠背评分，以指标重要性满分比（Kj）和平均值（Kavg）为依据，抽提出大黄药材感官评价的4个最重要指标：外观形状、颜色、质地、断面特征。采用BP神经网络对大黄药材的颜色信息和化学成分含量及实际等级的相关性进行研究，结果显示粉末显色判别规格等级的正确率高达94.12%（图3-27-2）。

进一步采用化学含测与泻下效价方法研究不同规格等级的药材，发现效价的高低与规格关系密切，产于青海、甘肃的西大黄生物效价较高，与传统记载优质大黄的道地产区一致，但效价高低与等级并没有相关性。由此可知，大黄商品药材划分到规格即可，不必细分等级；采用粉末颜色可快速准确地判别未知大黄药材规格等级；上述研究揭示

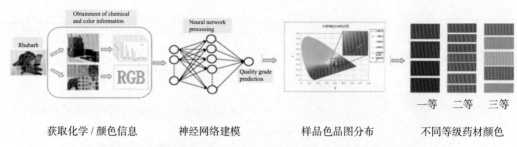

获取化学/颜色信息　　　　神经网络建模　　　　样品色品图分布　　　不同等级药材颜色

图 3-27-2　BP神经网络研究大黄粉末颜色与药材等级的相关性

了传统经验鉴别的科学性，阐明了商品规格等级评价大黄品质的合理性。

（三）生物效应评测

对于中药这种复杂物质体系，在物质基础尚未完全明确的条件下，采用"以效应鉴品质"的生物评价方法，更能体现整体评控、关联药效的特点。中药生物效应评测方法自古有之，如李时珍以生猪血测试苎麻消散瘀血的功效。生物评价是以药物的生物效应为基础，利用整体动物、离体组织、器官、微生物和细胞及相关生物因子等为试验系，评价药物有效性或毒性的方法；是继性状评价、化学评价之后，推动中药质量标准走进临床、关联疗效的关键举措，已成为中药质量标准化建设的重要研究方向之一。《中国药典》（2010年版）已正式收录《中药生物活性测定指导原则》。2014年，刘昌孝院士在CHM撰文，称赞生物评价是对中药质量控制方法的革新与进步，鼓励大家共同研究。

生物评价研究的核心是建立的评价方法须具备定量药理学与药检分析的双重属性和要求，既包括试验设计、量化指标、剂间距、分组、对照、可靠性检验等定量药理学的内容，还包括线性范围、精密度、重现性等药物分析的内容。需要指出的是，从研究层次而言，现有方法多是基于宏观表型建立的，应大力推进从相关细胞、靶点、通路或关键生化因子入手，建立关联机制的生物评价方法。目前，本团队正与耶鲁大学郑永齐院士课题组合作，从黄连治疗结肠癌的机制与通路方面建立相关的生物评价方法。从研究方法而言，细胞特征效应谱、生物热活性指纹图谱等动力学研究方法的引入，促进了中药生物评价方法的发展。此外，推动中药生物评价方法的标准化及相关试剂盒的开发，对于中药品质的快速判别与现场鉴定，以及助推流通领域"优质优价"具有重要意义。

本研究团队作为我国中药生物评价研究的倡导者与实践者，建立了一系列反映中药功效与毒性的评价方法，包括泻下、抑菌、强心、止血、抗病毒、抗炎、解热、活血、最小致死量毒价、肝细胞毒价等。近2年，研究团队在中药生物评价的研究进展主要有以下几方面。

1.清热解毒生物评价方法　针对板蓝根药效物质基础不清楚、化学检测难以评价其质量的困境，本团队优化了基于流感病毒神经氨酸酶和血红细胞凝集试验的板蓝根抗病毒活性检测方法，以表征其"清热解毒"功效。第一法在炒栀子、贯众、金银花等20余种清热解毒药中进行了可行性研究（IC_{50}），发现野菊花、鱼腥草、炒栀子、黄芩、金银花等具有较强的抗流感病毒活性，IC$_{50}$在0.005 5～0.012mg/ml的浓度范围内（以生药量计），该法被认为可广泛用于不同品种、不同产地、不同炮制品、不同批次清热解毒药的评价；第二法也已通过中国食品药品检定研究院技术复核，有望为推动板蓝根及其制剂市场流通"优质优价"提供核心技术支持。

2. 毒性中药的生物毒价评价方法　以附子等乌头类药物为代表，建立了基于尾静脉推注测定大鼠最小致死量的生物毒价检测方法，该方法快速、准确、操作简便、重复性较好，为毒性药物的品质评控提供了可靠的技术保障（图3-27-3）。该方法已被用于附子不同产地、不同规格等级、不同炮制品、不同批次，以及川乌、草乌的毒性评控，亦可为乌头类药物炮制过程的质量控制提供支撑。此外，该法可拓展应用于马钱子、白附子、藤黄等具有急性毒性药物的质量评控中。

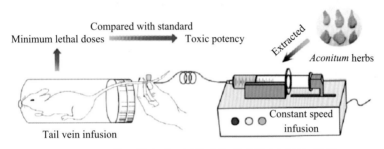

图3-27-3　基于最小致死量的生物毒价测定原理与装置

此外，我国其他学者近年还建立了基于凝血酶时间测定的白及止血效价、基于活化部分凝血活酶时间测定的三棱抗凝血效价、基于离体心肌模型心律测定的附子强心生物效价、基于红细胞数测定的当归补血效价等评价方法。

（四）效应成分指数

采用多指标进行中药品质评控，即使都是关联药效的活性成分，若忽视不同成分对药材整体药效的贡献度差异，实际应用时也难以科学评价不同药材的品质优劣，甚至出现假阳性情况。针对该问题，本团队提出了基于化学成分分析和生物效应评测综合加权的评控指标，即"效应成分指数"。

较之于单纯的化学含测或生物检测，效应成分指数不仅简单易行，更能通过测量成分含量而体现中药之"效"，更有集成性、综合性的特点，可定量表征中药品质。效应成分指数的建立，关键在于生物效价检测方法的建立及不同成分效应系数的分配。基于上述思想，本团队完成了黄连抑菌效应成分指数与附子毒性成分指数的构建。

黄连为"泻痢之要药"，对痢疾杆菌的生长代谢有较强抑制作用。课题组利用微量量热法研究了小檗碱（BER）、表小檗碱（EPI）、黄连碱（COP）、巴马汀（PAL）和药根碱（JAT）五个成分的抑菌IC$_{50}$，发现该值分别为0.166mg/ml、0.485mg/ml、0.101mg/ml、31.981mg/ml、5.049mg/ml，抗菌效应大小排序为COP＞BER＞EPI＞JAT＞PAL。进一步通过倒数归一化法，计算各成分的药效权重系数，得出黄连效应成分指数，即$Z_m = 100 \times (0.331 \times X_{BER} + 0.113 \times X_{EPI} + 0.544 \times X_{COP} + 0.001 \times X_{PAL} + 0.011 \times X_{JAT})$，$X$

为黄连中5种生物碱的含量。该公式的建立，为区分不同产地的黄连、不同品种的黄连提供了更强的证据力。

附子是经典的毒性中药，其主要毒性成分是乌头碱（AC）、新乌头碱（MA）与次乌头碱（HA）。由于乌头碱等成分的起效剂量与中毒剂量非常接近，且次乌头碱的毒性明显弱于乌头碱与新乌头碱，采用3种生物碱含量之和简单相加，显然不能准确表征泥附子的毒性差异。如本团队研究发现，道地产区与新兴产区3种生物碱的含量与比例存在重大差异，其中道地产区的江油、汉中次乌头碱占双酯型生物碱比例高达40%～60%，而新兴产区布拖、巍山、安县等地次乌头碱比例低于25%，而新乌头碱比例高达70%以上。忽视检测指标本身活性的强弱，采用药典方法含量直接相加，甚至可能得出与实际情况相反的结论。因此，通过构建化学成分与效应强度综合集成的效应成分指数，能有效破解评控碎片化的难题，更加准确地表征附子的毒性。基于上述观点，课题组采用大鼠尾静脉推注最小致死量测定法，分别测定AC、MA、HA的最小致死量为0.112 1mg/kg、0.158 0mg/kg、0.291 9mg/kg，以乌头碱为参照，建立了附子毒性成分指数，即 $Z_m = X_{AC} \times 1000 + X_{MA} \times 709.90 + X_{HA} \times 383.86$，$X$ 为附子中3种生物碱的含量。该公式的建立为附子毒性评价提供了更加科学的依据。

（五）综合品质指数

综合品质指数又称"道地综合指数"，是以道地（优级）药材作为参照，将中药品质分解为产区历史、生态因子、商品规格等级、组分黄金比例及生物效毒价五大要素分门别类地比较其他药材与道地药材的差异，计算五大要素的系数，并通过对上述系数的综合加权，得出中药材道地性与品质优劣性的评价指标。本团队在20世纪90年代中期提出了道地药材的5种模式：生境主导型、种质主导型、技术主导型、传媒主导型及各种多因子关联主导型；药材隶属的模式不同，其五大要素的权重分配应有所偏重。

综合品质指数研究的核心是分别建立5大要素相应的测定方法。产区相对历史可通过本草文献追踪与产区实地调研确定。产区生态适宜性可采用中药材产地适宜性分析地理信息系统（TCMGIS）测定不同产区的日照、气温、降雨量、土壤类型、海拔等因子的相似性。商品规格等级可采用Delphi评分方法，形成经验鉴别的专家共识，判别不同药材的规格等级。对于黄连、大黄等有效成分已相对清楚的药物，可直接计算进行有效成分含量的比较；对于大部分药效成分不甚清楚的药物，可采用成分敲出敲入技术、化学指纹图谱相似度评价或基于质谱检测的化学代谢组学技术确定不同来源药物成分的相似性。关于生物效毒价检测，则需借鉴或新建有关评价方法。

综合品质指数或道地品质指数的提出，将历史、地理、生态（阳光、雨水、土壤）、经验鉴别、化学含测、生物评价等众多影响因子囊括其中，通过引入相对性思维、客观化表征、去量纲操作、多元统计分析等研究思路与方法，实现了复杂问题简单化，简单问题科学化，集中体现了中药品质评控综合量化集成的特点。

目前，本团队组正在开展附子、大黄、黄连、丹参等中药材的综合品质指数研究，相关结果将另文报道。

三、结　语

从一定程度上讲，中药品质评价方法的构建是一项复杂的系统工程，也是逐步认识中药科学内涵的过程。基于"质控力金字塔"的提出，可勾勒出一条中药品质多维精准评控路径，有利于打破"品－质－性－效－用"割裂研究、"碎片化"研究成果难以转化为临床治疗价值的困局，形成以临床疗效稳定可控为导向的新格局。我们相信，随着"质控力金字塔"的深入研究，将打通中药质量标准与临床应用的桥梁，从根本上提振中药品质及临床疗效，推动中医药产业健康可持续发展。

参 考 文 献

肖小河. 走向精准的中药质量评价与控制［J］. 药学学报，2019，54（12）：2139-2140

肖小河，王伽伯，代春美，等. 面向临床的中药标准化研究［J］. 世界科学技术（中医药现代化），2010，12（4）：617-622

肖小河，张定堃，王伽伯，等. 中药品质综合量化评控体系——标准评控力金字塔［J］. 中国中药杂志，2015，40（1）：7-12

第28章

中药质量评控"学会/国家"指南研制与应用

当今，生物效应评价已成为中药质量控制与标准化研究的重要方向和有力补充。为了促进和指导全国同行开展中药质量生物评控，并探索建立基于生物效应检测的中药质量综合评控体系，应中华中医药学会邀请，肖小河研究员作为起草专家组组长，领衔制定了中华中医药学会团体标准《中药品质评价方法指南》，并于2017年4月发布实施。该指南是以优质性为导向，以"质控力金字塔"为技术核心，综合应用生物效应评价、化学成分检测和感官性状评价等方法，为保障中药产品具有更好的安全性、有效性和一致性而提供方法学指导和技术支持。

为了更好地发挥生物效应评价方法在中药新药研发与监管方面的作用，科学规范开展中药质量生物效应评价与控制，同时探索生物效应评价在中药新药全生命周期科学监管的意义，受国家药监局药品审评中心委托，肖小河研究员作为起草专家组组长，领衔制定《中药生物效应检测研究技术指导原则（试行）》。

本章主要介绍这两部指南（表3-28-1），敬请同行专家指正。

表3-28-1　肖小河团队领衔制定的中药品质评价与生物效应检测指南

序号	指南名称	发布机构及主要起草者
1	中药品质评价方法指南	中华中医药学会 肖小河，王伽伯，牛明等
2	中药生物效应检测研究技术指导原则（试行）	国家药品监督管理局药品审评中心 肖小河，马秀璟，赵军宁，窦金辉，王伽伯等

《中药品质评价方法指南》

（由中华中医药学会发布，2017）

中药品质是指中药及相关产品的品种、产地、规格、等级、质量及其与功效相关的属性。中药品质是中医药临床疗效的根本保证，建立能够反映临床疗效和安全性的中药品质评价策略和方法一直是中药标准化和现代化亟待解决的关键问题。通过揭示中药多成分、多功效的品质特点及其与化学药和生物药在物质基础和质控策略的差异性，本指南以保障临床用药安全有效为宗旨，提出了功效导向的中药品质评价模式，创建以《中国药典》检测为基础，以生物评价为主要方法，以一致性、安全性和优效性为核心要素的中药品质评价方法体系"质控力金字塔"，实现中药质量评价向感官、化学和生物评价相结合的方向发展，旨在解决长期制约中药现代化发展的质量标准与临床疗效和安全性脱节的难题，提升中药品质保证和临床科学合理用药水平，同时推动国际中草药和植物药品质评控的模式转变和方法创新。

由于中药品质评价尚有诸多问题亟待解决，本指南需要结合中医药科学研究及行业需求变化而不断修订和完善。

1.适用范围 本指南规定了中药品质评价的方法及其选择原则，以中药为原料的相关产品也可适用。

本指南面向中药及相关产品的研发、生产、检验、使用和监管等机构和人员。

本指南适用于中药及相关产品的一致性、安全性和优效性评价以及临床合理用药。

2.规范性引用文件 本指南制定引用了以下文件。凡是注日期的引用文件，仅所注日期的版本适用于本文件。凡是不注日期的引用文件，其最新版本（包括所有的修改单）适用于本文件。

《中华人民共和国药典一部》（2015年版）。

《中华人民共和国药典四部-9101药品质量标准分析方法验证指导原则》（2015年版）。

《中华人民共和国药典四部-9105中药生物活性测定指导原则》（2015年版）。

《中药材商品规格等级通则》T/CACM 003-2016。

《Botanical Drug Development Guidance for Industry》U.S.Department of Health and Human Services，Food and Drug Administration，2015.

3.术语和定义 下列术语和定义适用于本文件。

（1）品质（brand quality）：指中药及相关产品的品种、产地、规格、等级、质量及其与功效相关的属性。

（2）优效性（superiority）：指中药及其相关产品针对功效所表现出的临床疗效或生物效应的相对程度。

（3）安全性（safety）：指中药自身毒副作用及外源性有害残留物或污染物毒性的程度。

（4）一致性（consistency）：指中药及相关产品品质的相似性或稳定性程度。

（5）质控力（quality controllability）：指中药品质评价指标能够反映临床疗效、安全性及一致性的能力。评价指标与临床疗效的相关性越强，质控力就越强，越能反映中药品质的优劣。

（6）化学评价（chemical evaluation）：指采用化学分析的手段检测和评价中药品质的方法。

（7）生物评价（biological evaluation）：指在特定的试验条件下，定性或定量评价供试药物作用于生物体系（整体动物、离体组织、器官、微生物和细胞及相关生物因子等）所表达出的特定生物效应。

（8）直接活性测定（bioactivity measurement）：指在特定的试验条件下，检测中药某种特定生物活性的强度或产生预期生物活性的量的评价方法。

（9）生物效价（biopotency）：指在特定的试验条件下，通过对比测试供试中药和对照品对生物体系的特定生物效应，按生物统计学计算出的供试中药相当于对照品的生物效应强度的单位（效价）。以评价毒性为目的的生物效价，又称为生物毒价（toxic potency）。

（10）生物效应表达谱（biological response profile）：指在特定的试验条件下，供试中药作用于生物体系所表达出的一组特征生物效应信息或图谱，包括基因表达谱、蛋白质表达谱、代谢物表达谱、细胞响应谱、生物热活性谱、生物自显影薄层色谱等。

（11）质量生物标志物（biomarker for quality evaluation）：指能够反映中药真伪优劣的标示性生物物质或检测指标，应与一致性、安全性或优效性相关联，通常应具有一定的特异性。

（12）效应成分指数（effect constituent index）：指根据药效或活性成分的生物活性强度作为成分含量的权重，计算全部药效或活性成分的效应总和，作为综合性指标评价中药的整体品质，反映与中药某一特定功效用途相关的品质信息，通常是归一化的无量纲指标。

4.中药品质评价的策略　评价指标与临床疗效的关联程度是中药品质评价的关键，各项指标与临床疗效的相关性越高，质控力就越强，越能反映中药品质的实际情况。不同评价方法的质控力和适用性有所不同，评价方法的质控力：生物评价＞化学评价＞感官评价。生物评价适合于优效性和安全性评价，也可用于一致性评价；化学评价主要适用于一致性评价，以药效物质或者毒性物质为检测指标时，也可以用于优效性和安全性评价；感官评价主要用于一致性评价。

根据与临床功效的关联程度，在符合国家药品标准基础上，构建以中药材商品规格等级、多组分化学表征、生物活性/效价和效应成分指数为递进的中药品质评价方法体系"质控力金字塔"。根据特定中药品质评价的实际需求，可选择一种或多种评价方法进行单独或综合评价。中药品质评价应优先考虑效应成分指数、生物活性/效价等方法，以指导临床辨质用药，保障中药疗效和安全。

5.中药品质评价的基本内容和推荐方法　中药品质评价分为一致性评价、安全性评价和优效性评价。根据评价内容和中药类型的不同，适用的品质评价方法也有所区别，具体推荐方法见表3-28-2和表3-28-3。

表3-28-2 中药品质评价内容和推荐方法

内容	一致性评价方法	安全性评价方法	优效性评价方法
感官评价	● 规格一致性 ● 等级一致性		● 优效等级评价
化学评价	● 化学指纹图谱/特征图谱 ● 成分含量测定 ● 成分溶出度	● 毒性成分含量测定 ● 外源性有害残留物测定	● 药效成分含量测定
生物评价	● 生物效应表达谱 ● 效应成分指数 ● 生物效价测定 ● 生物活性测定 ● 生物标志物	● 毒性成分指数 ● 生物毒价测定 ● 毒理学评价 ● 生物标志物 ● 生物效应表达谱	● 效应成分指数 ● 生物效价测定 ● 生物活性测定 ● 生物标志物 ● 生物活性表达谱

注：以上评价均应在符合《中国药典》的基础上实施。

表3-28-3 不同类型中药品质评价方法推荐

内容		药材及饮片	配方颗粒及提取物	中成药	
				注射	非注射
感官评价	规格一致性	＋	－	－	－
	等级一致性	＋	－	－	－
化学评价	化学指纹图谱/特征图谱	±	＋	＋	＋
	成分含量测定	＋	＋	＋	＋
	成分溶出度	－	＋	－	＋
	毒性成分含量测定*	＋	＋	＋	＋
	外源性有害物质残留控制	＋	＋	＋	＋
生物评价	生物效应表达谱	＋	＋	＋	＋
	效应成分指数	±	±	±	±
	生物效价测定	＋	＋	＋	＋
	生物活性测定	±	±	±	±
	生物标志物	±	±	±	±
	毒性成分指数*	±	±	±	±
	生物毒价测定*	＋	＋	＋	＋
	毒理学评价*	±	±	±	±

注：以上评价均应在符合《中国药典》的基础上实施。"＋"推荐、"±"根据需求选择推荐、"－"不推荐或不需要。*表示有毒中药涉及评价的项目。

（1）一致性导向的中药品质评价：一致性是中药品质评价的基本内容。中药品质一致性评价分为商品规格等级一致性、化学成分一致性、生物效应一致性。一致性评价应符合中药品质分析相关方法学的要求。商品规格等级一致性评价包括特定规格或等级混杂其他规格或等级的程度；化学成分一致性评价方法包括化学指纹图谱/特征图谱、成分含量测定、成分溶出度等；中药品质一致性评价的核心是生物效应一致性，其评价方法包括生物效应表达谱、效应成分指数、生物效价测定、生物活性测定和生物标志物等。评价指标包括相似度、变异度、共有特征等。

（2）安全性导向的中药品质评价：安全性是中药品质评价的重要内容。中药品质安全性评价包括药品本身安全性评价以及外源性有害残留物或污染物的控制等。药品本身安全性评价方法包括有毒成分含量测定、毒性成分指数、生物毒价测定、毒理学评价、生物标志物、生物效应表达谱等。外源性有害残留物或污染物包括农药残留、重金属、微生物毒素等，其限度值及测定方法应参照《中国药典》及相关标准。

（3）优效性导向的中药品质评价：优效性是临床中药品质评价的关键内容。优效性评价的方法包括：效应成分指数、生物效价测定、生物活性测定、生物标志物、生物效应表达谱等生物评价方法；基于药效成分含量测定的化学评价方法；优效等级评价为目的的感官评价方法。其中药效成分含量测定和效应成分指数仅适用于药效物质明确或相对明确的中药。其他评价方法可根据中药类型以及研究程度进行选择。

6.中药品质评价标准的确定原则　　应根据特定中药产品的功效用途和评价目的确定中药品质评价的指标，并且可根据实际需求划定不同品质级别及限度范围。在遵循传统中药品质经验判定基础上，通常可采用优、良、中、差或数字等级对品质级别加以划分，或者采用明确的量化指标表示中药品质，供临床用药参考。中药品质评价标准的限度范围应根据质控力优先的原则。

《中药生物效应检测研究技术指导原则（试行）》

（由国家药品监督管理局药品审评中心发布，2020）

1.概述　　生物效应检测是利用药物对试验系所产生的生物效应，运用特定的实验设计，反映药物有效性、安全性的一种方法，从而达到评价和控制药品质量的目的。

中药在中医药理论指导下使用，具有多成分、多靶点、整体作用等特点。当理化检测方法等质量控制手段难以充分反映中药质量时，有必要研究探索生物效应检测方法，以弥补现行质量控制方法的不足。

为鼓励探索研究中药生物效应检测方法，完善中药质量控制体系，现制定本技术指导原则。随着科学技术的进步和中医药研究的不断深入，相关内容将不断完善。

2.基本原则

（1）体现中医药特点，反映中药有效性和安全性。生物效应检测研究应尽可能体现中药多成分、多靶点及整体作用等特点，反映中药的有效性、安全性和质量一致性。应结合中医药特点，尽可能选择多个指标进行生物效应检测研究，并与中药的功能主治相关。

（2）与现行质量检测方法相互补充，提高中药质量可控性。中药成分复杂、药效物质基础研究薄弱，现行以化学成分检测为主的质量控制方法虽简单易行，但难以很好地反映中药的有效性、安全性；生物效应检测方法相对复杂，但可以较好地弥补现行质量控制方法的不足，有利于提高中药质量的可控性。应鼓励开展中药生物效应检测研究，将成熟可行的方法列入标准。

（3）方法应科学可行。应对试验条件、操作规范等建立严格的控制措施，并进行详细的方法学考察和验证，保证方法专属、准确、可重复，客观真实地反映中药有效性和安全性。方法应简便、可行。

3.基本内容　考虑到生物效应检测方法建立的难度、研究对象的复杂性等因素，可优先考虑将生物效应检测在常规理化检测方法难以有效评价和控制的中药中进行探索研究，包括但不限于以下情形：①药理作用清楚、活性明显、量效关系明确，但有效成分不清楚的；②涉及毒性药味和（或）现代研究表明对人体具有较强的毒性反应，但产生毒性反应的成分尚不明确的；③检测的化学成分与临床疗效和安全性关联性不强的。

中药生物效应检测研究主要包括检测方法的选择、供试品的选择和制备、参照物的选择和标定、试验系的选择、检测指标的选择、判定标准、方法学验证、结果统计与分析评价等。本指导原则主要包括以下内容。

（1）检测方法的选择：在用于中药质量评价时，生物效应检测应围绕有效性、安全性开展研究，尽可能选择与临床的有效安全关联较强、研究成熟度或业界认可度较高的方法。一般可分为体内检测、体外检测；定量、半定量及定性检测；特异性检测、非特异性检测等。根据评价的目的和需求，可选择多种生物效应检测方法进行综合评价。

生物效应的强度，一般可以采用生物效价的方法测定。生物效价是指在特定的试验条件下，通过对比供试品与参照物对试验系的特定生物效应，按生物统计学方法计算出供试品相当于参照物的生物效应强度单位。以评价毒性为目的的生物效价，又称为生物毒价。

在难以选择合适参照物的情况下，也可以采用通过产生一定生物效应（包括毒性反应）的供试品剂量测定，并以此为指标判定供试品是否符合规定的一种质量控制方法。

鼓励针对中药特点，并结合现代生物技术的发展，研究建立新技术和新方法。

（2）供试品的制备：用于制备供试品的样品应具有代表性。综合考虑中药整体作用、临床用药特点、生产工艺及选择的试验系等研究制备供试品。如采用体外试验系时，应充分关注供试品中的鞣质等物质对测定结果的干扰。必要时，可采用人工胃液、人工肠液等仿生提取制备供试品，或采用含药血清等作为供试品。

（3）参照物的选择和标定：中药生物效应检测的参照物，一般应与供试品在化学组成和（或）生物效应方面具有同质性，选择与验证性临床试验用样品质量一致的样品。对成分复杂的中药，化学同质性好的参照物一般难以获得，基于中药生物效应检测的目的和需要，也可根据以下条件选择药材/饮片、提取物、中成药或化学药品作为参照物：①在选定的生物试验系上，与供试品具有相同或相近的生物效应；②生物效价/毒价可标定，稳定性好；③质量均一，可溯源。

中药参照物的标定方法一般选择与该供试品质量控制相同或相近的方法，包括生物效应测定和理化测定。应对参照物制备方法、质量鉴定、标定方法、储存条件、稳定性和生物效应测定结果等进行研究。列入注册标准的参照物应经过生物效应的标定。

（4）试验系的选择：在能够保证评价结果与临床疗效和安全性相关联的前提下，优先选择相对简便、经济、可操作性强的试验系。

生物效应检测可选择的试验系包括整体动物、离体器官、组织、细胞、亚细胞器、受体、离子通道、酶和微生物等。整体动物试验结果一般与临床效应更接近，体外实验适用于效应明显且有良好量效关系的情况。当体外实验和体内试验的生物效应相关性较好时，从动物伦理、经济学及操作简便性方面考虑，可优先选择体外实验。

应对实验系进行标准化研究。实验动物、离体器官或细胞等试验系的选择应与实验原理及测定指标密切相关，并有良好的可重复性。

（5）检测指标的选择：生物效应检测指标应反映或关联中药的药效和（或）毒性，选取已知或预期药理作用的评价指标，也可考虑采用替代的生物效应检测指标。生物效应指标的选择原则上应具有专属性、准确性、可重复性和一定的量-效关系。

中药的某一功效一般与多种药理作用相关，采用单一指标通常难以反映其临床主要疗效或毒性情况，可在同一试验系中观察多个生物效应指标，也可通过多项试验考察相同或不同的生物效应指标，综合考察其疗效或毒性。鼓励探索采用生物标志物、生物效应表达谱等作为生物效应检测指标。

（6）其他：中药生物效应检测研究所涉及的供试品选择、实验设计、结果统计、判定标准、方法学验证等内容可参考中国药典相关内容。

附录:《中药生物效应检测研究技术指导原则（试行）》解读

2020年12月17日国家药品监督管理局发布了《中药生物效应检测研究技术指导原则（试行）》（下文简称"该指导原则"），根据中药自身特点，鼓励探索研究建立相应的生物效应检测方法，主要用于中药的质量控制，与现行质量控制方法相互补充，完善中药质量控制体系。本文结合该指导原则的起草背景和专家讨论意见，对该指导原则内容进行解读。

1.指导原则制定目的　当前中药质量控制体系通常无法充分反映中药质量，且较难与临床疗效、安全性相关联，中药生物效应检测可与现有检测方法相互补充，为建立符合中医药特点的中药质量控制体系提供更多的选择，为保证临床用药的安全有效、质量可控提供科学依据。该指导原则中未强制要求在中药质量控制体系中必须建立生物效应检测指标，但鼓励从生物效应检测方法建立的难易程度及研究对质量标准提升的紧迫性考虑，逐步推广运用于中药的质量研究和质量标准的制定中。

2.指导原则制定背景　当前中药质量控制主要是采用指标性化学成分检测，由于中药化学组成复杂、易变，且活性/毒性成分往往不明确，采用理化检测方法等在有效和安全性的控制上有时存在不足，可能难以保证中药的有效性、安全性以及质量的稳定均一。

生物效应检测方法反映药品质量时具有与中药有效性、安全性相关联的优势，是一种符合中药特点的质量控制方法。美国FDA也将生物评价作为植物药质量控制的重要方法，2016年美国FDA正式发布的 *Botanical Drug Development Guidance for Industry* 中要求，在仅采用化学检验不足以确保质量和疗效一致性的情况下，申请人应在植物原料药和（或）药品放行质量标准和稳定性试验方案中纳入生物检测方法，优先选择可反映药物已知或预期作用机制的生物检测方法。该指南中还指出，生物检测方法是测定植物药效价和活性的一种重要方法。生物检测方法应尽可能与药物推测的作用机制紧密相关，但在个别情况下，也可考虑并评价其他相关性较小的检测方法。

因此，在现有理化检测等评价方法不能与临床有效性和安全性相关联的情况下，鼓励采用可较好评价中药质量的生物效应检测方法。中药生物效应检测方法目前属于前瞻性、探索性的研究方法，对中药新药研发和产业高质量发展具有重要的价值和意义。

该指导原则于2018年启动制定工作，经过建立专家小组，确定指导原则的基本框架和基本要求，明确撰写工作分工等过程。经会后多次讨论，形成了指导原则修订稿。通过多种方式征求意见，并组织学界和业界专家讨论，进一步修订完善，形成了指导原则试行稿并发布。

3.主要内容　该指导原则对生物效应检测方法在中药中的适用范围、检测方法的选择、供试品的制备、参照物的选择和标定、试验系的选择、检测指标的选择进行了较为详细的说明。

（1）适用范围：《中国药典》中的"中药生物活性测定指导原则"对品种选择的要求为：品种选择合理，拟开展生物活性测定研究的中药材、饮片、提取物或中成药应功能主治明确，其中优先考虑适应证明确的品种，对中药注射剂、急重症用药等应重点进行研究。《中药生物效应检测研究技术指导原则（试行）》的要求为：可优先考虑将生物效应检测在常规理化检测方法难以充分评价的中药中进行探索研究，并基于药品有效性、安全性和质量可控性提出了3种适用情形，以便申请人可根据其产品的实际情况研发适合的质量控制指标，包括：①在选定的生物试验系上，与供试品具有相同或相近的生物效应；②生物效价/毒价可标定，稳定性好；③质量均一，可溯源。

（2）检测方法与检测指标的选择：该指导原则中说明应围绕安全性和有效性尽可能选择与临床的安全有效关联较强（存在一定量效关系）的、研究较成熟（业界认可度较高）的生物效应检测方法。根据评价的目的和需求，申请人可选择多种生物效应检测方法进行综合评价。鼓励申请人针对重要特点，结合现代生物技术的发展，研究建立新技术和新方法。对于检测指标的选择，认为中药的某一功效一般与多种药理作用相关，采用单一指标通常难以反映其临床主要疗效或毒性情况，可在同一试验系中观察多个生物效应指标，也可通过多项试验考察相同或不同的生物效应指标，综合考察其疗效或毒性。

中药生物效应检测的相关评价方法可包括生物效价/生物毒价、生物活性限值、效应成分指数、生物效应表达谱、生物标志物等。生物标志物及生物效应表达谱目前在中医药研发中还属于较为新兴、前沿的领域，生物标志物可从整体和单个化合物两方面动态反映疾病发展引起的内源性物质变化，具有反映药物作用效果、与药动学相关等优势，可用于药效学评价；生物效应表达谱具有指纹性或特征性，因此可用于评价中药质量优劣，也可以用于中药质量真伪鉴别或质量波动监测，因此该指导原则鼓励采用生物标志物及生物效应表达谱等作为生物效应检测指标。

（3）供试品和参照物的选择：该指导原则中要求制备供试品的样品应具有代表性。对于纳入质量标准的生物效应检测方法，应采用与临床样品质量一致的样品作为供试品，要以临床验证批次样品为制定依据。

参照物的选择是中药生物效应研究中的重点，也是目前阻碍中药生物效应检测发展的关键点之一。由于中药成分复杂，不是均质体系，因此该指导原则建议参照物一般应与供试品在化学组成和（或）生物效应方面具有同质性，选择与验证性临床试验用样品质量一致的样品。参照物的选择范围可为药材/饮片、提取物、中成药，或为化学药品。

（4）试验系的选择：该指导原则中要求在能够保证评价结果与临床疗效和安全性相关联的前提下，优先选择相对简便、经济、可操作性强的试验系。整体动物试验结果一般与临床效应更接近，但体外实验操作简便，可重复性好，便于标准化，因此在体外实验系能较好模拟体内情况，生物效应明显，且有良好量-效关系时，一般首选离体试验系。

4. 需要说明的几个问题　鉴于目前国内关于中药生物效应检测的相关研究基础较为薄弱，在起草本研究技术指导原则时，主要关注了一些重点、难点问题，以尽可能符合中药研发规律及现阶段中药研发技术水平的要求，并鼓励研究探索适合产品自身特点的生物效应检测方法运用于中药质量控制体系。

（1）与《中国药典》中"中药生物活性测定指导原则"的关系：《中国药典》（2010年版）一部开始增设"中药生物活性测定指导原则"，《中国药典》（2015年版）及最新发布的《中国药典》（2020年版）也将其纳入通则。《中药生物效应检测研究技术指导原则（试行）》与《中国药典》中"中药生物活性测定指导原则"所述实验设计、方法学建立等要求一致，文中说明，中药生物效应检测研究涉及的供试品的选择、实验设计、结果统计、判定标准、方法学验证等内容均可参考中国药典相关内容。

《中国药典》中的"中药生物活性测定指导原则"指出，生物活性测定法是以药物的生物效应为基础，以生物统计为工具，运用特定的实验设计，测定药物有效性的一种方法，从而达到控制药品质量的作用。其强调了生物活性测定作为质量标准的一部分，可用于控制中药有效性，但文中未体现对毒性的控制。《中药生物效应检测研究技术指导原则（试行）》将生物效应检测定义为利用药物对试验系所产生的生物效应，运用特定的实验设计，反映药物有效性、安全性的一种方法，从而达到评价和控制药品质量的目的。与《中国药典》中"中药生物活性测定指导原则"不同的是，该指导原则提出中药生物效应检测不仅可用于活性检测，也可用于毒性检测。中药成分复杂，有效性、毒性等大多不十分明确，将检测活性成分和（或）毒性成分的生物效应检测方法作为中药质控的一部分具有重要的价值和意义。

（2）生物效应检测与现有理化方法相互补充：中药质量评价体系可包括性状评价、理化评价和生物评价，目前大多中药品种的质量控制方法以性状评价和理化评价为主，两者虽简单易行，但有时无法全面地反映中药的安全性、有效性及质量可控性。在现有理化检测方法的基础上，开展中药复方的生物效应检测研究，两者相互补充，可综合评价并控制中药质量。

2020年10月10日国家药品监督管理局药品审评中心发布的《中药新药质量标准研究技术指导原则（试行）》指出，在中药新药质量标准的内容中可纳入生物活性测定指标，鼓励探索开展生物活性测定研究，建立生物活性测定方法以作为常规物理化学方法的替代或补充。《中药生物效应检测研究技术指导原则（试行）》与《中药新药质量标准研究技术指导原则（试行）》相配合，鼓励申请人建立符合中医药特点的生物效应检测方法以提高中药质量的可控性，但该指导原则仅提供指导性的原则要求，并不做强制性规定。

（3）中药生物效应检测适用于中药全生命周期的相关评价：生物效应检测的特点是适用范围广，中药有效性、安全性评价、质量对比研究中均可应用，且检测方法较多。生物活性测定法可以补充理化检测方法的不足，从活性/毒性的角度更好的保证原料药的优质性，中间提取物的稳定性，制剂及成品的一致性，提升中药的有效性、安全性和质量可控性。

考虑到目前中药生物效应检测研究技术尚不十分成熟，应用实例较少，经多次专家讨论一致同意，该指导原则仅提出中药生物效应检测研究的基本原则和要求，供中药质量控制研究参考使用，生物效应检测方法在用于质量标准的研究时，应按照该指导原则中的相关要求开展研究，同时鼓励申请人在中药不同研发阶段及上市后对生物效应检测方法进行探索研究，如中药临床处方的评价和优选、中药制剂工艺的筛选与优化、中药药效学和毒理学评价、中药新药临床试验、中药上市后再评价和变更等。

5.结语　目前中药生物效应检测方法尚属于相对较新的方法和技术，且中药生物效应检测不同于一般的药理学实验方法，需要具备药理学与药检分析的双重属性和要求，因此在方法的广泛应用方面可能还存在一定困难，对方法的建立、技术难点和注意的问题还有待细化，如参照物的选择和标定、样本量的考虑等。但由于中药生物效应检测可能是多个指标和（或）多种效应的综合体现，与产品有效性、安全性关联较强，应鼓励将生物效应检测方法用于现有检测方法不能充分控制其质量的中药。

参 考 文 献

李慧，朱家谷，杨平，等.《中药生物效应检测研究技术指导原则（试行）》解读［J］. 中国食品药品监管，2021（09）：88-93

本篇附录：中药质量研究主要论著

1.李慧，朱家谷，杨平，等.《中药生物效应检测研究技术指导原则（试行）》解读. 中国食品药品监管，2021（09）：88-93.

2. Dan Gao, Ming Niu, Shi-zhang Wei, et al. Identification of a Pharmacological Biomarker for the Bioassay-Based Quality Control of a Thirteen-Component TCM Formula（Lianhua Qingwen）Used in Treating Influenza A Virus（H1N1）Infection. Frontiers in Pharmacology，2020 May 25；11：746.

3.肖小河. 走向精准的中药质量评价与控制. 药学学报，2019，54（12）：2139-2140.

4.李珊珊，张海珠，张龙，等. 基于网络药理学的龙胆抗炎靶标预测及其质量的生物评价方法构建. 中国中药杂志，2021，46（10）：2556-2564.

5.张定堃，赵志浩，李春雨，等. 基于生物毒效检测的附子不同炮制品质量评价研究. 药学学报，2019，54（12）：2169-2177.

6.李寒冰，吴宿慧，唐进法，等. 中药质量生物标志物研究进展. 中草药，2019，50（19）：4556-4561.

7.谭鹏，王伽伯，张定堃，等. 效应成分指数在中药大黄质量评价中的应用研究. 药学学报，2019，54（12）：2141-2148.

8.Yin Xiong, Yupiao Hu, Fan Li, et al. Promotion of quality standard of Chinese herbal medicine by the integrated and efficacy-oriented quality marker of Effect-constituent Index. Phytomedicine，2018 Jun 1；45：26-35.

9.Yongfeng Zhou, Dingkun Zhang, Haotian Li, et al. The Scientific Basis and Advantage of Human Experiential Assessment in the quality control of Chinese Herbal Medicines exampling as Schisandrae Chinensis Fructus. Scientific Reports |（2018）8：5695 | DOI：10.1038/s41598-018-23619-5

10.刘振杰，史志龙，王伽伯，等. 基于化学指纹图谱和抗血小板聚集效价的丹参质量评价. 分析化学，2017，45（05）：693-699.

11. Zhenjie Liu, Zhilong Shi, Can Tu, et al. An activity-calibrated chemical standardization approach for quality evaluation of Salvia miltiorrhiza Bge. RSC Advances，2017，7：5331.

12.张海珠，谭鹏，刘振杰，等. 基于活血生物效价和化学指纹图谱的大黄品质评价研究. 药学学报，2017，52（03）：436-442.

13.谭鹏，张海珠，张定堃，等. 基于化学表征和生物效价检测的大黄配方颗粒质量评价研究. 中国中药杂志，2017，42（14）：2683-2690.

14. Qin Dong, Lingling Qiu, Congen Zhang, et al. Identification of compounds in an anti-fibrosis Chinese medicine（Fufang Biejia Ruangan Pill）and its absorbed components in rat biofluids and liver by UPLC-MS. Journal of chromatography. B，Analytical technologies in the biomedical and life sciences，2016 Jul 15，1026：145-151.

15.刘昌孝，陈士林，肖小河，等. 中药质量标志物（Q-Marker）：中药产品质量控制的新概念. 中草药，2016，47（09）：1443-1457.

16.张定堃，韩雪，李瑞煜，等. UPLC-Q-TOF-MS分析不同产地泥附子化学成分的差异. 中国中药杂志，2016，41（03）：463-469.

17. Dingkun Zhang, Ruisheng Li, Xue Han, et al. Toxic Constituents Index：A Toxicity-Calibrated Quantitative Evaluation Approach for the Precise Toxicity Prediction of the Hypertoxic Phytomedicine—

Aconite．Frontiers in Pharmacology，2016 Jun 17；7：164．

18．董芹，王伽伯，张定堃，等．基于效应成分当量的黄连饮片调剂一致性研究．中国中药杂志，2015，40（20）：3981-3986．

19．赵小梅，刘歆颖，续畅，等．基于LC-MS代谢组学的雷公藤多苷致肝毒性生物标志物的初步筛查．中国中药杂志，2015，40（19）：3851-3858．

20．张定堃，韩雪，周永峰，等．附子精标饮片的研制（Ⅰ）：规格大小与质量均一性研究．中国中药杂志，2015，40（17）：3488-3495．

21．周永峰，王伽伯，张定堃，等．不同产地五味子药材的质量特征比较研究．中国中药杂志，2015，40（16）：3152-3157．

22．张定堃，王伽伯，杨明，等．中药品质整合评控实践：附子品质综合指数．中国中药杂志，2015，40（13）：2582-2588．

23．张海珠，肖小河，王伽伯，等．中药质量评控的第一要义：效应当量一致性．中草药，2015，46（11）：1571-1575．

24．肖小河，张定堃，王伽伯，等．中药品质综合量化评控体系——标准评控力金字塔．中国中药杂志，2015，40（01）：7-12．

25．庞晶瑶，王伽伯，马致洁，等．基于化学指纹图谱和生物毒性检测的何首乌质量评控．中草药，2014，45（23）：3392-3396．

26．Lele Zhang，Lina Ma，Wuwen Feng，et al．Quality fluctuation detection of an herbal injection based on biological fingerprint combined with chemical fingerprint．Analytical and Bioanalytical Chemistry，2014 Aug，406（20）：5009-5018．

27．马丽娜，章从恩，鄢丹，等．超滤质谱技术筛选板蓝根中抗流感病毒的活性成分．中国中药杂志，2014，39（05）：812-816．

28．马丽娜，张乐乐，熊吟，等．基于细胞动态生物反应谱的抗肿瘤先导化合物筛选方法研究．药学学报，2014，49（05）：695-700．

29．郜丹，任永申，鄢丹，等．基于生物热动力学的注射剂无菌检查新方法研究．药学学报，2014，49（03）：385-391．

30．肖小河，王伽伯，鄢丹．生物评价在中药质量标准化中的研究与应用．世界科学技术－中医药现代化，2014，16（03）：514-518．

31．Dan Yan，Junxian Li，Yin Xiong，et al．Promotion of quality standard of herbal medicine by constituent removing and adding．Scientific Reports，2014 Jan 13，4：3668．

32．熊吟，肖小河，鄢丹，等．综合量化集成的中药品质评控策略：中药效应成分指数．中草药，2014，45（01）：1-7．

33．鄢丹，王伽伯，李俊贤，等．论道地药材品质辨识及其与生态环境的相关性研究策略［J］．中国中药杂志，2012，37（17）：2672-2675．

34．章从恩，王嘉毅，郝俊杰，等．微量量热法体外表征拉米夫定对肠道特征菌群的影响．药学学报，2013，48（10）：1590-1594．

35．李俊贤，王嘉毅，张乐乐，等．微量量热法研究中药黄连6种生物碱之间相互作用关系．药学学报，2013，48（12）：1807-1811．

36．Jiaoyang Luo 1，Dan Yan，Jingyuan Song，et al．A strategy for trade monitoring and substitution of the organs of threatened animals．Scientific Reports，2013 Oct 31，3：3108．

37．鄢丹，熊吟，马丽娜，等．建立以临床功用为导向的中药质量评控格局与适宜模式的设想．中草药，2013，44（01）：1-5．

38．Dan Yan，Jiaoyang Luo，Yumei Han，et al．Forensic DNA barcoding and bio-response studies of animal horn products used in traditional medicine．PLoS One．2013，8（2）：e55854．

39. Jiaoyang Luo, Dan Yan, Meihua Yang, et al. Multicomponent therapeutics of berberine alkaloids. Evid Based Complement Alternat Med，2013，2013：545898.

40. Junxian Li, Dan Yan, Lina Ma, et al. A quality evaluation strategy for Rhizoma coptidis from a variety of different sources using chromatographic fingerprinting combined with biological fingerprinting. Chinese Science Bulletin，2013，58（33）：4092-4100.

41. 温瑞卿，李东辉，赵昕，等. 基于化学分析的毒性中药附子炮制方法的合理性研究［J］. 药学学报，2013，48（02）：286-290. DOI：10.16438/j.0513-4870.2013.02.019.

42. 闫琰，鄢丹，张萍，等. 主要基于生物热动力学表征的中药注射剂（注射用益气复脉冻干）质量评控方法的研究. 中国中药杂志，2012，37（01）：41-45.

43. 鄢丹，王伽伯，李俊贤，等. 论道地药材品质辨识及其与生态环境的相关性研究策略. 中国中药杂志，2012，37（17）：2672-2675.

44. 肖小河，王伽伯，鄢丹，等. "道地综合指数"的构建及其应用价值. 中国中药杂志，2012，37（11）：1513-1516.

45. 鄢丹，陈龙虎，冯雪，等. 基于等温滴定量热技术的清开灵注射液临床联合用药相互作用表征研究. 中草药，2012，43（11）：2217-2221.

46. 谭曼容，鄢丹，邱玲玲，等. 中药生产过程质量生物评控方法研究——以板蓝根颗粒为例. 中国中药杂志，2012，37（08）：1122-1126.

47. 靳士晓，李仙义，付珊珊，等. 鳖甲抗肝纤维化药效物质基础及质量控制研究思路. 环球中医药，2012，5（06）：433-435.

48. Longhu Chen, Lingling Qiu, Dan Yan, et al. Isothermal titration calorimetry vs. high performance liquid chromatography fingerprint：Prediction of adverse drug reactions of combination for Chinese medicine injections. Journal of Thermal Analysis and Calorimetry，2013，111（1）：2546-2547.

49. Wang J-b, Zeng L-n, Zang Q-c, et al. Colorimetric Grading Scale Can Promote the Standardization of Experiential and Sensory Evaluation in Quality Control of Traditional Chinese Medicines. PLoS ONE，2012，7（11）：e48887. doi：10.1371/journal.pone.0048887

50. 李会芳，王伽伯，曲毅，等. 大黄炮制前后致泻效价的比较. 中国中药杂志，2012，37（03）：302-304.

51. 孙琴，李寒冰，鄢丹，等. 基于抗菌效价检测的板蓝根颗粒制备过程质量变化评价［J］. 中草药，2012，43（02）：259-264.

52. 邱玲玲，陈龙虎，鄢丹，等. 基于响应曲面设计的抑制流感病毒神经氨酸酶活性的组分中药筛选——以双黄连注射液为例. 药学学报，2012，47（04）：466-471.

53. 付珊珊，张甜甜，吕俊兰，等. 金银花与山银花生物指纹图谱比较研究（英文）. 药学学报，2011，46（10）：1251-1256.

54. 山丽梅，赵艳玲，洪玮，等. 三七止血活性与商品规格划分的相关分析. 中草药，2011，42（09）：1779-1782.

55. WeiJun Kong, JiaBo Wang, Qingce Zang, et al. A novel "target constituent knock-out" strategy coupled with TLC，UPLC-ELSD and microcalorimetry for preliminary screening of antibacterial constituents in Calculus bovis. Journal of Chromatography B，2011 Nov 15；879（30）：3565-3573.

56. 罗云，金城，鄢丹，等. 不同干燥工艺对板蓝根水提物中有效成分的影响. 中草药，2011，42（08）：1532-1536.

57. Jiabo Wang, Yi Qin, Weijun Kong, et al. Identification of the antidiarrhoeal components in official rhubarb using liquid chromatography-tandem mass spectrometry. Food Chemistry，2011，129（4）：1737-1743.

58. 李寒冰，鄢丹，武彦舒，等. 基于抗病毒活性检测的板蓝根质量生物评价方法及优化研究.

中草药，2011，42（08）：1560-1565.

59.刘斐斐，王伽伯，夏新华，等．中药调剂规范化研究（Ⅱ）大黄不同调剂处理的等效性比较及条件优选．中国实验方剂学杂志，2011，17（15）：10-13.

60.王伽伯，刘斐斐，夏新华，等．中药调剂规范化研究（Ⅰ）：大黄不同调剂处理的化学同质性及条件优选．中国中药杂志，2011，36（12）：1587-1590.

61.鄢丹，肖小河．基于道地药材和生物测定的中药质量控制模式与方法研究——黄连质量生物测定．药学学报，2011，46（05）：568-572.

62.鄢丹，张少锋，骆骄阳，等．符合中药注射剂特点的增溶辅料筛选模式与实践．中草药，2011，42（05）：833-836.

63.鄢丹，肖小河．基于道地药材和生物测定的中药质量控制模式与方法研究——工作参照物．中国中药杂志，2011，36（09）：1249-1252.

64.楚笑辉，王伽伯，孔维军，等．基于Delphi法的黄连药材商品规格感官评价的重现性研究．世界科学技术（中医药现代化），2011，13（02）：321-327.

65.罗云，金城，周健，等．基于环氧合酶抑制作用的人工麝香质量评价方法研究．药学学报，2011，46（04）：438-442.

66.金城，武彦舒，张倩，等．微量量热法研究清开灵对金葡菌生长代谢的影响［J］．药学学报，2011，46（02）：193-197．DOI：10.16438/j.0513-4870.2011.02.007.

67.袁海龙，肖小河．基于PD-PK的中药日服次数合理性评价模式商建．中草药，2011，42（03）：417-419.

68.任永申，鄢丹，张萍，等．基于等温滴定量热法表征的红细胞凝集反应热动力学特性研究［J］．化学学报，2011，69（08）：26-31.

69.冯雪，鄢丹，闫琰，等．基于等温滴定量热技术表征的中药注射剂临床联合用药相容性评价．药学学报，2011，46（03）：322-328.

70.唐慧英，韩玉梅，鄢丹，等．乌头类双酯型生物碱对嗜热四膜虫生长的毒性效应微量热学研究［J］．化学学报，2010，68（03）：205-210.

71.方芳，王伽伯，赵艳玲，等．生熟大黄总提取物灌胃给药后游离蒽醌在SD大鼠组织中的分布差异研究．药学学报，2011，46（03）：350-354.

72.王伽伯，肖小河，黄璐琦，等．基于"药粮价比"的野生中药资源动态监测与预警方法的商建．中国中药杂志，2011，36（03）：263-267.

73.肖珑，韩晋，黄雪，等．基于生物检测的双黄连片溶出度研究（英文）．Journal of Chinese Pharmaceutical Sciences，2011，20（01）：77-82.

74.袁海龙，黄雪，肖小河．中药固体制剂溶出度研究与展望．世界科学技术（中医药现代化），2010，12（06）：915-919.

75.冯雪，鄢丹，肖小河，等．中西药注射剂联合用药安全性评价序贯检测［J］．中国药房，2010，21（47）：4465-4467.

76.周灿平，王伽伯，肖小河，等．UPLC法测定熟大黄鞣质和蒽醌类成分在不同介质中的溶出差异．中华中医药杂志，2010，25（11）：1788-1792.

77.王伽伯，张学儒，楚笑辉，等．基于Delphi法的大黄药材商品规格感官评价科学性的研究．中国中药杂志，2010，35（20）：2657-2661.

78.鄢丹，任永申，骆骄阳，等．中药质量生物测定的思考与实践——以板蓝根为例．中国中药杂志，2010，35（19）：2637-2640.

79.周健，金城，罗云，等．应用红外光谱技术鉴别中药麝香的真伪．光谱学与光谱分析，2010，30（09）：2368-2371.

80.肖小河，王伽伯，代春美，等．面向临床的中药标准化研究．世界科学技术（中医药现代化），2010，12（04）：617-622.

81.张学儒，王伽伯，肖小河，等. 从大黄药材商品规格市场现状论中药材感官评价定量化研究的必要性. 中草药，2010，41（08）：1225-1230.

82.刘苇，金城，孔维军，等. 高效液相色谱-蒸发光散射法测定牛黄中多种有效成分含量及其质量相关性研究. 分析化学，2010，38（04）：522-526.

83.唐慧英，鄢丹，张少锋，等. 基于凝集活性检测的板蓝根颗粒质量生物测定方法研究. 药学学报，2010，45（04）：479-483.

84.张少锋，鄢丹，唐慧英，等. 动力学分光光度法测定增溶性辅料Tween 80的溶血过程. 药学学报，2010，45（04）：535-538.

85.张少锋，鄢丹，唐慧英，等. 微量量热法研究增溶性辅料吐温80对红细胞生理活性的影响[J]. 化学学报，2010，68（20）：2119-2124.

86.肖小河，金城，鄢丹，等. 中药大质量观及实践. 中草药，2010，41（04）：505-508.

87.王伽伯，张学儒，肖小河，等. 基于化学分析的大黄药材商品规格划分的科学合理性研究. 中国中药杂志，2010，35（04）：470-476.

88.鄢丹，韩玉梅，骆骄阳，等. 基于微量量热技术与化学计量学表征的角类动物药质量生物评价研究[J]. 科学通报，2010，55（33）：3193-3198.

89.任永申，鄢丹，张萍，等. 基于微量量热法检测板蓝根的血红细胞凝集活性的评价研究[J]. 药学学报，2010，45（08）：1028-1034. DOI：10.16438/j.0513-4870.2010.08.006.

90.张萍，杨燕，鄢丹，等. 多指标成分含量测定与指纹图谱分析在中药制备工艺与质量控制中的应用[J]. 中华中医药杂志，2010，25（01）：120-123.

91.张雅铭，鄢丹，张萍，等. 基于化学特征图谱-生物热活性图谱关联检测的注射用双黄连冻干粉针质量控制方法的初步研究. 药学学报，2010，45（01）：93-97.

92.马莉，鄢丹，曹俊岭，等. 细菌内毒素定量检测方法在中药注射剂质量控制中的应用研究. 中草药，2009，40（12）：2005-2008.

93.武彦舒，金城，张倩，等. 清开灵注射液中10种有效成分的同时测定及其质量相关性研究. 光谱学与光谱分析，2009，29（11）：3112-3116.

94.罗云，鄢丹，任永申，等. 基于生物热活性检测的黏菌素效价测定方法研究. 药学学报，2009，44（10）：1136-1139.

95.罗云，鄢丹，金城，等. 中药制剂工艺有无质的改变的早期快速检测——基于生物热动力学表征的板蓝根水提物不同干燥方式的抗菌效应差异[J]. 世界科学技术（中医药现代化），2009，11（03）：395-399.

96.肖小河，鄢丹，袁海龙，等. 基于成分敲除/敲入的中药药效组分辨识与质量控制模式的商建. 中草药，2009，40（09）：1345-1348＋1488.

97.王强，金城，肖小河，等. 中药制剂工艺改变性质的分析与评价方法. 中国药学杂志，2009，44（15）：1121-1124.

98.王伽伯，肖天资，赵艳玲，等. 分光光度法与吸附质量法测定大黄鞣质含量的对比研究. 中国新药杂志，2009，18（14）：1369-1371.

99.肖小河，鄢丹，王伽伯，等. 关于中药质量生物检定的几点商榷. 世界科学技术（中医药现代化），2009，11（04）：504-508.

100.王伽伯，金城，李会芳，等. 泻下类中药质量的生物控制方法及基本问题探讨. 药学学报，2009，44（05）：500-505.

101.鄢丹，唐慧英，肖小河，等. 角类动物药质量控制模式与方法的创新和发展. 中草药，2009，40（05）：673-676.

102.孙玉琦，马永刚，肖小河，等. 大黄不同炮制品指纹特征的识别研究. 中草药，2009，40

（05）：725-728.

103.李寒冰，鄢丹，金城，等．基于化学荧光测定的板蓝根抗病毒效价检测方法的建立．光谱学与光谱分析，2009，29（04）：908-912.

104.唐慧英，鄢丹，武彦文，等．FTIR用于不同商品等级鹿茸的品质评价．世界科学技术（中医药现代化），2009，11（02）：283-286.

105.武彦舒，张倩，金城，等．清开灵注射液生物热活性指纹图谱的初步研究．中国药学杂志，2009，44（06）：471-474.

106.肖小河，陈士林，黄璐琦，等．中国道地药材研究20年概论．中国中药杂志，2009，34（05）：519-523.

107.李寒冰，鄢丹，王伽伯，等．基于神经氨酸酶活性检测的板蓝根品质的生物评价．药学学报，2009，44（02）：162-166.

108.周丹蕾，鄢丹，李宝才，等．微量量热法研究天然虫草和人工虫草对大肠杆菌生长代谢的影响［J］．药学学报，2009，44（06）：640-644.　DOI：10.16438/j.0513-4870.2009.06.005.

109.孔维军，赵艳玲，山丽梅，等．左金丸及类方HPLC指纹图谱与生物热活性的"谱-效"关系研究．化学学报，2008（22）：2533-2538.

110.丛龙波，王琪，黄雅洁，等．RP-HPLC同时测定藏药波棱瓜子中7个活性木脂素成分的含量．中国药学杂志，2008（12）：946-949.

111.任永申，张萍，杜晓曦，等．基于HPLC指纹图谱的茵栀黄注射液质量一致性和稳定性研究．中草药，2008（06）：837-841.

112.王晶彬，周旭，胡志方，等．基于指标成分和HPLC指纹图谱检测的决明子化学品质评价研究．中草药，2008（06）：917-919.

113.曲毅，王伽伯，李会芳，等．蒽醌类中药的致泻强度与化学含量相关性研究．中国中药杂志，2008（07）：806-808.

114.李会芳，王伽伯，曲毅，等．致泻效价检测用于大黄品质评价的方法研究．中国中药杂志，2008（11）：1309-1312.

115.肖小河，金城，赵中振，等．论中药质量控制与评价模式的创新与发展．中国中药杂志，2007（14）：1377-1381.

116.肖小河，舒光明，李隆云，等．国产姜黄属药用植物根茎的组织形态学观察．中国中药杂志，2004（05）：15-19.

117.肖小河，赵艳玲，金城，等．国产姜黄属植物叶表皮的组织形态学观察．中国中药杂志，2004（03）：15-19.

118.肖小河，钟国跃，舒光明，等．国产姜黄属药用植物的数值分类学研究．中国中药杂志，2004（01）：19-28.

119.肖小河，夏文娟，秦松云，等．国产姜黄属药用植物叶表皮显微图像模式识别．中国中药杂志，2001（08）：17-22.

120.肖小河，刘峰群，袁海龙，等．中药DNA分子标识鉴定研究进展．中草药，2000（08）：3-6＋94.

121.肖小河，刘峰群，史成和，等．国产姜黄属药用植物RAPD分析与分类鉴定．中草药，2000（03）：51-54.

122.肖小河，乔传卓，苏中武，等．黄连类中药组织显微定量图像模式识别．中草药，1998（08）：549-553.

123.肖小河，乔传卓，苏中武，等．郁金类连续切片组织形态的计算机三维重建与显示图鉴．中国药学杂志，1998（04）：16-18.

124.肖小河，乔传卓，苏中武，等．郁金类组织形态学图像的模式识别．中国药学杂志，1998

（02）：14-17.

125.肖小河，舒光明，李江陵，等. 麦冬类中药组织切片计算机三维重建图鉴. 药学学报，1997（06）：62-67.

126.肖小河，舒光明，方清茂，等. 中药组织连续切片计算机三维重建与动态显示. 生物医学工程学杂志，1997（02）：131-136.

127.肖小河，方清茂，夏文娟，等. 药用鼠尾草属数值分类与丹参药材道地性. 植物资源与环境，1997（02）：18-22.

128.肖小河，夏文娟，陈善墉. 中国道地药材研究概论. 中国中药杂志，1995（06）：323-326＋382.

129.肖小河，陈士林，陈善墉. 川产道地药材生产布局研究. 中国中药杂志，1992（02）：70-72＋125.

130.肖小河，陈士林. 中药鉴定的物种依据. 中国药学杂志，1990（08）：484-487.

131.肖小河，陈士林，陈善墉. 乌头和附子生产布局研究. 中国医药学报，1989（05）：24-27.

第四篇
药性热力学观及实践

[本篇导读]

"寒者热之，热者寒之"，这是中医药临床诊疗的核心法则。中药药性理论是中医药最重要的基本理论之一，也是中医临床合理用药最重要的依据之一。其中寒热药性为中药的首要药性，寒热辨证为中医的首要辨证，"寒者热之，热者寒之"是中医药的首要治则。那么，中药药性（寒热）是否客观存在？中药寒热药性的科学内涵是什么？能否/如何建立一套客观可量化的中药寒热药性辨识方法，并以之指导临床更加精准地辨证用药？经过多年的探索研究，我们给出了初步的答案。

——中药药性是中药功能的高度概括，同一药性具有多种功能，同一功能或具有多种药理作用。药理作用是小尺度（small-scale）认知，用于刻画药物作用于机体后可被检测的基本效应；功能认知是中尺度（middle-scale）的，是药理作用层面之上的抽象与概括；药性认知是大尺度（large-scale）的，是在功能层面之上的进一步抽象。

——首次提出了中医药（药性）热力学观（thermodynamic outlook on Chinese medicine），为科学解码中医药治疗原理，特别是寒热药性理论及"寒者热之，热者寒之"治则大法提供了新的视角和理论依据，同时开启了从能量转化角度研究中药药性理论的新方向。

——创建了2套可用于中药寒热药性辨识技术方法：冷热板差示法（hot-cold plate recognition）和微量量热法（microcalorimetry）。前者可从整体动物水平上表征中药寒热药性的生物效应，后者可从微观水平表征中药寒热药性的生物效应。两者相互补充，客观可量化，揭示了中药寒热药性差异的客观性及"寒者热之，热者寒之"的科学性。

——冷热板差示法研究显示，温热类方药可使机体的运动量、饮水量、多种ATP酶活性等"热象"增加，出现较明显的趋寒性；寒凉类方药可使机体的运动量、饮水量、多种ATP酶活性等"寒象"增加，出现较明显的趋热性。

——微量量热法研究显示，温热类方药可使模式生物指数生长期的生长速率常数（K）相对增加，传代时间（T_m）缩短，最大热输出功率（P_m）增加；

反之，寒凉类方药可使模式生物指数生长期的生长速率常数（K）相对减小，传代时间（T_m）延长，最大热输出功率（P_m）较少。

——以慢性乙型肝炎（chronic hepatitis B）及慢加急性肝衰竭（acute-on-chronic liver failure）为代表，通过大规模回顾性病例分析和前瞻性临床试验研究，证实了中医药"寒者热之，热者寒之"治则治法的科学性及优效性。采用寒热辨治策略治疗慢加急型肝衰竭的研究论文被《2018年欧洲肝病学会失代偿期肝硬化患者的管理临床实践指南》[*EASL clinical practice guidelines for the management of patients with decompensated cirrhosis*（2018）]引用，也是被该指南唯一引用的中医药和中西医结合论文。

——上述相关研究获得药性理论研究领域首个国家科学技术进步奖二等奖（面向临床中药药性与品质评价模式和方法）及中华中医药学会科学技术奖一等奖（基于热力学思想的中药寒热药性评价研究）。主编出版学术专著《药性热力学观及实践》（科学出版社，2015）。

第29章

中药药性认知新学说：中医药（药性）热力学观

中药药性是中国传统医学对药物性质和作用基本属性的高度概括，有广义和狭义之分。广义的药性包括四气、五味、归经、升降浮沉、功能主治、配伍禁忌、有毒无毒等；狭义的药性主要指四气，即寒、热、温、凉。中药药性理论是中医药学最重要的基本理论之一，是中药学形成与发展的重要基础，是中医临床处方遣药的重要依据，同时也是中药区别于植物药和天然药物的突出标志。

中药药性理论一直是中医药基础研究的热点和难点，至今尚未取得突破性进展，主要原因有两个方面：一是中药药性理论本身的客观性和复杂性；二是研究思路、方法和技术条件的局限性。在新的形势下中药寒热药性理论研究要想在近期内取得重大突破，有必要对药性内涵、研究目标与策略、思路与方法等进行重新审视并加以调整。开展并加强中药药性理论研究，对传承创新发展中医药事业，探索建立具有中国特色的未来国际健康医学具有重要的理论和现实意义。

一、中药药性理论研究的主要进展

中药药性理论研究始于20世纪60年代，70—80年代中药药性研究日趋活跃，我国学者如凌一揆、梁月华、姜廷良、李钟文、张廷模、李祖伦、高学敏、岳凤先等教授及日本学者从不同角度对中药药性特别是寒热药性进行了一系列探索和研究，取得了一些重要进展。高晓山教授主编出版《中药药性论》一书，系统整理和总结了20世纪80年代及其以前有关药性理论的文献与实验研究成果，为中医药及相关学科学者认识和研究中药药性理论提供了重要参考。但是从20世纪90年代以来，中药药性理论研究几乎处于徘徊甚至停滞状态。

研究表明，中医寒热证候本质研究主要在中枢神经系统、自主神经系统、内分泌系统、能量代谢、免疫系统、血液流变学等方面，取得了一些初步结论。如寒证和热证主要有以下特征：寒证时中枢特别是丘脑下部兴奋性降低，交感神经紧张性低下或副交感神经偏亢，肾上腺皮质、髓质功能低下，能量代谢及耗氧量降低。在整体平衡失调时，神经内分泌的变化最快也最持久，是早期症状发生发展的基础，免疫功能对内环境的变化很敏感且脆弱，较早的出现功能低下，使抵抗力降低，血液流变性的变化轻也较晚。而热证时，交感-肾上腺髓质系统功能偏亢而副交感神经紧张性低下，肾上腺皮质、髓质功能增强，能量代谢及耗氧量增加，免疫功能紊乱，血液流变性增强。

研究显示，不同寒热药性中药的生物学效应主要表现为：温热药有中枢兴奋作用，寒凉药有中枢抑制作用。现代药理实验研究已证明，清热药的清热实质就是纠正体内交感神经系统功能异常亢进的病理反应状态，祛寒药的祛寒实质就是纠正体内副交感神经系统功能异常亢进的病理反应状态。这就是说交感和副交感神经系统的调节作用是中药药性本质的一个方面。温热药对内分泌系统、基础代谢也有一定的促进作用；而寒凉药对内分泌系统、基础代谢表现为抑制作用。也就是说，不同寒热药性中药具有不同的生物学效应和机制。温热药主要是兴奋机体的功能活动，寒凉药主要是抑制机体的功能活动。也就是说中药是通过这种最基本的性能（温热性和寒凉性）调节机体失调的脏腑功能，使之恢复正常的阴阳平衡，从而达到治愈疾病的目的。

近年来，随着系统生物学和生物信息学的发展，基因组学、蛋白组学、代谢组学等理念和方法已逐步引入到中药药性理论研究中，进行了一些有益的探索。证候是人体在病理条件下的外在表现，有学者认为其根源在基因组中。宏观的证候在基因组整体中有特定的微观反映，微观的基因组整体是宏观证候的内在根据。近几年，有部分学者应用基因芯片技术从基因组学的角度对中医寒热本质进行了初步的探索，发现中医寒热证候有其基因组学基础，异常表达基因主要涉及能量代谢、糖代谢、脂及酯类代谢、蛋白质代谢、核酸代谢、免疫和内分泌7类基因。

有学者认为，热性和温性中药可以激发基因组的活性，增强基因组的演化功能，促进内分泌等；而寒性和凉性中药则相反。有研究发现，温热药可通过提高腺苷酸环化酶（AC）mRNA表达，从而导致AC活性增强而引起环磷酸腺苷（cAMP）的合成增加，而显示药物的温热作用；寒凉药则相反，它能降低AC mRNA表达，从而导致AC活性抑制，引起cAMP的合成减少，显示药物的寒凉作用。更有学者认为，生理性基因是人体"阳气"相关基因，病理性基因是人体"邪气"相关基因。热药治疗后，寒证患者"阳气"得到补充，免疫力增强，表现为"虚寒"的症状得以改善，生理性基因高表达，而"邪气"受到抑制表现为病理性基因表达降低。

长期以来，中药药性的物质基础研究一直是中药药性研究的难点和痛点，进展十分缓慢。初步研究提示，辛味药含有较多的萜类及易挥发成分，苦味药物多含有生物碱、皂苷、黄酮成分等。但同一类成分结构的细微改变可能使药效作用的强度甚至性质发生巨大变化，从而导致此类研究的结果和结论往往经不起反推。研究药性相同或相近的一类中药中化学成分的类群特征，不失为揭示药性实质的有效途径。此类研究以文献及工具书为统计源分析成分类群与药性的相关性，对确认药性的物质基础有一定的启示作用。

进入21世纪以来，国内外学者们对中药药性理论进行了新的思考和探索，掀起新一轮的药性研究热潮，先后提出了一系列新观点新学说。如中药"性-效-物质三元论""药性三要素"假说、分子药性论、药效团药性假说、寒热药性"一药二气"学说、中药药性可拆分学说、四性生物组学、寒热药性电子得失关联学说、西药药性赋与西药中药化论。其中，肖小河研究员团队独辟蹊径，从热力学角度审视和研究中药寒热药性的科学内涵，首次提出了中医药（药性）热力学观（Thermodynamic Outlook on Chinese Medicine），探索建立了多项辨识方法并进行了示范应用，从某种意义上讲，打破中药药性理论研究长时间徘徊甚至沉寂的局面。

二、中药药性理论认知新学说：药性热力学观

中医药学是具有中国特色的传统的生命科学；热力学（Thermodynamics）是源于西方的现代的物理学科。二者一古一今、一中一西，分属两大学科门类，乍看起来，毫无关联，但是仔细分析不难发现，中医药学与热力学"神交"已久，二者在思维方式、解决问题的着眼点和研究手法等方面，具有广泛共性。据此，本团队提出了中医药（药性）热力学观（Thermodynamics Outlook on Chinese Medicine）。中医药（药性）热力学观旨在从热力学角度审视和研究中医药特别是中药药性理论，也就是利用热力学的基本理论和方法阐释中医药学的现代科学内涵。中医药（药性）热力学观认为如下所述。

1.生命体系本身是一个复杂的开放的热力学系统，"整体观念""以平为期"是中医药学和热力学共同的思想和目标。

一切生命活动都包含能量流、物质流和信息流的转换及代谢。在生命体系能量-物质-信息的相互转换（代谢）过程中，能量流是生命活动的主导，正常生命体系的能量转换（代谢）和热变化遵循热力学的基本规律。无论是阴阳五行、天人合一、整体观、平衡观、"通则不痛、不通则痛"等中医药理论和学说，还是"寒者热之，热者寒之""实者泻之，虚者补之"等中医辨证施治法则，均体现了热力学的基本思想。

机体出现异常或生病，就是生命系统内部出现"混乱""无序"，不是平衡状态，也不是稳态。患者在接受中医药治疗时，无论是吃药，还是针灸、按摩，实质上是生命系统从外界吸取"负熵流"（negentropy），使系统熵增减少，降低紊乱度，使其达到新的有序状态或形成新的稳态，从而恢复正常和健康，实质上践行了热力学的基本思想。

2.中药药性（如寒热）既是中药性质和作用属性的高度概括，又是机体能量代谢与热活性的重要反映。

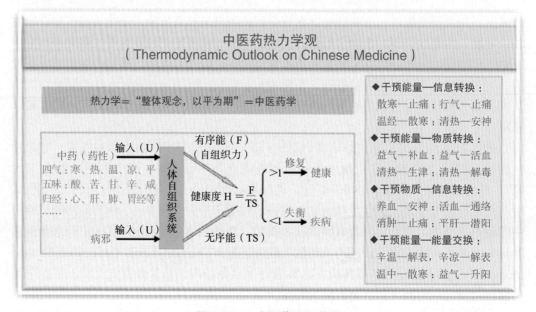

图 4-29-1　中医药热力学观

可以说，任何中药的药性功能都是通过干预生命活动的能量流、或物质流、或信息流的转换（代谢）而实现的。中药四气或四性（寒、热、温、凉）等属于能量流元素；血、津、液等属于物质流元素；经络、穴位等属于信息流元素。能量是守恒的，信息是可以放大的，物质和能量是可以转换的，信息流可以调控能量流和物质流。通过能量流、物质流和信息流的有序调配，生命体系才能维持正常运转。如：①辛温–解表、辛凉–解表、温中–散寒、益气–升阳等，就是中药通过干预机体的能量–能量转换（代谢）而发挥的药性功能。②清热–解毒、益气–补血、益气–活血、益气–生津、滋阴–清热、温阳–利水、清热–生津等药性功能，实际上就是中药通过干预机体能量–物质转换（代谢）而实现的。③中药对物质–信息转换（代谢）的影响，可以产生养血–安神、活血–通络、消肿–止痛、平肝–潜阳等药性功能。④中药对能量–信息转换（代谢）的干预，可能产生行气–止痛、散寒–止痛、温经–散寒、清热–安神等药性功能。

3.客观地表征机体生命活动过程中能量转换（代谢）和热变化及其中医药干预效果，对于阐明寒热药性理论的科学内涵、指导中医药临床与研究实践等具有现实意义。

从某种意义上说，药性功能就是中药与机体之间的相互作用或反应。有的可能是药理作用，有的可能是毒理作用；有的可能是化学反应，有的可能是物理反应，有的是物理化学反应。当任何反应发生时，都伴随有能量的转移和热变化。

通常情况下，温热药作用于机体一般表现为功能的亢奋，机体代谢加剧，消耗较多的能量，从而产生较多的热量；反之，寒凉药作用于机体一般表现为功能的抑制，代谢减缓，表现为消耗能量较少或抑制产热。无论哪种形式的能量（热）变化，均可使机体呈现寒、热、温、凉的差异，均符合开放系统的热力学规律。

应用热力学理论和方法，可从整体和宏观角度刻画生命体系的系统状态及其变化规律，大致地评判机体的健康状态、疾病的转归以及药物的药性药效，符合中医药学整体观、系统观、动态观和平衡观的基本思想。

三、基于热力学观的人体亚健康与中医治未病认知

20世纪80年代中期，苏联学者N. Berhman研究发现，除了健康状态和疾病状态之外，人体还存在着一种既非健康又非患病的中间状态，并提出"第三状态"概念，也就是亚健康（subhealth）。亚健康状态是指机体虽无明确的疾病，但在躯体上、心理上出现种种不适应的感觉和症状，表现为活力和对外界适应力降低的一种生理状态。由于亚健康常没有明确的病理和生化指标改变，目前医学诊断仪器也没有确切的阳性发现，亚健康诊断具有不确定性，其治疗多采用非特异性干预和对症治疗，疗效难以客观评价。与西医相比，中医药在亚健康诊疗方面相对来说有一定的特色和优势，但也有诊断过于抽象和笼统的问题。

1.中医药学对人体亚健康的认识　传统中医学中没有亚健康的病名，但对人体状态有"疾、未病、未兆、羸劣"等描述。古代"疾"与"病"含义不同，"疾，析言之，则病为疾加，浑言之，疾亦病也"（《说文》），云"疾"是指不易觉察的小疾，"病"则是有明显表现的、程度较重的病变。"未兆"即没有显著疾病征兆之时，"羸劣"即虚损

或不太健康，但不一定是有病。这些描述类似于现代所说的亚健康。现代中医把亚健康概括为"似病非病，易病未病、无病乃病"的状态，并对亚健康进行大量研究。如病机认识方面，郭振球认为亚健康状态实际上就是整体健康状态–五脏气血逐渐降低的过程，其发展与演变有着肝→心→脾→肺→肾的次序递进关系。诊断方面，刘保延等设计了能够测量亚健康人群及其中医基本证候特征的调查问卷，能够在一定程度上对人群的健康状态做出判断，揭示人群中医证候的分布规律，为亚健康状态中医证候的研究提供了方法和应用工具；李江平等尝试通过应用可拓学的基元分析方法和运用人工智能的逆向演绎系统方法进行诊断推理运算，实现对亚健康状态的智能化诊断。从八纲辨证层次看，阴阳失调导致脏腑、气血的"寒、热、虚、实"变化是亚健康状态的主要病机特点，这里的"寒、热"与能量代谢水平的高低密切相关，"虚、实"代表物质转换的亏盈，因此对亚健康的辨证重视阴阳失调所致"脏腑、气血"能量转换水平的高低和物质代谢的亏盈。

2. 人体亚健康的中医药干预　　中医学不但有"未病"的观念，而且早在2000多年前《黄帝内经》提出了"治未病"的防治思想，认为医学的目的首先是"消患于未兆，济羸劣以获安"（《素问·序》）。孙思邈亦说："上医医未病之病，中医医欲病之病，下医医已病之病。"这些论述集中体现了干预"未病"的重要性。当代中医对亚健康的干预也有丰富的认识，如王琦认为亚健康中医整体调节和辨证论治方法有独特意义，中医体质医学理论对亚健康的预防有指导作用；尉平平将亚健康分为肝郁气滞型、心脾两虚型、肾虚型进行辨证论治。在整体观念的指导下，中医药干预亚健康强调身心并治，在辨证论治的同时配合"饮食有节、起居有常、情志调畅、劳逸适度"的"治未病"方法，从而达到新的"阴平阳秘，精神乃治"有序状态。从中医学对亚健康认识可以看出，中医学对病的认识虽然重视疾病的病理生理质的改变，但更强调机体整体状态—机体的物质转换、能量代谢和信息传导处于相对无序的"失调"状态，也就是各种证候，因此中医辨证的方法更适合亚健康的特点。中医在亚健康的诊疗方面也有明显的特点和优势：关注整体状态的功能改变而不是专于具体器官组织实质性改变的细节；强调辨证论治、调整平衡，而淡化对症治疗、对抗疗法。

3. 基于中医药热力学观的亚健康研究设想　　人体处于自然和社会的时间、空间变化之中，人体通过与外界环境间物质、能量、信息的交换和人体内部神经体液的反馈调节形成热力学体系，人体就是由"脏腑、经络、气血津液"等构成的热力学开放系统。亚健康状态下，人体表现出活力减退、反应能力减退和适应能力减退等多种症状，是中医所讲的"阴阳失调"。亚健康的这种"阴阳失调"状态，不是稳态，也不平衡状态，从热力学视角看是人体系统内部物质流、能量流和信息流出现"无序"，人体处于熵增的状态。

中医亚健康治则强调"治病求本、调整阴阳、扶正祛邪、因时、因地、因人制宜"。治病求本重在通过有效治疗手段的"涨落"，恢复人体系统自组织有序过程；调整阴阳就是恢复人体系统内部非线性相互作用的协调和有序发展，从而重建人体阴阳平衡态；扶正即是增强人体负熵流，祛邪即是减少人体内熵增，运用扶正祛邪的原则，使人体负熵流尽可能达到极大值；个体差异可能导致内部非线性相互作用的自组织和熵增不完全相同，地理环境的不同时令的变化会影响到人体系统与外界进行物质和能量交换的效能，因此要充分考虑"因人、因时、因地"所引起熵流的动态变化。"寒者热之，热者寒之，虚者实之，实者虚之"等治法均遵循热力学的基本定律。具体治疗上，无论是中药还是针灸、推拿，实质上都是生命系统从外界吸收"负熵流"，或减少体内熵增，使系统的熵减少，降低系统紊乱度，使其达到新的有序状态或形成新的稳态，从而恢复健康，实质上践行了热力学的基本理论，特别是开放系统的热力学第二定律。

　　本团队认为，以中医学和热力学基本理论双重指导研究亚健康，主要以能量（热量）为基点，以能量-物质-信息转换（代谢）为链条，采用以生物能学和热力学等为基础的现代多学科研究方法，用不同生长代谢热动力学数学模型对亚健康加以刻画，并用热力学和中医药学理论特别是整体观、动态观和平衡观加以阐释。在此基础上，可望建立亚健康诊断的新思路和新方法。

参 考 文 献

李远，金城，肖小河. 从热力学角度审视和研究亚健康［J］. 医学与哲学，2007，28（4）：59-60

肖小河，王伽伯，赵艳玲，等. 药性热力学观及实践［J］. 中国中药杂志，2010，35（16）：2207-2213

肖小河，王永炎. 从热力学角度审视和研究中医药. 国际生物信息与中医药论丛. 新加坡：新加坡医药卫生出版社，2004，69-74

肖小河，郭玉明，王伽伯，等. 基于传统功效的中药性研究策论［J］. 世界科学技术-中医药现代化，2013，15（01）：9-15

第30章

中药寒热药性表征研究新策略：20字方针

中药药性理论一直是中医药基础研究的热点和难点，至今尚未取得突破性进展，主要原因有两个方面：一是中药药性理论本身的客观性和复杂性；二是研究思路、方法和技术条件的局限性。当今，国家对中医理论研究已投入了空前的财力和人力，中药药性理论研究尤其是寒热药性理论研究已进入了非常关键的攻坚阶段。在新的形势下中药寒热药性理论研究要想在近期内取得重大突破，有必要对研究目标与策略、思路与方法等进行重新审视并加以调整。本文基于中医药热力学观指导，结合传统功效，提出了中药寒热药性研究策略和方法。

一、中药药性理论研究的关键科学问题

中药药性理论一直是中医药基础研究的难点、热点，需要研究的问题众多。在药性理论中，对药性寒热的认识较早，并一直被医药家高度重视。临床上，寒热药性是中药的主要药性，寒热辨证是中医主要辨证，"寒者热之，热者寒之"是中医主要治则。因此，开展中药药性的现代科学研究，可把寒热药性作为首选的研究对象和目标，寒热是纲，纲举目张。为此，本团队认为，中药药性理论研究不应全线出击，试图各个突破，近期可考虑以狭义药性特别是寒热药性为主要突破口，以期为其他药性的研究提供参考和借鉴。即便如此，中药寒热药性研究要解决的科学问题也很多，概括起来有三大关键科学问题：

（1）中药寒热药性理论的科学内涵是什么？

（2）如何建立一套客观可量化的中药寒热药性辨识方法？

（3）中医药"寒者热之，热者寒之"的优效性和科学内涵如何？

二、基于热力学观的中药寒热药性表征研究策略和方法

（一）研究策略

针对中药药性研究的主要关键科学问题，本团队提出了中药寒热药性研究的20字基本策略："寒热为纲，整合还原，模而不型，背景求同，方法适用"。具体阐述如下。

1. "寒热为纲" 这实际上是一个关于研究对象和目标的定位问题。中药药性的内涵和外延都很丰富，既可指中药四气（寒、热、温、凉），也可指四气、五味、归经、升降浮沉、功能主治、配伍禁忌，甚至道地性、安全性也可涵盖在药性之中。并且不同

的药性要素如四气、五味、归经、升降浮沉、功能主治等相互关联，相互掣制。长期以来，中药药性理论研究的关键科学问题不够明确、不够凝练、不够集中，项目设置和设计往往是"大题而小做"。

常言道，路线是纲，纲举目张，中药药性研究也如此。众所周知，寒热药性为中药的首要药性，寒热辨证是中医首要辨证，寒热药性是中药的首要药性，寒者热之、热者寒之是中医首要治则。因此课题组认为，中药药性理论研究近期内不应全线出击，不要试图短时间内全面突破，务必进一步明确和凝练关键科学问题，项目设置和设计尽可能地"小题而大做"。中药药性研究近期可考虑以狭义药性特别是寒热药性为主要突破口，为其他药性的研究提供线索、思路和示范。即便如此，中药寒热药性研究要解决的科学问题也很多，但首要关键科学问题是解决"两个客观"：一是阐明中药寒热药性的客观真实性，二是建立中药寒热药性的客观评价方法和指标，二者互为前提，实际上是一个关键科学问题。

2."整合还原"　这实际上是一个关于研究路线的优化问题。目前中医药绝大多数的基础研究都借鉴现代医学的分析研究模式，即"工于分离解析，疏于整合还原（这里所指"原"为中医药学的本原－整体）"。强调从整体到局部，从宏观到微观，与中医药整体观和药性高度抽象的基本属性是相悖的。并且，从整体到局部，从宏观到微观，无穷无尽，每一个化学分子、生物分子都与药性有关，都代替/表征不了中药整体药性，容易陷于只见树木不见林和瞎子摸象的境地。

当今中药化学和药理等研究已很深入，积累了大量的基础资料和研究成果，为开展基于还原整合式的中医药基础研究特别是药性研究提供了大量的有用的"零部件"。课题组认为，突出"整合还原"，兼顾"分离解析"，强调从组分（包括次生代谢产物、初生代谢产物）到药味整体，从拆方到组合，也就是从局部到整体、从微观到宏观的路径和角度去分析和把握中药药性本质，既符合中医药学整体观和系统观的特点，又有明确的"参照系"和"评定终点"，同时也具有可操作性。否则，大海捞针，没完没了。

3."模而不型"　这是一个关于药性研究的生物模型问题。当今，中药寒热药性研究尚未有一个成熟且公认的动物模型，这是制约药性理论发展的重要瓶颈。课题组认为，目前药性研究可参考或借鉴以下几种模型。

（1）正常动物模型：如小鼠、大鼠、家兔等。

（2）"公认"的寒热动物模型：如肾上腺皮质激素诱导的肾阳虚模型，甲状腺素诱导的肾阴虚模型。这是两个比较公认的中医证候模型，中医认为，阴虚火旺产热，阳虚畏寒喜热，肾阳虚、肾阴虚模型可能有较明显的寒热指征。

（3）"半公认"的寒热动物模型：如采用大黄、石膏等大寒中药诱导的寒性药性动物模型，采用肉桂、干姜等大热中药诱导的热性药性动物模型。但这些模型至少有两个方面问题：一是有先入为主之嫌，用于造模的大寒中药、大热中药是否真有寒、热属性差异，没有试验证实过。二是用于造模的大寒中药、大热中药的质量控制及其用量的关系问题难以把握，造模结果难以稳定地重现。选用有寒热属性的食物也存在同样问题。

（4）课题组自建的寒热动物模型：如采用长期节食再加冰水游泳而建立"体虚"

（饥寒疲劳）动物模型，采用长期喂食高蛋白+高脂肪饲料而建立"体盛"（营养过剩）动物模型。这些模型不是用造模剂"特别复制"的，而是基于动物正常或半正常条件下"自然形成"的，所以课题组称之为"模而不型"，可作为药性研究的主要模型。

（5）非动物试验模型：主要采用与寒热属性相关的组织、细胞、分子、基因和微生物，进行体外试验。

4."背景求同"　这里讨论是的研究载体或供试药物的选取问题。为了凸显中药"药性"的差异，避免药性试验研究结果的多歧性、模糊性，研究对象选择不仅注重方药药性本身的典型性和代表性，更考虑了方药背景的一致性和明晰度。研究载体可分为以下几大类。

（1）来源、功效和寒热药性都不同的中药：如热药有麻黄、吴茱萸、附子；寒药有大黄、黄连、石膏等。它们来源于不同的科，化学成分迥异。

（2）来源和功效相近、但寒热药性不同的中药：如大黄（寒）-何首乌（温）-虎杖（寒），来源于同科（蓼科）不同属，均含有蒽醌类成分。人参（温）-西洋参（凉）来源同科（五加科）同属（人参属）不同种。姜黄（温）-郁金（寒）-莪术（温），均来源于同科（姜科）同属（姜黄属），均含挥发油和姜黄素类成分。

（3）炮制前后寒热属性发生改变的中药：如黄连反制即以热制寒，有姜汁黄连、酒制黄连、吴萸黄连；从制即寒者益寒，有胆汁黄连、醋制黄连。

（4）配伍前后寒热属性发生改变的方药：如麻杏石甘汤（辛凉解表）-麻黄汤（辛温解表）。左金丸（胃热证）-反左金（胃寒证）。

5."方法适用"　多年来，对于中医药特别是药性理论等复杂科学问题的研究，课题组一直主张以经典方法为主，但不排斥新技术新方法的应用，关键是方法的适用性。药性研究既要避免低水平重复，也要避免高水平重复。常言道，把简单的问题复杂化不难，把复杂问题简单化却很难，搞科研更是如此。课题组认为，做一个研究课题，一般说来，要么研究方法是确定的，而研究对象是模糊的；要么研究对象是确定的，而研究方法是模糊的。中医药已经是够复杂、够模糊的了，如果再一味追求用够复杂的或够模糊的方法来研究中医药，其结果很可能会是：复杂加复杂等于更复杂，模糊加模糊等于更模糊。

（二）主要研究方法

根据中医药（药性）热力学观，近年来课题组创建3套可用于药性辨识与验证的技术方法如下。

（1）冷热板差示法用于动物实验，重在建立寒热药性辨识方法。

（2）生物热动力学法，用于组织、细胞、分子和微生物试验，重在寒热药性科学内涵和机制的探讨。

（3）寒热药性循证医学研究方法，用于临床患者试验，重在寒热药性辨识方法的验证和应用。相关方法的原理介绍、技术特点及示范应用见后面章节。

表4-30-1　中药寒热药性药性辨识方法比较

评价方法	评价模型	相关性	灵敏性	客观性	经济性	综合评价
冷热板差示法	正常动物 模型动物	++	++	+++	++	+++
生物热动力学	组织细胞 原生动物 微生物	+	+++	+++	+++	++
常规药理实验	正常动物 模型动物	+	+	++	+	+
循证医学分析	健康人 肝炎患者	+++	+	++	+	+

三、展　　望

从热力学和能量代谢角度认知和表征中药寒热药性是一种新的尝试，但难以全面揭示中药寒热药性的科学内涵。值得指出的是，中医寒证、热证的产生和表现与机体免疫关系十分密切，研究中药寒热药性与免疫关系，有望成为解码中药寒热药性理论的新突破口。近年来我们研究发现，补骨脂、淫羊藿等温补类中药能靶向活化NLRP3等天然免疫通路，这既是其发挥温补功效的作用机制，也是其偶发间接型肝损伤的毒理学机制，这从免疫学角度进一步揭示中药寒热药性科学内涵提供了新的切入点，同时也为科学阐明中药药性与毒性的关系、提高中药安全合理用药水平提供了重要的新途径。

此外，当今多组学分析、网络药理学、大数据AI分析等系统生物学研究手段发展迅速，为中药药性等传统中药理论研究提供了更大的空间。我们认为，药性是中药的特定组分作用于机体的共性网络靶标而产生的生物效应的高度概括，如能量代谢、体温调节以及免疫调控等，因此药性的生物学本质可以通过共性效应（群）-共性靶标（群）-特征组分（群）加以阐释，从事实现中医传统药性理论的科学化表征。近年来，李梢教授、肖小河教授等团队应用网络药理学、代谢组学和热动力学等方法，对中药药性理论开展了系列探索性研究，取得了一些创新成果。限于篇幅，不一一赘述。

参 考 文 献

肖小河，郭玉明，王伽伯，等. 基于传统功效的中药寒热药性研究策论［J］. 世界科学技术-中医药现代化，2013，15（01）：9-15

肖小河，赵艳玲. 药性热力学观及实践［M］. 北京：科学出版社，2015

肖小河. 中药药性研究概论［J］. 中草药，2008（04）：481-484

肖小河. 中药寒热药性差异的生物学表征［M］. 北京：科学出版社，2010

第31章

中药寒热药性辨识新方法：冷热板差示法

　　寒、热、温、凉是中药药性功能的高度概括之一，在某种程度上亦是物质热物理、热化学、热生物属性的重要反映。温热药作用于机体一般表现为功能的亢奋，机体功能亢奋则需要消耗较多的能量，就会产生较多的热量；反之，寒凉药作用于机体一般表现为功能的抑制，机体功能抑制，则消耗能量较少或抑制产热。

　　根据中医药（药性）热力学观，生命体系就是一个复杂的开放的热力学系统，运用热力学理论和方法，可以构建主要基于热力学表达的中药寒热药性差异表征及评价方法体系。本文从整体动物水平，主要采用冷热板差示法，考察正常情况下及不同寒热药性中药干预后，供试动物所呈现出的温度趋向性等生物效应差异及其变化规律。

　　冷热板差示法是通过监测动物在不同寒热药性的药物作用下对环境温度趋向行为变化，从而表征药物的寒热药性差异或对药物的寒热药性进行评价。该方法可实时在线、无扰地直观且客观、定性且定量地监测实验动物的寒热趋向性，在动物整体水平表征中药药性寒热差异，与中药原有赋性有较高的吻合度，特别适宜于寒热药性差异较大的方药研究。

一、冷热板差示法的工作原理与仪器设计

　　根据中医药（药性）热力学观的原理，本团队自主研制开发了可用于药性差异表征的冷热板差示系统（图4-31-1），获得了国家专利（专利号：ZL200820004444.2）。该系统由解放军总医院第五医学中心全军中药研究所自主设计研制，委托北京中交仪器公

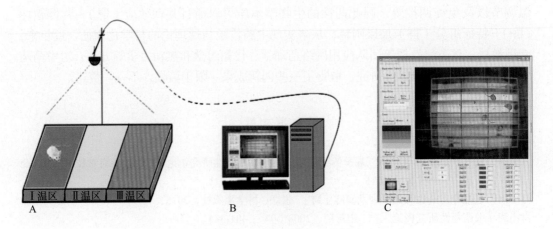

图4-31-1　冷热板差示系统原理

A.自动温控系统；B.远程记录系统；C.视频实时监测窗口

司加工生产。冷热板差示系统的外观及内部结构见下图，包括三大系统：自动温控系统，远程监测系统（专利申请号：201030037536.3）和软件系统（证书号：软著登字第0203995号）。

（一）自动温控系统

自动温控系统包括高精度半导体控温装置、PLC控制器、冷热板（动物活动板）和实验箱体组成。冷热板系由3块相互隔温而又连接在一起的金属板组成，每块金属板的温度由一个独立的控温装置控制，设置为不同的温度值后形成3个相对恒定的温区（Ⅰ、Ⅱ、Ⅲ区）。根据研究需要，也可设置2个温区。在温控板上，放置一个六通道隔板，从而可同时容纳6只动物在不同温区间选择活动。隔板上放置透明盖板（带通气孔），防止动物逃逸。

（二）远程监测系统

远程监测系统包括高分辨率数码摄像机和电脑系统组成。实验时，通过安装在箱体顶部的摄像头，将实验动物的运动行为拍摄下来，避免操作人员现场观测对动物行为的干扰。通过由远程监测软件控制的针孔或红外摄像头远程跟踪监测动物对各温区的趋向性变化，输出视频图像的同时，将跟踪信号转化为原始实验数据。

（三）软件系统

软件系统包括动物行为智能识别和数据记录、管理及统计分析等软件功能。动物行为智能识别采用基于视频颜色差值分析的方法，将实验动物与观测背景区分开来，计算动物轮廓重心，确定动物实时坐标，然后将坐标数据记录下来，即得到了动物运动行为的时间轨迹。通过软件分析动物运动轨迹在不同温度区间的频次，计算出动物在不同温区的停留比例等指标，进而评判动物的温度趋向性。视频识别软件参考Aguiar Paulo文献中的算法，数据分析软件采用Visual Basic 6.0语言编制（图4-31-2）。

（四）该系统的主要性能与特点

冷热板差示法是通过监测正常动物与给药动物对不同温区的趋向性变化来表征药物干预作用差异性的实验方法。对于动物而言，最适温区是适中的温度环境，在此环境内动物生存状态最佳。可耐受高温区是介于其最适温区温度与可耐受最高温之间的温度环境。可耐受低温区是介于其最适温区温度与可耐受最低温之间的温度环境。而对动物温度趋向行为的跟踪监测要在动物不觉察的情况下进行，将影响动物活动行为的干扰因素（噪声、光照等）减至最低，尽可能地凸显药物的干预作用。

冷热板差示法能够在整体水平上，实时、在线、连续、无扰地监测实验动物的寒热趋向性，进而客观表征中药寒热药性，具有直观且客观、定性且定量等特点，与中药原有赋性有较高的吻合度，简单、易操作，可作为一种新型的中药寒热药性评价方法，在药性理论以及相关研究领域中具有良好的应用前景。

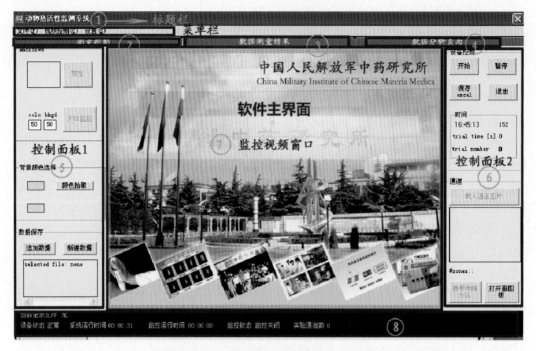

图 4-31-2　动物热活性监测系统主界面

二、冷热板差示法实验的操作规程

冷热板差示法是通过比较正常/给药动物对不同温区（如可耐受高温/最适温/可耐受低温）的趋向性变化来客观表征不同中药寒热药性差异的实验方法。该方法能在整体水平上，实时、在线、连续、无扰地监测实验动物的寒热趋向性，具有直观且客观、定性且定量等特点，是对中药寒热药性进行客观表征的一种新视角和方法。其实验过程的主要技术规范如下。

（一）仪器调试及实验准备

1.仪器调试　冷热板差示装置由自动温控系统、智能监测系统、远程传输系统、数据处理系统四部分组成。在试验正式开始前必须按照具体实验要求进行逐个调试。保证不同温度区域的实际温度与预设的温度相一致，且能够保持稳定；调整监测装置的光源系统，保证摄像头能够实时、客观的跟踪小鼠的活动情况；并可将监测到的数据准确传入计算机接收系统；同时确保数据处理系统运行顺畅，能够对监测到得数据及时准确的进行分析。

2.实验准备　为确保实验的准确可靠和数据的可重复性，实验动物应在封闭式清洁级动物房内饲养，采用人工光源12小时：12小时明暗交替，室内温度控制在（20±2）℃，湿度在60%～80%，保持安静，并定时通风排气。

为冷热板智能系统摄像系统提供充足稳定的光源，保证检测效果，建议选用OSRAM公司生产FH14W/965HE，LUMILUX型高显色性日光灯及镇流器，尽可能模拟自然光。

为了保证该监测系统能够准确获取小鼠活动的实时信号，实验前需将小鼠用苦味酸涂为黄色。在试验正式开始之前，根据实验设计完成动物给药及造模等相关操作，并保证在动物放入监测系统的通道之前有适宜的时间让药物发挥作用或显现造模效果。

（二）供试动物的选择原则

不同种类、不同品系动物对热反应及不同温度趋向性存在差异，因此在进行冷热板差示实验之前，需根据具体的待测药物和实验要求筛选出对温度趋向性最为敏感且变化稳定的鼠种。即：动物在不同温区停留比例的差异较大，且对不同温度区域的选择性较高。

（三）实验操作规范

1.动物分组　根据冷热板智能监测系统的特点，且能够满足统计学分析的要求，每个测试组的受试动物尽可能保持相等。在实验开始之前，剔除温度差异较大的动物。

2.适宜动物模型复制　参考《药理试验方法学》《中药药理试验方法学》《中医药动物实验方法学》等文献，结合待测药物特点，复制宜于冷热板差示实验的动物模型。

（1）寒热体质病理模型：体虚模型的制备采用控制饮食＋游泳的方法，即每天喂普通饲料0.1g/g，正常饮水；每日进行温度趋向性测试前1小时让其游泳至自然沉降，记录游泳时间；水温（20±2）℃，水深10cm。体盛模型的制备采用饲喂高蛋白饲料的方法，自由摄食，正常饮水。

（2）肾阴虚、肾阳虚动物模型：肾阳虚模型，皮下注射氢化可的松25mg/kg，造模时间10日；肾阴虚模型，皮下注射氢化可的松50mg/kg，造模时间5日。

（3）胃寒证、胃热证动物模型

胃寒证模型：小鼠自由饮食3日，同时按20ml/kg灌服4℃冷水3次（每隔6小时1次），共灌胃3日。造模前小鼠禁食不禁水24小时，然后给小鼠灌胃4℃ 0.3mol/L的NaOH溶液10ml/kg。

胃热证模型：小鼠自由饮食3日，造模前小鼠禁食不禁水24小时，然后按0.2ml/10g给小鼠灌胃10%乙醇的辣椒汁，每日1次，造模3日。

除以上模型外，在用冷热板差示法对不同中药寒热药性差异进行客观评判时，亦可根据文献和药物性能的需要复制其他宜于冷热板差示实验的动物模型。

模型复制成功与否主要以冷热板差示试验中智能监测系统获得的动物在一个相对固定的时间段内的指标（跨区次数、运动距离、不同温区的停留比例等）为准，通过统计学分析后进行评价，同时辅以传统中药药理试验方法进行佐证。

3.动物对不同温度趋向行为学监测

（1）冷热板差示系统不同温区温度设置的考察：冷热板差示试验通常选取动物可耐受的最低温度区域；动物可耐受的最高温度区域；动物最适宜停留的常温区域3个温区。根据实验的具体要求亦可选择高温区、低温区2个温区。

对于不同温区具体温度的设定可通过预实验确定，即首先以5℃温差设定n个不同的温度梯度，例如，①10℃-15℃-20℃；②15℃-20℃-25℃；③20℃-25℃-30℃；④25℃-30℃-35℃；⑤30℃-35℃-40℃等，依温度带梯度顺序，每个温度梯度考察一组动物，1只/通道，远程监测动物在温度控制板上1小时内的温度趋向性活动。用过动物在不同温度区域停留比例是筛选最适宜的温度。

（2）受试动物在智能监测系统不同温度区域的学习记忆：冷热板差示实验正式开始之前，将受试动物分别放置在冷热板各个通道内，让其熟悉不同温度环境的位置。

（3）实验过程中时间节点的控制：为了避免各组实验动物在一个实验周期中因观察时间不同而产生的影响，同组动物的温度趋向性必须在实验周期内每日相同的时间段内监测。

（4）每组动物在智能监测系统上观察的时间：为了保证待观察动物有足够的熟悉不同温区冷热温度的时间，同时又不致时间过长，使动物产生惰性而停留在某个温区，每组实验动物在冷热板上的观察时间以30分钟为宜。

4.数据处理方法　冷热板差示法试验采用智能监测系统，获取的海量数据只有借助于计算机软件才能科学快速的分析，通过对监测时间内所获得的所有海量数据进行科学处理后得到动物在监测单位时间内的运动距离、跨区次数及不同温区的停留比例。对所得数据再进行统计学分析。根据具体的实验需要可将得到的数据以直方图、散点图、折线图、统计表、频数表等形式呈现，以利于结果的直观显示和方便规律的总结。

5.实验结果分析　由于该冷热板差示系统主要运用于中药寒热药性的评价，受寒热药性本身复杂性和高度抽象性以及受试动物不可控环节较多等多种因素的影响，得到的海量数据并不一定完全符合统计学的显著性检验或者实验数据的误差较大，甚至从如此大量的数据中总结出动物在某一个时间段内的变化规律也并不是十分稳定。因此在对结果进行分析的时候应该充分考虑到中医药自身的特点，同时借鉴现代模糊数学理论、概率理论，综合多元统计分析、相关性分析、层次分析、因子分析、主成分分析等统计方法对实验结果进行客观的总结分析。

6.其他注意事项

（1）温度的控制：包括饲养动物实验室温度和冷热板不同温区的温度控制。其中实验室温度应能够保证动物正常的生理需要，以（20±2）℃为宜；冷热板不同温区的温度应该恒定、可控，温度梯度的设计应科学合理。

（2）光源的控制：为了保证智能监测系统的最佳效果，应该确保冷热板智能监测系统各个实验通道的管线均一、稳定，并尽可能接近自然光。

（3）给药时间：根据文献资料或预实验结果，应保证实验监测的时间在待测药物发挥药效的时间段之内。

（4）数据处理：对于系统监测到的数万条海量数据，可借助于计算机分析，并通过统计学处理。

三、基于冷热板差示法的中药寒热药性评价示范研究

（一）基于冷热板差示法的不同"寒热"模型的寒热属性考察

（1）基于冷热板差示法的寒热"体质"模型的寒热属性考察。

（2）基于冷热板差示法的肾阳虚和肾阴虚模型寒热属性考察。

（3）基于冷热板差示法的胃寒证和胃热证模型寒热属性考察。

（二）不同寒热中药对正常动物温度趋向性的干预作用

（1）基于正常动物的大黄和附子温度趋向性差异考察。
（2）基于正常动物的麻黄汤和麻杏石甘汤温度趋向性差异考察。
（3）基于冷热板差示法的"附子无干姜不热"的温度趋向性差异考察。
（4）基于正常动物附子不同炮制品与干姜配伍的寒热属性差异考察。

（三）不同寒热中药对模型动物温度趋向性的干预作用

（1）基于体质动物模型的红参和西洋参寒热药性差异考察。
（2）基于体质模型动物的生晒参和参花药性寒热差异考察。
（3）基于体质模型动物的黄连不同炮制品寒热药性差异考察。
（4）基于体质模型动物的麻黄汤和麻杏石甘汤寒热属性差异考察。
（5）基于体质模型动物的左金丸及其类方寒热属性差异评价。
（6）基于体质模型动物的附子与干姜不同比例配伍的寒热属性评价。
（7）基于体质模型动物的附子与姜不同炮制品配伍寒热属性评价。
（8）基于体质模型动物的附子与干姜不同层次配伍寒热属性研究。
（9）基于胃寒/胃热模型的左金丸及类方寒热属性差异评价。

四、基于冷热板差示法的中药药性寒热评价研究小结

本章采用自主研制的冷热板差示系统，较系统考察冷热板差示法在中药寒热药性差异评价中的可行性，对比考察了具有代表性的寒热方药如大黄、黄连、附子、吴茱萸、左金丸及反左金丸等对动物温度趋向性的干预作用。结果表明，冷热板差示法可以较好地区分不同寒热药性中药的差异；动物经中药干预后在冷热板上表现出的温度趋向性特征，与中药原有赋性有较高的吻合度；ATP酶活性改变引起的能量代谢变化可能是内在机制之一；机体对冷热板的偏好性差异可能是中药对机体能量代谢干预的结果，也可以认为是中药寒热药性的表达方式（表4-31-1）。

表4-31-1　模型小鼠在灌服不同中药后相关情况变化表

药物	寒性体质模型动物							热性体质模型动物							吻合度
	趋热性	体重	饮水量	耗氧量	ATP酶	SOD	T-AOC	趋热性	体重	饮水量	耗氧量	ATP酶	SOD	T-AOC	
红参	↓	↑	↑	↑	↑	↑	□	↓	↓	↑	↓	↑	↓	□	√
西洋参	↑	↓	↓	↑	↓	↑	□	↑	↑	↑	↑	↑	↑	□	√
生黄连	↑	↓	↓	↓	↓	○	↓	↓	↓	↓	↓	↓	↓	↓	√
胆黄连	↑	↓	↓	↓	↓	○	↓	↓	↓	↓	↑	↑	○	↓	√
姜黄连	○	↓	↓	○	○	↑	↑	○	○	○	○	○	↓	↓	√

续表

药物	寒性体质模型动物							热性体质模型动物							吻合度
	趋热性	体重	饮水量	耗氧量	ATP酶	SOD	T-AOC	趋热性	体重	饮水量	耗氧量	ATP酶	SOD	T-AOC	
吴茱萸	↓	↑	↑	↑	↑	-	□	↑	↓	↓	↑	↑	-	□	√
左金丸	↑	↑	↑	↑	↓	-	□	↑	↓	↓	↑	↑	-	□	√
反左金丸	↓	↑	↑	↑	↓	-	□	↓	↑	↑	↑	↓	-	□	√

注：↑明显增强；↓明显减弱；○变化不明显；□变化不明显，原文未作报道；-未测定。

（一）中药对正常动物温度趋向性及能量代谢等情况的影响

大黄和附子分别是公认的寒性和热性中药，已发表的文献中常以这两味中药作为典型的寒热中药进行药性研究。通过本章研究发现，正常健康小鼠经灌服附子后，出现饮水量增加、大便量少而干、精神亢奋等"热象"，冷热板差示法实验发现"趋寒性"（低温区停留时间比例）明显增强（$P < 0.05$），三种肝组织ATP酶活性显著增强（$P < 0.05$）；经灌服大黄后，出现饮食量减少、大便稀溏、精神萎靡等"寒象"，冷热板差示法实验发现"趋热性"（高温区停留时间比例）明显增强（$P < 0.05$），肝组织Ca^{2+}-ATPase活性显著降低。提示正常动物经2种中药干预后，在冷热板差示系统上表现出的温度趋向性特征，与中药原有赋性有较高的吻合度。

在正常动物上研究表明，灌服寒性药大黄的小鼠表现出便溏、食少、倦怠、萎靡等，"趋寒性"（低温区停留时间比例）减弱；而长时间大剂量灌服附子的小鼠表现出饮水量明显增加，大便量少而干，活动性增强，"趋热性"（高温区停留时间比例）减弱。即寒性药→趋热性，热性药→趋寒性，此结果与实验预期基本一致。

附子对正常动物的趋热性、大黄对正常动物的趋寒性及姜黄连对寒/热体质模型动物的趋热性均未见明显影响，这既可能与传统寒热药性的认知角度及寒热药性自身强度有关，也可能与该方法及测定指标有关，都有待于今后进一步深入研究探索。

（二）中药对寒/热体质模型动物温度趋向性及能量代谢等情况的影响

"寒者热之，热者寒之"是中医临床辨证论治、遣方用药的基本指导思想之一。因此，本研究在借鉴前人研究经验的基础上，采用控制饮食＋游泳等方法复制寒/热体质动物模型，并给予不同寒热药性的方药加以干预，对比分析寒热药性与动物寒热证候之间的对应关系，从整体动物行为学水平探讨和揭示"寒者热之，热者寒之"治疗法则的科学性。

通过对寒热动物模型研究表明，控制饮食＋游泳复制的"体虚"模型可表现出稳定的"虚寒证"特点，如倦怠、萎靡、皮毛枯槁、聚集成团、体重显著下降、饮水量减少、游泳时间缩短、四肢和尾巴冰凉、对高温趋向性增加等；而饲喂高蛋白饲料复制的"体盛"模型可表现出稳定的"热证"特点，如喜动，饮水量显著增加，对高温的趋向性减弱等。其他如肾阴虚/阳虚模型也表现出不同程度的寒热体征差异。

在寒热体质动物模型上研究表明，冷热板差示法可以较好地区分黄连不同炮制品寒性强弱的差异，相对于生黄连，胆黄连"寒性"增强，而姜黄连则"寒性"减弱，这与传统理论对炮制黄连的药性改变认识基本一致。类似的，品种和功效相近的红参和西洋参的药性差异，以及黄连、吴茱萸、左金丸与反左金丸组（黄连与吴茱萸配伍比例不同）、麻黄汤和麻杏石甘汤的药性差异，也可以通过冷热板差示法稳定地区分开来，并且冷热板差示法研究结果与这些方药的传统中医药理论"寒热"赋性及"寒者热之，热者寒之"治疗法则基本相符。

实验中还考察了不同寒热药物对动物耗氧量、ATP酶活性、总抗氧化能力、超氧化物歧化酶（superoxide dismutase，SOD）活力等的影响，结果表明，寒性药物如黄连、大黄等可使正常或模型动物能量代谢水平受到抑制；而温热性药物如附子、红参等可使正常或模型动物能量代谢水平提高。提示动物的温度趋向性和能量代谢改变与证候和药性的寒热及其相互作用有一定的相关性，ATP酶活性改变引起的能量代谢变化可能是内在机制之一。

比较不同的评价指标，可以看出动物温度趋向性、体重、饮水量及耗氧量等反映机体能量代谢宏观水平的指标与方药原有寒热赋性间具有较好的吻合度；机体ATP、SOD活力变化的趋势与方药原有寒热赋性也有很好的吻合度，ATP、SOD活力从微观水平反映了机体能量代谢及生物氧化平衡与中药寒热属性的相关性。

五、结语与展望

冷热板差示法能够在整体行为学水平，直观且客观地区分不同寒热药性中药的差异，具有实时在线、无扰地直观且客观、定性且定量的特点，研究结果与中药原有赋性有较高的吻合度，特别适宜于寒热药性差异较大的方药药性研究，可作为客观评价中药寒热药性差异的重要方法之一。但是受到实验药物样本量的限制及实验过程中难以避免的误差，其结果的可靠性和实验的可行性还有待进一步完善。相信通过进一步更加系统化、规范化的实验研究，同时增加待测药物的数量，逐渐抽提信息并总结规律，有望为当前部分中药寒热药性存在争议/寒热药性不甚明确的中药寒热药性的评价提供一种新的方法和视角。

参 考 文 献

肖小河，赵艳玲. 药性热力学观及实践［M］. 北京：科学出版社，2015

第32章

中药寒热药性辨识新方法：生物热动力学

寒、热、温、凉是中药药性功能的高度概括之一，在某种程度上亦是物质热物理、热化学、热生物属性的重要反映。温热药作用于机体一般表现为功能的亢奋，机体功能亢奋则需要消耗较多的能量，就会产生较多的热量；反之，寒凉药作用于机体一般表现为功能的抑制，机体功能抑制，则消耗能量较少或抑制产热。或者说，正常情况下，生物体在新陈代谢过程中总会伴随有能量的转移和热变化，并呈现一定的规律性，在外来药物干预下，其能量的转移和热变化也将呈现有规律的改变。

根据中医药（药性）热力学观，生命体系就是一个复杂的开放的热力学系统。本章重点介绍生物热动力学法的基本原理、技术特点及其在寒热药性的探索应用，探索将生物热动力学开发成为中药寒热药性辨识方法的可行性。

一、生物热动力学法（微量量热法）的工作原理和参数

生物热动力学法（或称微量量热法）为生物物理化学重要研究手段，可用来研究生命体系新陈代谢或化学反应体系的微量的能量（热）代谢变化。应用生物热动力学方法，定性定量刻画在不同寒热药性中药作用下生物体系（包括微生物、组织、细胞乃至生物分子等）新陈代谢过程中的能量转移和热变化情况，或可从一个侧面揭示中药寒热药性的生物效应差异及作用规律。

生物热动力学法是将生命体置入稳定孤立的恒温系统中，实时、在线、灵敏地监测生物体生命活动中热量代谢的变化，并形成动态的热功率–时间（P-t）曲线，即热谱图，从而客观、定性定量地反应生物体的生命周期及能量代谢变化。通过观察不同中药对生物体生长过程的干预作用（抑制/促进），并通过对热动力学参数的计算，反映体系焓、熵变化趋势，提示药物干预的趋向，从而表征出药物的寒热药性差异。作为表征生物热动力学的关键技术参数主要有生长速率常数（k）、最大输出功率（P_m）、达峰时间（T_m）、产热量（Q_t）、热谱图相似度（S）等。

本团队主要采用瑞典Thermometric公司生产的TAM Air Isothermal Calorimeter（图4-32-1）、LKB 2277及TAM Ⅲ微量量热仪（图4-32-1）进行研究。TAM Air系统通过循环恒温空气来控制体系温度，操作温度范围为5～60℃，波动±0.02℃，检测灵敏度已达毫瓦级，共有8个通道，可同时进行8个供试品的测量。LKB 2277和TAM Ⅲ系统通过循环恒温空气来控制体系温度，检测灵敏度可达纳瓦级。

生物热动力学检测可依据对微生物的供氧量不同分为安瓿法、停留法、流通法、混合安瓿法等，其中流通法供氧量最大，适用于好氧的微生物菌株；停流法及安瓿法供氧

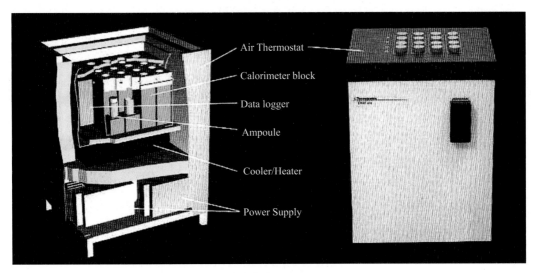

图 4-32-1　TAM Air Isothermal Calorimeter 示意图

量较少，适合于厌氧和兼性的微生物菌株。常用的生物热动力学研究生物模型有大肠埃希菌（*Escherichia coli*，又称大肠杆菌）、金黄色葡萄球菌（*Staphylococcus aureus*）、志贺式痢疾杆菌（*Shigella dysenteroae*）等，其中大肠埃希菌是分子生物学和基因工程研究重要的实验材料，体外培养技术成熟，代谢热功率较大，较为常用。

　　生物热动力学试验的主要参数有生长峰的达峰时间、峰值和上升段斜率等。图 4-32-2 是大肠埃希菌的典型热谱图，共有两个生长峰，各参数标于图上。发热量 Q 为曲线下积分，斜率 k 表示大肠埃希菌的生长速率常数。各种生物热动力学参数可从热谱图上求出。

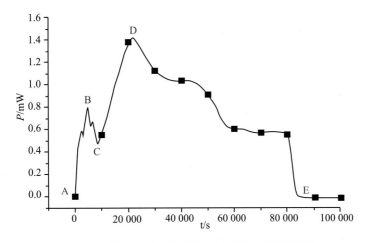

图 4-32-2　生物热动力学参数提取示意图

A 点 . 模式生物生长热代谢起始点；B 点 . 模式生物第一生长期达峰点；C 点 . 模式生物生长调整期峰谷点；D 点 . 模式生物第二生长期达峰点；E 点 . 模式生物生长热代谢归零点

二、生物热动力学法实验的操作规程

生物热动力学方法，或称微量量热法，是在一定条件下对被测物质引发的生物化学反应所产生的热效应进行静态（恒温式的）连续跟踪测定，并利用适宜的数学处理方法提取特征信息后，对被测物质的生物热活性进行定性、定量分析的一种分析方法。该法可通过量热测定某一变化过程的热功率随时间变化的函数反映其变化过程的动力学信息，它不需要直接测量物质量的变化，对反应体系的溶剂性、光谱性质、电学性质等没有任何限制。尽管生物热动力学法缺乏特异性，但研究对象本身有其固有的新陈代谢特异性，所以用这种非特异的方法可以得到特异性方法所得不到的结果，有助于对被测物质进行定性、定量分析。

（一）应用范围

生物热动力学法具有专属性强、灵敏度高的特性，可提供实时在线的定性、定量分析结果，广泛地应用于药物的生物化学反应过程的分析。

1.药物的活性、稳定性、水合、热危害性、储藏期限、分解反应、水合结晶、赋形剂适用性。

2.表面化学的润湿溶质吸附、表面积、酸/碱、光化学。

3.细胞、微生物、组织器官等的生长代谢、生长速度，以及药物与其的相互作用。

4.其他材料/反应，如辅料、聚合物等。

（二）仪器及性能检测指标

1.仪器种类　微量量热仪种类繁多，是根据不同情况的测量而设计制造的，大致可分为以下几类。

（1）按量热对象的不同，可分为2类。一类是测量单纯pVT变化过程热效应的微量量热仪；另一类是测量有化学反应或生物代谢过程热效应的微量量热仪。

（2）按热传递的特点，分为有绝热微量量热仪、等温微量量热仪等。

（3）按微量量热仪的操作类型，分为3类。第一类为等温微量量热仪，测量过程中量热体系与环境的温度都相同，依据相转变时热电效应产生的热流来补偿达到等温。第二类为环境等温微量量热仪，用恒温夹套使环境保持温度恒定，微量量热仪本体与环境间具有较大的热阻，热漏一般不大，但要适当校正。第三类为热导式微量量热仪，微量量热仪本体与环境之间用性能良好的热导体相连接，用热电堆检测温度的变化，从而获知热效应。

（4）按测量原理分，可分为补偿式微量量热仪和测量温度差的微量量热仪2类。补偿式微量量热仪是对过程发生的热效应进行补偿，使温度维持不变，所补偿的能量等于被研究过程所吸收或放出的能量。补偿方式有相变补偿和电补偿。测量温度差的量热仪又可分为2类，一类是测量体系温度随时间的变化；另一类是测量体系在不同位置的温度差，再利用电能或标准物质、标准化学反应，测量引起体系同样温度差所需的能量，从而获知体系的热效应。

微量量热仪一般可由量热块外部热循环交换系统、金属热块、热电堆、试样与参比池、外部液体（气体）引入热稳定装置、控温系统等组成。常用的控温方式有水浴控温、油浴控温和循环恒温空气控温等。

2.仪器性能检测指标　①恒温装置的温度波动范围；②检测限；③短期噪声；④超过24小时的基线漂移；⑤周围环境温度范围及稳定性。

3.测量方法　根据测量体系状态的不同或实验过程检测要求的不同，可以选择不同的测量方式。

（1）安瓿法：适用于固体、半固体和液体样品。

（2）流通法（包括停流法）：适用于液体和悬浮液样品。

（3）混合流通法（包括混合停流法）：适用于只有测量时才能混合的两种不同的液体样品。

（4）滴定法：适用于测定过程中一种液体样品需按一定数量（间隔）滴加入另一样品中的测量要求。

4.影响生物热动力学法测定的主要因素　有样品温度、环境温度、生物化学反应环境状态、样品均一性等。

5.生物热动力学法用于定性分析的技术要求　首先建立参考谱库，然后进行数据预处理和数据评估，最后对数据库的专属性和耐用性进行验证。

（1）参考谱库的建立：记录适宜数量批数的待测对象的热谱图，这批待测对象及相应物料必须按照建立好的质量标准进行了全面的测试，并有合法稳定来源、具有可溯源性。该套热谱图包括各种鉴别信息（如热动力学特征参数和相似度要求等），据此可用该谱库对被测对象进行鉴别。

（2）数据预处理：建立一个分类或校正模型前，必须对热谱图进行某种数学预处理，典型的方法有对数变换、聚类分析、主成分分析等。做任何数学转换时必须防止基础信息丢失或人为信息的引入，因此在所有情况下使用数学处理的合理性必须用文件阐明。

（3）数据评估：数据评估是将被测对象的热谱图在数学相关性或其他相应的算法基础上直接与谱库中单一或平均参考谱图比较。有多种不同的计算方法：主成分分析与聚类分析样联用、SIMCA（soft independent modeling class analogy）、相似度分析等。

（4）数据库的验证

1）专属性：专属性的验证系指利用数据库鉴别阳性对照时能给出正确的结果，并足以区分阴性化合物。应使用一些与谱库中的对象来源相近的进行挑战性验证，验证结果应能将这些对象与谱库中的物质区分。对谱库中有代表性而未用于建库（如不同批次、混合样）的同类样品，进行验证时应能给出阳性结果。

2）耐用性：在预处理和校正算法的参数没有改变的情况下，考查分析中正常操作条件有微小变化的影响：①不同操作者，环境条件（如实验室中的温度、湿度）变化的影响。②样品温度、样品处于的不同测定通道、生物化学反应环境的影响。③仪器部件或进样装置的更换。

6.生物热动力学法用于定量分析的技术要求　首先建立一个校正模型的参考谱库，

然后进行数据的预处理,最后进行方法学验证。

(1)校正模型参考谱库的建立:首先记录适宜数量的某阳性对照物质的热谱图,建立参考谱库的校正模型(包括特征参数信息和谱图等)。

(2)数据的预处理:寻找其热动力学特征参数评价指标,在建立拟合模型前增强热谱图特征和(或)去除(或降低)不需要的变异源,并与其浓度建立经过校正、能够清楚而确切地由数学表达的定量校正方法,常用的方法有多元线性回归法、主成分回归法和偏最小二乘法等。

(3)方法学验证:生物热动力学法的方法学验证与其他分析方法的要求相似。对于每一个被验证的参数,其可被接受的限度范围必须与该方法应用的目的一致。通常应考虑专属性、线性范围、精密度、重复性、重现性、耐用性等。

(三)生物热动力学研究模型的常规性评价

当被测对象来源,或引发物理化学反应的环境发生改变时,均有必要对已建立的定性、定量模型进行再验证。当被测物质组成发生变化、生产工艺发生改变及原料的来源(或级别)发生改变时,则需要对已建立的定性、定量模型进行再验证。

(四)生物热动力学研究模型的传递

当生物热动力学研究模型传递到另一台仪器上时,必须用有代表性的样品在建立模型仪器和另一台仪器上分别测定其热谱图,对2台仪器测定结果进行统计检验,以确证该模型在另一仪器上是否有效,否则另一台仪器所使用的模型应予重建。

三、中药寒热药性差异的生物热动力学法表征

为了凸显中药"四性"的差异,克服研究对象的背景差异,课题组重点选取来源、组成、成分、功用基本相同或相似的方药进行研究。主要供试方药及相关研究结果如下。

1. 基于背景求同策略的寒热药性示范研究方药选择

(1)品种和功效相近中药:如人参和西洋参,角甲类动物药。

(2)相同来源不同用药部位中药:如人参叶和人参花。

(3)炮制后药性发生变化的中药:如生黄连、酒制黄连、姜制黄连、盐制黄连、吴茱制黄连、醋制黄连和胆汁制黄连。

(4)形同神异的中医类方:如左金丸、甘露散、茱萸丸和反左金丸,麻黄汤和麻杏石甘汤。

(5)不同中药有效组分:如黄连生物碱类,大黄蒽醌类,人参皂苷类。

2. 研究结果 如表4-32-1所示。

(1)不同品种、不同质量、不同炮制、不同配伍或不同药性的方药及其提取物作用于不同生命体系,其产生的生物热谱图及热动力学参数值将有不同程度的改变,其中最大热输出功率(Pm)、生长速率常数(K)、热焓变化(ΔH)等参数呈现较明显而有规律的变化,并与传统中医对方药的赋性有映照关系。其中Pm,K,ΔH等热动力学参数

可作为定性、定量地刻画中药药性差异与中医方剂配伍效应的客观指标。

表4-32-1　基于生物热动力学法的中药寒热药性差异表征

药物		以大肠埃希菌为模式生物								药物		以金黄色葡萄球菌为模式生物								结果一致性[3]
		k_1	k_2	P_1	P_2	Q	T_1	T_2	I			k_1	k_2	P_1	P_2	Q	T_1	T_2	I	
来源相近	生晒参[1]	↓			↓				↑	来源相近	鹿茸[1]			↑	↓	↑	↑	↑		
	西洋参[2]	↑			↑				↓		鹿角[2]				↓					
	人参叶[2]	↓			↓				↑		水牛角[2]				↓					
	人参花[2]	↑			↑				↓		羚羊角[2]				↓					
不同炮制品	黄连生品[1]	↓		↓	↓	↑	↑	↑		不同炮制品	黄连生品[1]	↓		↓	↓	↑	↑	↑		√
	醋制黄连[2]	↓		↓	↓	↑	↑	↑			醋制黄连[2]	↓		↓	↓	↑				√
	胆汁黄连[2]	↓		↓	↓	↑	↑				胆汁黄连[2]	↓		↓	↓	↑				√
	盐制黄连[2]	↓		↓	↓	↑	↑				盐制黄连[2]	↓		↓	↓	↑				√
	萸制黄连[2]										萸制黄连[2]									
	姜制黄连[2]	↑		↑	↑	↓	↓	↓			姜制黄连[2]	↑		↑	↑	↓	↓			
	酒制黄连[2]										酒制黄连[2]									
										经典类方	麻黄汤[1]			↓		↑				
											麻杏古甘汤[2]	↓		↓						
经典类方	左金丸[1]	↓	↓	↓	↓	↑	↑	↑	↑		左金丸[1]	↓		↓	↓	↑	↑	↑		√
	甘露散[2]	↓	↑	↑	↓	↓	↓				甘露散[2]	↑ *		↑	↑	↓	↓			√
	茱萸丸[2]	↑	↑	↑	↓	↓	↓				茱萸丸[2]	↑		↑	↑	↓	↓			√
	反左金丸[2]	↑	↑	↓	↓	↓	↓	↓			反左金丸[2]	↑		↑	↑	↓	↓			√

注：1）与空白模型生物相比；2）与首项药物相比；3）两种模式生物研究结果的一致性；"↑"显著提高，"↓"显著下降。空白处未报道。

* 与大肠埃希菌模型上的结果不同。

（2）一般来说，温性药物或复方能使模式生物体（如大肠埃希菌、金葡萄球菌等）指数生长期的生长速率常数相对增加，传代时间缩短，Pm增加较显著；反之，寒凉药物能使生物体指数生长期的生长速率常数相对减小，传代时间延长，Pm增加较少。

（3）不同药性的方药作用于生命体系，能调控生命体系能量的代谢、转移和热变化，使机体本身呈现寒热温凉差异，从而形成新的稳定有序状态，这可能是中药药性重要的作用机制之一，也可能是"寒者热之，热者寒之"或"实者泻之，损者益之"等中医治疗法则的作用机制之一。

（4）生物热动力学法可以实时、在线、快速、灵敏、直观地表征或评价不同寒热药性中药生物热效应差异的客观性，特别适用于那些寒热药性差异较小、一般方法难以表征的方药研究。通过选择适宜的生物模型，可进一步提高研究结果与中药原有药性的吻合度，并可从组织和细胞代谢水平阐释中药寒热药性的科学内涵。该方法可作为评价中药寒热药性差异的客观辅助方法之一。

四、生物热动力学法与冷热板差示的比较

本团队课题组采用冷热板差示法和生物热动力学法，分别对10余种方药的寒热药性差异进行了定性定量研究，均取得了一些有意义的实验结果。本文将2种方法进行对比分析，以期更好地认识和考量这2种方法的特点和研究结论。

（一）2种实验方法研究结果的对比分析

上述中药寒热药性研究中，冷热板差示法的应用多采用动物温度趋向性变化与相关酶活力及耗氧量等能量变化相互印证的研究方式，生物热动力学法的应用多采用综合关键技术参数关联分析的研究方式。本文针对相同的研究对象，将两种方法的研究结果进行对比分析如下。

1. 黄连及其炮制品寒热药性差异不同表征方法的结果对比　周灿平等研究发现当体虚、体盛组小鼠给予黄连及其炮制品干预后，动物对温度的趋向性变化表现出一定的规律性：①与体虚组比，体虚＋生黄连组和体虚＋胆黄连组小鼠在高温区停留比例在多个时间点均显著提高（$P < 0.05$），反映出生黄连和胆黄连的"寒性"特征；而体虚＋姜黄连组在第1～3日与体虚组差异不明显，仅在第4日高于体虚组，在第5～6日反而低于体虚组，与同天次体虚＋生黄连组差异显著（$P < 0.05$），提示经姜炮制后，黄连的寒性明显降低；生黄连与2个炮制品的寒性表现差异明显，顺序为胆黄连＞生黄连＞姜黄连。②与体盛组比较，体盛＋生黄连组、体盛＋姜黄连组和体盛＋胆黄连组高温趋向性在多个时间点均显著增加（$P < 0.05$），生黄连在第2日和第4日表现的寒性较强，胆黄连在第3日和第5日表现的寒性较强，姜黄连在第4日表现的寒性较强，三者的大致顺序为胆黄连≈生黄连＞姜黄连。

周韶华等通过生物热动力学法研究，发现黄连不同炮制品对幽门螺杆菌、金黄色葡萄球菌、痢疾杆菌、大肠埃希菌等细菌的半数抑制浓度IC_{50}组间差异具显著性意义，抑制作用顺序均为胆汁制黄连＞生黄连＞姜制黄连，热焓大小顺序为姜制黄连＞生黄连＞胆汁制黄连。

2. 人参类不同品种及部位寒热药性差异不同表征方法的结果对比　张学儒等研究发现同一体质（体虚或体盛）模型小鼠灌服红参或西洋参以后对高温的趋向性表现出一定的差异，红参可下调体虚和体盛模型小鼠对高温的趋向性，而西洋参则上调体虚和体盛模型小鼠对高温的趋向性（$P < 0.05$）。红参和西洋参干预不同体质（体虚与体盛）模型小鼠在冷热板上的温度趋向行为呈显著相反的作用（$P < 0.05$）：红参可下调体虚小鼠的高温趋向性，体现出红参性温热的特点，西洋参可上调体盛小鼠的高温趋向性，体现出西洋参性寒凉的特点。而生晒参虽可下调体虚小鼠高温趋向性，参花可上调体虚小鼠的高温趋向性，但均没有统计学意义（$P > 0.05$）。

余惠旻等通过生物热动力学法研究发现对大肠埃希菌的最小抑菌浓度：生晒参为0.097 0g/ml，参叶为0.114g/ml，西洋参为0.404 9g/ml，参花为0.500g/ml；半抑制率浓度：生晒参为0.045g/ml，参叶为0.046g/ml，西洋参为0.210g/ml，参花为0.275g/ml。说

明4个药对大肠埃希菌的生长抑制作用顺序为生晒参＞参叶＞西洋参＞参花。

3.麻黄汤及麻杏石甘汤寒热药性差异不同表征方法的结果对比　贾雷等研究发现，正常小鼠给予麻黄汤及麻杏石甘汤后，在高温区停留比例均明显降低（$P < 0.05$），表现为趋寒性；且与麻黄汤组小鼠相比，麻杏石甘汤组小鼠在高温区停留比例显著增加（$P < 0.05$），表现为趋热性。

张学儒等研究发现，同一体质（体虚或体盛）模型小鼠灌服麻黄汤和麻杏石甘汤后，对高温的趋向性变化表现出一定的差异。①与体虚模型组比较，体虚＋麻黄汤组小鼠给药3日后，对低温的趋向性逐渐增强（$P < 0.05$）；而体虚＋麻杏石甘汤组小鼠从给药第4日开始对高温的趋向性显著增加（$P < 0.05$）；②与体盛模型组比较，体虚＋麻黄汤、体虚＋麻杏石甘汤均使小鼠对高温的趋向性下降（$P < 0.05$），不同的是从第4日开始，麻杏石甘汤使体盛小鼠对低温的趋向性更为明显。表明麻黄汤与麻杏石甘汤寒热药性差异客观存在。

樊冬丽等研究发现，麻黄汤与麻杏石甘汤均能不同程度地抑制金黄色葡萄球菌的生长，且随浓度增加抑菌作用增强。其中，与麻杏石甘汤相比，麻黄汤的抑制作用相对较弱，金黄色葡萄球菌指数生长期生长速率常数降幅小，传代时间延长少，最大产热功率较大，热输出相对较高。

4.左金丸与反左金丸寒热药性差异不同表征方法的结果对比　任永申等研究发现，与体虚模型组比较，给予左金丸干预的体虚模型小鼠在高温区停留比例显著提高（$P < 0.01$），表现出药物的"寒性"。与体虚模型组比较，给予反左金丸组动物仅在前3日表现为趋热性增强，在给药后4日反而表现为在冷板停留比例增加，且与体虚模型组有显著差异（$P < 0.05$）；与体盛模型组动物比较，给药干预动物在高温板区停留比例显著提高（$P < 0.01$）：左金丸＞反左金丸。

孔维军等研究发现，通过生物热动力学研究发现，左金丸与反左金丸对大肠埃希菌、金黄色葡萄球菌的生长代谢过程有不同程度的抑制作用。在0.75～9.0mg/ml的浓度范围内，含黄连比例较多的左金丸对大肠埃希菌的生长表现出明显的抑制作用，而含吴茱萸比例较多的反左金丸抑菌作用不明显，P及Qt的变化也显示机体的代谢产热量：左金丸＜反左金丸。对于金黄色葡萄球菌生长代谢过程的抑制作用，同样显示左金丸的抑制作用明显强于反左金丸。

（二）2种试验方法的优缺点

通过上面对比可以看出，冷热板差示法与生物热动力学法均可以表征出不同方药寒热药性的差异。两种实验方法都具有实时、在线，客观、无扰，定性、定量，高效、经济、普适性好的特点，为药性研究提供了有益的研究手段。

不同的是，两者在药性差异的表征角度上存在一定差异，冷热板差示法侧重于从整体动物水平，通过动物的温度趋向变化表征中药寒热药性的差异，而生物热动力学法侧重于从细胞、微生物水平，通过生物体系代谢过程的抑制程度间接刻画中药寒热药性的差异，并可用于探讨可能的生物机制。两种方法从不同的侧面说明的是一个问题，在研究结果上起到了相辅相成，相互补充的作用。

至于研究结果中不能完全吻合的情况，既可能与传统寒热药性的认知准确度有关，也可能与方法及其仪器的精确度有关，都有待于今后进一步深入研究探索。

参 考 文 献

肖小河，中药药性寒热差异的生物学表征［M］. 北京：科学出版社，2010

第33章

中医药寒热辨治的优效性：以重大肝病为例

中药药性理论是基于中医药临床经验的总结和升华，同时中药药性理论也需在临床实践中不断完善和发展。长期以来，中医临床实践大多以经验医学模式为主，寒热药性等中医药系列重大基础理论大多缺乏现代的循证医学研究证据支持。循证医学（evidence-based medicine，EBM）研究是系统地筛查、评价和使用证据，从而指导临床医疗决策的方法学，既重视个人临床经验，又强调采用现有的、最好的研究证据。没有循证医学证据虽然不能否认中医药的疗效，但循证医学能够更好地阐释中医药的有效性、安全性、合理性，有利于促进中医药的发展。

为此，本团队充分利用解放军总医院第五医学中心肝病专科医院临床优势，分别从回顾性病例分析和前瞻性临床试验两个方面，开展了中药寒热的临床循证医学实践，旨在进一步揭示中医寒热证候的客观性、中药寒热药性的客观性，以及进一步证实中医药治则"寒者热之，热者寒之"的科学合理性（图4-33-1）。

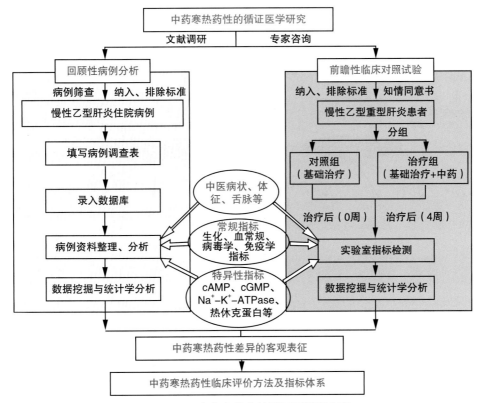

图4-33-1 中药寒热药性循证医学研究图

一、基于回顾性病例的中医药寒热辨治的循证医学分析

临床回顾病例资料获取相对容易，因此回顾性研究是发现药性与各种临床指标信息的相关关系、构建药性认知模式的优先和重要手段，但临床回顾病例资料往往存在不同程度的数据缺失、资料可比性不高等问题。此外，由于临床指标间通常存在很强的相关性，一些简单的单变量统计方法难以准确、全面地理解和概括药性的内涵。

为此，本团队尝试建立了一套病例资料回顾性研究的数据挖掘方法：即通过联合应用 χ^2 检验、配对 t 检验、成组 t 检验、多元 Logistic 回归分析、典型相关分析（canonical correlation analysis）等方法，考察药性与中医症状、药性与西医生理生化指标，以及中医症状与西医生理生化指标的相关性；根据指标变量间的内在相关性，通过多元统计学方法，如因子分析（factor analysis）、路径分析（path analysis）等，从中医症状及生理生化指标中抽提、归纳、构建出可能与药性有关的少数不可直接检测的隐变量（latent factor），推断与药性可能的相关关系，进而透过表面诊断信息理解和解释药性的内在本质，并筛选出药性的评价指标。

以解放军总医院第五医学中心 2002 年 10 月至 2008 年 10 月中西医结合收治的慢性乙肝住院患者的病例资料为研究对象，筛选有中医诊断和完整中药治疗的慢性乙肝患者住院病历 500 份，同时其纳入标准、排除标准、诊断标准、疗效评价标准等均需符合中华医学会和中华中医药学会诊疗指南标准。

试验方案、研究内容和数据结果本文不细列。主要研究结果分析如下（图 4-33-2）。

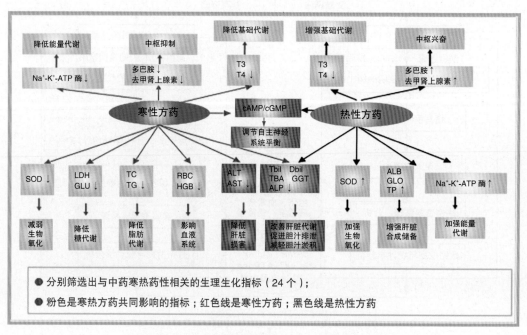

图 4-33-2　中医药寒热辨治分析（以慢性乙肝为例）

（一）慢性乙肝中医证候以热证（湿热内蕴）为主

从证候分布看，可见湿热内蕴证为主要证型（占45.40%），其次是肝郁脾虚证（占25.82%），而肝肾阴虚、脾肾阳虚和肝郁血瘀证较少见。因子分析所提取的4个公因子对方差的累积贡献度为63.249%，所体现的证候能够覆盖临床大部分证候内容。这4个公因子所反映的证候信息为湿热内蕴证和肝郁脾虚证，说明慢性乙肝的中医证候是以湿热内蕴证和肝郁脾虚证为主。湿热因素贯穿于慢性乙肝患者的不同阶段，是该病长期存在的基本矛盾。湿热内蕴证可存在于慢性肝炎早期、中期和晚期，肝肾阴虚证、脾肾阳虚证、瘀血阻络证多见于慢性乙肝向早期肝硬化、肝硬化腹水的发展阶段，这反映了慢性乙肝由浅入深的发展过程。

（二）临床治疗慢性乙肝的方药以寒性为主

从治疗用药看，寒性方药为主要类型（占75.37%），热性方药较少（只占16.91%）。这是因为慢性乙肝的病因是湿热，针对湿热之邪而用清利之品大多属苦寒之性。本研究中常用复方为茵陈蒿汤、黄连解毒汤等加减；常用中成药为茵连清肝颗粒、茵栀黄颗粒、苦黄注射液、双虎清肝颗粒等；常用药物为茵陈、大黄、黄芩、黄连、黄柏、栀子、金钱草、龙胆草、白茅根、虎杖、大青叶、板蓝根、蒲公英、苦参等以清热解毒利湿。

（三）临床治疗慢性乙肝主要是以"寒药"疗"热证"

从治疗效果看，寒性方药对皮肤黄染、目黄、尿黄、口干口苦、大便干结、胁痛、情志抑郁、肝区不适、腹部胀满、食欲缺乏均有改善（$P < 0.01$）；热性方药对胁痛、情志抑郁、肝区不适、腹部胀满、食欲缺乏均有改善（$P < 0.01$）。根据中医诊断学相关内容，以皮肤黄染、目黄、尿黄、口干口苦、大便干结主导的证候为湿热内蕴证，以胁痛、情志抑郁、肝区不适、腹部胀满、食欲缺乏主导的证候为肝郁脾虚证。本研究说明，寒性方药对湿热内蕴证和肝郁脾虚证均有疗效（公因子得分配对t检验$P < 0.01$）。其中，寒性方药对湿热内蕴证（实热证）疗效显著（公因子得分差近似t检验$P < 0.01$），而热性方药对湿热内蕴证无疗效。这符合中医用寒凉方药治疗热性疾病的治疗法则，即"热者寒之"。本研究进一步揭示了中医药"热者寒之"治则的科学合理性。

二、基于前瞻性试验的中医药寒热辨治的循证医学分析

通过对慢性乙肝病例资料的回顾性分析，初步阐明慢性乙肝主要以热证（湿热内蕴）为主，治疗方药以寒性为主，即主要是以"寒药"疗"热证"。多元统计分析证明，寒性方药对湿热内蕴证（热证）疗效显著，而热性方药对湿热内蕴证无疗效，这恰好符合中医"热者寒之"的治疗法则。通过分析寒热药性与现代医学评价指标的相关性，该研究初步阐明寒热药性可能对机体能量和基础代谢，以及神经、免疫系统调节有关。

为了验证上述结果的可靠性，本团队在回顾性研究的基础上，设计慢加急性肝衰竭的前瞻性随机对照临床试验，对照组给予西医基础治疗，治疗组给予寒热辨证中药复

方。在临床前瞻性研究中，除考察中医临床证候和临床症状指标外，还应对与寒热药性相关的免疫炎症、基础代谢、能量代谢等生化指标进行了分析。

本研究是结合李筠教授牵头承担的国家传染病防控重大科技专项项目而进行的。病例来自国内不同地区的8家传染病肝病医院（解放军总医院第五医学中心、北京地坛医院、首都医科大学附属北京佑安医院、上海公共卫生临床中心、中山大学附属第三医院、华中科技大学同济医学院附属同济医院、天津市传染病医院、福州市传染病医院）等近20家医疗机构于2009年5月20日至2010年12月31日收治的慢性乙肝相关的慢加急性肝衰竭早期和中期住院患者，累计1114例。纳入标准、排除标准、诊断标准、疗效评价标准等符合中华医学会和中华中医药学会相关诊疗指南。

重大专项项目治疗方案：对照组患者采用基础治疗＋对症支持治疗，治疗组患者采用基础治疗＋对症支持治疗＋中医药治疗；治疗期8周，随访期48周。中医药治疗遵循"寒者热之，热者寒之"的治则，寒证治疗组以热性方药为主，热证治疗组以寒性方药为主。主要研究结果分析如下。

（一）寒热方药对慢加急性肝衰竭的临床有效性分析

通过对慢加急性肝衰竭患者的随机对照临床试验，发现遵循"寒者热之，热者寒之"的治疗原则，在西医基础治疗的基础上辨证加用寒、热方药后，寒证患者的临床总有效率提高了27.55%（$P < 0.01$），死亡率降低了15.30%（$P < 0.05$），热证患者的临床总有效率提高了23.73%（$P < 0.01$），死亡率降低了9.62%。无论是寒证患者还是热证患者，在治疗结局评价、实验室指标、中医症状、中医证候疗效评价、MELD评分及并发症发生率等方面均有显著改善。以上研究结果在一定程度上佐证了"寒者热之、热者寒之"的合理性和优效性。

（二）寒热方药对慢加急性肝衰竭患者临床症状的干预效果

对于慢加急性肝衰竭热证患者，对照组和治疗组共同改善的症状有13项（身目发黄如橘皮、手足心热、尿黄、恶心、口苦、急躁易怒、口干、口渴、全身燥热、胃脘痞满、大便干结、黄苔、舌苔腻），且在治疗过程中，治疗组以上症状的减少或减轻要优于对照组。治疗组显著改善而对照组无显著变化的症状有2项（舌红和数脉）。因此，去除西药的干扰作用，寒性方药对慢加急性肝衰竭热证患者以上15项症状均有显著影响。

对于慢加急性肝衰竭寒证患者，对照组和治疗组共同改善的症状有9项（面色晦暗、身目发黄如烟熏、乏力、神疲懒言、食欲缺乏、恶心、腹胀、肢体困重、舌苔腻），且在治疗过程中，治疗组患者面色晦暗、身目发黄如烟熏、乏力、神疲懒言、舌苔腻症状的减少或减轻要优于对照组。此外，治疗组还改善了畏寒肢冷而对照组无显著变化。两组治疗前舌苔湿润无显著差异，而治疗结束时，治疗组明显优于对照组（$P < 0.05$）。因此，去除西药的干扰作用，热性方药对慢加急性肝衰竭寒证患者畏寒肢冷、乏力、神疲懒言、舌苔腻、面色晦暗、身目发黄如烟熏、舌苔湿润共7项症状有显著影响。

（三）寒热方药对慢加急性肝衰竭患者中医证候的干预效果

无论是慢加急性肝衰竭热证患者还是寒证患者，也无论是对照组患者还是治疗组患者，治疗后证候积分均较治疗前显著改善，且治疗组对中医证候及临床症状的改善均较对照组更加显著。无论是慢加急性肝衰竭热证患者还是寒证患者，治疗组与对照组比较5种治疗结局均有显著性差异（$P < 0.05$），且热证患者治疗组较对照组临床总有效率提高12.57%（$P < 0.05$），寒证患者治疗组较对照组临床总有效率提高20.41%（$P < 0.01$）。

（四）寒热方药对慢加急性肝衰竭患者生化指标的影响分析

对于慢加急性肝衰竭热证患者，对照组和治疗组共同改善的指标有17项，其中ALT、AST、LDH、TBIL、DBIL、TBA、PT、INR、AFP 均较基线显著降低；TP、ALB、CHE、PTA、FIB 均较基线显著升高。并且在治疗过程中，治疗组ALT、AST、TBIL、DBIL、TBA、PT、INR、AFP下降；PTA升高较对照组显著。治疗组显著改善而对照组无显著变化的症状有2项，其中IBIL和ALP均较基线显著降低。因此，去除西药的干扰作用，寒性方药对慢加急性肝衰竭热证患者ALT、AST、ALP、TBIL、DBIL、IBIL、TBA、PT、PTA、INR、AFP共11项指标均有显著影响。

对于慢加急性肝衰竭寒证患者，对照组和治疗组共同改善的指标有17项，其中ALT、AST、LDH、TBIL、IBIL、DBIL、TBA、ALP、PT、INR和AFP均较基线显著降低；PTA、TP、ALB均较基线显著升高。并且在治疗过程中，治疗组AST、TBIL、IBIL、DBIL、TBA、PT下降较对照组显著。因此，去除西药的干扰作用，热性方药对慢加急性肝衰竭寒证患者的AST、TBIL、IBIL、DBIL、TBA、PT均有显著影响。

HBV感染所致的慢加急性肝衰竭患者一般存在较顽固黄疸或凝血功能障碍。寒性方药在改善患者肝脏损害程度（ALT、AST），缓解胆汁淤积（TBIL、IBIL、DBIL、ALP、TBA），改善凝血功能（PT、PTA、INR）方面均较西医基础治疗有显著改善。热性方药对寒证患者血清转氨酶（AST）、胆红素（TBIL、IBIL、DBIL）、胆汁酸（TBA）和凝血酶原时间（PT）等指标的改善方面均较西医基础治疗显著。这提示寒、热方药均有保肝抗炎、改善肝功能、促进胆汁排泄、减轻胆汁淤积及改善凝血功能的作用。

（五）中药寒热药性与临床生化指标的关联分析

利用贝叶斯网络分析方法，对中药寒热药性与实验室检查指标的关联关系进行了深入分析，经过属性选择，从43个指标中筛选出17个指标与寒热方药密切相关，按照相关性的大小依次排序为cAMP、cGMP、cAMP/cGMP、PGE2、SOD、T3、IL-2、TC、TNF-α、ALB、TP、ALT、AST、TBIL、DBIL、TBA、IBIL。在此基础上构建贝叶斯网络拓扑图（图4-33-3），图中实线表示药性寒热分类与直接相关的指标间的关系，箭头指向被影响属性结点；虚线表示与药性寒热分类间接相关的指标间的关系。其中，cAMP、cGMP、cAMP/cGMP、PGE$_2$、SOD、T3、IL-2、TC、TNF-α共9个指标与药性寒热分类直接相关，其他8个指标（即ALB、TP、AST、ALT、TBIL、DBIL、IBIL、TBA）是药性寒热分类的间接影响因素，但是直接关联ACLF治疗效果的指标。

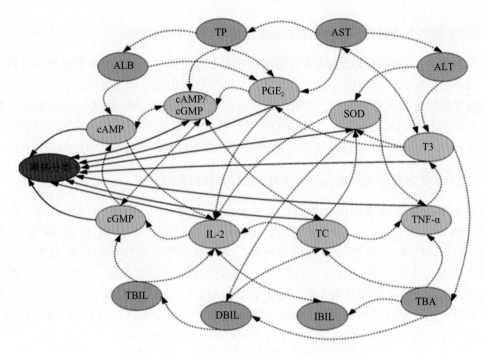

图4-33-3 中药寒热药性与临床生化指标的关联

（六）基于重症肝病循证医学证据的中药寒热药性评价指标

将回顾性病例分析和随机对照试验结果进行整合分析，得出12类可用于中药寒热药性临床评价指标：①植物神经系统中医症状；②中枢神经系统症状；③环核苷酸代谢：环磷酸腺苷（CAMP）、环磷酸鸟苷（cGMP）、cAMP/cGMP、前列腺素 E_2（PGE_2）；④生物氧化：超氧化物歧化酶（SOD）；⑤基础代谢；三碘甲状腺原氨酸（T3）；⑥脂类代谢：胆固醇（TC）；⑦肌肉代谢：肌酐（Cr）；⑧细胞因子：白介素2（IL-2）、肿瘤坏死因子（TNF-α）；⑨造血功能：血红蛋白（Hb）、红细胞（RBC）；⑩肝细胞合成功能：总蛋白（TP）、白蛋白（ALB）、球蛋白（GLO）；⑪电解质：钾（K）；⑫肿瘤标志物：甲胎蛋白（AFP）。

中药寒热药性所涉及的各类评价指标之间相互作用、相互联系为一个有机整体，共同表征了中药药性的寒热属性差异。

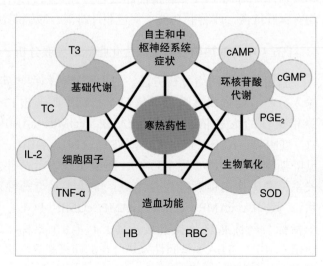

图4-33-4 中药寒热性临床评价指标集

三、结　语

中药药性理论研究的归宿是要服务和指导临床安全合理用药，无论从宏观或微观角度，动物或人体水平，生物学效应或物质基础方面，采用何种现代科学技术方法和手段（化学、物理学、药理学、分子生物学等）研究中药药性理论，最终都要回归于临床实践的检验。但是，由于影响临床用药与疗效的因素众多，基于临床试验开展中药寒热药性研究面临众多的挑战。

事因难能，所以可贵，挑战也意味着机遇。近年来基于临床真实世界的循证医学研究发展迅猛，借助真实世界大数据和人工智能分析这些新的研究方法和工具，有望为中药寒热药性研究打开新的突破口。

参 考 文 献

李丰衣，李筠，张琳，等. 中药药性的临床研究进展［J］. 中华中医药杂志，2009，24（9）：1109-1112

Guo YM，Li FY，Gong M，et al. Short-term efficacy of treating hepatitis B virus-related acute-on-chronic liver failure based on cold pattern differentiation with hot herbs：a randomized controlled trial［J］. Chinese Journal of Integrative Medicine，2016，22（8）：573-580

本篇附录：中药药性研究主要论著

1. Jiawei Wang, Jianxia Wen, Xiao Ma, et al. Validation of MAPK signalling pathway as a key role of paeoniflorin in the treatment of intrahepatic cholestasis of pregnancy based on network pharmacology and metabolomics. European Journal of Pharmacology, 2022, 935: 175331.

2. Jian-Xia Wen, Rui-Sheng Li, Jian Wang, et al. Therapeutic effects of Aconiti Lateralis Radix Praeparata combined with Zingiberis Rhizoma on doxorubicin-induced chronic heart failure in rats based on an integrated approach. Journal of Pharmacy and Pharmacology, 2020, 72: 279-293.

3. Shizhang Wei, Xiao Ma, Yanling Zhao. Mechanism of Hydrophobic Bile Acid-Induced Hepatocyte Injury and Drug Discovery. Frontiers in Pharmacology, 2020, 11: 1084.

4. Jianxia Wen, Wenjun Zou, Ruilin Wang, et al. Cardioprotective effects of Aconiti Lateralis Radix Praeparata combined with Zingiberis Rhizoma on doxorubicin-induced chronic heart failure in rats and potential mechanisms. Journal of Ethnopharmacology, 2019, 238: 111880.

5. Jianxia Wen, Lu Zhang, Honghong Liu, et al. Salsolinol Attenuates Doxorubicin- Induced Chronic Heart Failure in Rats and Improves Mitochondrial Function in H9c2 Cardiomyocytes. Frontiers in Pharmacology, 2019, 10: 1135.

6. Xiao Ma, Jian-Xia Wen, Si-Jia Gao, et al. Paeonia lactiflora Pall. regulates the NF-κB-NLRP3 inflammasome pathway to alleviate cholestasis in rats. Journal of Pharmacy and Pharmacology, 2018, 70(12): 1675-1687.

7. Lu Zhang, Xiaohua Lu, Jiabo Wang, et al. Zingiberis rhizoma mediated enhancement of the pharmacological effect of aconiti lateralis radix praeparata against acute heart failure and the underlying biological mechanisms. Biomedicine & Pharmacotherapy, 2017, 96: 246-255.

8. Xiao Ma, Yong-Hui Chi, Ming Niu, et al. Metabolomics Coupled with Multivariate Data and Pathway Analysis on Potential Biomarkers in Cholestasis and Intervention Effect of Paeonia lactiflora Pall. Frontiers in Pharmacology, 2016, 7: 14.

9. Yuming Guo, Fengyi Li, Man Gong, et al. Short-Term efficacy of treating hepatitis B virus-related acute-on-chronic liver failure based on cold pattern differentiation with hot herbs: a randomized controlled trial. Chinese Journal of Integrative Medicine, 2016, 22（8）: 573-580.

10. Quanfu Zheng, Ruisheng Li, Chunyu Li, et al. Microcalorimetric investigation of five Aconitum L. plants on the metabolic activity of mitochondria isolated from rat liver. Journal of Thermal Analysis and Calorimetry, 2015, 120: 335-344.

11. Zhe Chen, Yanling Zhao, Shuxian Liu, et al. Study on hot property differences of Aconiti Lateralis Radix Praeparata and its compatibility with different ginger processed products based on bio-thermodynamics. Journal of Thermal Analysis and Calorimetry, 2015, 120: 1043-1051.

12. Zhe Chen, Xiao Ma, Yun Zhu, et al. Paeoniflorin ameliorates ANIT-induced cholestasis by activating Nrf2 through an PI3K/Akt-dependent pathway in rats. Phytotherapy Research, 2015, 29（11）: 1768-1775.

13. Yanling Zhao, Xiao Ma, Jiabo Wang, et al. Large dose means significant effect--dose and effect relationship of Chi-Dan-Tui-Huang decoction on alpha-naphthylisothiocyanate-induced cholestatic hepatitis in rats. BMC Complementary and Alternative Medicine, 2015, 15: 104.

14. Xiao Ma, Yanling Zhao, Yun Zhu, et al. Paeonia lactiflora Pall. protects against ANIT-induced cholestasis by activating Nrf2 via PI3K/Akt signaling pathway. Drug Design, Development and Therapy, 2015, 9: 5061-5074.

15. Quanfu Zheng, Yanling Zhao, Jiabo Wang, et al. Spectrum-effect relationships between UPLC fingerprints and bioactivities of crude secondary roots of Aconitum carmichaelii Debeaux（Fuzi）and its three processed products on mitochondrial growth coupled with canonical correlation analysis. Journal of Ethnopharmacology, 2014, 153: 615-623.

16. Yanling Zhao, Jiabo Wang, Xiaojiao Sun, et al. Microcalorimetry coupled with chemometric techniques for toxicity evaluation of Radix Aconiti Lateralis Preparata（Fuzi）and its processed products on Escherichia coli. Applied Microbiology and Biotechnology, 2014, 98: 437-444.

17. Yun Zhu, Quanfu Zheng, Zhiyong Sun, et al. Fingerprint-efficacy study of Radix Aconiti Lateralis Preparata（Fuzi）in quality control of Chinese herbal medicine. Journal of Thermal Analysis and Calorimetry, 2014, 118: 1763-1772.

18. Yanling Zhao, Xiao Ma, Jiabo Wang, et al. Paeoniflorin alleviates liver fibrosis by inhibiting HIF-1α through mTOR-dependent pathway. Fitoterapia, 2014, 99: 318-327.

19. Xiao Ma, Ji Wang, Xuan He, et al. Large Dosage of Chishao in Formulae for Cholestatic Hepatitis: A Systematic Review and Meta-Analysis. Evidence-Based Complementary and Alternative Medicine, 2014: 328152.

20. Tiantian Liu, Yanling Zhao, Jiabo Wang, et al. Action of crude Radix Aconiti Lateralis（Fuzi）and its processed products on splenic lymphocytes growth investigated by microcalorimetry. Thermochimica Acta, 2013, 571: 1-7.

21. Zhiyong Sun, Yanling Zhao, Tiantian Liu, et al. Spectrum-effect relationships between UPLC fingerprints and bioactivities of five Aconitum L. plants. Thermochimica Acta, 2013, 558: 61-66.

22. 肖小河、郭玉明、王伽伯，等. 基于传统功效的中药寒热药性研究策论. 世界科学技术－中医药现代化, 2013, 15（01）: 9-15.

23. Weijun Kong, Xiaoyan Xing, Xiaohe Xiao, et al. Multi-component analysis of bile acids in natural Calculus bovis and its substitutes by ultrasound-assisted solid–liquid extraction and UPLC-ELSD. Analyst, 2012, 137: 5845-5853.

24. Weijun Kong, Jiabo Wang, Xiaohe Xiao, et al. Evaluation of antibacterial effect and mode of Coptidis rhizoma by microcalorimetry coupled with chemometric techniques. Analyst, 2012, 137: 216-222.

25. Weijun Kong, Jiabo Wang, Xiaohe Xiao, et al. Assessment of the toxicity of two Aconitum herbal medicines by microcalorimetry and chemometrics. Food Chemistry, 2012, 132: 2054-2059.

26. Fengjuan Jiang, Yanling Zhao, Jiabo Wang, et al. Comparative pharmacokinetic study of paeoniflorin and albiflorin after oral administration of Radix Paeoniae Rubra in normal rats and the acute cholestasis hepatitis rats. Fitoterapia, 2012, 83（2）: 415-421.

27. 孙志勇、赵艳玲、王伽伯，等. Research on Fuzi based on animal thermotropism behavior to discover if it has fewer "hot" characteristics without Ganjiang [J]. Journal of Traditional Chinese Medicine, 2012, 32（02）: 208-214.

28. SUN Zhi-yong, ZHAO Yan-ling, WANG Jia-bo, et al. Research on Fuzi based on animal thermotropism behavior to discover if it has fewer "hot" characteristics without Ganjiang. Journal of Traditional Chinese Medicine, 2012, 32（2）: 208-214.

29. 张琳、李丰衣、王伽伯，等. 基于慢性乙型肝炎的中药寒热药性研究 [J]. 中华中医药杂志, 2012, 27（06）: 1515-1518.

30. SUN Zhi-yong, ZHAO Yan-ling, WANG Jia-bo, et al. Study on Hot Property of Aconiti Lateralis Radix Praeparata and Its Compatibility with Zingiberis Rhizoma Based on Animal Temperature Tropism. Chinese Herbal Medicines, 2012, 4 (4): 294-300.

31. Yi Qin, Jia-bo Wang, Yan-ling Zhao, et al. Establishment of a bioassay for the toxicity evaluation and quality control of Aconitum herbs. Journal of Hazardous Materials, 2012, 199-200: 350-357.

32. 贾雷, 赵艳玲, 王伽伯, 等. Study on the Complex Prescription Compatibility Law of the Cold and Hot Nature of Mahuang Decoction（麻黄汤）and Its Categorized Formulae Based on the Cold-Hot Pad Differentiating Assay [J]. Chinese Journal of Integrative Medicine, 2011, 17 (04): 290-295.

33. Weijun Kong, Jiabo Wang, Qingce Zang, et al. A novel "target constituent knock-out" strategy coupled with TLC, UPLC-ELSD and microcalorimetry for preliminary screening of antibacterial constituents in Calculus bovis. Journal of Chromatography B, 2011, 879: 3565-3573.

34. Weijun Kong, Jiabo Wang, Qingce Zang, et al. Fingerprint-efficacy study of artificial Calculus bovis in quality control of Chinese materia medica. Food Chemistry, 2011, 127: 1342-1347.

35. YanLing Zhao, JiaBo Wang, XiaoHe Xiao, et al. Study on the cold and hot properties of medicinal herbs by thermotropism in mice behavior. Journal of Ethnopharmacology, 2011 Feb 16, 133 (3): 980-985.

36. 赵海平, 赵艳玲, 王伽伯, 等. 基于动物热活性检测系统分析动物热活性影响因素 [J]. 中医杂志, 2011, 52 (09): 770-772+775. DOI: 10.13288/j.11-2166/r.2011.09.031.

37. 邢小燕, 赵艳玲, 孔维军, 等. 动物行为学在中药寒热药性研究中的思考与实践 [J]. 中国中药杂志, 2011, 36 (04): 519-524.

38. 肖小河, 王伽伯, 赵艳玲, 等. 药性热力学观及实践. 中国中药杂志, 2010, 35 (16): 2207-2213.

39. 张琳, 李丰衣, 王伽伯, 等. 基于慢性乙型肝炎的中医治则"热者寒之"的循证医学初步研究. 中华中医药杂志, 2010, 25 (12): 2194-2198.

40. 周灿平, 赵艳玲, 王伽伯, 等. 基于动物温度趋向行为学评价初步建立中药寒热体质病理模型. 中医杂志, 2010, 51 (10): 937-940, 949.

41. 杨宏博, 赵艳玲, 李宝才, 等. 基于小鼠温度趋向行为学表征的左金丸及反左金丸寒热属性. 药学学报, 2010, 45 (6): 791-796.

42. 代春美, 王伽伯, 孔维军, 等. 微量热法研究黄连及其主要组分配伍的抑菌作用. 化学学报, 2010, 68 (10): 936-940.

43. 任永申, 赵艳玲, 王伽伯, 等. 肾阴虚/肾阳虚模型动物对环境温度趋向性的冷热板示差法研究. 中国实验方剂学杂志, 2010, 26 (12): 94-97.

44. 贾雷, 赵艳玲, 邢小燕, 等. 基于冷热板示差法研究麻黄汤与麻杏石甘汤寒热药性差异. 中国中药杂志, 2010, 35 (20): 2741-2744.

45. 张学儒, 王伽伯, 肖小河, 等. 大黄药材两种化学型对金葡菌生长代谢热动力学变化的影响. 药学学报, 2010, 45 (09): 1144-1148.

46. Jiabo Wang, Yanling Zhao, Xueru Zhang, et al. Different Effects of Mahuang Decoction and Maxing Shigan Decoction on Animal Temperature Tropism and Correlation to Differences of Cold and Hot Nature of Chinese Materia Medica. Chinese Herbal Medicines（CHM）, 2010, 2 (3): 211-215.

47. Dan Yan, Yumei Han, Jiaoyang Luo, et al. Characterization of Action of Medicine Animal Horns on Escherichia coli Growth Investigated by Microcalorimetry and Chemometric Analysis. Chinese Science Bulletin, 2010, 55 (26): 2945-2950.

48. ShaoFeng Zhang, Dan Yan, HuiYing Tang, et al. The toxic effect of solubilizing excipients on

Tetrahymena thermophila BF5 growth investigated by microcalorimetry. Chinese Science Bulletin，2010，55（18）：1870-1876.

49. Zhao HaiPing，Zhao YanLing，Wang JiaBo，et al. Expression of the difference between the Cold（Han）and Hot（Re）natures of traditional Chinese medicines（Strobal and Rhubarb）based on the cold/hot plate differentiating assay. Science in China Series C：Life Sciences，2009，52（12）：1101-1204.

50.赵海平，赵艳玲，王伽伯，等. 基于冷热板示差法的中药大黄和附子寒热药性差异的表征. 中国科学C辑：生命科学，2009，39（8）：803-808.

51.周灿平，王伽伯，张学儒，等. 基于动物温度趋向行为学评价的黄连及其炮制品寒热药性差异研究. 中国科学C辑：生命科学，2009，39（7）：669-676.

52.张学儒，赵艳玲，王伽伯，等. 基于小鼠温度趋向行为学表征的红参和西洋参寒热药性差异考察. 中华医学杂志，2009，89（28）：1994-1998.

53.任永申，王伽伯，赵艳玲，等. 小鼠限食/低温游泳模型评价黄连、吴茱萸及其复方寒热药性. 药学学报，2009，44（1）：1221-1227.

54.赵艳玲，史文丽，山丽梅，等. 左金丸及其类方对胃寒证大鼠的影响（Ⅱ）. 中国实验方剂学杂志，2009，15（12）：74-77.

55.李丰衣，李筠，张琳，等. 中药药性的临床研究进展. 中华中医药杂志，2009，24（9）：72-74.

56.孔维军，赵艳玲，王伽伯，等. 基于微量热法和主成分分析的盐酸巴马汀抗白色念珠菌作用的研究. 化学学报，2009，67（21）：2511-2516.

57. Dan Yan，Wei Li，Xiaohe Xiao，et al. Microcalorimetric investigation of effect of berberine alkaloids from Coptis chinensis Franch on intestinal diagnostic flora growth. Chinese Science Bulletin，2009，54（3）：369-373.

58. Weijun Kong，Yanling Zhao，Xiaohe Xiao，et al. Spectrum-effect relationships between ultra performance liquid chromatography fingerprints and anti-bacterial activities of Rhizoma coptidis. Analytica Chimica Acta，2009：279-285.

59. Haiping Hao，Yanling Zhao，Jiabo Wang，et al. Expression of the difference between the Cold（Han）and Hot（Re）natures of traditional Chinese medicines（Strobal and Rhubarb）based on the cold/hot plate differentiating assay. Sci China Ser C-Life Sci，2009 Vol. 52（12）：1；192-1197.

60. Canping Zhou，Jiabo Wang，Xueru Zhang，et al. Investigation of the differences between the "COLD" and "HOT" nature of Coptis chinensis Franch and its processed materials based on animal's temperature tropism. Sci China Ser C-Life Sci，2009，52（11）：1073-1080.

61. Wei Jun Kong，Yan Ling Zhao，Xiao He Xiao，et al. Action of palmatine on Tetrahymena thermophila BF5 growth investigated by microcalorimetry. Journal of Hazardous Materials，2009，168：609-613.

62. Yanling Zhao，Wenli Shi，limei Shan，et al. Differences in Effects of Zuojin Pills and Its Similar Formulaes on Wei Cold Model in Rats. Chinese Journal of Integrative Medicine，2009，15（4）：293-298.

63. Weijun Kong，Yanling Zhao，Xiaohe Xiao，et al. Quantitative and chemical fingerprint analysis for quality control of Rhizoma Coptidischinensis based on UPLC-PAD combined with chemometrics methods. Phytomedicine，2009，16：950-959.

64.肖小河. 中药药性研究概论. 中草药，2008，（04）：481-484.

65.鄢丹，肖小河，金城，等. 微量量热法研究黄连中小檗碱类生物碱对金黄色葡萄球菌生长代谢的影响. 中国科学B辑：化学，2008，51（6）：487-491.

66.鄢丹，魏丽，肖小河，等．微量量热法研究黄连中小檗碱类成分对肠道特征菌群生长代谢的影响．科学通报，2008，53（24）：3075-3079．

67.孔维军，赵艳玲，山丽梅，等．左金丸及类方HPLC指纹图谱与生物热活性的“谱-效”关系研究．化学学报，2008，66（22）：2533-2538．

68.樊冬丽，廖庆文，鄢丹，等．基于生物热力学表达的麻黄汤和麻杏石甘汤的寒热药性比较．中国中药杂志，2007，32（5）：421-424．

69.肖小河，金城，赵艳玲，等．中药药性的生物热力学表达及其应用．美中医学，2006，3（1）：1-6．

70. Yanwen Wu，Yangjie Ou，Xiaohe Xiao，et al. Antimicrobial Properties and Toxicity of Anthraquinones by Microcalorimetric Bioassay. Chinese Journal of Chemistry，2006，24：45-50．

71.肖小河，王永炎．从热力学角度审视和研究中医药．国际生物信息与中医药论丛，新加坡：新加坡医药卫生出版社，2004：69-74．

72.周韶华，肖小河，赵艳玲，等．中药四性的生物热动力学研究——左金丸与反左金寒热药性的微量热学比较．中国中药杂志，2004，29（12）：1183-1186．

73.周韶华，潘五九，肖小河，等．中药四性的生物热动力学研究——黄连不同炮制品药性的微量热学比较．中草药，2004，35（11）：1230-1232．

74.代春美，肖小河，王迪，等．基于生物热动力学的中药四性研究．锦州医学院学报，2004，25（3）：48-51．

75.余惠旻，肖小河，刘塔斯，等．中药四性的生物热动力学研究——生晒参和红参药性的微量量热学比较．中国中药杂志，2002，27（5）：393-396．

76.余惠旻，肖小河，刘塔斯，等．中药四性的生物热动力学研究（Ⅱ）参叶和参花药性的微量量热学比较．中草药，2001，32（10）：910-913．

77.余惠旻，刘塔斯，肖小河，等．中药四性的生物热动力学研究——人参和西洋参药性的微量量热学比较．中国中医基础医学杂志，2001，7（11）：60-64．

78.余惠旻，周红祖，肖小河，等．中药四性的研究进展与展望．中国中医基础医学杂志，2001，7（8）：61-64．